β-内酰胺晶体药物

β-Lactam Crystal Drugs

胡昌勤 编著

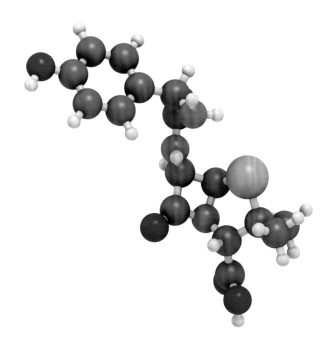

化学工业出版社

·北京·

内 容 简 介

β-内酰胺抗生素作为临床中重要的一类抗感染药物，自1928年第一个品种青霉素被发现以来，已经形成了一个大的家族，且不断有新品种出现。本书从阐述β-内酰胺抗生素的构效关系研究入手，系统介绍了β-内酰胺抗生素的研发历程；并结合当前晶体药物的理念，对各类β-内酰胺抗生素的理化特性、波谱学特性、晶体学特性进行了系统的归纳与总结；在此基础上阐述β-内酰胺抗生素的工艺评价与控制方法，并对其质量控制的关键点杂质谱控制进行了针对性的介绍；最后，对建立β-内酰胺抗生素质量标准中的关注点进行了介绍。

本书是作者近40年工作之体会。不仅适用于从事药物研发、生产和质量管理的技术人员，也可作为高等院校药学专业本科生、研究生的参考书。

图书在版编目（CIP）数据

β-内酰胺晶体药物/胡昌勤编著 . —北京：化学工业出版社，2023.7

ISBN 978-7-122-42793-9

Ⅰ.①β… Ⅱ.①胡… Ⅲ.①β-内酰胺抗生素-晶体-药物 Ⅳ.①R978.1

中国国家版本馆CIP数据核字（2023）第084136号

责任编辑：杨燕玲   文字编辑：朱 允
责任校对：宋 夏   装帧设计：史利平

出版发行：化学工业出版社（北京市东城区青年湖南街 13 号 邮政编码 100011）
印　　装：河北京平诚乾印刷有限公司
787mm×1092mm 1/16 印张 26¾ 字数 739 千字 2024 年 1 月北京第 1 版第 1 次印刷

购书咨询：010-64518888   售后服务：010-64518899
网　　址：http://www.cip.com.cn
凡购买本书，如有缺损质量问题，本社销售中心负责调换。

定　　价：198.00元

前言

  β-内酰胺抗生素是临床中最重要的一类抗感染药物。β-内酰胺抗生素的研发历程贯穿于人类与微生物博弈的全过程。第一个β-内酰胺抗生素（青霉素）的发现和上市，作为一个里程碑，开启了现代化疗的新时代。从那时起，青霉素类、头孢菌素类、碳青霉烯类、青霉烯类和单环类β-内酰胺抗生素等被逐渐引入临床，彻底改变了人类对细菌感染治疗的认知。而β-内酰胺抗生素质量控制的发展历程，也揭示了伴随着科学技术的进步，人们抗生素质量控制理念的变化，即"质量控制由采用传统的生物活性（效价）控制向现代化学分析"方向的转变。因而，作者希望本书，能系统地阐述抗生素质量控制理念与发展方向。

  "安全、有效、质量可控"是药品质量控制的三大要素。药品"结构明确""组成已知""理化特性清楚""稳定性可控"是建立严谨的药品质量标准的基础。β-内酰胺抗生素是一类典型的晶体药物。自1928年英国细菌学家弗莱明（A. Fleming）发现青霉素至今已近100年，人们对β-内酰胺抗生素特性的认知，已由经典的"理化特性"深入到"晶体学特性""杂质谱特性"等层面。本书以构效关系为主线，全面回顾各类β-内酰胺抗生素的研发历程，并逐一介绍其理化特性、波谱学特性、晶体学特性和杂质谱特性等；在此基础上阐述其质量控制一般原则及建立严谨质量标准的基本要求。撰写中，作者引用了大量不同时期的经典论文，每一篇论文都经过仔细核对，读者可以据此快速检索至原文，进而精确理解得出该结论的背景，达到承前启后之目的。作者希望本书能为自己职业生涯画上圆满的句号。

  本书在撰写过程中，得到家人及许多朋友的支持与鼓励；本书的出版，得到珠海联邦制药股份有限公司、瀚晖制药有限公司的支持，特此致谢。

作者

2023年5月

目　录

β-内酰胺抗生素的研发历程

β-内酰胺抗生素是临床中一类重要的抗感染药物。在化学结构上，它们共同的特征是均含有一个β-内酰胺环。经过不断的改进，β-内酰胺抗生素已经由最初青霉素的母核青霉烷发展到氧青霉烷、青霉烯、碳青霉烯、头孢烯、氧头孢烯、碳头孢烯乃至单环β-内酰胺（图1.1）。通常把含有6-氨基青霉烷酸（6-APA）结构的青霉烷酸类和含有7-氨基头孢烯酸（7-ACA）的头孢烯类产品称为典型β-内酰胺抗生素，把其他类产品称为非典型β-内酰胺抗生素；但习惯上又常分为青霉素类、头孢菌素类、青霉烯/碳青霉烯类和其他类。从来源上，β-内酰胺抗生素的产生菌从真菌扩展到放线菌乃至细菌，而半合成与全合成β-内酰胺又有效地弥补了天然β-内酰胺的缺陷。在抗菌作用上，β-内酰胺抗生素由仅对革兰阳性菌与少数革兰阴性菌有效发展到对绝大多数细菌都有较强作用，目前抗菌谱已拓展至可以抗耐甲氧西林的金黄色葡萄球菌（MRSA）。

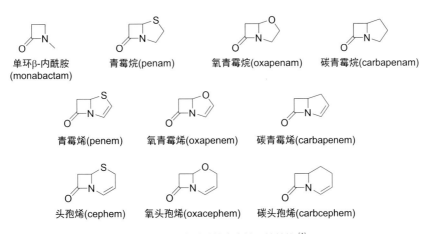

图1.1 β-内酰胺抗生素的母核结构[1]

β-内酰胺抗生素是一类杀菌性抗生素，其通过与细胞壁合成相关的青霉素结合蛋白（PBP）共价结合，特异性地抑制细菌细胞壁的合成，从而抑制细菌的生长和繁殖，并且能够杀死静止期的细菌。该作用机制被推测为β-内酰胺抗生素抑制了细菌细胞壁合成中参与黏肽交联反应的转肽酶活性：β-内酰胺抗生素分子与乙酰-D-Ala-Ala的分子结构类似，可以竞争性地与酶的活性中心结合，抑制了转肽酶对D-Ala-D-Ala底物的转肽作用（图1.2），从而阻止了细胞壁肽聚糖交联反应的发生[2,3]。青霉素结合蛋白同时具有羧肽酶和转肽酶的活性。在细胞壁的合成过程中，羧肽酶首先水解肽聚糖（二糖-五肽）上的D-丙氨酰-D-丙氨酸，得到一个丙氨酸和一个二糖-四肽，再由 D- 丙氨酰 -D- 丙氨酸转肽酶通过一个氨基酸受体将这个四肽与另外一个肽聚糖交联；β- 内酰胺抗生素对转肽反应的抑制是导致细菌死亡的主要步骤。

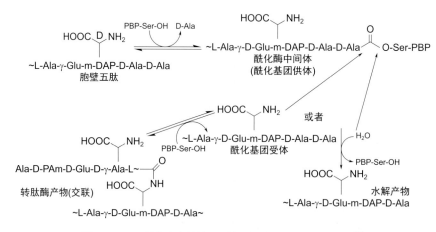

图 1.2   PBP 催化大多数革兰阴性菌细胞壁生物合成的机制 [4]

在青霉素与细菌的作用中，可以观测到青霉素诱导细菌细胞形态的改变，这一现象被解释为由细菌细胞壁的完整性遭受到破坏所致[5]。不同结构的β- 内酰胺抗生素在杀死大肠埃希菌时所引起的形态学和生理学变化具有较大的差异。Spratt 等[6]将其分为 3 种情况：第一种是能与 PBP2 特异性结合的β- 内酰胺抗生素，能够使细菌的形态变成卵形；第二种是能与 PBP3 优先结合的β- 内酰胺抗生素，能够特异性地抑制细菌细胞的分裂；第三种是能与 PBP1 优先结合的β- 内酰胺抗生素，能够抑制细菌细胞的增殖并引起细胞的裂解。在没有 PBP1 的细菌中，青霉素与 PBP2 和 PBP3 结合后，能够看到细菌细胞出现的"鼓胀"现象。Tomasz 等[7]的研究也发现，头孢噻啶和头孢噻吩可以引起细菌快速裂解；头孢氨苄可以抑制细菌的分裂并诱导细胞拉长成为丝状；苯唑西林类、低浓度的硫霉素和克拉维酸（棒酸）会导致细胞变为卵形结构。细菌细胞的这些形态学和生理学差异，与β- 内酰胺抗生素和 PBP 结合的种类有关，也与β- 内酰胺抗生素和 PBP 的亲和力有关，通常亲和力越高，细菌细胞越易产生裂解。

虽然β- 内酰胺抗生素通过与 PBP 的结合，抑制新生长细菌细胞壁的合成，从而抑制细菌的生长，这一经典的作用机制已经被普遍接受。但β- 内酰胺抗生素杀死静止期细菌的机制，似乎至今还没有令人信服的依据，其可能机制包括：①青霉素与 PBP 结合引起细胞自溶素高表达导致细胞壁裂解死亡，但其不能解释细胞壁不破裂细菌的死亡机制；②β- 内酰胺抗生素诱导细菌发生凋亡，但这种促发诱导细菌凋亡的机制仍不清楚；③β- 内酰胺抗生素诱导细菌产生羟基自由基致使其死亡，但由于实验方法学上的问题，该理论受到挑战，目前几乎被全盘否定[4]。β- 内酰胺抗生素作用机制的研究是急需解决的重要学术问题。通过更精准地阐明β- 内酰胺抗生素的作用机制和细菌的耐药机制，可以更好地指导新药的发现和临床治疗。

1.1   β-内酰胺抗生素的发现

青霉素是世界上第一个被发现的β- 内酰胺抗生素。1928 年英国细菌学家弗莱明在被青霉菌污染的培养葡萄球菌的培养皿中发现，长有青霉菌的周围形成了一个抑菌圈，没有葡萄球菌生长，他认为其原因是青霉菌分泌出了一种能够杀死葡萄球菌或阻止葡萄球菌生长的物质。这种具有抑制葡萄球菌生长的物质被称为青霉素。1941 年前后，英国牛津大学的病理学家霍华德·弗洛里

（H. W. Flory）与生物化学家钱恩（E. B. Chian）实现了对青霉素的分离与纯化，并进一步确证了其对细菌传染导致疾病的疗效。1945年青霉素实现了工业化生产。1945年，弗莱明、弗洛里和钱恩三人共同获得诺贝尔生理学或医学奖。然而，青霉素的应用也使得当时伦敦医院分离出的对青霉素耐药的金黄色葡萄球菌的数量增加，并逐渐传播。对新的抗菌剂的研究成为当时的热点。之后，人们从链霉菌的发酵液中筛选出了多种具有抗菌活性的物质，如红霉素、万古霉素等，对青霉素耐药的金黄色葡萄球菌具有抗菌活性；而利用化学合成工艺得到的半合成青霉素，如甲氧西林、苯唑西林等，也展示出对产青霉素酶的金黄色葡萄球菌具有良好的抗菌活性。青霉素在临床中的成功应用，开创了应用微生物次级代谢产物及其衍生物治疗感染性疾病的时代。

1945年，意大利科学家G. Brozu在撒丁岛的一个排水沟中，成功地分离出一株当地用其发酵液提取物治疗局部创伤感染的顶头孢霉菌（Cephalosporium acremonium），但Brozu并未能从中纯化出抗菌成分，于是与牛津大学分离纯化青霉素的团队开展合作研究。1953年，首次纯化出头孢菌素C，并发现它对大肠埃希菌、伤寒杆菌和金黄色葡萄球菌具有抗菌活性，且可以抑制由枯草芽孢杆菌产生的青霉素酶的水解[8]；1959年，头孢菌素C的化学结构被阐明[9]，7-氨基头孢烯酸（7-ACA）是头孢菌素C母核的基本结构；1960年，通过对头孢菌素C的酸水解，可得到少量的7-ACA；1962年，实现了利用化学方法去除头孢菌素C的7位侧链，使得7-ACA的产率大大提高[10]。1964年，第一个头孢菌素——头孢噻吩由美国礼来公司研发上市。通过对7-ACA侧链的修饰，可以得到具有不同生物学特性的头孢菌素，目前头孢菌素已由第一代发展至第五代。

1976年，默克公司的研究人员从卡特利链霉菌（Streptomyces cattleya）中发现了一类新的β-内酰胺抗生素——硫霉素（thienamycin），它具有与青霉素相似的青霉烷母核，但噻唑环上4位的硫原子由碳原子所替代，且C2与C3之间存在不饱和双键。这类抗生素被称为碳青霉烯类[11]。天然碳青霉烯依据6位取代基的立体配位特点主要分为3组[1]：5,6-反-碳青霉烯，如硫霉素；5,6-顺-碳青霉烯，如橄榄酸；6-亚乙基碳青霉烯，如asparenomycins。但至今没有一种天然的碳青霉烯类抗生素用于临床。1987年，默克公司完成了对硫霉素的半合成结构改造，成功研发出第一个用于临床的碳青霉烯类抗生素——亚胺培南；随后，帕尼培南、美罗培南等品种相继上市。

青霉烯类抗生素是哈佛大学著名化学家Woodward基于青霉素与头孢菌素融合的概念，设想在青霉素骨架中引入双键，通过增加β-内酰胺结构的反应性，提高其抗菌活性而设计合成的一类β-内酰胺衍生物[12]。青霉烯类抗生素通常具有抗菌谱广、耐β-内酰胺酶、较碳青霉烯结构对体内的脱氢肽水解酶-I（DHP-I）稳定等特点。1997年，第一个青霉烯类抗生素法罗培南（faropenem）上市。

单环β-内酰胺抗生素包括诺卡菌素（nocardicin）及单胺菌素（monobactam）[1]。1976年，Aoik等从诺卡菌中首次分离得到诺卡菌素，包括诺卡菌素A、诺卡菌素B、诺卡菌素C、诺卡菌素D、诺卡菌素E、诺卡菌素F、诺卡菌素G。诺卡菌素A抗革兰阴性菌的活性最强，诺卡菌素C～E抗菌活性较弱，而诺卡菌素F和诺卡菌素G几乎没有抗菌活性。和其他抗生素相比，自然界分离的诺卡菌素虽然活性较低，无实用价值，但它证实了双环结构并不是β-内酰胺抗生素抗菌活性所必需结构的设想[13]，对研究β-内酰胺抗生素的抑菌机制及构效关系起到了推动作用。1981年，日本武田公司和美国施贵宝公司分别从细菌中分离得到了磺酸单胺菌素（sulfazecin）和乙酚单胺菌素（SQ26180）。从微生物中分离得到的单胺菌素抗菌活性也很低，通过对其结构的持续改造，1981年，第一个单胺菌素类抗生素——氨曲南（SQ26776）由美国施贵宝公司研发上市，1988年，第二个单胺菌素药物——卡芦莫南（carumonam）由日本武田公司研发上市，如今已发展为一类很有前景的单环β-内酰胺抗生素。

伴随着β-内酰胺抗生素在临床中的广泛使用（青霉素和头孢菌素分别于20世纪40年代和60年代应用于临床），选择性压力促使细菌很快产生耐药性。细菌通过产生β-内酰胺酶水解抗生素使之失效是其产生耐药的主要原因。从化学机制上β-内酰胺酶可分为两大类：一类是活性位点为丝氨酸残基的丝氨酸β-内酰胺酶（serine-β-lactamase, SBL），在Ambler分类中包括A、C、D类β-内酰胺酶；另一类是活性中心依赖锌离子的金属β-内酰胺酶（metallo-β-lactamase, MBL），包括B类β-内酰胺酶[14]。解决这一问题的途径之一是将β-内酰胺酶抑制剂与β-内酰胺抗生素配伍，通过酶抑制剂灭活β-内酰胺酶，使抗生素发挥原有的抗菌作用。丝氨酸β-内酰胺酶如TEM酶、SHV酶、CTX-M酶、AmpC酶等一直在产酶的β-内酰胺类耐药菌中占据主导地位。1976年，克拉维酸（clavulanic acid）从棒状链霉菌的发酵液中被分离得到，其是天然来源的氧青霉烷类SBL抑制剂的典型代表[15]，虽然克拉维酸自身的抗菌活性很低，但对许多临床上重要的SBL有很强的抑制活性，与阿莫西林或替卡西林有很好的协同作用。1978年和1984年，青霉烷砜类半合成β-内酰胺酶抑制剂舒巴坦（sulbactam）和他唑巴坦（tazobactam）被相继发现[16]。SBL抑制剂在临床中的成功应用切实改善了β-内酰胺类药物的耐药问题[17]。然而，随着金属β-内酰胺酶等超广谱β-内酰胺酶的广泛传播，β-内酰胺类药物耐药形势越来越严峻。对新型β-内酰胺酶抑制剂的研发成为β-内酰胺抗生素药物研发的新领域。

　　β-内酰胺抗生素可以按其生物学特性[18]、微生物学特性[19]、化学结构特性[20,21]或药代动力学特性[19]进行分类。依据其化学结构，开展构效关系的研究是发现新β-内酰胺抗生素的有效途径。

1.2　青霉素类抗生素的构效关系

　　天然发酵产生的青霉素类抗生素如青霉素和青霉素V，其最基本的化学结构为6-氨基青霉烷酸（6-APA）。早期对6-APA结构的化学修饰包括C6位、C3位及对噻唑环上硫原子的替换（图1.3）。

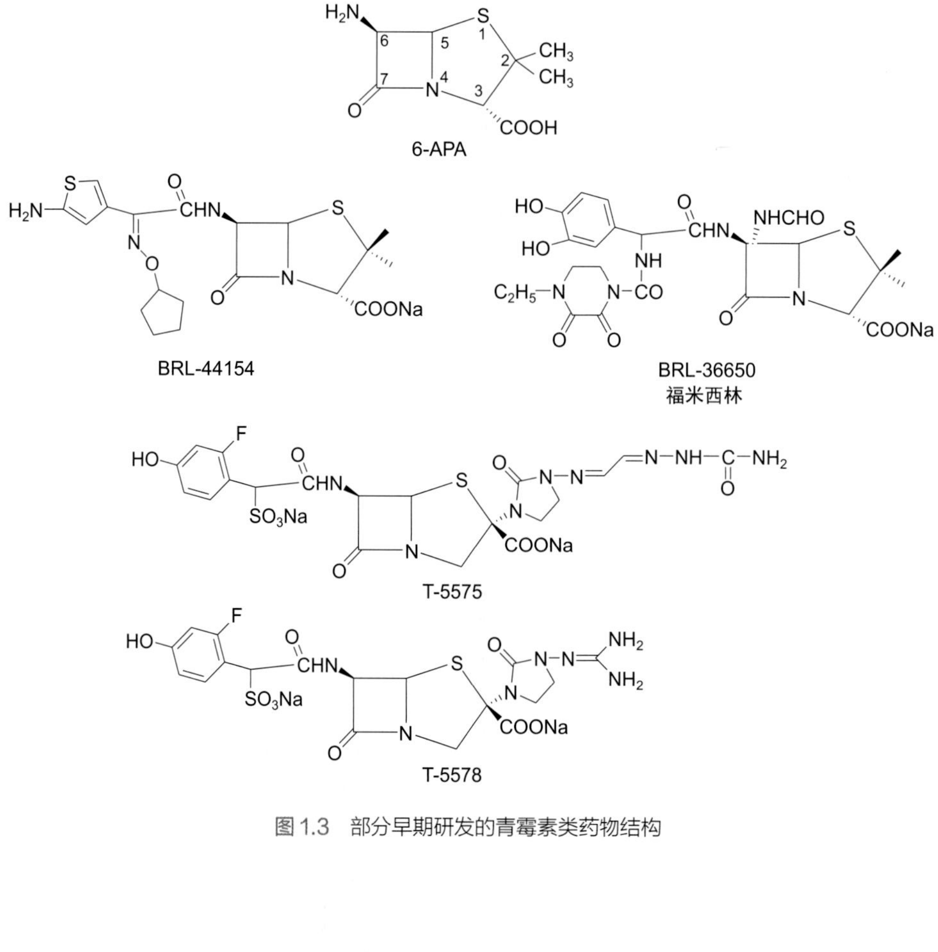

图1.3　部分早期研发的青霉素类药物结构

目前已上市的具有不同抗菌活性的半合成青霉素产品主要是对其C6位侧链修饰的产物，C6位侧链结构与青霉素药物的抗菌谱关系密切，而对C3位的酯化可以增加其耐酸性，可开发口服青霉素。

20世纪90年代以前上市的青霉素类有30余种（表1.1），总体上可概括为3类。

第1类是耐酸青霉素。研究发现，青霉素V较青霉素对酸更具有耐受性。对二者的结构进行比较，青霉素V的6位侧链的苯氧甲基（$C_6H_5OCH_2$—）是吸电子基团，可以降低羰基氧原子的电子云密度，阻止羰基电子向β-内酰胺环的转移，因而对酸稳定。根据此原理，在6位侧链酰氨基的α-位引入吸电子基团，设计合成了耐酸青霉素，如非奈西林（苯氧乙青霉素）、丙匹西林（苯氧丙青霉素）。

表1.1 20世纪90年代以前上市的主要青霉素类产品

抗菌作用分类	数量	临床中的主要品种
主要抗革兰阳性菌的青霉素		
注射剂	1	青霉素钠（钾）
口服制剂	4	青霉素V钾、非奈西林（苯氧乙青霉素，phenethicillin）、丙匹西林（苯氧丙青霉素，propicillin）
耐青霉素酶的青霉素		
注射剂	1	甲氧西林（methicillin）
口服制剂	5	苯唑西林（oxacillin）、氯唑西林（cloxacillin）、双氯西林（dicloxacillin）、氟氯西林（flucloxacillin）、奈夫西林钠（nafcillin）
广谱青霉素		
原药	3	氨苄西林（ampicillin）、阿莫西林（amoxilcillin）、环己西林（ciclacillin）
前药（氨苄西林酯）	4	匹氨西林（pivampicillin）、酞氨西林（talampicillin）
		巴氨西林（bacampicillin）、仑氨西林（lenampicillin）
前药（缩酮氨苄青霉素）	1	海他西林（hetacillin）
主要抗革兰阴性菌的青霉素		
原药	2	美西林（mecillinam）、替莫西林（temocillin）
前药（美西林酯）	2	匹美西林（pivmecillinam）、巴美西林（bacmecillinam）
对铜绿假单胞菌有效的广谱青霉素		
原药	9	羧苄西林（carbenicillin）、磺苄西林（sulbenicilin）、替卡西林（ticarcillin）、阿朴西林（aspoxicilin）、呋苄西林（furbenicillin）、阿洛西林（azlocillin）、美洛西林（mezlocillin）、阿帕西林（apalcillin）、哌拉西林（piperacillin）
前药（羧苄西林酯）	2	卡茚西林（carindacillin）、卡非西林（carfecillin）
青霉素/β-内酰胺酶抑制剂复方制剂		
克拉维酸	2	阿莫西林克拉维酸（Augmentin）、替卡西林克拉维酸（Timentin）
舒巴坦	2	氨苄西林钠舒巴坦钠（Unasyn）、舒他西林（sultamicillin）

第2类是耐酶青霉素。青霉素类抗生素在临床导致细菌耐药的主要原因是诱导细菌产生青霉素酶。由于在青霉素衍生物的研究过程中，发现侧链含有三苯甲基的青霉素对青霉素酶稳定，设想其原因是较大的空间位阻抑制了药物与酶活性中心的作用，从而保护了分子中的β-内酰胺环。根据这种设想，设计合成了侧链上具有较大取代基的青霉素衍生物如甲氧西林，增加了对青霉素酶的稳定性；在6α-位引入甲氧基或甲酰氨基，如替莫西林，形成对β-内酰胺酶进攻的位阻，增

加了β-内酰胺环的稳定性。而侧链为苯基异噁唑的青霉素，如苯唑西林、氯唑西林、双氯西林、氟氯西林等，其具有耐酸、耐酶、可口服等特点。

第3类是广谱青霉素。在青霉素侧链酰基α-位引入极性亲水性基团如—NH₂、—COOH、—SO₃H等，可以增强药物与青霉素结合蛋白的亲和力，扩大其抗菌谱。如引入氨基得到的氨苄西林、阿莫西林等，α-氨基改变了分子的极性，使药物更容易透过细菌细胞膜，从而使其对革兰阳性菌、革兰阴性菌都有较强的疗效；用羧基或磺酸基替代α-位的氨基得到羧苄西林、磺苄西林等，进一步扩大了药物的抗菌谱，使其对铜绿假单胞菌具有一定的疗效。

探讨青霉素侧链结构对酶-底物结合作用的影响，将有助于理解青霉素酶与青霉素药物的相互识别作用。β-内酰胺酶水解底物的原理如图1.4所示。整个反应可分为两步：第一步酶活性中心通过丝氨酸攻击β-内酰胺环，形成酶-底物酰化物，该反应通常为快反应；第二步为酶-底物酰化物的水解，通过脱酰基反应，使酶重新具有催化活性，该反应通常是β-内酰胺酶酶促反应的限速步骤。

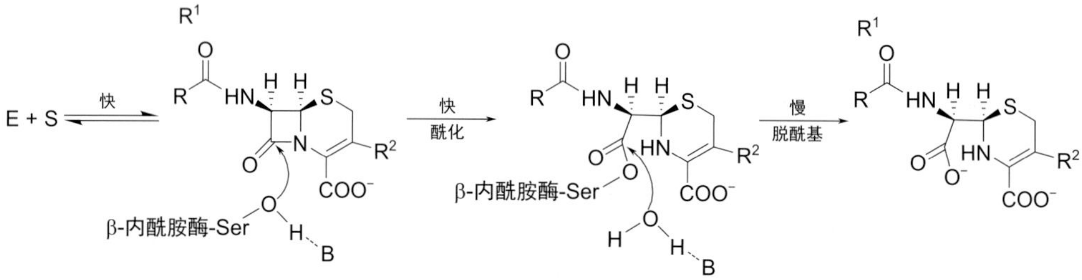

图1.4 以丝氨酸为活性中心的 β - 内酰胺酶水解 β - 内酰胺环的酶促反应原理[22]

硼酸衍生物的过渡态类似物被认为与以丝氨酸为活性中心的丝氨酸β-内酰胺酶（serine β-lactamase，SBL）抑制剂具有相似的结构（图1.5），利用与青霉素或头孢菌素侧链相同的酰基甘氨酸硼酸（acylglycineboronic acid）衍生物，通过模拟计算它们与酶的结合常数（K_i），可以得到其结合能，进而分析青霉素酶与不同侧链结构的青霉素的相互识别作用。

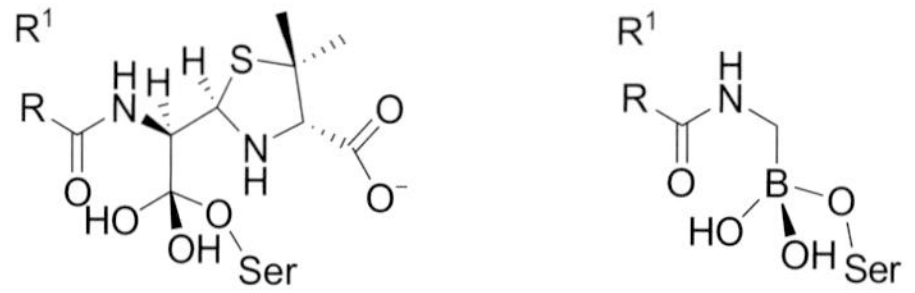

图1.5 以丝氨酸为活性中心的 β-内酰胺酶与青霉素形成的酰化中间体和与硼酸衍生物过渡态类似物形成的酰化中间体的比较[22]

以丝氨酸为活性中心的β-内酰胺酶主要有AmpC酶和TEM-1酶。AmpC酶是肠杆菌科细菌及铜绿假单胞菌染色体或质粒介导产生的一类β-内酰胺酶，在Ambler分类法（分子结构分类法）中属于C类β-内酰胺酶，在Bush Jacoby Medeiros分类法（功能分类法）中属于第一组β-内酰胺酶（作用于头孢菌素且不被克拉维酸所抑制的β-内酰胺酶），故又被称为头孢菌素酶。TEM酶是一类广谱β-内酰胺酶，最初从一名叫Temoniera的希腊患者血培养物中分离的耐药大肠埃希菌中发现，因而简称为TEM酶。TEM-1是革兰阴性菌中最常见的一种β-内酰胺酶，在氨苄西林耐药的大肠埃希菌中，90%的菌株产生TEM-1；TEM-2与TEM-1仅一个氨基酸不同（39位氨基酸TEM-1：Gln→TEM-2：Lys），产TEM-2的菌株明显少于TEM-1菌株（占5%）。

为探讨青霉素R侧链对形成β-内酰胺酶-底物酰化物的影响，Caselli等[22]合成了8种具有青霉素和头孢菌素特征R^1侧链的酰基甘氨酸硼酸衍生物（表1.2），分别计算它们与AmpC酶和TEM-1酶的结合常数（K_i）和结合能（$\Delta\Delta G$）。可见，不同化合物与AmpC的K_i值从20nmol/L至19μmol/L，跨度为1000倍。比较最小的不具有酰胺侧链的化合物**1.1**（K_i=4.8μmol/L）与甲基硼酸（K_i=1mmol/L）或硼酸（K_i=2.8mmol/L）的结合常数，提示酰基结构与酶的结合贡献了3.2kcal❶/mol的结合能（$\Delta\Delta G_{bind}$=−$RT\ln K_1/K_2$）；比较化合物**1.1**与具有复杂侧链结构化合物**1.12**（与头孢他啶的7位侧链结构相同）的结合常数（K_i=20nmol/L），提示酰基侧链在与AmpC的结合中至少可贡献4.0kcal/mol的结合能。然而，上述化合物与TEM-1的K_i值仅为0.39nmol/L～162μmol/L，较AmpC的K_i值高8～40倍，提示青霉素类抗生素与TEM-1的结合作用较弱。上述结果提示，青霉素类药物的侧链结构可以通过提高药物与青霉素酶的亲和力，减缓酶促反应第二步反应的发生，提高其耐酶特性。

目前上市的耐酶青霉素类药物，主要是通过阻断酶促反应的第一步（阻断药物与酶分子的结合）发挥作用。青霉素/β-内酰胺酶抑制剂复方制剂，利用β-内酰胺酶抑制剂与β-内酰胺酶可形成稳定酰化产物的特点，通过阻断酶促反应的第二步反应（阻断药物-青霉素酶酰化中间体的脱酰化作用），导致酶分子的失活，进而起到保护青霉素类药物不被酶水解的作用。广谱青霉素与β-内酰胺酶抑制剂的合理组合，如阿莫西林克拉维酸、氨苄西林钠舒巴坦钠等较好地解决了青霉素活性与细菌耐药性的矛盾。

对青霉素类抗生素的结构改造主要集中在：①增加其对青霉素结合蛋白的亲和力，以扩展和增强抗菌活性；②增强对β-内酰胺酶的稳定性。并希望能在同一化合物上同时体现出上述两方面的优点。如早期的研究，在C6-β位引入第三代头孢菌素的优异侧链（顺式甲氧亚氨基类似物）得到的BRL-44154（图1.3），提高了对青霉素酶的稳定性和对耐甲氧西林金黄色葡萄球菌（MRSA）的抗菌活性；对C6-α位进行化学修饰得到的福米西林（formidacillin）（图1.3），不仅对β-内酰胺酶高度稳定，而且对肠杆菌属和铜绿假单胞菌具有与亚胺培南相同的抗菌活性；将青霉素2位的二甲基变为含咪唑基的侧链，并将羧基移至2位，得到的T-5575和T-5578（图1.3）均具有较好的抗革兰阴性菌的活性，后者在全身抗感染治疗中，抗铜绿假单胞菌的活性与头孢他啶相当[23]。对头孢菌素、碳青霉烯类抗生素的修饰更易得到理想的抗菌药物，20世纪90年代之后，对青霉素的结构修饰研究已经基本不再进行。

表1.2　酰基甘氨酸硼酸衍生物与以丝氨酸为活性中心的 β-内酰胺酶（AmpC和TEM-1）的结合常数（K_i）

化合物	β-内酰胺类似物	侧链	K_i/(μmol/L)vs·TEM-1	K_i/(μmol/L)vs·AmpC	$\Delta\Delta G$②/(kcal/mol)
1.1	—	—H	38	4.8	0.80
1.2	—	—CH₃	162	18.5	0.00
1.3	青霉素		13.8	0.57	2.06
1.4	青霉素 V		NM①	0.70	1.94

❶1cal=4.186J。

续表

化合物	β-内酰胺类似物	侧链	K_i/(μmol/L)vs·TEM-1	K_i/(μmol/L)vs·AmpC	$\Delta\Delta G^{②}$/(kcal/mol)
1.5	非奈西林		NM	0.30	2.44
1.6	氯唑西林		6.8	0.150	2.85
1.7	奈夫西林		NM	0.033	3.75
1.8	头孢噻吩		6.5	0.32	2.40
1.9	—	—CH₂Cl	NM	0.24	2.57
1.10	头孢匹林		NM	0.175	2.76
1.11	—		NM	0.070	3.30
1.12	头孢他啶		0.39	0.020	4.04

不具有酰胺侧链的硼酸（衍生物）		K_i/(μmol/L)vs. TEM-1	K_i/(μmol/L)vs. AmpC	
硼酸		1500	2800	−2.97
甲基硼酸		2500	1000	−2.36

① NM 代表"未测定"。
② 与化合物 **1.2** 在 298K 时的亲和自由能差，正值表示亲和性改善。

1.3　头孢菌素类抗生素的构效关系

通过修饰头孢烯（cephem）的 C3 和 C7 侧链结构，改变头孢菌素的亲脂性和碱性，进而改变其抗菌谱和药代动力学特性，是开发新头孢菌素的基本思路。

7-氨基头孢烯酸（7-ACA）作为头孢菌素的基本母核，为头孢烯的化学修饰提供了一个有效的载体。其结构中可用于修饰的部位有 C7-β、C7-α、C3、C4 和噻嗪环上硫原子的替换，从而可产生一系列的头孢烯、氧头孢烯、碳头孢烯等衍生物（图1.6）。

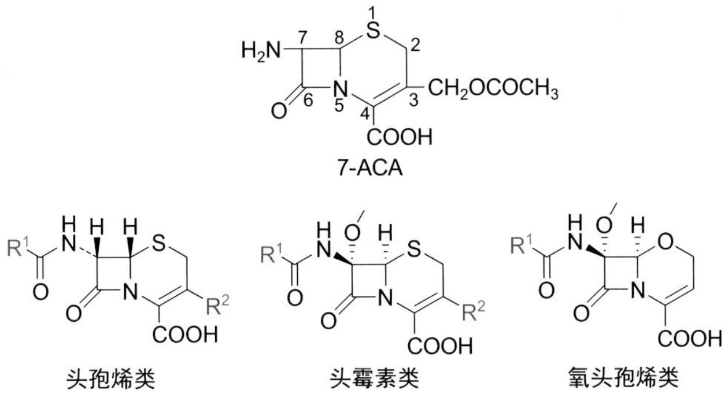

图1.6　各类头孢菌素的母核结构

1.3.1　注射用头孢菌素

抗菌特性和体内药代动力学特征是注射用头孢菌素的2个重要特征。依据头孢菌素的构效关系和研发历程，注射用头孢菌素可以分为7组[24]。

1964年，头孢噻吩（cefalotin）和头孢噻啶（cefaloridine）（也分别称为头孢菌素Ⅰ号和头孢菌素Ⅱ号）先后研发上市，头孢噻啶是首个C3取代基为偶氮杂环的头孢菌素；随后头孢唑林（cefazolin）（头孢菌素Ⅴ号）上市。它们被认为是第Ⅰ组注射用头孢菌素（图1.7）。当时这些药物主要用于治疗青霉素耐药的金黄色葡萄球菌；而C3侧链的改变可以延长药物体内的半衰期，如头孢唑林的半衰期约为头孢噻吩的2～3倍。

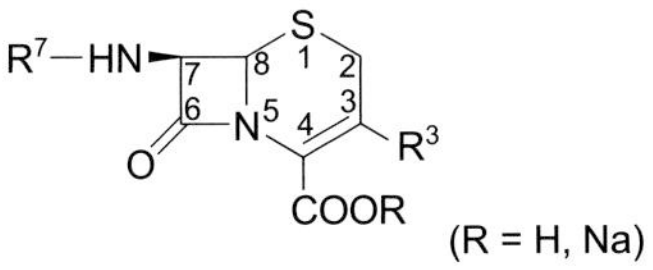

药物	R^3	R^7
头孢噻吩	$—CH_2OCOCH_3$	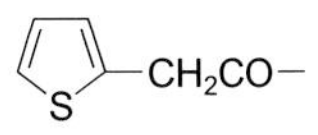
头孢噻啶	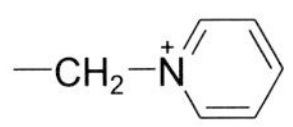	
头孢唑林	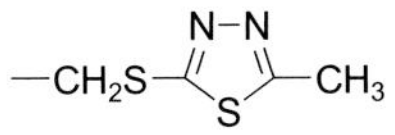	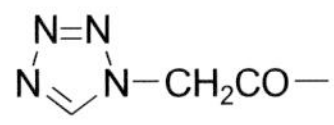

图1.7　已上市的第Ⅰ组注射用头孢菌素

氨苄西林在临床中的广泛应用导致耐药菌株迅速增加，使得对氨苄西林耐药的产广谱β-内酰胺酶的革兰阴性杆菌的治疗成为难点，人们希望针对性地研发新的头孢菌素（第Ⅱ组头孢菌素）解决这一难题。

20世纪70年代初，头霉素（cephamycin）从链霉菌中被发现。头霉素头孢烯环上的7-*α*-甲氧基结构，使得其对大多数β-内酰胺酶具有抗性。同期，通过对头孢菌素C3和C7结构的修饰，还发现了多个对革兰阴性杆菌具有较高活性的新头孢菌素；并发现头孢呋辛C7位的顺-甲氧亚氨基结构和头孢孟多C3的巯甲基四氮唑结构可明显增加头孢菌素的体外抗菌活性（图1.8）。第Ⅱ组头孢菌素于1979—1980年上市，它们对葡萄球菌和链球菌等革兰阳性菌的活性低于Ⅰ组头孢菌素，但对敏感的革兰阴性杆菌具有较高的活性。第Ⅱ组头孢菌素体内的半衰期为 1 ～ 3h，头孢尼西 C3 侧链巯甲基四氮唑结构中的甲基被磺酸基替代，使其体内的半衰期增加至 5h。

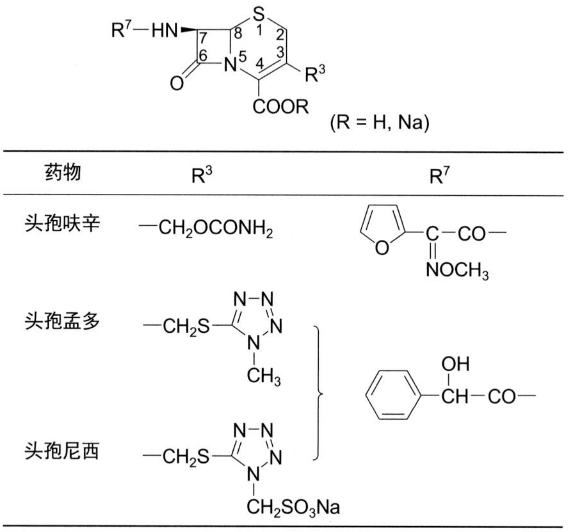

图 1.8　已上市的第Ⅱ组注射用头孢菌素

　　为得到耐广谱 β- 内酰胺酶的头孢菌素，通过持续的结构改造，在众多的新衍生物中，具有 2- 氨基 -5- 噻唑基（2-amino-5-thiazolyl）的头孢噻肟和具有 N- 酰基（N-acyl）结构的头孢哌酮成为第Ⅲ组头孢菌素的代表（图 1.9）。如果一个新的化合物具有 2- 氨基 -5- 噻唑环，对革兰阴性杆菌产生的广谱 β- 内酰胺酶稳定，对革兰阴性杆菌如肠杆菌、铜绿假单胞菌等有良好的活性，则被归属于第Ⅲ组头孢菌素。

　　头孢噻肟（cefataxime）是第一个被发现第Ⅲ组头孢菌素，其 C7 侧链为氨噻肟结构，C3 侧链为乙酰氧甲基，表现为抗革兰阴性杆菌的活性较头孢孟多强 100 多倍。在氨噻肟结构中，顺式甲氧亚氨基结构使得头孢菌素对广谱 β- 内酰胺酶具有高度的稳定性，而 2- 氨基 -5- 噻唑环则使其抗菌活性大大增强；头孢菌素的 C3 侧链除了对抗菌活性具有一定的贡献外，主要影响药物的药代动力学特性等，如头孢曲松 3 位侧链的三嗪环，使其在体内的半衰期延长；头孢地嗪的 3',5'- 二取代噻唑环，还使其具有免疫增强功能。对临床分离的青霉素耐药肺炎链球菌的抗菌活性研究表明，头孢噻肟、头孢曲松（ceftriaxon）、头孢匹罗（cefpirome）和头孢吡肟（cefapime）对肺炎链球多重耐药菌具有良好的治疗活性（表 1.3），而头孢唑肟（ceftizoxime）、头孢他啶（ceftazidime）和头孢地嗪（cefodizime）对临床分离的青霉素耐药菌无效。

表 1.3　第Ⅲ组头孢菌素对青霉素耐药程度不同的肺炎链球菌的抗菌活性[24]（单位：mg/L）

药物	Peni-S（MIC < 0.12mg/L）		Peni-I（0.12mg/L ≤ MIC ≤ 1.0mg/L）		Peni-R（MIC > 1.0mg/L）	
	MIC_{50}	MIC_{90}	MIC_{50}	MIC_{90}	MIC_{50}	MIC_{90}
头孢噻肟	0.03	0.03	0.25	1.0	1.0	2.0
头孢曲松	0.03	0.03	0.25	1.0	1.0	2.0
头孢他啶	0.25	0.25	2.0	16.0	16.0	16.0

续表

药物	Peni-S （MIC < 0.12mg/L）		Peni-I （0.12mg/L ≤ MIC ≤ 1.0mg/L）		Peni-R （MIC > 1.0mg/L）	
	MIC_{50}	MIC_{90}	MIC_{50}	MIC_{90}	MIC_{50}	MIC_{90}
头孢唑肟	0.06	0.06	0.5	8.0	16.0	16.0
头孢地嗪	0.03	0.03	0.5	2.0	2.0	4.0
头孢匹罗	0.01	0.03	0.12	0.5	0.5	1.0
头孢吡肟	0.03	0.12	0.12	0.5	1.0	1.0

注：Peni-S—对青霉素敏感菌；Peni-I—对青霉素中度耐药菌；Peni-R—对青霉素耐药菌。

将头孢烯母核中的硫原子替换成氧原子得到的氧头孢烯结构，成为发现新广谱头孢菌素的另一主线。第一个成功地应用于临床的氧头孢烯类头孢菌素为拉氧头孢（latamoxef）。拉氧头孢对产广谱β-内酰胺酶（甚至超广谱β-内酰胺酶）的肠杆菌科细菌具有较强的抗菌活性，但对革兰阳性球菌的活性较差。然而，由于其C3位侧链的巯甲基四氮唑结构可以引起低凝血酶原血症（抑制维生素K-环氧化物还原酶活性）和双硫仑样反应（抑制乙醛脱氢酶活性）等不良反应，C7位侧链的羧基可引起血小板功能异常，使得其在临床中的应用受到限制。

将拉氧头孢C3位侧链的巯甲基四氮唑替换为羟乙基硫四氮唑得到氟氧头孢（flomoxef）。氟氧头孢对产广谱β-内酰胺酶的肠杆菌科细菌的活性较拉氧头孢弱，但对革兰阳性球菌有较好的抑制活性。此外，羟乙基硫四氮唑结构不抑制乙醛脱氢酶的活性，对维生素K-环氧还原酶的抑制作用也较弱。

目前头孢噻肟、头孢曲松和头孢他啶是治疗严重感染的第Ⅲ组头孢菌素的主要药物。已上市的第Ⅲ组注射用头孢菌素见图1.9。然而，第Ⅲ组头孢菌素对产C类β-内酰胺酶的弗氏柠檬酸杆菌、摩氏摩根杆菌、黏质沙雷菌和部分肠杆菌属等临床分离菌的活性较弱；肺炎克雷伯菌及其他肠杆科细菌产生的超广谱β-内酰胺酶（ESBL）如TEM-3、SHV-2等，可在不同程度上水解头孢噻肟和头孢他啶等；除头孢他啶外，其他第Ⅲ组头孢菌素对铜绿假单胞菌的活性较差。这些弱点成为开发新头孢菌素（第Ⅳ组头孢菌素）的动力。

临床最早用于抗铜绿假单胞菌的头孢菌素是头孢他啶和头孢磺啶（cefsulodin），它们的C3侧链均为吡啶基，且均为双阴离子化合物。为降低药物的不良反应，第Ⅳ组头孢菌素放弃了C3侧链的巯甲基四氮唑结构，引入了系列具有季铵盐结构的两性偶氮衍生物，并通过对C7侧链结构的进一步修饰增强其对铜绿假单胞菌的活性（图1.10）。如头孢克定（cefclidin）和头孢瑞南（cefluprenam），其C7位侧链采用5-氨基-2-噻二唑环代替了氨噻肟结构中的2-氨基-5-噻唑环，使得其对铜绿假单胞菌的活性提高，但对肠杆菌科细菌的活性降低。目前已上市的第Ⅳ组头孢菌素有头孢匹罗、头孢吡肟、头孢比罗（ceftobiprole）、头孢洛林酯（ceftaroline fosamil）等；头孢克定和头孢瑞南虽然完成了Ⅲ期临床试验，但由于副作用未获批准。

第Ⅳ组头孢菌素C3侧链的季铵盐结构，使其具有两性离子的特性，对存在于革兰阴性菌壁膜间隙的β-内酰胺酶的亲和力较差，进而易通过外膜孔蛋白，快速与PBP结合。为进一步提高其抗革兰阳性菌的活性，人们在C3侧链中引入一个乙烯基或/和在C7侧链中用羟亚氨基结构替代甲氧亚氨基结构，这些化合物均可显著地增强抗葡萄球菌的活性；头孢瑞南在7位引入单氟甲氧基亚氨基基团，与甲氧亚氨基基团相比，可使其对大多数细菌的活性增加2倍。

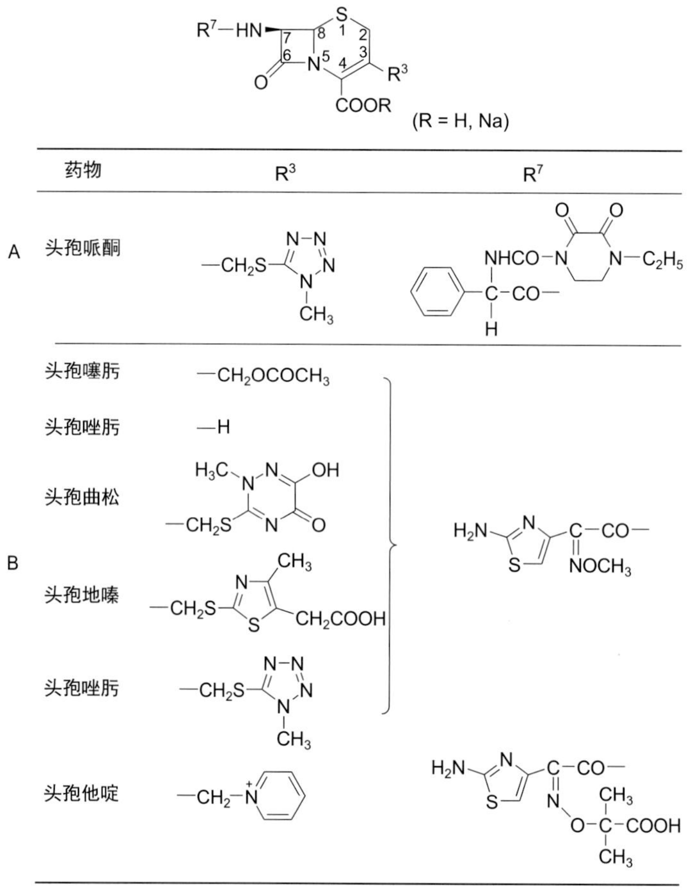

图 1.9　已上市的第 Ⅲ 组注射用头孢菌素

　　第 Ⅳ 组头孢菌素的特征可概括为：①C3 侧链含有季铵盐结构，为两性离子化合物；②抗菌谱广，它们的抗菌谱不仅包括第 Ⅲ 组头孢菌素的抗菌谱，如头孢吡肟和头孢唑兰对青霉素耐药的肺炎链球菌的活性均与头孢噻肟相当，且对铜绿假单胞菌、产 C 类第 Ⅳ 组头孢菌素酶的肠杆科细菌也具有良好的活性。然而，第 Ⅳ 组头孢菌素对 ESBL 仍不稳定，且其在体内的半衰期均不超过 3h。

　　第 Ⅴ 组头孢菌素通过在 C7 侧链的肟基引入儿茶酚取代基或吡啶酮取代基，利用其可以与 Fe^{3+} 螯合的功能，通过细菌特殊的 Fe^{3+} 主动运输途径快速通过革兰阴性菌的壁膜间隙进入细胞。这种具有抑制 PBP 和螯合铁离子双重作用机制的药物，对产 ESBL 的肠杆科细菌和铜绿假单胞菌均有较好的抑制作用。已经得到了一些较理想的化合物。如头孢替考（cefetecol）（图 1.11）具有良好的抗铜绿假单胞菌的活性，并对产 ESBL 的革兰阴性菌表现出良好的活性，其 C3 侧链结构与抗菌活性的关系也被系统探讨[25,26]。但由于它们的合成难度和费用较高，且头孢替考表现出可能具有较高的不良反应风险，使得对第 Ⅴ 组头孢菌素的研究一度几乎被放弃。

　　2019 年 4 月，第一个具有这种独特双重作用机制的药物头孢地尔（cefiderocol）的上市许可申请（MAA）被欧洲药品管理局（EMA）受理。头孢地尔与传统的第 Ⅴ 组头孢菌素的差异在于其将儿茶酚结构引入 C3 侧链（图 1.11）。头孢地尔对革兰阴性菌包括耐碳青霉烯革兰阴性非发酵鲍氏不动杆菌、铜绿假单胞菌、难治性耐碳青霉烯肠杆菌科等引起的感染显示出较好的治疗效果。

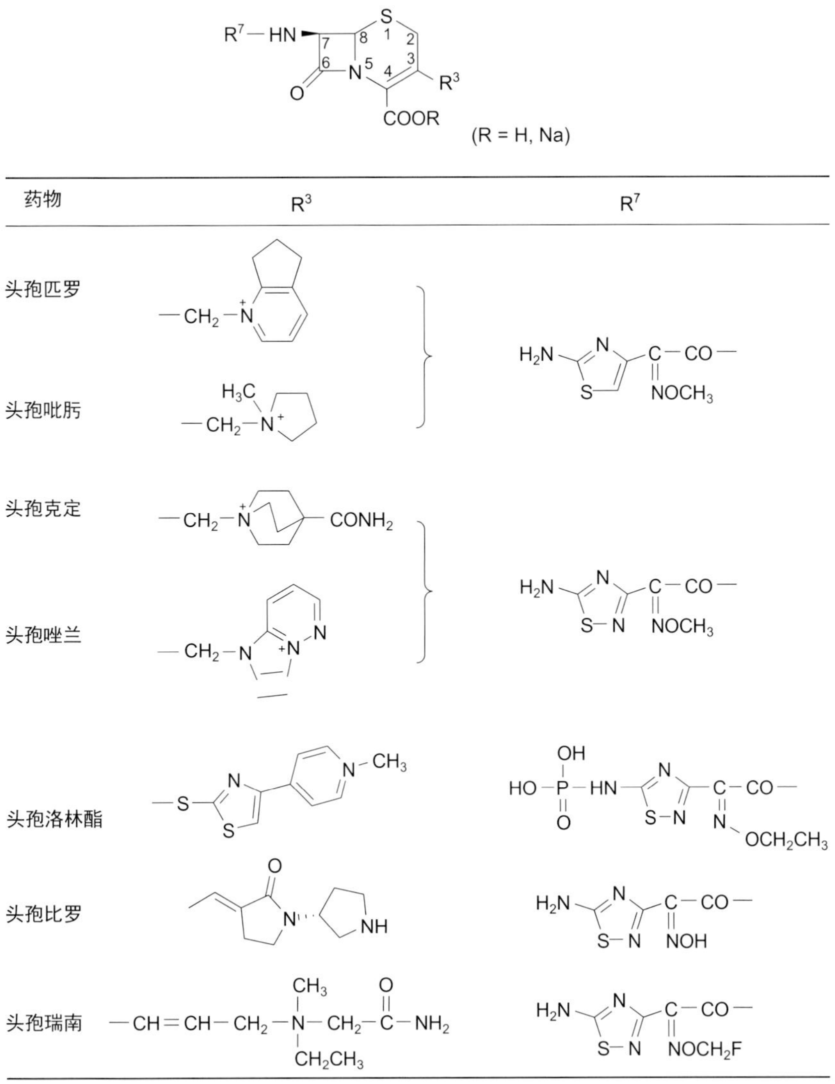

图1.10　第Ⅳ组注射用头孢菌素

20世纪80年代初，第一个窄谱头孢菌素——头孢磺啶（第Ⅵ组）（图1.12）上市，引起人们对窄谱抗菌药物研究的广泛关注。对抗耐甲氧西林金黄色葡萄球菌（MRSA）药物的研发重新成为研究的热点。许多抗MRSA的药物被相继发现，包括糖肽类化合物和全新的化学实体如噁唑烷酮类药物、伊维菌素等。

第Ⅶ组头孢菌素为窄谱头孢菌素，希望其能够针对性地抗MRSA或抗糖肽类抗生素中度耐药的金黄色葡萄球菌（GISA，*glycopeptide-intermediate S. aureus*）。通过对头孢烯和碳头孢烯C7和C3取代基的替换研究，许多新的头孢菌素实体被合成[27]。已经发现了多个候选化合物（图1.13），RWJ 5442830似乎对MRSA和GISA菌株都具有活性。但这些候选物的水溶性均较差，制备溶解性较好的前药衍生物有望解决这一问题。

注射用头孢菌素的药代动力学特性同样是其重要的生物学特性。依据其在健康受试者体内的半衰期可以分为3组（图1.14）[19]：第Ⅰ组，半衰期小于1h；第Ⅱ组，半衰期为1～3h；第Ⅲ组，半衰期大于3h。目前尚没有半衰期大于8h的药物上市。

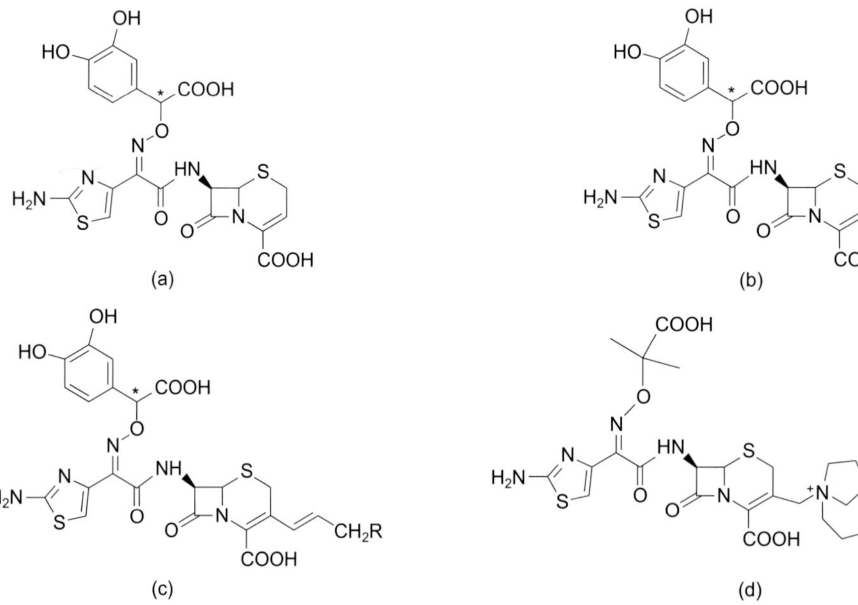

图 1.11　第Ⅴ组已上市的注射用头孢菌素

（a）头孢替考；（b）、（c）具有不同 C3 侧链结构第Ⅴ组头孢菌素；（d）头孢地尔

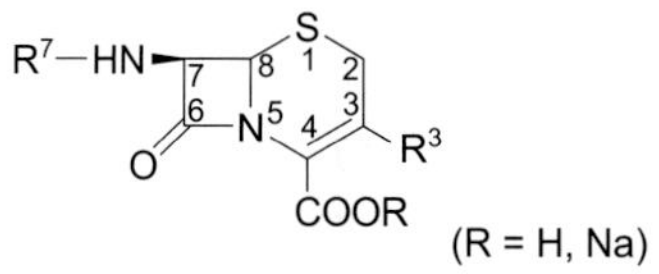

$(R = H, Na)$

药物	R^3	R^7
头孢磺啶	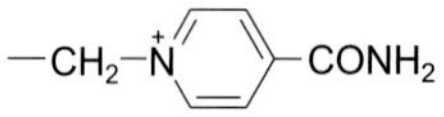	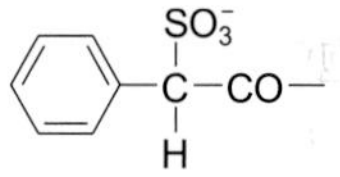

图 1.12　第Ⅵ组已上市的注射用头孢菌素

$(R = H, Na)$

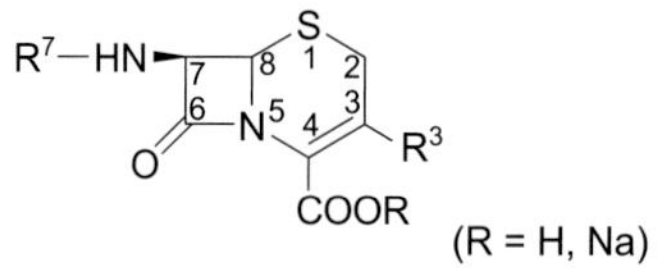

药物	R^3	R^7
MC02331	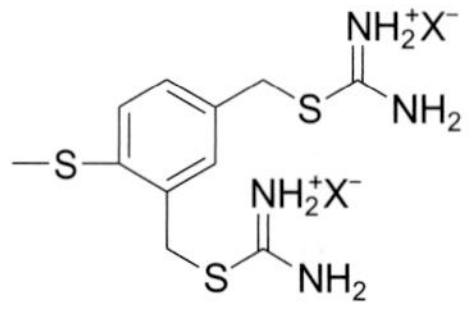	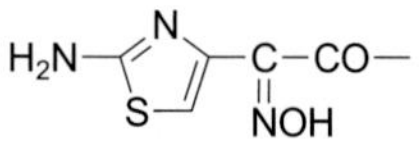
MC02479/RWJ54428	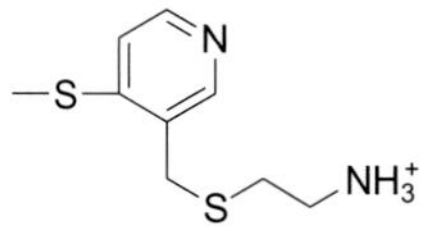	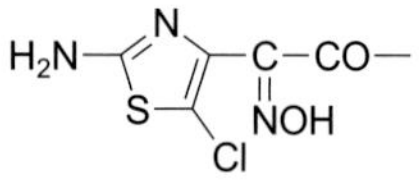

图 1.13　第Ⅶ组注射用头孢菌素

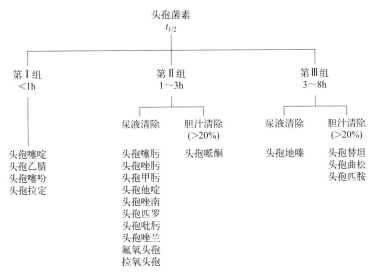

图 1.14　按药代动力学特性对注射用头孢菌素的分类[19]

1.3.2　口服头孢菌素

头孢菌素对胃酸相对稳定，但不易被吸收。通过对头孢菌素 C7 侧链 D- 苯甘氨酸的结构修饰，可以提高其生物利用度。1967 年，头孢氨苄（cefalexin）上市。之后，虽然许多 D- 苯甘氨酸衍生物相继被合成，如头孢来星（cefaloglycin）和头孢氨苄酯等，但仅有少数化合物进入临床。

头孢羟氨苄（cefadroxil）利用对羟基苯甘氨酸替代了头孢氨苄 C7 侧链的 D- 苯甘氨酸，改善了药物的药代动力学特性，使其用药频次降低到每天口服 1 ～ 2 次。

为扩大口服头孢菌素的抗菌谱，特别是对革兰阴性杆菌的活性，人们尝试采用 2 种不同的解决途径。①在口服头孢菌素的 C3 位引入极性基团。据此开发出头孢克洛（cefaclor）和头孢沙定（cefroxadine）等具有不同抗菌谱的药物。②尝试对第Ⅲ组注射用头孢菌素进行结构改造，使其成为可被口服吸收的化合物。但这种尝试仅取得了部分成功，如通过酯化得到的头孢呋辛酯和头孢替安酯已经在临床中广泛应用；头孢唑肟与氨基酸形成的前药也可以实现口服的目的；但对头孢噻肟、头孢曲松的改造没能成功。

对 7 位侧链具有 2- 氨基 -5- 噻唑基结构的头孢菌素，采用两种不同的途径开发出了 2 类口服抗生素。①非酯化衍生物：通过对氨噻肟结构中肟基的改造，用羟基（头孢地尼）或乙氧基（头孢克肟）替代经典氨噻肟结构中的甲氧基，或用类似结构替代肟基（头孢布烯）。②酯化物前药：对头孢菌素 C4 的羧基进行酯化，如头孢泊肟酯（cefpodoxime proxetil）、头孢他美酯（cefetamet pivoxil）、头孢妥仑匹酯（cefditoren pivoxil）、头孢卡品酯（cefcapene pivoxil）等。根据口服头孢菌素化学结构的特点，其也可分为 7 组。第Ⅰ组和第Ⅱ组为 C7 侧链含有 α- 氨基的药物。其中第Ⅰ组包括了绝大多数早期开发的口服头孢菌素，依据其 C3 侧链的不同，又可进一步分为Ⅰa、Ⅰb 和Ⅰc 3 个亚组。Ⅰa 组的 C3 侧链为烷基结构，如头孢氨苄、头孢羟氨苄、头孢丙烯、头孢拉定等；Ⅰb 组的 C3 侧链为极性基团，如头孢克洛、头孢沙定；Ⅰc 组的 C3 侧链为芳香环，如头孢曲秦（cefatrizine）（图 1.15）。第Ⅱ组为 C7 侧链含双环结构的 α- 氨基衍生物，但它们均没能达到上市要求。第Ⅲ组为 C7 侧链含有复杂结构的头孢菌素，如头孢布烯（图 1.16）。第Ⅴ组是 C7 侧链含有 2- 氨基 -5- 噻唑基衍生物结构的头孢菌素，如头孢地尼、头孢克肟（图 1.16）。第Ⅵ组为碳头孢烯类，如氯碳头孢（loracarbef）。第Ⅳ组为头孢菌素的各种 C4 酯化物（图 1.17）。

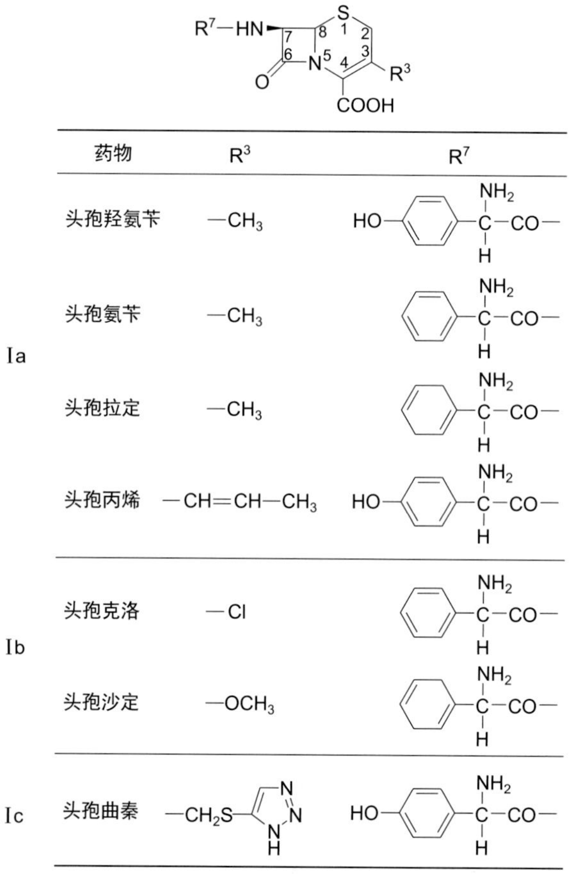

药物	R^3	R^7
Ia		
头孢羟氨苄	—CH_3	
头孢氨苄	—CH_3	
头孢拉定	—CH_3	
头孢丙烯	—CH=CH—CH_3	
Ib		
头孢克洛	—Cl	
头孢沙定	—OCH_3	
Ic		
头孢曲秦	—CH_2S	

图 1.15　已上市的第 I 组口服头孢菌素

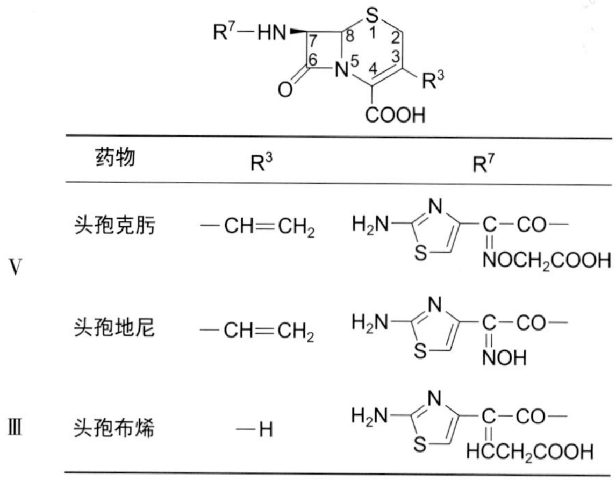

药物	R^3	R^7
V		
头孢克肟	—CH=CH_2	
头孢地尼	—CH=CH_2	
Ⅲ		
头孢布烯	—H	

图 1.16　已上市的第 Ⅲ 组和第 Ⅴ 组口服头孢菌素

　　头孢菌素的酯化物（第Ⅳ组）依据其C7侧链的结构还可分为：Ⅳa组，含有α-氨基的头孢菌素（没有药品上市）；Ⅳb组，不含有α-氨基的头孢菌素；Ⅳc组，含有α-取代基的头孢菌素（没有药品上市），Ⅳd组，含有芳氧亚氨基或其类似物的头孢菌素，如头孢呋辛酯、头孢泊肟酯、头孢他美酯、头孢卡品酯等（图1.17）[28]。

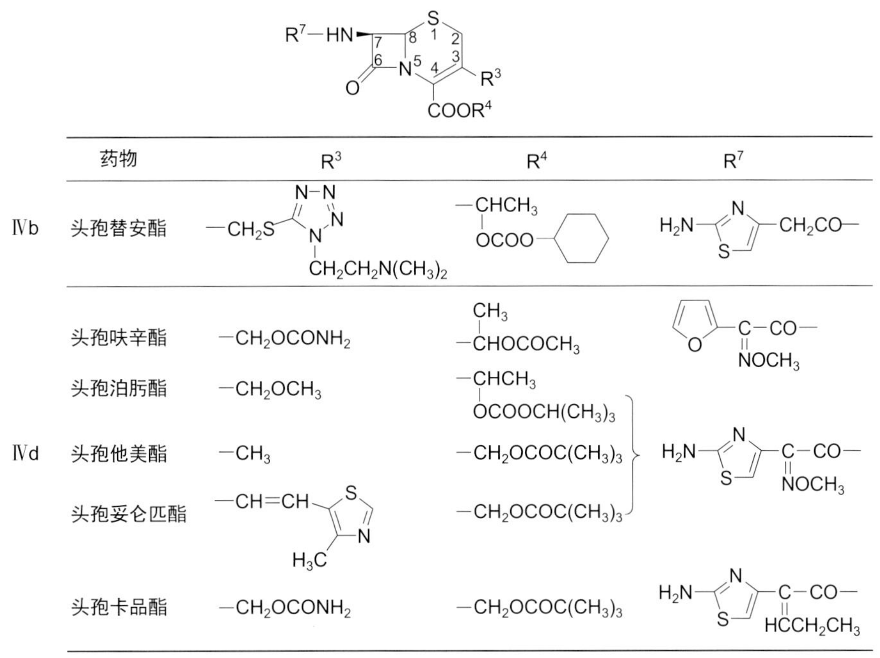

图1.17　已上市的第Ⅳ组口服头孢菌素

　　在药物吸收过程中，头孢菌素通常以两性离子（α-氨基头孢菌素）或阴离子（头孢克肟、头孢布烯）的形式，与机体跨膜转运系统中的二肽或三肽结合通过肠黏膜，头孢布烯顺式异构体和D-头孢氨苄可以被机体吸收，提示转运过程对头孢菌素的C7位侧链具有立体特异性。

　　对头孢菌素的主动吸收，根据肠黏膜转运系统中载体特异性的差异，一般认为有3种不同的途径。载体1主要转运疏水化合物如α-氨基头孢菌素；载体2主要转运相对亲水的化合物如头孢布烯等，该途径是主动吸收的主要途径；载体3可特异性地结合N端为杂环氨基酸残基的肽类物质。而头孢菌素C4羧基酯化形成的前药，增加了药物的亲脂性，有助于其通过被动扩散进入体内。

　　目前已经上市的各类头孢菌素约有60种（表1.4）。按其抗菌活性，通常被划分为五代。第一代头孢菌素主要作用于革兰阳性菌，对革兰阴性菌无效；对青霉素敏感和耐药的金黄色葡萄球菌的抗菌作用强于第二代和第三代，对金黄色葡萄球菌产生的β-内酰胺酶的稳定性优于第二代和第三代，但对革兰阴性杆菌产生的β-内酰胺酶不稳定。第二代头孢菌素提高了对β-内酰胺酶的稳定性和对革兰阴性杆菌的活性。其表现为对革兰阴性杆菌的活性和对革兰阴性杆菌β-内酰胺酶稳定性较第一代强，对革兰阳性球菌（包括产酶的金黄色葡萄球菌耐药菌）的作用与第一代相似或略差，对厌氧菌有一定作用，但对铜绿假单胞菌无效。第三代头孢菌素对革兰阴性杆菌的抗菌作用明显超过第一代和第二代，且对铜绿假单胞菌和厌氧菌有不同程度的抗菌作用；对革兰阴性杆菌产生的广谱β-内酰胺酶高度稳定；并具有对组织穿透力强、血清和组织药物浓度高、有效浓度维持时间长、对人体毒性低等特点。第四代头孢菌素在保持第三代头孢菌素抗菌性能的基础上，克服了第三代头孢菌素对革兰阳性菌的作用弱、不能用于控制金黄色葡萄球菌感染的弱点。第五代头孢菌素对革兰阴性菌的作用与第四代头孢菌素相似，但其对革兰阳性菌的活性加强，表现为对耐甲氧西林金黄色葡萄球菌、耐万古霉素金黄色葡萄球菌、耐甲氧西林的表皮葡萄球菌、耐青霉素的肺炎链球菌有效，对一些厌氧菌也具有较好的抗菌作用。第五代头孢菌素对大部分β-内酰胺酶高度稳定，但可被大多数金属β-内酰胺酶和超广谱β-内酰胺酶水解。

表 1.4　已经上市的各类头孢菌素

分类	抗菌作用	数量	已上市的品种
头孢烯	第一代	7	**注射剂** 头孢噻吩（cefalothin）、头孢噻啶（cefaloridine）、头孢唑林（cefazolin）、头孢乙腈（cefacetrile）、头孢匹林（cefapirin）、头孢替唑（ceftezole）、头孢硫脒（cefathiamidine）
		7	**口服制剂** 头孢氨苄（cefalexin）、头孢来星（cephalolycin）、头孢拉定（cefradine）、头孢羟氨苄（cefadroxail）、头孢曲秦（cefatrizine）、头孢克洛（cefaclor）、头孢沙定（cefroxadine）
	第二代	5	**注射剂** 头孢孟多（cefamandole）、头孢替安（cefatiam）、头孢尼西（cefonicid）、头孢呋辛（cefuroxime）、头孢雷特（ceforanide）
		3	**口服制剂** 头孢呋辛酯（cefuroxime axetil）、头孢丙烯（cefprozil）、头孢替安酯（cefotiam hexetil）
	第三代	13	**注射剂** 头孢噻肟（cefotaxime）、头孢唑肟（ceftizoxime）、头孢甲肟（cefmenoxime）、头孢曲松（ceftriaxone）、头孢他啶（ceftazadime）、头孢唑南（cefuzonam）头孢咪唑（cefpimizole）、头孢匹胺（cefpiramide）、头孢哌酮（cefoperazone）、头孢拉宗（cefbuperazone）、头孢地嗪（cefodizime）、头孢磺啶（cefsulodin）、头孢替坦（cefotetan）
		8	**口服制剂** 头孢克肟（cefixime）、头孢地尼（cefdinir）、头孢布烯（ceftibuten）、头孢特仑酯（cefteram pivoxil）、头孢他美酯（cefetamet pivoxil）、头孢泊肟酯（cefpodoxime proxetil）、头孢妥仑匹酯（cefditoren pivoxil）、头孢卡品酯（cefcapene pivoxil）
	第四代	4	**注射剂** 头孢吡肟（cefepime）、头孢匹罗（cefprome）、头孢噻利（cefoselis）、头孢唑兰（cefozopran）
	第五代	2	**注射剂** 头孢比罗（ceftobiprole）、头孢洛林酯（ceftaroline fosamil）
	铁载体 （抗耐碳青霉烯 革兰阴性菌）	1	**注射剂** 头孢地尔（cefiderocol）
头霉素	第二代	2	**注射剂** 头孢西丁（cefoxitin）、头孢美唑（cefmetazole）
	第三代	2	**注射剂** 头孢替坦（cefotetan）、头孢米诺（cefminox）
氧头孢烯	第三代	2	**注射剂** 拉氧头孢（moxalactam）、氟氧头孢（flomoxef）
碳头孢烯	第一代 / 第二代	1	**口服制剂** 氯碳头孢（loracarbef）
β- 内酰胺酶抑制剂复方制剂	舒巴坦	1	头孢哌酮舒巴坦
	阿维巴坦	2	头孢他啶阿维巴坦、头孢洛林阿维巴坦

1.4　非典型 β-内酰胺抗生素的构效关系

通常青霉素、头孢菌素被称为典型 β- 内酰胺抗生素，而将碳青霉烯类、青霉烯类和单环 β- 内酰胺类称为非典型 β- 内酰胺抗生素。20 世纪 90 年代是非典型 β- 内酰胺抗生素，尤其是碳青霉烯和青霉烯类的发展年代。

1.4.1　碳青霉烯类抗生素的构效关系

碳青霉烯类抗生素的共性特征可概括如下。①抗菌谱广：对革兰阳性需氧菌、厌氧菌和革兰阴性需氧菌、厌氧菌均有抗菌作用，对真菌无作用。②抗菌作用强：其最低抑菌浓度（MIC）与最低杀菌浓度（MBC）非常接近，通过抑制胞壁黏肽合成酶，即青霉素结合蛋白（PBP），阻碍细胞壁黏肽的合成而杀灭细菌。对大肠埃希菌等革兰阴性菌，其主要作用位点为PBP-2、PBP-3；对革兰阳性菌，其主要结合位点为PBP-1、PBP-2。此外该类抗生素对细胞壁的穿透力较强。③对多数细菌产生的β-内酰胺酶高度稳定（包括ESBL），与第3代头孢菌素无交叉耐药性，对一些耐药致病菌也有较强的抗菌作用，可用于治疗各种严重感染。④具有抗生素后效应（PAE）。

已经上市的碳青霉烯类抗生素均为5,6-反-碳青霉烯的衍生物，其6位羟乙基侧链为反式构型。由于碳青霉烯类抗生素的抗菌活性主要源于β-内酰胺环，通过对其侧链结构的修饰提高化合物的抗菌活性、增加化合物的膜透过性、亲脂性和稳定性是碳青霉烯类侧链合成研究的主要方向。

由已上市的碳青霉烯类抗生素的结构变化（图1.18）可见，对碳青霉烯骨架的C3侧链进行修饰不仅可以使其对肾脱氢肽酶更稳定，并且可以改善其抗菌谱。由于含有四氢吡咯烷结构的侧链衍生物具有良好的抗菌活性，通过合成7个系列的四氢吡咯烷与疏水基团相连接的碳青霉烯类衍生物（图1.19），探讨C3侧链与抗菌活性的关系可以看出，含有羟基、酯基、砜基、脲基以及一些含硫基结构的化合物，在同系列化合物中的抗菌活性高于其他化合物；在系列化合物中，取代基越小越有利于提高抗菌活性[29]。此外，具有抗菌活性的化合物对肾脱氢肽酶的稳定性均高于对照药品美罗培南和亚胺培南。

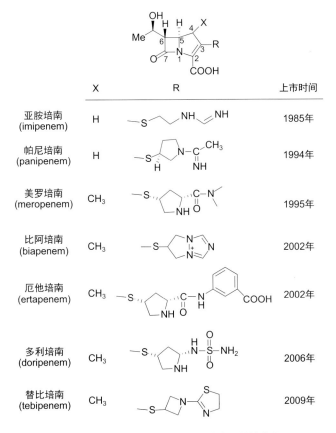

图 1.18　已上市的碳青霉烯类抗生素的结构变化

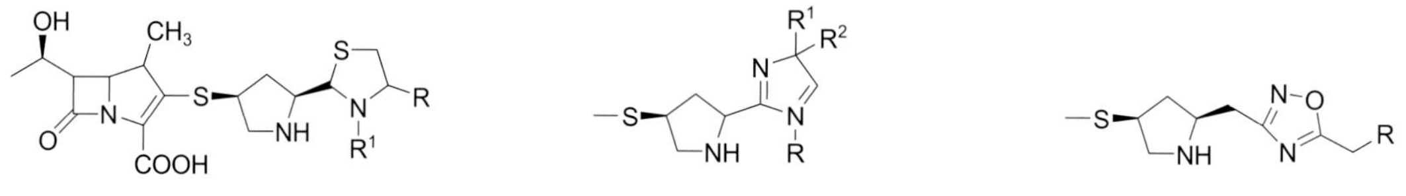

图 1.19　含有四氢吡咯烷侧链的系列碳青霉烯衍生物

5-四氢噻唑-3-巯基吡咯烷衍生物　　5-咪唑啉-3-巯基吡咯烷衍生物　　5-噁二唑-3-巯基吡咯烷衍生物

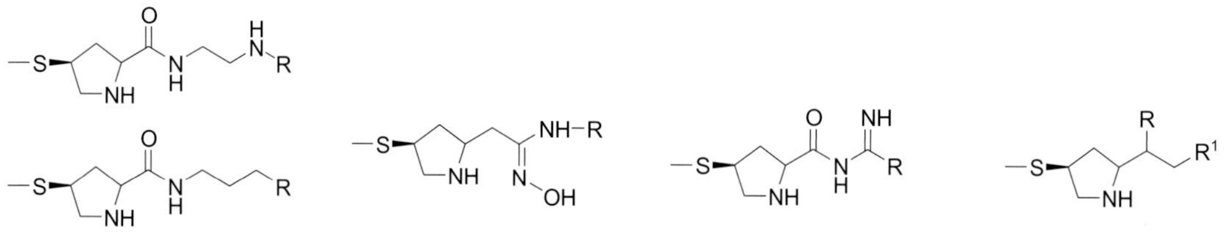

5-(2-氮代氨乙基甲酰胺)-3-巯基吡咯烷衍生物　　5-(N-2-羟基-亚胺乙烷基)-3-巯基吡咯烷衍生物　　5-胍基衍生物　　5-(1,2-二取代乙基)-3-巯基吡咯烷衍生物

对碳青霉烯类抗生素2位的羧基酯化形成前药，可以提高其口服吸收性。替比培南酯（tebipenem pivoxil）（图1.20）是第一个可以口服的碳青霉烯类抗生素，由美国辉瑞公司研发。替比培南酯颗粒剂由日本明治公司研制，于2009年上市。替比培南酯的C3侧链为噻唑基取代的氮杂环丁烷基团，使其比青霉素及头孢菌素具有更强的抗菌活性，可以用于对肺炎链球菌耐药株感染的治疗。

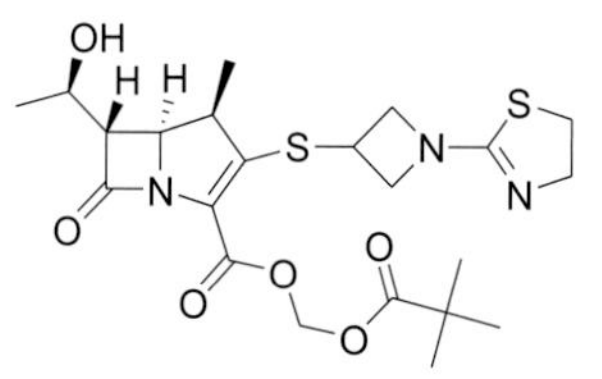

图 1.20　替比培南酯的结构

1.4.2　青霉烯类抗生素的构效关系

在设计青霉烯类抗生素的早期研究中，初期的化合物如6-苯氧乙酰氨基青霉烯酸［图1.21(a)］等，因反应性能高，极不稳定，与预期相反，没有显示出良好的抗菌活性。1976年硫霉素［图1.21(b)］发现后，受其构效关系研究的启迪，以反式羟乙基代替6-酰氨基取代基［图1.21(c)］，既保持了青霉烯β-内酰胺环的反应性，又改善了稳定性。

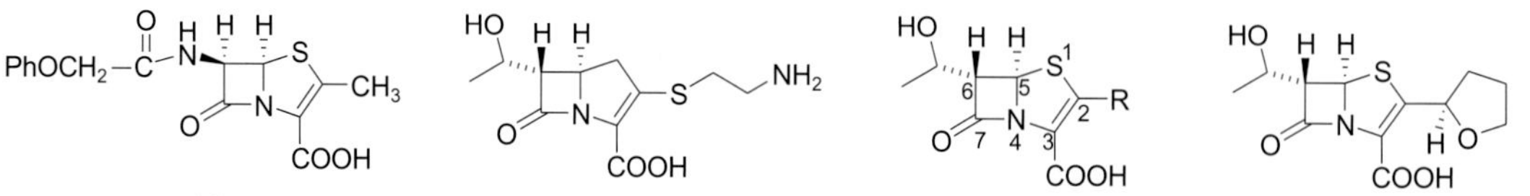

(a)　　　　(b)　　　　(c)　　　　(d)

图 1.21　青霉烯类抗生素结构改造的演变

（a）6-苯氧乙酰氨基青霉烯酸；（b）硫霉素（碳青霉烯结构）；（c）青霉烯的一般结构；（d）法罗培南

对青霉烯类抗生素构效关系的研究表明，C3位的自由羧基和C6位的1（R）-羟乙基结构是

必需基团[30]，是保证其具有较高的抗菌活性和对β-内酰胺酶稳定的基础。因而对青霉烯类抗生素构效关系的研究主要为对其C2位取代基的修饰，包括*S*-取代衍生物、*C*-取代衍生物和*O*-取代衍生物。法罗培南（faropenem）即属于*C*-取代青霉烯衍生物［图1.21(d)］，其C2直接与手性碳侧链（四氢呋喃）相连，已作为口服青霉烯药物上市[31]。

（1）C2烷硫基衍生物　由于对简单烷基取代青霉烯衍生物的研究表明，2-硫基青霉烯的活性高于碳和氧取代类似物，因而Nishi等设计合成了系列碳、氧、氮取代的烷硫基化合物（图1.22），并对它们的抗菌活性进行了系统的比较[32]。在系列简单的2-烷硫基化合物（**1.13～1.19**）中，乙硫基衍生物（**1.13**）的活性最强；增加取代基的亲脂性，对革兰阴性菌的活性降低；在乙硫基的2位引入小的极性基团，不改变其抗菌活性；延长侧链（**1.14**、**1.15**）降低对革兰阴性菌的活性；引入游离羧基（**1.16**），对革兰阳性菌的活性大大降低。若烷硫基被简单的氨基（碱和酰胺形式）或以N或C相连的含氮杂环取代：2-（2-氨基乙硫基）衍生物（**1.17**）是硫霉素的硫电子等排体，该化合物及其侧链延长类似物对革兰阴性菌的活性较低；*N*-乙酰化（**1.18**）或磺酰化（**1.19**）后，活性与乙硫基青霉烯相似。

在与N相连的五元杂环衍生物中，最适的链长为2个碳原子，如咪唑及三氮唑衍生物（**1.20～1.22**）均表现出较好的抗菌活性。此外，与硫相连的环的大小及绝对构型对抗革兰阴性菌的活性亦有影响，五元环优于六元环；将咪唑季铵化可提高抗假单胞菌的活性，如甲基季铵化物均优于对应的非季铵化物；增加季铵化基团的亲脂性，如引入苄基，不能提高抗假单胞菌的活性；而引入亲水基，如氨基甲酰氨基、*N*-甲基氨基甲酰胺甲基，抗假单胞菌的活性较甲基衍生物可提高2倍；季铵化衍生物对DHP-1的稳定性也大大优于亚胺硫霉素。

各种2-取代吡咯烷硫基青霉烯（**1.23～1.25**）均有较好的体外抗菌活性，其中吡咯烷C5位为羟甲基（**1.23**）时，具中等程度的抗假单胞菌活性，其余的衍生物（**1.24**，**1.25**）的活性减弱；但在C5位氨基羰基与吡咯烷环之间引入一个亚甲基（**1.24**），可提高对DHP-1酶的稳定性；延长亚甲基（**1.25**），则对DHP-1酶的稳定性降低。

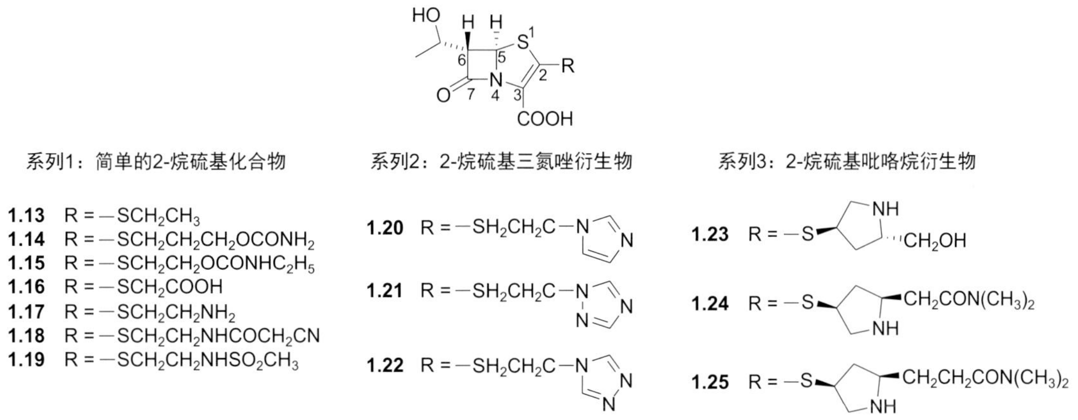

系列1：简单的2-烷硫基化合物	系列2：2-烷硫基三氮唑衍生物	系列3：2-烷硫基吡咯烷衍生物
1.13 R = —SCH$_2$CH$_3$	**1.20** R = —SH$_2$CH$_2$C—N	**1.23** R = —S···CH$_2$OH
1.14 R = —SCH$_2$CH$_2$CH$_2$OCONH$_2$		
1.15 R = —SCH$_2$CH$_2$OCONHC$_2$H$_5$		
1.16 R = —SCH$_2$COOH	**1.21** R = —SH$_2$CH$_2$C—N	**1.24** R = —S···CH$_2$CON(CH$_3$)$_2$
1.17 R = —SCH$_2$CH$_2$NH$_2$		
1.18 R = —SCH$_2$CH$_2$NHCOCH$_2$CN	**1.22** R = —SH$_2$CH$_2$C—N	**1.25** R = —S···CH$_2$CH$_2$CON(CH$_3$)$_2$
1.19 R = —SCH$_2$CH$_2$NHSO$_2$CH$_3$		

图1.22　系列2-烷硫基青霉烯衍生物

（2）C2碳取代衍生物　杂原子的存在通常被认为有助于提高生物活性。由于发现采用杂原子取代的甲基与青霉烯的C2位连接比直接与杂原子相连更有利，因此，人们致力于开展含2-CH$_2$Y（Y=S、N、O）青霉烯衍生物（图1.23）的制备与活性研究。

在系列的烷硫甲基青霉烯衍生物（**1.26**）中，二硫酯（**1.27**）体外对革兰阳性菌包括耐甲氧西林葡萄球菌（MRSA）显示出较强的抗菌活性，但抗革兰阴性菌的活性较低，对铜绿假单胞菌无效[33]。分析其原因认为是较难穿越革兰阴性菌的壁膜间隙,因而合成了系列带有儿茶酚结构的化合物(**1.28**),但它们在抗铜绿假单胞菌活性方面未能取得预期的效果。在此系列化合物中,*N*-甲基甘氨酰胺衍生物(**1.29**)显示出了较好的抗菌活性;以此为基础,通过将氨基酸的氮原子与亚甲基相连,合成了侧链为氨基酸衍生物的亚甲基青霉烯,希望氨基酸部分作为小的极化基团能增强穿透革兰阴性菌壁膜间隙的能力。对系列氨基取代的氨基酸青霉烯衍生物(**1.30**)的抗菌活性测试发现,此类衍生物具有与利替培南(ritipenem)相近的高抗革兰阳性菌活性[34,35]。抗革兰阴性菌的活性与其结构有关。以抗大肠埃希菌的活性为例,空间结构小,极化的氨基酸侧链所对应的青霉烯衍生物(**1.31**),其MIC值在利替培南酯和亚胺培南之间,且活性与*R*、*S*构型无关;侧链同系物如*N*-乙基衍生物(**1.32**)和β-氨基酸衍生物(**1.33**)不能够提高活性;当存在具有空间位阻的苯基(**1.34**)时,活性明显降低;当酰氨基被取代后,其活性也明显降低;该类化合物均不能抗铜绿假单胞菌。

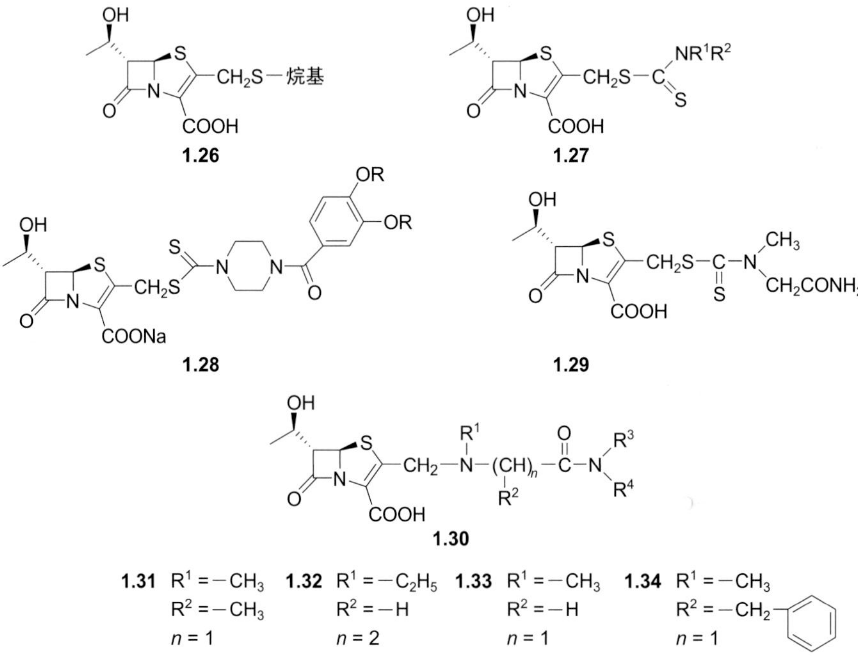

图1.23   系列2-CH₂Y取代青霉烯衍生物

在对系列*O*-取代甲基青霉烯衍生物的研究中(图1.24)[36],比较酰氧甲基、氨基甲酰氧甲基、羟基、烷氧基、芳氧甲基青霉烯的活性,发现增加酰基(**1.35**)、*N*-氨基甲酸基(**1.36**)和醚基(**1.37**)的亲脂性,抗革兰阴性菌的活性明显降低;引入负离子基团(**1.38**)可保持良好的渗透性,但其活性降低;引入季铵盐结构(**1.39**),则既有良好的渗透性,又不影响对革兰阳性菌和阴性菌的活性。化合物FCE24386(**1.39**)曾被选为进一步研发的候选物,但由于其较高的中枢神经系统(CNS)毒性而被终止。引入氨基噻唑(**1.40**)或碱性基团(**1.41**),没能提高抗菌活性(包括抗假单胞菌活性),也没能增加对DHP-1的稳定性。化合物FCE22101(**1.42**,利替培南)和FCE24964(**1.43**)曾被开发为可以口服的酯型前药,其中利替培南酯(ritipenem acoxil)已经完成Ⅲ期临床试验,但由于较严重的不良反应,最终未能上市。

由上述分析可见,通过对其C2位取代基的修饰,较易获得具有较好抗菌活性的衍生物,但多个候选物在临床试验中由于不良反应而未能上市。近年来对该类药物的研究没有取得实质性的

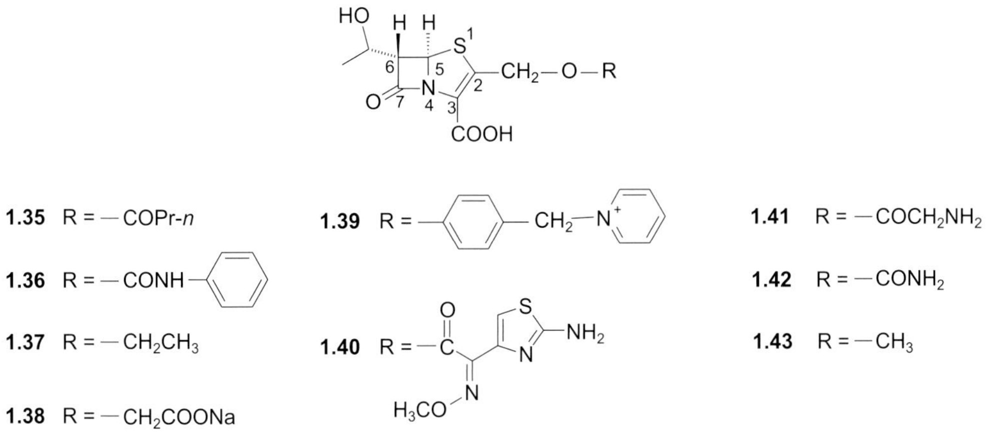

$$1.35 \quad R = -COPr\text{-}n$$
$$1.36 \quad R = -CONH\text{-}$$
$$1.37 \quad R = -CH_2CH_3$$
$$1.38 \quad R = -CH_2COONa$$
$$1.39 \quad R = -\text{(苯基-)}CH_2N^+\text{(吡啶)}$$
$$1.40 \quad R = \text{(噻唑基)}$$
$$1.41 \quad R = -COCH_2NH_2$$
$$1.42 \quad R = -CONH_2$$
$$1.43 \quad R = -CH_3$$

图 1.24 系列 2-CH₂OR 取代青霉烯衍生物

进展。法罗培南仍然是唯一上市的青霉烯类药物。对这类C2位取代基直接与环状取代物连接的青霉烯类衍生物，一般认为取代基的立体化学特性可显著影响其抗菌活性，且取代基为含氧饱和环状物的活性高于对应的不饱和环状物的活性。

1.4.3　单环 β-内酰胺抗生素的构效关系

单环β-内酰胺抗生素的母核是一个四元环酰胺结构，其代表性结构如图1.25所示。可见，单胺菌素的母核上N1、C3和C4位被取代，取代基的特性决定了单环β-内酰胺抗生素的生物学特异性。一般认为改变N1取代基的特性，可以调节β-内酰胺环的张力，改变其反应性，如磺酸基（—SO₃⁻）作为吸电子取代基可以增强环的反应性。

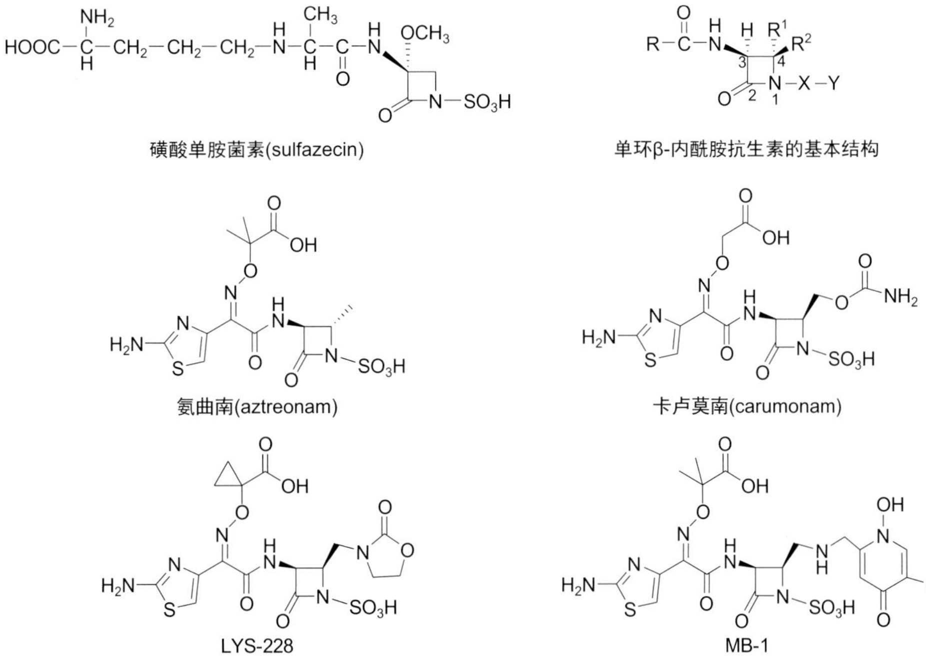

磺酸单胺菌素(sulfazecin)

单环β-内酰胺抗生素的基本结构

氨曲南(aztreonam)

卡卢莫南(carumonam)

LYS-228

MB-1

图 1.25

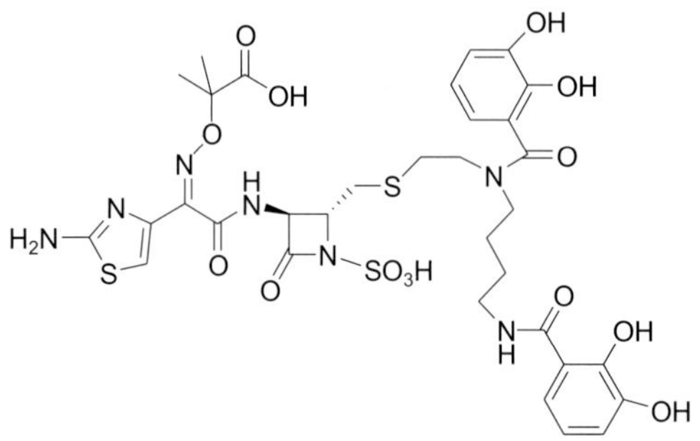

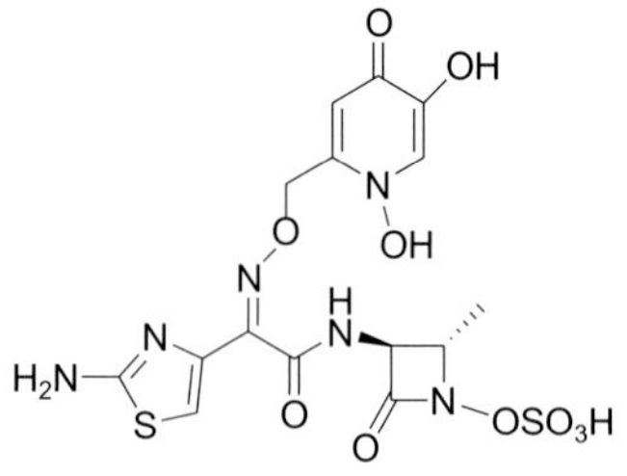

图1.25　单环 β-内酰胺抗生素的代表性结构[37]

氨曲南是20世纪80年代上市的第一个对革兰阴性细菌包括铜绿假单胞菌有效的单环β-内酰胺抗生素。另一被批准的药物是依折麦布（ezetimibe），作为一种胆固醇吸收抑制剂用于治疗高胆固醇血症[38]。在抗菌活性方面，单环β-内酰胺抗生素的活性和抗菌谱仍有提高的空间，特别是在抗革兰阳性细菌和青霉素耐药菌方面；通过进一步增强它们对β-内酰胺酶的稳定性，可以拓宽它们的抗菌谱[38-39]。

（1）N1取代衍生物　在对单环β-内酰胺抗生素构效关系研究的初期，磺酸基被认为是较理想的取代基，其不仅可活化β-内酰胺环，且可提供一个负电中心与PBP的活性部位结合。在N1上引入磷酸基，抗菌活性一般较磺酸基差，但耐酶活性提高；引入羰基化合物—CONHSO$_2$R，虽然抗菌活性及对β-内酰胺酶的稳定性都有所提高，但此类结构同时降低了C4位取代基的作用，有时会导致抗菌活性的降低；在N1上引入—OSO$_3^-$，与磺酸基（—SO$_3^-$）相比，不仅抗革兰阴性菌的活性提高，且抗革兰阳性菌的活性也提高较多，但这类化合物的化学性质不稳定，对β-内酰胺酶也不稳定；引入—OPO$_2^-$OCH$_3$与—PO$_2^-$—OCH$_3$相比较，同样，抗菌活性提高，但对β-内酰胺酶的稳定性降低[40]。

肟莫南（oximonam）（SQ82291）的发现，引起了人们对具有N1-X-Y（X为活性基团，Y为负离子化基团）通式的化合物的广泛兴趣[41]（肟莫南的N1取代基结构为—OCH$_2$COOH）。为了测定通式中杂原子（X）对生物活性的影响以及与X电负性的关系，许多N1上连有—S—CHR—CO$_2^-$的化合物被合成，但令人吃惊的是它们几乎均无抗菌活性。其原因可能为：①S的电负性比O小；②生理条件下不稳定；③N1—S键的空间旋转受阻，迫使—CO$_2^-$的氧处于不合适的空间位置，增加了负电荷与β-内酰胺环的距离。大量具有通式结构（X=O、NR、S；Y=SO$_3^-$）的单环β-内酰胺化合物的抑菌试验结果表明，抗菌活性的强弱直接和N1上连接的原子的电负性呈简单线性关系，即O>N>S≈C。进一步利用一些可增加"有效电负性"的基团，发现生物活性和这些取代基与酶作用部位的匹配程度有关。N1-X-Y结构中磺酸基（—SO$_3^-$）等负离子距β-内酰胺环中的N1仅相隔两个原子；而经典的β-内酰胺类抗生素（青霉素、头孢菌素）的负离子部位（羧基氧原子）与β-内酰胺环中的N相隔3个原子；在N1上引入—OSO$_3^-$，负离子部位与β-内酰胺环中的N1相隔三个原子；而肟莫南的负离子部位与β-内酰胺环中的N1相隔四个原子。从而可初步得出，与β-内酰胺环中N原子连接的负电性基团与β-内酰胺环之间应该保持合适的距离（2～4个原子）[41]。而在N1被吡啶基、嘧啶基、噻唑基、咪唑基和四氮唑基取代的衍生物中，四氮唑衍生物的抑菌活性最强[42]。

（2）C3侧链衍生物　由青霉素及头孢菌素的构效关系研究可知，其酰胺侧链结构对化合物的抗菌活性较强和对β-内酰胺酶的稳定性具有重要作用。将青霉素及头孢菌素的有效侧链引入单胺菌素母核，合成了大量衍生物，发现C3侧链引入第三代头孢菌素的氨噻肟结构抗菌活性最强。氨曲南的C3侧链即与头孢他啶的C7侧链结构完全相同，其作用靶标主要为PBP-3。

　　进一步探讨氨噻肟结构中氧肟基团上取代基的影响：随取代基的碳原子数增加，抗革兰阳性菌的活性增强，抗革兰阴性菌的活性则降低；引入亲脂性基团如卤素等，与未取代烷基比较，抗革兰阳性菌活性增强；引入α-氟乙基可扩大其抗菌谱并对革兰阳性菌的作用较强；引入芳基则抗革兰阳性菌的活性增强，抗革兰阴性菌的活性降低；在苄基上引入氟及乙酸氨基，对抗菌活性的影响不大；引入羟基，尤其在邻位引入羟基，抗革兰阳性菌及革兰阴性菌的活性均有增强；用吡啶基及咪唑基代替苯基，与相应的苄基化合物比较，抗革兰阳性菌活性降低，抗革兰阴性菌活性升高。较好的氧肟取代基有—C(CH$_3$)$_2$COOH、—CH$_2$CH$_2$F、—CH$_2$Ph 等[43,44]。在制备的系列氨噻肟衍生物中，含有丙烯取代基（图1.26A）和丙炔取代基（图1.26B）的衍生物（图1.26）对大多数革兰阴性菌的MIC值为0.125～32μg/mL，与氨曲南相当；它们与β-内酰胺酶抑制剂阿维巴坦以1∶16的比例联用，对产ESBL和NDM-1的肺炎克雷伯菌均有较好的协同作用，使其MIC值分别降低至单独用药时的1/8和大于1/256[45]。

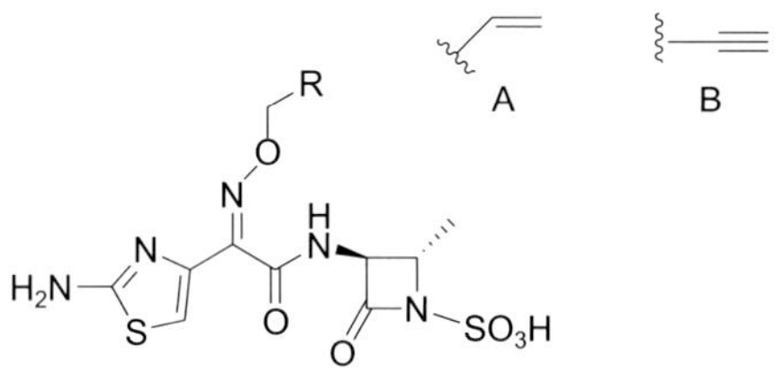

图 1.26　较理想的单环 β-内酰胺氨噻肟衍生物结构

　　为进一步提高其对革兰阴性菌特别是多重耐药（MDR）革兰阴性菌的活性，希望引入儿茶酚取代基或吡啶酮取代基，利用细菌特殊的Fe^{3+}主动运输途径将药物带入细胞。在BAL30072结构的基础上，设计并合成了多种氨噻肟衍生物（图1.27）。构效关系研究表明，多种取代基均显

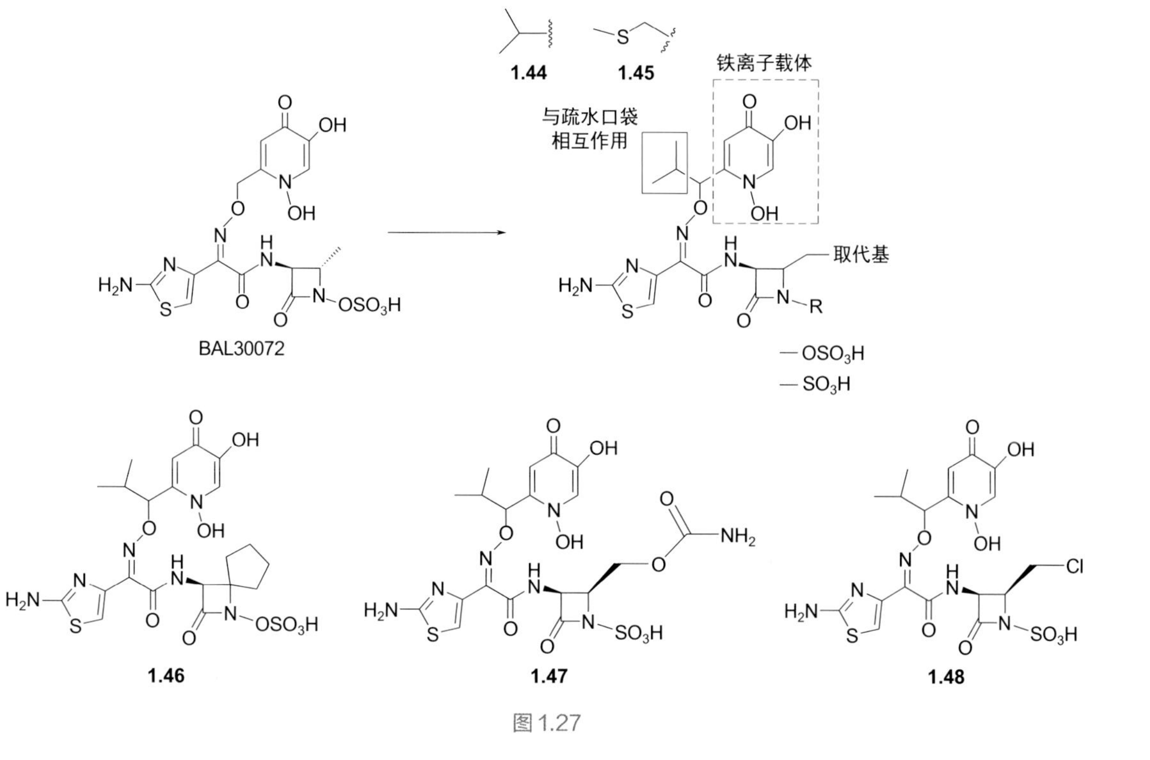

图1.27

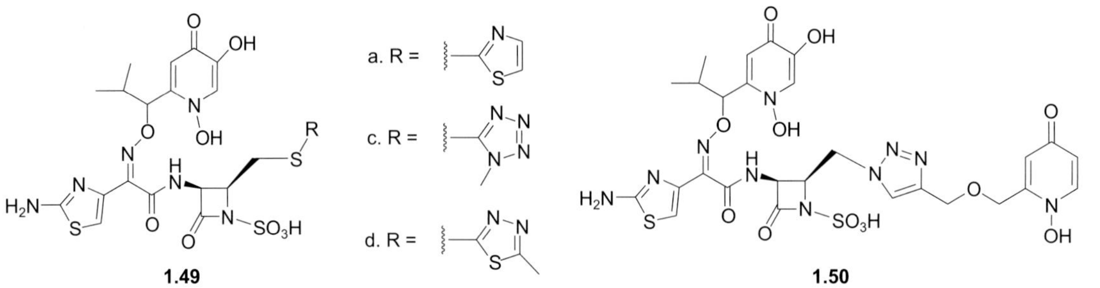

图 1.27 对 BAL30072 的结构改造

示出较好的抑菌活性，其中在 BAL30072 基础上引入异丙基（**1.44**）和甲基硫甲基（**1.45**）对多重耐药的革兰阴性菌的活性最好；在 MDR 肺炎克雷伯菌全身感染小鼠模型中，**1.44** 的 ED_{50} 为 10.20mg/kg[46]。

（3）C4侧链衍生物 构效关系研究发现，4位取代基可明显影响化合物对β-内酰胺酶的稳定性及抗菌活性。一些4位未取代的3位非甲氧基化的单胺菌素类化合物对β-内酰胺酶敏感，但通过引入4位取代基后，其耐酶特性可以得到明显改善[47]。引入4α-（或4β-）甲基可降低化合物抗革兰阳性菌的活性，提高对β-内酰胺酶的稳定性及抗革兰阴性菌的活性，4β-甲基较4α-甲基对酶的耐受性更强；但同时引入4α-和4β-甲基，则活性降低，甚至比没有甲基取代时更低。在4位引入乙基，抗菌活性降低，但对β-内酰胺酶的稳定性增加；引入丙基，抗菌活性进一步降低；引入乙烯基或乙炔基，抗菌活性与乙基相仿。对β-内酰胺酶的稳定性为—C_2H_5＞—$HC\!=\!CH_2$＞—$C\!\equiv\!CH$，这可能与空间位阻的变化有关[48]。

当4位引入各种极性基团时，抗菌活性随4位取代基的大小及亲脂性而变化，当亲脂性及位阻增大时，化合物抗革兰阴性菌的活性降低。通常单胺菌素类化合物的3,4-顺式异构体较其反式异构体有更强的抗菌活性，当4位取代基为氨甲酰氧甲基时，其 $3S,4S$-异构体的活性又远优于 $3R,4R$-异构体；当4位取代基的位阻逐渐增大时，反式异构体的抗菌活性变得大于顺式异构体。但在4位引入各种极性及亲脂性基团试图扩大单胺菌素的抗菌谱尝试并不成功。一般认为4位取代基以氟甲基、氨基甲酰氧甲基及甲基较佳[49-51]。

在对 BAL30072 的结构改造中（图1.27），曾合成了26种具有不同取代基的C4衍生物，证明C4取代基对抗菌活性有显著影响。化合物 **1.47**、**1.48** 和 **1.50** 对铜绿假单胞菌具有较好或中等的活性，其中化合物 **1.50** 在铁离子受限的条件下对铜绿假单胞菌的活性与 BAL30072 相当；化合物 **1.46**、**1.47**、**1.48**、**1.49a**、**1.49c** 和 **1.49d** 对大肠埃希菌和肺炎克雷伯菌均表现出较好的抑菌活性，与 BAL30072 相当或更优[37]。

1.5 β-内酰胺酶抑制剂的构效关系

目前已上市的5种β-内酰胺抑制剂均为丝氨酸β-内酰胺酶（SBL）抑制剂，其中克拉维酸、舒巴坦和他唑巴坦为β-内酰胺类化合物，阿维巴坦（avibactam）为二氮杂二环辛烷类化合物（DBO），法硼巴坦（vaborbactam）为有机硼酸类化合物。β-内酰胺酶抑制剂的代表性结构见图1.28。

1.5.1 具有 β-内酰胺结构的抑制剂

克拉维酸作为氧青霉烷类抑制剂的典型代表，其作用机制如图1.29所示[53]。首先克拉维酸（**1.51**）与酶作用形成开环的酰化产物（**1.52**），然后五元环开环生成酮衍生物（**1.53**），再转变为

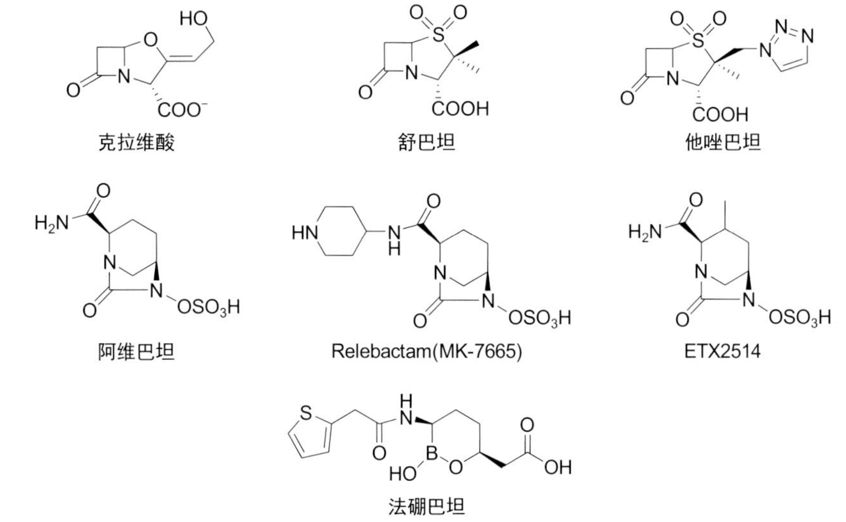

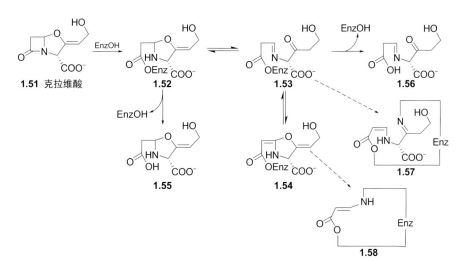

图 1.28 β−内酰胺酶抑制剂的代表性结构 [52]

β-氨丙烯酸类化合物（**1.54**），这种插烯氨甲酸酯的结构更稳定，难以被水解。酶-底物结合物水解可得到活性酶和水解产物（**1.55**、**1.56**），也可再进一步反应形成结构可能为 **1.57** 和 **1.58** 的不可逆产物。不可逆失活 1 个分子的酶需要消耗约 115 个分子的克拉维酸。化合物 **1.54**、**1.57**、**1.58** 分子中均含有插烯氨基甲酸酯结构，从而使这些酶结合产物难以被水解，产生不可逆的抑制作用。

图 1.29 克拉维酸的抑酶反应机制 [53]

克拉维酸的研究一方面激发了人们在自然界广泛寻找 β- 内酰胺酶抑制剂的兴趣，另一方面也促进了对天然 β- 内酰胺抗生素的化学改造工作。青霉烷砜类化合物是由 6- 氨基青霉烷酸（6-APA）出发合成的一类衍生物，其中舒巴坦和他唑巴坦对 β- 内酰胺酶有很强的抑制作用。以舒巴坦为母体，对其 6 位或 2β- 甲基位的结构进行了系列修饰，以期得到活性更强、抑酶谱更广的新 β- 内酰胺酶抑制剂 [54]。

（1）6位取代青霉烷砜衍生物 6位取代的青霉烷砜衍生物（图1.30）的取代基特性与其抑酶特性相关。6β-位连有强吸电子基团的烷基磺酸氨基的化合物如6β-三氟甲基磺酰胺青霉烷砜，对

TEM 型 β- 内酰胺酶具有极强的抑制作用；6β- 位连接杂环烷基的 CL-86195、CL-86659 对金属 β- 内酰胺酶有较强的抑制作用，但对 TEM 型酶的抑制活性不强。

　　6 位通过甲叉基连接各种杂环的青霉烷砜类衍生物对青霉素酶和头孢菌素酶均具有抑制活性。取代基双键的几何构型对其抑酶活性影响较大，通常 Z 型异构体较 E 型异构体的活性强；当甲叉基连接杂烷硫乙基三唑基时，虽然对游离的 β- 内酰胺酶具有较强的抑制活性，但与 β- 内酰胺抗生素的协同作用却不如他唑巴坦等已上市的产品，可能与其不易穿透革兰阴性菌的壁膜间隙有关。

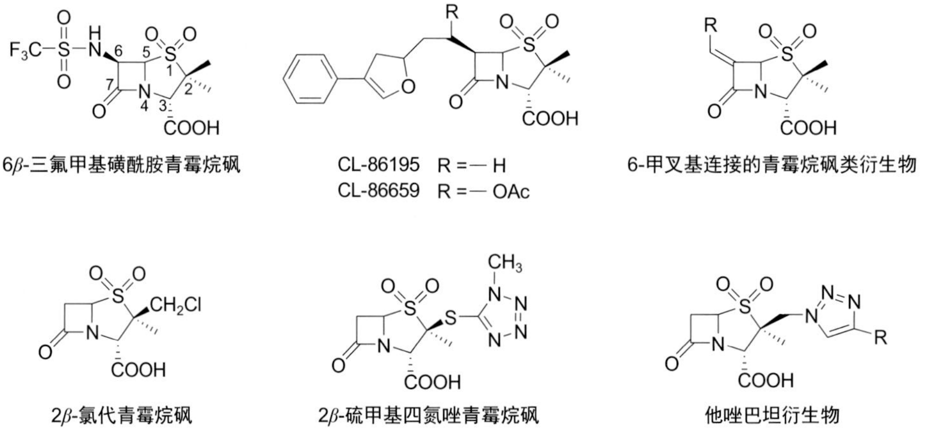

| 6β-三氟甲基磺酰胺青霉烷砜 | CL-86195　R＝—H
CL-86659　R＝—OAc | 6-甲叉基连接的青霉烷砜类衍生物 |
| 2β-氯代青霉烷砜 | 2β-硫甲基四氮唑青霉烷砜 | 他唑巴坦衍生物 |

图 1.30　代表性的青霉烷砜衍生物

　　（2）2β- 甲基取代青霉烷砜衍生物　代表性 2β- 甲基取代青霉烷砜衍生物的结构见图 1.30。2β- 甲基被氯原子取代，2β- 氯代青霉烷砜（BL-2013）具有较强的抑酶活性，但其立体异构体 2α- 氯代青霉烷砜的抑酶活性却变弱，而其双氯取代物 2,2- 双（氯甲基）青霉烷砜的抑酶活性更弱。2β- 硫取代甲基青霉烷砜中，四氮唑取代基显示出相对理想的抑酶效果，但均不如 2β- 三唑基系列衍生物中的他唑巴坦；以他唑巴坦为先导物，在三氮唑侧链的 4′ 位引入通常认为可能提高活性的取代基，如异丁酸、羟基吡啶酮、儿茶酚及带正电荷的取代基，虽然不同衍生物的抑酶特性有所不同，但均没能发现较他唑巴坦更优的酶抑制剂。

1.5.2　二氮杂二环辛烷类抑制剂

　　20 世纪 90 年代中期，科学家预测二氮杂二环辛烷（diazabicycloocatane，DBO）类化合物可能具有 β- 内酰胺抗生素相似的抗菌作用，由于其结构与 β- 内酰胺类化合物完全不同，故认为其可能逃脱已知的 β- 内酰胺酶耐药机制。但后期的研究发现，该类化合物对 A 类和 C 类 β- 内酰胺酶具有微弱的抑制作用。在此基础上，从已合成的化合物中筛选出的阿维巴坦和 MK-7655 均具有较好的抑制 β- 内酰胺酶的作用[55]。

　　DBO 的五元环结构中包含一个内酰胺基团，通过氨甲酰化反应靶向于 β- 内酰胺酶的活性位点丝氨酸残基反应。DBO 是 A 类和 C 类 β- 内酰胺酶的非常有效的抑制剂（表 1.5），包括不能被传统酶抑制剂抑制的 A 类碳青霉烯酶（KPC）和超广谱 β- 内酰胺酶（ESBL）。DBO 对 D 类 β- 内酰胺酶活性的差异较大；对 B 类金属 β- 内酰胺酶无抑制作用；虽然有一些 A 类 β- 内酰胺酶不受 DBO 的抑制（如 TEM-30、SHV-10），然而，这些酶只水解青霉素，因此不影响其与头孢菌素或碳青霉烯配伍使用。

表1.5 经典 β-内酰胺酶抑制剂与二氮杂二环辛烷类抑制剂抑酶谱的比较（IC$_{50}$，单位：μmol/L）[55]

β-内酰胺酶	分类	来源	克拉维酸	舒巴坦	他唑巴坦	阿维巴坦	MK-7655
TEM-1	A	*E.coli*	0.026	1.125	0.012	0.008	0.031
KPC-2	A	*K.pneumoniae*	5.1	33	43	0.170	0.208
KPC-3	A	*K.pneumoniae*	5.4	52	27	NR	0.197
SHV-1	A	*K.pneumoniae*	0.012	5.5	0.067	NR	0.029
SHV-4	A	*K.pneumoniae*	0.004	0.3	0.055	0.003	NR
SHV-5	A	*K.pneumoniae*	0.0012	0.058	0.007	NR	0.361
IMP-1	B	*P.aeruginosa*	>20	>200	>200	NR	> 50
AmpC	C	*A.baumannii*	>500	39	18	NR	4.063
AmpC	C	*P.aeruginosa*	>500	14	1.491	0.128	0.465
P99	C	*E.cloacae*	>250	27	12	0.100	0.134
OXA*	D	*A.baumannii*	28	>500	58	NR	> 50

　　阿维巴坦与经典β-内酰胺酶抑制剂的作用机制不完全相同。β-内酰胺酶活性中心的丝氨酸残基亲核进攻阿维巴坦的酰胺键，形成共价结合的酶-抑制剂复合体，抑制酶的活性；但阿维巴坦与酶的结合与传统的β-内酰胺底物或抑制剂存在显著差异，其与酶活性中心周围的氨基酸残基存在互补的相互作用，使其可以与A类广谱β-内酰胺酶和C类AmpC酶等紧密结合，不仅有利于催化酶丝氨酸残基与阿维巴坦的共价结合作用，且使得结合物不易被水解；而阿维巴坦的水解产物经环合后可再形成内酰胺键得到阿维巴坦，从而可保持长效的抑酶作用；此外，阿维巴坦不会诱导β-内酰胺酶的产生[56,57]。

　　二氮杂二环辛烷类化合物的合成难度较大，在已得到的新衍生物中主要为侧链结构不同的衍生物（图1.31）。部分新衍生物具有抗菌活性，它们单独或与各种β-内酰胺类抗生素，包括青霉素类（哌唑西林）、头孢菌素类（头孢吡肟）和碳青霉烯类（亚胺培南和美罗培南）联合应用研究，已揭示出其抑酶作用的特点[58]。如ETX2514对A、C、D类β-内酰胺酶均有较好的抑制作

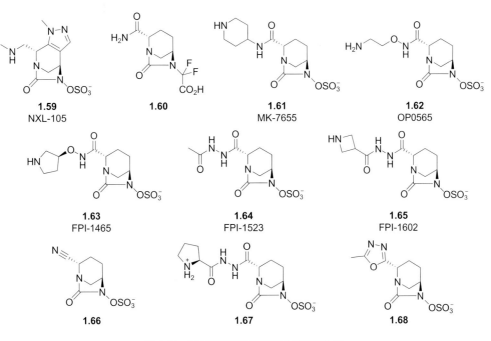

图1.31 二氮杂二环辛烷类化合物新衍生物

用，对 KPC-2、AmpC 及 OXA-24 的 IC$_{50}$ 值分别为 0.004μmol/L、0.014μmol/L 和 0.19μmol/L；分别与哌拉西林、美罗培南、舒巴坦联用时，在提高 β- 内酰胺类药物对耐药鲍曼不动杆菌的敏感性上均强于阿维巴坦[59]；在体外抗菌实验中，4μg/mL ETX2514 与哌拉西林联用时，可将哌拉西林对 KPC-2 耐药菌、AmpC 耐药菌及 OXA-24 耐药菌的 MIC 分别降至原来的 1/16、1/32、1/8 以下[60]。

　　然而，结晶生物学的发展使得人们通过对 β- 内酰胺酶 - 抑制剂复合体晶体结构的分析，可设计出更具有针对性的酶抑制剂。根据酶抑制剂的抑酶特点和药代动力学特性，精准地设计联合用药方案是二氮杂二环辛烷类酶抑制剂应用的关键。如 MK-7665 与阿维巴坦的结构相似，是针对 A 类和 C 类 β- 内酰胺酶设计的含有哌啶基的二氮杂双环辛烷类抑制剂，其对铜绿假单胞菌中的 AmpC 酶、KPC-2 酶以及鲍曼不动杆菌中的 AmpC 酶的 IC$_{50}$ 分别为 410nmol/L、210nmol/L 和 4100nmol/L，酶抑制活性较阿维巴坦弱。当亚胺培南与 4μg/mL MK-7665 联合使用时，亚胺培南对 AmpC 耐药菌的 MIC 降低至原来的 1/4，对含 KPC 的肺炎克雷伯菌和肠杆菌科细菌的 MIC 从 16 ～ 64μg/mL 降至 0.12 ～ 1μg/mL[61]。

1.5.3　有机硼酸类抑制剂

　　有机硼酸类 β- 内酰胺酶抑制剂可以与丝氨酸酶的活性中心紧密结合，进而发挥其抑酶作用。法硼巴坦（vaborbactam，RPX7009）是 2017 年上市的有机硼酸类 SBL 抑制剂（图 1.28），其对多种 A 类（KPC-2、CTX-M-15、SHV-12、TEM-10）和 C 类（P99）的 SBL 均具有抑制作用，其 K_i 值分别为 0.069μmol/L、0.044μmol/L、0.029μmol/L、0.110μmol/L、0.053μmol/L 和 0.099μmol/L。除此之外，对部分 D 类 β- 内酰胺酶也有显著的抑制活性[62]。法硼巴坦与美罗培南联用，可以将美罗培南对多种种 A 类 β- 内酰胺酶（KPC-2/KPC-3、SME 和 NMC-A）的耐药菌的 MIC 降低至空载体对照菌的水平；联用其他的 β- 内酰胺类抗生素，也可有效治疗多重耐药革兰阴性菌引发的感染[63]。法硼巴坦美罗培南合剂已于 2017 年在美国批准上市。

1.5.4　金属 β-内酰胺酶抑制剂

　　目前已经上市的 β- 内酰胺酶抑制剂均为丝氨酸 β- 内酰胺酶（SBL）抑制剂，对金属 β- 内酰胺酶（MBL）没有抑制作用，不能有效解决因产生 MBL 而导致的 β- 内酰胺类抗生素耐药问题，对 MBL 抑制剂的研发迫在眉睫。

　　MBL 抑制剂的作用机制主要分为两类。第一类抑制剂作用于 MBL 活性中心的锌离子：抑制剂本身为金属离子螯合剂，通过螯合 MBL 活性中心的锌离子，抑制 MBL 的水解活性，如曲霉明素 A（aaspergillomarasmine A，AMA）、金属离子螯合剂 1,4,7- 三氮杂环壬烷 -1,4,7- 三乙酸（NOTA）和 1,4,7,10- 四氮杂环十二烷 -1,4,7,10- 四乙酸（DOTA）；或抑制剂通过与 MBL 活性中心的锌离子结合，从而抑制 MBL 的水解活性，如马来酸、琥珀酸、邻苯二甲酸等带有二羧基的酸。第二类抑制剂则是作用于 MBL 的氨基酸残基如依布硒（ebselen）、木兰醇（magnolol）等。已知的 MBL 抑制剂的结构见图 1.32。

　　AMA 为来源于真菌代谢产物的 MBL 抑制剂 [图 1.32(a)] [64]，它能够快速有效地抑制 NDM-1 酶和 VIM-2 酶，对 NDM-1 酶和 VIM-2 酶的 IC$_{50}$ 值分别为（4.0±1.0）μmol/L 和（9.6±2.4）μmol/L，K_i 分别为 11nmol/L 和 7nmol/L；但是对 IMP-7 的抑制作用很弱；对 TEM-1 和 CTX-M-15 两种 SBL 没有表现出抑制活性；AMA 和碳青霉烯类抗生素的组合具有治疗产 MBL 碳青霉烯耐药病原体的潜力[65]。

　　NOTA 和 DOTA 为金属离子螯合剂类型的 MBL 抑制剂 [图 1.32(b)、(c)] [66]。NOTA 和 DOTA 可有效地抑制 NDM-1、NDM-4、VIM-1、IMP-1、IMP-8 的活性，二者对 MBL 的抑制作用强于 AMA。该类抑制剂与碳青霉烯类药物（美罗培南、亚胺培南）的组合可有效地恢复耐药菌对药

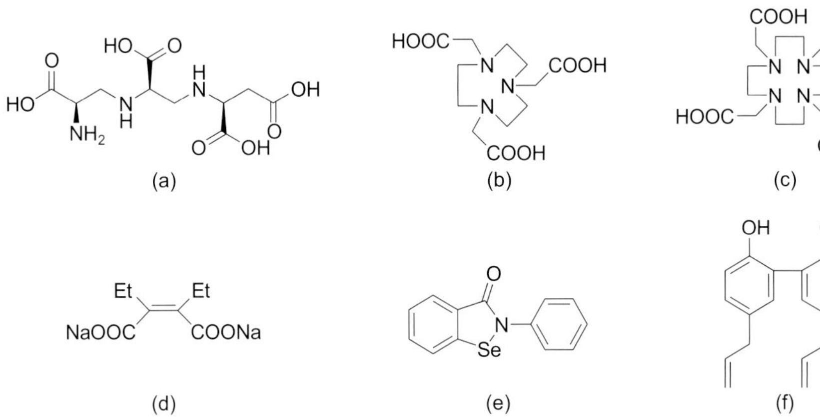

图 1.32　已知的金属 β-内酰胺酶抑制剂的结构[52]

（a）曲霉明素 A；（b）NOTA；（c）DOTA；（d）ME1071；（e）依布硒；（f）木兰醇

物的活性。虽然细胞毒性研究发现，它们在应用浓度下没有出现溶血反应，但金属离子螯合剂对哺乳动物体内含锌酶（如血管紧张素转化酶、乙醇脱氢酶及哺乳动物羧肽酶等）可能存在的抑制活性，是上述 MBL 抑制剂在进行药物研发时必须面对的风险。

　　ME1071 为一种马来酸衍生物［图 1.32(d)］，通过与 MBL 活性中心的锌离子结合，从而抑制了 MBL 对 β-内酰胺类药物的水解活性；对 IMP-1 及 VIM-2 有明确的抑制活性，K_i 值分别为 0.41μmol/L 和 120μmol/L[67]；可显著提高产 NDM-1、IMP-1 及 VIM-2 的耐药菌对美罗培南、亚胺培南、比阿培南、多利培南这 4 种碳青霉烯类抗生素的敏感性[68]。Meiji Seika Kaisha Ltd 公司已经完成 ME1071 的 I 期临床试验。

　　依布硒是一种非锌离子依赖的 MBL 抑制剂［图 1.32(e)］，对 NDM-1 有明确的抑制活性，K_i 值为（0.38±0.03）μmol/L。其作用机制为通过与 NDM-1 活性位点的 Cys[221] 形成 S—Se 键，进而从活性位点移除氢离子，使 NDM-1 失活无法发挥水解活性[69]。虽然依布硒可以明显逆转产 NDM-1 的耐药菌对 β-内酰胺类药物的耐药性，有可能发展成为作用于 B1 和 B2 类 MBL 的广谱 β-内酰胺酶抑制剂，然而，其作为一种有机硒化合物，由于其可透过血脑屏障，并具有抗炎、抗氧化等多种活抗和毒性，因而也限制了此类药物的开发。

　　木兰醇为从木兰树皮中分离出的 NDM-1 抑制剂［图 1.32(f)］，其通过直接与 NDM-1 的 110～200 残基附近的催化口袋结合（Val[73]、Lys[211]、Leu[218]、Gly[219]、His[250] 5 个氨基酸残基与结合相关），且与 Ser[217] 形成氢键，抑制 NDM-1 的活性[70]。木兰醇对 NDM-1 的 IC_{50} 值为 6.47μg/mL，可有效抑制 NDM-1 的活性；与美罗培南联合应用显示出具有开发成为 MBL 抑制剂的潜力。

1.6　总结

　　β-内酰胺抗生素是临床中最重要的一类抗感染药物。β-内酰胺抗生素的研发历程贯穿人类与微生物博弈的全过程（图 1.33）。第一个 β-内酰胺抗生素（青霉素）的发现和上市是现代化疗开启的里程碑。从那时起，青霉素类、头孢菌素类、碳青霉烯类、青霉烯类和单环类 β-内酰胺抗生素被逐渐引入临床，彻底改变了人类对抗细菌感染治疗的认知。然而，伴随着 β-内酰胺抗生素的广泛应用，细菌逐渐产生耐药性，又使得 β-内酰胺抗生素的抗菌功效受到抑制。在诸多的细菌耐药机制中，最普遍且最重要的耐药机制是细菌通过产生 β-内酰胺酶灭活 β-内酰胺抗生素。β-内酰胺酶抑制剂的发现，酶抑制剂与广谱 β-内酰胺抗生素的联合使用是一种有效解决细菌耐药的策略之一。

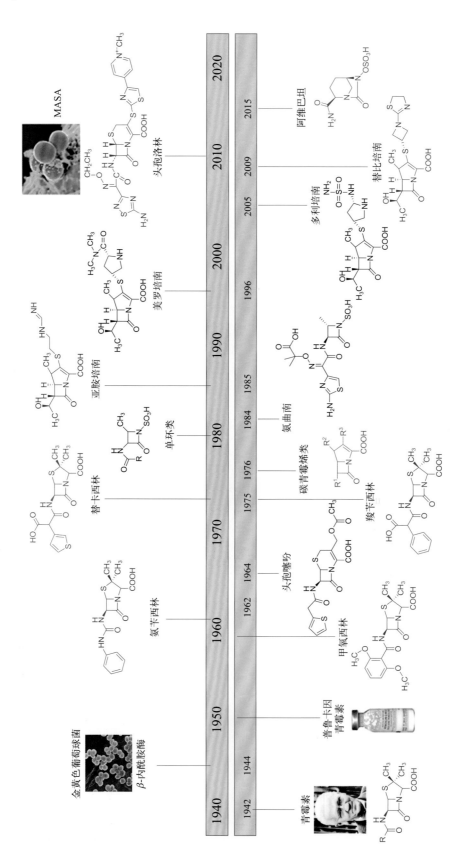

图1.33　代表性 β-内酰胺抗生素上市时间表[71]

参考文献

[1]　张致平 . 微生物药物学 [M]. 北京：化学工业出版社，2003.

[2]　Tipper D J, Strominger J L. Mechanism of action of penicillins: a proposal based on their structural similarity to acyl-dalanyl-dalanine[J]. J Biol Chem, 1980, 255(9): 3977-3986.

[3]　Wise E M, Park J T. Penicillin: its basic site of action as an inhibitor of a peptide cross-linking reaction in cell wall mucopeptide synthesis[J]. Proc Natl Acad Sci, 1965, 54: 75-81.

[4]　张韬，倪孟祥，邵雷，等 . β- 内酰胺抗生素作用机制的研究进展 [J]. 中国抗生素杂志，2015，40(10):785-790.

[5]　Park J T, Strominger J L. Mode of action of penicillin[J]. Science. 1957, 125(3238): 99-101.

[6]　Spratt B G. Distinct penicillin binding proteins involved in the division, elongation, and shape of Escherichia coli K12[J]. Proc Nat Acad Sci, 1975, 72(8): 2999-3003.

[7]　Kitano K, Tomasz A. Triggering of autolytic cell wall degradation in Escherichia coli by beta-lactam antibiotics[J]. Antimicrob Agents Ch, 1979, 16(6): 838-848.

[8]　Newton G G F, Abraham E P. Cephalosporin C, a new antibiotic containing sulfur and D a-aminoadipic acid[J]. Nature, 1955, 175: 548-556.

[9]　Abraham E P, Newton G G F. The structure of cephalosporin C[J]. Biochem J, 1961, 79(2): 377-393.

[10]　Morin R B, Jackson B G, Flynn E H, et al. Chemistry of cephalosporin antibiotics. I. 7-aminocephalosporanic acid from cephalosporin C[J]. J Am Chem Soc, 1962, 84(17):3400-3401.

[11]　黄金竹，母连军 . 碳青霉烯类抗生素的研究概况 [J]. 国外医药抗生素分册，2007, 28(4):145-154.

[12]　韩红娜，刘浚 . 青霉烯类 β- 内酰胺抗生素的研究进展 [J]. 国外医药医学分册，2001, 28(2):93-97.

[13]　吉民，华维一，高金生 . 单环 β- 内酰胺类抗生素的进展 [J]. 中国药科大学学报，1987, 18(3):229-233.

[14]　Rotondo C M, Wright G D. Inhibitors of metallo-β-lactamases[J/OL]. Curr Opin Microbiol, 2017, 39: 96-105[2017-10-26]. https://doi.org/10.1016/j.mib.

[15]　Brown A G, Butterworth D, Cole M, et al. Naturally occurring beta-lactamase inhibitors with antibacterial activity[J]. J Antibiot (Tokyo), 1976, 29(6): 668-669.

[16]　Drawz S M, Bonomo R A. Three decades of beta-lactamase inhibitors[J]. Clin Microbiol Rev, 2010, 23(1):160-201.

[17]　Toussaint K A, Gallagher J C. β-Lactam/β-lactamase inhibitor combinations: from then to now[J]. Ann Pharmacother, 2015, 49(1): 86-98.

[18]　O'Callaghan C H. Classification of cephalosporins by their antibacterial activity and pharmacokinetic properties[J]. J Antimicrob Chemother 1 (Suppl),1975, 1-12.

[19]　Bryskier A, Aszodi J, Chantot J F. Parenteral cephalosporin classification[J]. Exp Opin Invest Drugs, 1994, 3(2):145-171.

[20]　Singh G S. β-Lactams in the New Millennium. Part-Ⅰ: Monobactams and carbapenems[J]. Mini-Rev Med Chem,2004, 1(1):69-92.

[21]　Singh G S. β-Lactams in the new millennium. Part-Ⅱ: cephems, oxacephems, penams and sulbactam[J]. Mini-Rev Med Chem, 2004, 4(1):93–109.

[22]　Caselli E，Powers R A，Blasczcak L C，et al. Energetic, structural, and antimicrobial analyses of beta-lactam side chain recognition by beta-lactamases.[J]. Chem Biol, 2001, 8(1):17-31.

[23]　张致平 . 20 世纪 90 年代 β- 内酰胺类抗生素研究开发的进展 [J]. 国外医药抗生素分册 , 1996, 17(1):1-18, 27.

[24]　Bryskier A. Cephems: fifty years of continuous research[J]. J Antibiot, 2000, 53(10):1028-1037.

[25]　Kim Y Z, Lim J C, Yeo J H, et al. Synthesis and antibacterial activities of novel C(7)-catechol-substituted cephalosporins（Ⅰ）[J]. J. Antibiot. 1996, 49(5):496-498.

[26]　Kim Y Z, Lim J C, Yeo J H, et al. Synthesis and antibacterial activities of novel C(7)-catechol-substituted cephalosporins（Ⅱ）[J]. J Antibiot, 1996, 49(5):499-501.

[27]　Ternansky R J, Draheim S E, Pike A J, et al. Discovery and structure-activity relationship of a series of 1-carba-1-dethiacephems exhibiting activity against methicillin-resistant Staphylococcus aureus[J]. J Med Chem, 1993, 36(14):1971-1976.

[28]　Yu V L, Merigan T C J, Barriere S L et al. Antimicrobial therapy and vaccines. [M]. Baltimore: Williams & Wilkins, 1999: 703-764.

[29]　赵广荣，常雨轩，罗振福 . 碳青霉烯类 β- 内酰胺抗生素的化学合成及构效关系研究进展 [J]. 中国抗生素杂志 , 2007, 32(10): 582-586.

[30]　Mc Combie S W, Ganguly A K. Synthesis and in vitro activity of the penem antibiotics[J]. Med Res Rev, 1988, 8(3): 393- 440.

[31]　Tanaka R, Oyama Y, Imajo S, et al. Structure-activity relationships of penem antibiotics: crystallographic structures and implications for their antimicrobial activities[J]. Bioorg Med Chem, 1997, 5(7):1389- 1399.

[32]　Nishi T, Higashi K, Soga T, et al. Synthesis and antibacterial activity of new 2- substituted penems Ⅱ [J], J Antibiot, 1994, 47(3): 357- 369.

[33] Altamura M, Giannotti D, Perrotta E, et al. Synthesis of new penem dithiocarbamates[J]. Bioorg Med Chem Letters, 1993, 3(11): 2159- 2164.

[34] Altamura M, Perrotta E, Sbraci P, et al. 2- Substituted penems with amino acid- related side chains: synthesis and antibacterial activity of a new series of β- lactam antibiotics[J]. J Med Chem, 1995, 38(21): 4244- 4256.

[35] Varotto F, Parravidini E, Massimo D L, et al. In vitro antibacterial activity of men 10700, a new penem antibiotic[J]. Chemotherapy, 1999, 45(6): 405- 410.

[36] Alpegiani M, Bedeschi A, Giudici F, et al. 2-(Heteroatom-substituted) methyl penems. Ⅳ. Oxygen derivatives[J]. Heterocycles, 1990, 30(2):799- 812.

[37] Kou Q, Wang T, Zou F, et al. Design, synthesis and biological evaluation of C(4) substituted monobactams as antibacterial agents against multidrug-resistant Gram-negative bacteria[J]. Eur J Med Chem, 2018,151:98–109.

[38] Grabrijan K, Strašek N, Gobec S. Monocyclic beta-lactams for therapeutic uses: a patent overview (2010—2020) [J]. Expert Opin Ther Pat, 2021, 31(3):247-266.

[39] Galletti P, Giacomini D. Monocyclic β-lactams: new structures for new biological activities[J]. Curr Med Chem, 2011, 18(28):4265-4283.

[40] Koster W H, Cimarusti C M, Sykes B R. Monobactams[M]//The Biology of Beta-Lactam Antibiotics. Academic Press, 1982: 339-375.

[41] Miller M J. Hydroxamate approach to the synthesis of beta-lactam antibiotics[J]. Acc Chem Res, 1986,19(2):49-56.

[42] Yoshida C, Tanaka K, Nakano J, et al. Studies on monocyclic beta-lactam antibiotics. Ⅲ. Synthesis and antibacterial activity of N-(aromatic heterocyclic substituted)azetidin-2-ones[J]. J Antibiot, 1986, 39(1):76-89.

[43] Yoshida C, Tanaka K, Todo Y, et al. Studies on monocyclic beta-lactam antibiotics. Ⅳ. Synthesis and antibacterial activity of (3S,4R)-3-[2-(2-aminothiazol-4-yl)-(Z)-2-(O-substituted oxyimino)acetamido]-4-methyl-1- (1H-tetrazol-5-yl)-2-azetidinones[J]. J Antibiot, 1986, 39(1):90-100.

[44] Yoshida C, Tanaka K, Hattori R, et al. Studies on monocyclic beta-lactam antibiotics. Ⅴ. Synthesis and antibacterial activity of 3-[2-(2-aminothiazol-4-yl)-(Z)-2-(O-substituted oxyimino)-acetamido]-1-(1H-tetrazol-5-yl)-2-azetidinones having various functional groups at C-4 position of beta-lactam[J]. J Antibiot, 1986, 39(2):215-229.

[45] Li Z, Lu X, Wang Y, et al. Synthesis and antibacterial evaluation against resistant Gram-negative bacteria of monobactams bearing various substituents on oxime residue[J]. Bioorg Chem, 2019, 94:103487.

[46] Tan L, Tao Y, Wang T, et al. Discovery of novel pyridone-conjugated monosulfactams as potent and broad-spectrum antibiotics for multidrug-resistant gram-negative infections[J]. J Med Chem, 2017, 60(7):2669–2684.

[47] Cimarusti C M, Sykes R B. Monocylic beta-lactam antibiotics[J]. Med Res Rev,1984,4(1):1-24.

[48] Cimarusti C M, Bonner D P, Breuer H, et al. 4-Alkylated monobactams[J]. Tetrahedron, 1983, 39(15):2577-2589.

[49] Sendai M, Hashiguchi S, Tomimoto M, et al. Chemical modification of sulfazecin. Synthesis of 4-(substituted methyl)-2-azetidinone-1-sulfonic acid derivatives[J]. J Antibiot, 1985, 38(3):346-371.

[50] Noguchi N, Masuya H, Sugawara T, et al. Synthesis and structure-activity relationships of 2-azetidinone-1-sulfonic acid derivatives with a heteroatom-bound substituent at the 4-position[J]. J Antibiot, 1985, 38(10):1387-1400.

[51] Yoshida C, Hori T, Momonoi K, et al. Studies on monocyclic beta-lactam antibiotics. Ⅱ. Synthesis and antibacterial activity of 3-acylamino-2-azetidinone-1-oxysulfonic acids.[J]. J Antibiot, 1985, 38(11):1536-1549.

[52] 韩江雪，刘忆霜，肖春玲. β- 内酰胺酶抑制剂研究进展 [J]. 中国抗生素杂志，2019, 44(6): 647-653.

[53] 郑卫. β- 内酰胺酶及其抑制剂研究进展 [J]. 国外医药抗生素分册，2001, 22(2):49-56.

[54] 宋丹青，张致平. 青霉烷砜类 β- 内酰胺酶抑制剂的研究进展 [J]. 国外医药抗生素分册，2000, 21(2):68-70.

[55] Coleman K. Diazabicyclooctanes (DBOs): a potent new class of non-beta-lactam beta-lactamase inhibitors[J]. Curr Opin Microbiol, 2011, 14 (5): 550-555.

[56] Docquiera J D, Manganib S. An update on β-lactamase inhibitor discovery and development[J]. Drug Resist Update, 2018, 36:13-29.

[57] 曾志旋，曹胜华，陈林. [J]. 新型 β- 内酰胺酶抑制剂——阿维巴坦的研究进展 [J]. 国外医药抗生素分册，2014, 35(2):58-62.

[58] Wang D Y, Abboud M I, Markoulides M S, et al. The road to avibactam: the first clinically useful non-β-lactam working somewhat like a β-lactam[J]. Future Med. Chem, 2016, 8(10):1063–1084.

[59] Durand-Réville T F, Guler S, Comita-Prevoir J, et al. ETX2514 is a broad-spectrum β-lactamase inhibitor for the treatment of drug-resistant Gram-negative bacteria including Acinetobacter baumannii[J]. Nat Microbio, 2017, 2:17104.

[60] Shapiro A B, Gao N, Jahic H, et al. Reversibility of covalent, broad-spectrum serine β-lactamase inhibition by the diazabicyclooctenone ETX2514[J]. ACS Infect Dis, 2017, 3(11): 833-844.

[61] Livermore D M, Warner M, Mushtaq S. Activity of MK-7655 combined with imipenem against Enterobacteriaceae and Pseudomonas aeruginosa[J]. J Antimicrob Chemother, 2013, 68(10): 2286-2290.

[62] Hecker S J, Reddy K R, Totrov M, et al. Discovery of a cyclic boronic acid β-lactamase inhibitor (RPX7009) with utility vs

class A serine carbapenemases[J]. J Med Chem, 2015, 58(9): 3682-3692.

[63]　Lomovskaya O, Sun D, Rubio-Aparicio D, et al. Vaborbactam: spectrum of beta-lactamase inhibition and impact of resistance mechanisms on activity in Enterobacteriaceae[J]. Antimicrob Agents Chemother, 2017, 61 (11): 01443-17.

[64]　King A M, Reid-Yu S A, Wang W, et al. Aspergillomarasmine A overcomes metallo-β-lactamase antibiotic resistance[J]. Nature, 2014, 510(7506): 510-503.

[65]　Bergstrom A, Katko A, Adkins Z, et al. Probing the interaction of Aspergillomarasmine A (AMA) with metallo-β-lactamases NDM-1, VIM-2, and IMP-7[J]. ACS Infect Dis, 2018, 4(2): 135-145.

[66]　Somboro A M, Tiwari D, Bester L A, et al. NOTA: a potent metallo-β-lactamase inhibitor[J]. J Antimicrob Chemother, 2015, 70(5):1594-1596.

[67]　Ishii Y, Eto M, Mano Y, et al. *In vitro* potentiation of carbapenems with ME1071, a novel metallo-beta-lactamase inhibitor, against metallo-beta-lactamase-producing *Pseudomonas aeruginosa* clinical isolates[J]. Antimicrob Agents Chemother, 2010, 54(9): 3625-3629.

[68]　Livermore D M, Mushtaq S, Morinaka A, et al. Activity of carbapenems with ME1071 (disodium 2,3-diethylmaleate) against Enterobacteriaceae and *Acinetobacter* spp. With carbapenemases, including NDM enzymes[J]. J Antimicrob Chemother, 2013, 68(1): 153-158.

[69]　Chiou J, Wan S, Chan K F, et al. Ebselen as a potent covalent inhibitor of New Delhi metallo-β-lactamase (NDM-1)[J]. Chem Commun (Camb), 2015, 51(46): 9543-9546.

[70]　Liu S, Zhou Y, Niu X, et al. Magnolol restores the activity of meropenem against NDM-1-producing *Escherichia coli* by inhibiting the activity of metallo-beta-lactamase[J]. Cell Death Discov, 2018, 4(1): 28.

[71]　Lima L M, Monteiro da Silva B N, Barbosa G, et al. β -Lactam antibiotics: an overview from a medicinal chemistry perspective[J]. Eur J Med Chem, https://doi.org/10.1016/j.ejmech.2020.112829.

第 2 章

晶体药物及其分析技术

自然界中物质主要以固体、液体和气体三种状态存在。固体（固态物质）由化学微观物质单位（原子、离子、分子等）堆积而成。一种化学物质可以由不同的堆积方式形成固体，例如：①组成固体物质的微观物质单位全部有序地排列与堆积；②微观物质单位部分有序排列与堆积，其他离子、原子、分子无序堆积；③组成物质的微观物质单位全部无序堆积。而每一种排列与堆积又可以按不同的形式进行，使得化学固体物质可能存在多种状态。

2.1 晶体与晶型药物

2.1.1 基本术语

晶体（crystal）也称晶态物质，物理上指大量微观粒子（原子、离子、分子等）按一定规则有序排列的固体。晶体中观粒子间通过弱相互作用力如氢键、范德华力等聚集，按微观粒子结构和作用力的不同可分为四类：离子晶体、原子晶体、分子晶体和金属晶体。晶体内部的原子、离子、分子在空间作三维周期性的规则排列是晶体最基本的结构特征，因此可以通过对构成晶体的基本结构单位的研究判断粒子的排列规则和晶体形态。

晶胞（unit cell 或 crystal cell）是完整地反映晶体内部微观粒子在三维空间分布的化学-结构特征的平行六面体最小单元；即其是构成晶体的最基本的几何单元，也是组成晶体的最小体积单位。晶胞可由三个轴长（a、b、c，Å）和 3 个夹角（α、β、γ，°）6 个参数表征，其中 a、b 和 c 是晶胞三个边的长度，习惯上叫轴长，α、β 和 γ 叫轴角，它们分别是 b 和 c、a 和 c、a 和 b 的夹角（图 2.1）。

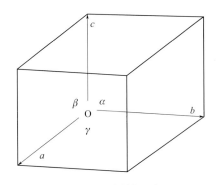

图 2.1 晶胞结构示意

晶系（crystal system）系对晶体按几何形态对称性的分类。晶体按对称性分类时，第一级类别为晶族（crystal family），共有 3 个晶族，分别为低级晶族、中级晶族和高级晶族。晶系是晶体

　　按对称性分类时的第二级类别，共有7个晶系，即等轴晶系（也称立方晶系）、六方晶系、四方晶系、三方晶系、斜方晶系（也称正交晶系）、单斜晶系和三斜晶系。低级晶族包括三斜、单斜、斜方3个晶系，其共同特征是晶体无高于二次的旋转轴或反轴；中级晶族包括三方、四方、六方3个晶系，其共同特征是晶体具有且只有一个高于二次的旋转轴或反轴；高级晶族包括等轴晶系，其特征是晶体具有一个以上轴次高于二次的旋转轴。

　　三斜晶系的对称元素中既无对称面又无对称轴，晶胞参数特征为：$a \neq b \neq c$，$\alpha \neq \beta \neq \gamma \neq 90°$；单斜晶系具有对称面和（或）二次旋转轴，且数目均不多于一个，晶胞参数特征为：$\alpha \neq b \neq c$，$\alpha = \gamma = 90°$，$\beta > 90°$；正交晶系具有对称面和（或）二次旋转轴，但对称面和二次旋转轴的总数不少于三个，晶胞参数特征为：$\alpha \neq b \neq c$，$\alpha = \beta = \gamma = 90°$；三方晶系有且只有一个三次旋转轴，晶胞参数特征为：$\alpha = b = c$，$\alpha = \beta = \gamma \neq 90°$；四方晶系具有一个四次旋转轴或四次反轴，晶胞参数特征为：$\alpha = b \neq c$，$\alpha = \beta = \gamma = 90°$；六方晶系具有一个六次旋转轴或六次反轴，晶胞参数特征为：$\alpha = b \neq c$，$\alpha = \beta = 90°$，$\gamma = 120°$；立方晶系具有4个三次旋转轴，晶胞参数特征为：$a = b = c$，$\alpha = \beta = \gamma = 90°$。

　　空间点阵（lattice space）是一种表示晶体内部质点排列规律的几何图形。表征组成晶体的粒子（原子、离子或分子）在三维空间中形成的有规律的某种对称排列。如果用点来代表组成晶体的粒子，这些点的总体就称为空间点阵。点阵中的各个点，称为阵点。

　　空间点阵的排列具有周期性是说从点阵中的任一阵点出发，无论向哪个方向延伸，如果经过一定距离后遇到另一个阵点，那么再经过相同的距离，必然遇到第三个阵点，以此类推。这种距离称为平移周期。在不同方向上，有不同的平移周期。取一个阵点作为顶点，以不同方向上的平移周期a、b、c为棱长，做一个平行六面体，这样的平行六面体即为晶胞。如果只要求反映空间点阵的周期性，将晶胞重复排列，就可以形成整个点阵。

　　布拉维（Bravias）曾于1855年用数学的方法推导出晶体中存在的14种空间格子，即七大晶系中的14种不同的点阵（图2.2）。

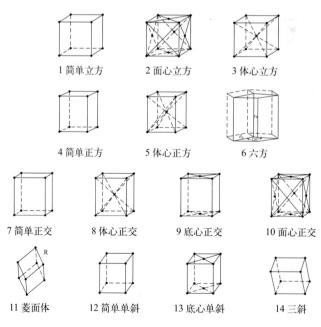

图2.2　14种空间格子

1 简单立方　2 面心立方　3 体心立方
4 简单正方　5 体心正方　6 六方
7 简单正交　8 体心正交　9 底心正交　10 面心正交
11 菱面体　12 简单单斜　13 底心单斜　14 三斜

1～3—等轴晶系；4，5—四方晶系；6—六方晶系；7～10—斜方晶系；11—三方晶系；12，13—单斜晶系；14—三斜晶系空间点阵是一种数学上的抽象。如果晶体的结构单元是单个原子（理想晶体），空间点阵可以较好地表征晶体结构。但大多数晶体的结构单元不是单个原子，而是由多个原子组成的原子群。通常将构成晶体的结构单元（原子或原子群）叫作基元。把基元置于阵点上就形成了晶体结构。

晶体中所含有的全部宏观对称元素至少交于一点，这些汇聚于一点的全部对称元素的各种组合称为晶体的点群（point group），或称为对称类型。数学分析证明，根据晶体的特征将对称元素进行分类，可能得到32种三维空间点群。

晶体的对称性表现为晶体中相等的晶面、晶棱和顶角有规律地重复出现。这是由于有规律的格子构造使其在三维空间周期性重复地呈现。即晶体的对称性不仅表现在其外部形态上，而且其内部构造同样也是对称的。

晶格（lattice）是表征晶体中微观粒子排列方式的空间格架。构成晶体的微观粒子在晶体内部按一定的几何规律排列，为形象地表示晶体中微观粒子的排列规律，可以将微观粒子简化成一个点，用假想的线将这些点连接起来，构成有明显规律性的空间格架。这种抽象的、用于描述微观粒子在晶体中规则排列方式的空间几何图形称为结晶格子，简称晶格［图2.3(a)］。晶格中的每个点称为结点。晶格中各种不同方位的微观粒子面，称为晶面。

晶形/晶型（crystal form）均是表征构成晶体的微观粒子有序排列异同的术语。晶形是结晶学中的术语，其着眼点是晶体形成后的外形或形态；晶型是药学专用名词，其着眼点是晶体内部微观粒子的排列规则。

结晶学中的晶形特指晶体的几何形态，即对晶体三维尺寸和表面形态的表征。理想的晶体形态是由几个平滑晶面围成的几何形体，可分为单形和聚形两大类。单形是指由对称型中全部对称要素联系起来的一组晶面的组合，如立方体、八面体等［图2.3(b)、(c)］，同一单形的所有晶面彼此应为同形等大；由两个或两个以上单形，按照一定的对称组合规律构成的几何多面体即为聚形，如四方柱和四方双锥构成的聚体［图2.3(d)］，只有属于同一对称型的各种单形才能相聚。晶形是晶体内部构造对称性的反映；属于同一对称型的晶体，可以具有完全不同的形态。

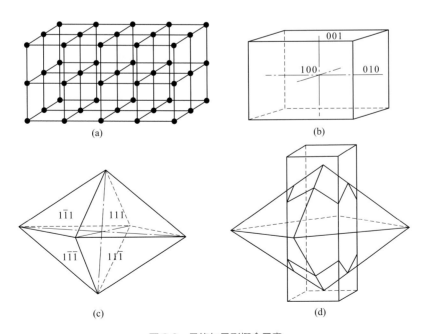

图2.3　晶格与晶形概念示意
（a）晶格；（b）立方体（单形）；（c）八面体（单形）；（d）四方柱和四方双锥的聚形

药学中的晶型特指晶体内部相同化学结构的分子按照一定方式的有序排列。不同晶型的药物不是指药物晶体的外形或形态具有差异，而是指药物分子的排列规律不同，即晶胞参数与晶格结构的不同。相同晶型的药物可以表现为相同或不同的形态。

在常规外界条件下，特定的晶体在自发生长进程中，结晶习性或惯态使之倾向于表现出特有的晶体外形，晶体的这种性质也称为**晶癖**（crystal habit）。如石英单晶有强烈的倾向生成由六方双锥与六方柱两种晶形组成的矩形；食盐中NaCl的晶癖是形成立方体，但在水溶液中加入尿素杂质可使食盐生长出正八面体的外形，即杂质或介质等可以对晶癖施加影响。不同的晶体可以有相同的晶癖；同一晶型的晶体在不同的结晶环境中也可以表现出不同的晶癖；结晶条件可以同时改变晶体的晶型和晶癖。

药物的**多晶型**（polymorphism）现象是指化学结构相同的药物分子，由于结晶条件（如溶剂、温度、冷却速度等）的不同，结晶时分子按照不同的规则进行有序排列，形成不同的晶胞和晶格结构的现象。

非晶态固体（non-crystalline solid）指固体内部的微观粒子（原子、分子）基本上为无规则地堆积在一起，分布杂乱无章，排列无周期性。结晶学中也称为无定形体或玻璃体；药学中将这种具有相同化学结构的分子间的无序排列称之为无定型（amorphous form）。与晶体相比，非晶态固体的结构参数呈现某种统计分布，而不像晶体那样具有确定的数值。

非晶态固体具有如下特性：宏观性质具有均匀性，这种均匀性来源于原子无序分布的统计性规律；物理性质一般显示各向同性（不随量度方向变化），不能自发地形成多面体外形；无固定的熔点；由于无周期性结构，不能对X线产生衍射效应。

无定型状态和晶态一样，都是固体物质存在的一种物理形式。无定型是药物分子排列的一种特殊形式。广义上讲，无定型也具有多态性，即固体药物的无定型状态并非单一的形式。由于制备方法或储存方式的不同，一种固体物质可以得到物理学、热力学以及动力学性质完全不同的两种或两种以上的无定型状态物质。如采用不同冷却速度制备的无定型非洛地平，采用差示扫描量热仪（DSC）检测时，吸热位置有所不同，且其在水-乙醇介质中呈现出不同的溶出特征[1]。

无定型药物宏观上分子间呈无序排列，但微观上局部仍为有序的结构。无定型的多态性与其局部有序的结构特征有关。有3种观点被用于解释纯无定型状态与纯晶态之间的连续演变[2]：①晶态物质的结晶颗粒从肉眼可见逐渐减小至原子水平（$1 \sim 100nm$）；②晶态物质局部晶格缺陷或畸变，随着缺陷或畸变区的比例增加，结晶度持续降低，从而逐渐"消晶化"，最终成为无定型状态的物质；③两态模型，同一固体粒子既含纯晶态区，又含纯无定型态区，两种区域所占比例的大小决定固体物质的存在状态。当晶态物质发生晶型转变时，高能态的无定型状态可能是其中间状态。

共晶体（cocrystal）指由两个或多个分子通过一定的相互作用形成规则排布的结晶体；从物理化学角度，共晶可被视为溶剂化物和水合物的特殊情况。药物共晶通常指活性成分和第二组分，也称共晶配体（cocrystal ligand）形成的晶体，其中共晶配体不是一种溶剂（包括水），并且通常是非易失性的。晶体与无定型的均匀混合物也可以被视为一种特殊的共晶。共晶是改变一些药物溶解度、熔点、引湿性、压缩性、密度等理化性质的有效途径，可以用于改善药物的生物利用度和稳定性，或改善药物的加工性能。

药物活性成分与非活性成分形成的共晶体作为药物时通常被认为类似于多晶型物，不被视为新的活性成分；而含有两种或多种药物活性成分的共晶物则被认为是复方制剂。

药物水合物（pharmaceutical hydrate）指活性药物成分（API）分子与水分子形成的晶体，是药物晶体的一种特殊形式。不同的药物水合物晶体，晶格中水分子与API分子的相互作用方式不同。多数情况下水分子通过氢键与药物分子提供的受体/供体连接，对稳定晶格结构具有重要的作用[3]；当有机分子紧密堆积形成适宜大小的孔隙时，水分子则具有填充空间的作用。有机化合物水合物中结晶水的数目与有机分子极性取代基的数目呈正相关；且结晶水在有机化合物晶格中呈规律性地排列[4,5]。

水分子通过影响分子间的相互作用（内能和焓）和晶体的无序形态（熵），影响药物晶体的自由能、热动力学特性、溶解度、溶解速率、稳定性和生物利用度。此外，药物的固体特性如机械行为（压片、研磨）等也将发生改变。在药物研发中，水合物的物理化学特性将作为产品开发中的关键参数予以考虑[6]。

2.1.2　药物晶型与固体药物

人们对晶体结晶形态的认知起源于对自然界矿物的认知。如在区分石膏（$CaSO_4 \cdot 2H_2O$）、硬石膏（$CaSO_4$）和方解石（$CaCO_3$）时，李时珍在《本草纲目》中曾论述，"石膏分软硬两种，硬石膏状似软石膏，而快不扁，性坚硬……""硬石膏作块而生直理，起棱如马齿，坚白，击之则段段横接；光明如云母，白石英，有横壁……其似硬石膏成块，击之快快分解，墙壁光明者名方解石也"。从摘录中可以看出，李时珍当时已能利用矿物的物理性质，即晶体的形状、硬度、解理、解理交叉等精准地区分三种难以分辨的矿物药材，并指出它们的医疗作用有很大的差异。《本草纲目》对矿物药物的研究对现代结晶药物的研究具有启蒙作用。

2.1.2.1　药物晶型对固体制剂的影响

对于多晶型药物，由于结晶过程中物理场环境条件的差异，同一种药物可以生成内部结构完全不同的晶型药物。不同晶型的药物，在稳定性、溶解性、引湿性、生物相容性等理化性质方面可能会存在显著区别，进而表现出不同的熔点、溶解度、溶解速率、密度和流动性等特性。这些特性不仅可能会通过药物的化学稳定性、吸收速率、生物利用度等影响药物的疗效，也可能影响药品的可加工性和可制造性。

在稳定性方面，多晶型药物可分为稳定型、亚稳型和不稳型。稳定型熵值小、熔点高、化学稳定性最好，但溶出速率和溶解度却最小，因此生物利用度也差；不稳型则相反；亚稳型介于稳定型和不稳型之间，但贮存过程中会逐渐向稳定型转变。如利福平就存在多晶型问题，除影响疗效外，主要是影响稳定性。1976年以前的国产利福平都是无定型，稳定性差，分子内部容易发生氧化、水解及转化，故无法保证有效期[7]。1977年改变工艺条件后，得到亚稳晶型产品，产品质量显著提高。稳定性因素是早期药物开发中普遍选择低能态的晶型而忽视无定型的主要原因。

药物的晶型通过影响其溶解度和溶出速率，进而影响其在生物体内的吸收[8]。不同晶型的药物由于表面自由能的差异，可使其具有不同的溶解度，进而导致其溶出度的不同；药物的溶出度直接影响药物体内的吸收过程，不同的溶出度可使药物具有不同的生物利用度，进而影响药物的疗效。如吲哚美辛晶体有α、β和γ 3种晶型，β晶型不稳定，易转变为α和γ晶型，而α和γ晶型的溶解度及溶出速率均不同，γ晶型溶解度小，体内释放缓慢，有利于吸收，故选择γ晶型作为药用晶型[9]。不同晶型药物的生物利用度也未必一定存在显著性差异。例如组胺H_2受体阻滞药法莫替丁有两种晶型，晶型A稳定，熔点略高于晶型B，溶解度和溶出速率也均较晶型B型小，但两种晶型的抗溃疡作用和人体内的生物利用度无差异[10,11]。研究表明，当药物的溶解度小于1.0mg/mL时，就可能出现药物从制剂中溶解至胃肠液中的速率小于胃肠吸收速率，此时，溶出过程就成为吸收的限速过程，不同的晶型就不会影响其生物利用度。法莫替丁的溶解度仅为0.278mg/mL，虽然其在体内的溶出是药物吸收的限速步骤，但因其为碱性药物，结构中含有胍基，不同晶型的差异并不影响其在酸性胃液中的溶出，也就不影响其生物利用度[9]。

通过控制固体药物的晶型，改善其溶出和吸收性质的研究，主要针对生物药剂学分类系统（biopharmaceutical classific system, BCS）中的Ⅱ类和Ⅳ类药物。其中，BCS Ⅱ类药物溶解性差、膜通透性良好，改变溶解度可显著影响药物的吸收。BCS Ⅳ类药物的溶解性和膜通透性均较差；在该类药物中，部分是P-糖蛋白的底物，P-糖蛋白的外排作用可能导致其细胞内的药物浓度低，从而被认为是膜通透性差。通过控制药物物理形态，在改善溶解度的同时，使小肠内药物浓度升高，通过对P-糖蛋白的饱和抑制促进药物吸收。

亚稳态晶型与稳态晶型的非极性表面自由能基本相同，但亚稳态晶型的极性表面自由能大于稳态晶型，使其单位表面的总自由能较大，故更易被水润湿。在固体制剂崩解后形成的混悬液中，由于亚稳态粒子表面易水化，较厚水化膜的反絮凝作用优于稳态晶型，使得亚稳态的晶体粒子更易分散，从而提高了溶出度。例如难溶于水的糖皮质类激素醋酸泼尼松（PNA）和泼尼松龙（PL）均存在多晶型现象；分别进行溶解度及片剂溶出度试验，发现PNA与PL的稳态与亚稳态晶型的片剂，其溶出度存在显著差异[12]。

无定型状态的固体药物的单位表面自由能较大，在固体制剂崩解后形成的混悬液中，粒子表面更易水化且不易再发生絮凝作用，因此，药物粒子更易分散，从而提高了其溶出速率。这一特性与晶态药物相比，在生物体胃肠液中具有相对较高的药物浓度，使之更易于被吸收；在药代动力学参数上，表现为C_{max}较高。此外，无定型药物的易水化特性使其在小肠中不易发生再结晶/沉淀，可在较长时间内维持高于稳态晶型所能达到的药物浓度，从而药物的吸收总量提高，表现为药时曲线下面积（AUC）增大[2]。

2.1.2.2　制剂过程对药物晶型的影响

对新药或其活性成分固体形式的研究是新药研发过程中非常重要的环节。人用药品注册技术要求国际协调会（ICH）明确规定，固体制剂或含有不溶药物成分的液体制剂，在剂型研究时必须清楚药物的晶型及晶型改变对药效的影响。对具有多晶型药物的研发，应综合固体API的溶解度、生物利用度、稳定性及生产成本、生产难度等因素，最后确定制剂中原料药的晶型。如醋酸麦迪霉素，虽然其结晶型样品的化学稳定性较好，但生物利用度较差；经喷雾干燥法制成无定型后，水溶性极大增强，口服易吸收，疗效好，无苦味；故各类醋酸麦迪霉素口服制剂均采用无定型原料，并控制其在制剂过程中的转晶。

对药物制剂的研发需要综合考虑安全、有效、稳定、使用方便等因素。虽然不适宜的晶型，不合理的处方、工艺设计都会影响产品的药效及安全性，但原料的晶型是最关键的因素。最典型的案例为无味氯霉素（氯霉素棕榈酸酯）。氯霉素棕榈酸酯为前药，其水溶性极差，在体内需经酯酶水解，释放出氯霉素发挥疗效。氯霉素棕榈酸酯原料共有A、B、C三种晶型及无定型；其中B晶型为亚稳型，具有较高自由能，在水中的溶出速率比稳定的A型快得多，且易被酯酶水解而被吸收，血中浓度几乎为A晶型的7倍。C晶型也为亚稳型，其易变为A晶型，溶出速率介于A、B晶型之间，血药浓度不高，与A晶型同称为"非活性型"[13]。我国在1975年以前生产的氯霉素棕榈酸酯原料为无效的A晶型，后经工艺改进，才生产出有活性的B晶型，确保了制剂（片剂和胶囊）的临床疗效。由不同溶剂重结晶而转型的药物有尼莫地平[14]、法莫替丁[15]、西咪替丁[16]、丁螺环酮[17]等。

虽然多晶型药物可以以不同的晶型存在，但当不同晶型间熔点差异较大时，亚稳型可较快地向稳定型转变。由于固体药物大多是分子晶体，晶格能较低，在受热、机械、蒸汽或晶种的作用及保存、使用过程中，很多因素会导致不稳定型晶体逐渐向稳定型晶体转化。如抗溃疡药西咪替丁有多种晶型，B晶型药物抑制胃酸分泌的活性大于A晶型药物，但B晶型不太稳定，易转变为

A晶型[18,19]。甲氧氯普胺有Ⅰ型和Ⅱ型两种晶型，在不同温度下，两种晶型可以相互转变。在低温下，晶型Ⅱ逐渐转化为晶型Ⅰ；在高温下（但小于熔点），晶型Ⅰ瞬间转变为晶型Ⅱ[20]。咖啡因Ⅰ型和Ⅱ型置于相对湿度100%环境中，先快速吸附水分，再缓慢转变成水合物假晶型Ⅱ[21]。茶碱的片剂在相对湿度75%的环境下，无定型会逐渐向结晶型转化。因此在新药的研发中，对固体制剂或液体制剂中不溶性的API成分，以及制剂过程中的可能晶型转变过程都应通过一系列的分析进行确定。药物多晶型的转型有些对药物的疗效基本没有影响，如甲苯磺丁脲在75%的相对湿度下，晶型Ⅳ会向晶型Ⅱ转化，但二者的生物利用度相似[22]；有些则能影响药物的疗效。

由于制剂中辅料与药物活性成分同时存在，在制剂中可通过添加适宜的辅料等对晶型进行积极的控制。如加入甲基纤维素、PVP、阿拉伯胶等高分子化合物或加入聚山梨酯类、季铵盐类等表面活性剂，可延缓或阻止药物由亚稳型向稳型转变，从而保证亚稳型药物的较高溶解度，以获得更高的生物利用度。

晶体药物因晶型的差异可能带来晶形等物理性质的差异，有些会对制剂的工艺产生影响。晶形可能影响药物的可压性、流动性等。一般认为，柱晶压片相对容易；针晶因吸附有空气，直接压片后因弹性变化而易碎；而片晶压片则易层裂。对乙酰氨基酚多晶型的可压缩性研究表明，其晶型Ⅱ（斜方晶系）较晶型Ⅰ（单斜晶系）的可压缩性更好，更适合压片[23]。对不同晶型磺胺甲基嘧啶的可压缩性研究发现，有滑移面的晶体更容易压片，颗粒小的晶体比颗粒大的晶体拥有更好的可压缩性，从而更容易被压成片[24]。

2.1.2.3　无定型药物

对难溶性固体口服药物，使其活性成分在制剂中为稳定的无定型态是改善其溶出和吸收特性的有效手段之一。无定型药物分子呈无序排列，处于热力学不稳定状态：一方面，处于无定型状态的物质单位表面自由能较大，在固体制剂崩解后形成的混悬液中，药物粒子更易分散，可提高溶出速率；另一方面，理论上，无定型状态的物质容易释放能量，转变为稳定的晶态物质[25, 26]；某些药物的无定型形式，可能在胃肠道的水环境中转化成另一种更稳定的晶型，或者在混悬液中就发生晶型的转变，从而使药物的溶出速率、生物利用度、自由能（化学稳定性）等发生改变，导致药物疗效的变化[27]。因此，要维持固体药物的无定型状态，在无定型态制剂的设计中，要考虑在生产和贮存过程中需要控制哪些条件保证无定型产品不发生晶型转变。

实际上，无定型的固体原料药和药物制剂并非都不稳定，有一些只在极端条件下才表现出较差的稳定性。例如VEGFR-2酪氨酸激酶选择性抑制剂KRN633，将其制备成的无定型固体分散剂，在高温高湿条件下，物理稳定性和化学稳定性均较差，但在一般储存条件下，其稳定性可满足临床用药的要求[28]。在新药开发中，对无定型固体物质状态的深入研究具有重要的实用价值。

通常用两种方法获得无定型药物。一种是直接法，即通过骤冷、喷雾干燥、研磨等方法制备无定型的原料药；另一种是通过特殊工艺，将原料药与适当的辅料同时加工成含无定型药物的制剂。药剂学中常使用固体分散技术，利用载体材料使无定型药物高度分散，将晶体药物制备成稳定的固体分散体，在一定程度上抑制了其结晶的可能，可以有效地改善难溶药物的溶出度，提高药物的生物利用度。如晶体马洛替酯与胶态二氧化硅共熔，也可制得无定型固体分散体[29]；晶体尼莫地平与PVP在二氯甲烷中共沉淀可得到无定型体，溶出度提高5倍[14]；由PEG 6000制成的格列本脲无定型固体分散剂与市售片剂相比，在人体具有更高的AUC和C_{max}[30]；用熔融等方法制备利托那韦的无定型固体分散剂，其溶出速率提高至晶体药物的10倍，在比格犬体内的AUC和C_{max}也得以显著改善，分别提高至晶体药物的10.9～21.9倍和7.8～13.7倍[31]。

对于同一种药物，用不同方法制备的无定型原料药和制剂，药物粒径不同等，可导致溶出和吸收的不同。如用超声沉淀法制备的纳米级无定型头孢呋辛酯，药物粒径小且均一，而单纯沉淀法和喷雾干燥法制备的无定型头孢呋辛酯，不仅药物粒径不一，而且粒径较大的粒子容易聚集，因此改善药物溶出和吸收性质的效果不及超声沉淀法[32]；通过喷雾干燥法和超临界反溶剂法（SAS）分别制备无定型阿伐他汀，两种方法得到药物的生物利用度均高于晶体药物，但在SAS法的条件下，药物粒径更小、更均一，在大鼠体内的AUC是喷雾干燥法的1.5倍[33]。

2.1.3 晶型药物的分析与控制

药物中活性成分的晶型种类可以是单一晶型，也可以是混合晶型。如果是单一晶型，由于制备工艺的限制，通常很难得到100%纯晶型物质；如果是混合晶型，需指定合理的比例，而此比例很难像化学物质那样给出一个具体的数值。对药物晶型的分析与控制是一个复杂的技术问题，应满足于剂型设计和生产过程的需要，涉及药用晶型的种类、晶型纯度、晶型比例及允许变化的范围等。通常对于原料药多晶型管理的重点是基于多晶型对生物利用度或生物等效性的潜在影响。

不同的物理化学分析技术可以表征晶体药物的不同特征及性质，根据对固体材料的研究水平可将晶型分析技术分为3类[34]：①整体水平，以药物的密度、多孔性、比表面积、流动性、引湿性、溶解速率及溶解度等表征晶型药物的差异；②颗粒水平，以晶体结构为研究对象，常用方法有X射线粉末衍射（XRPD）、偏光显微镜、扫描电子显微镜、差示扫描量热法（DSC）、热重分析等；③分子水平，由于药物晶格结构不同，分子的构象也往往不同，这些差异可通过衰减全反射红外光谱（ATR-FTIR）、漫反射傅里叶变换红外光谱（DRIFTS）、近红外光谱（NIRS）、拉曼光谱、固体核磁共振（ssNMR）、太赫兹（THz）光谱等振动光谱来检测。药物晶型定量分析的方法主要依赖于不同晶型在晶体学、光谱学、热力学方面的差异[35]。对晶体药物的研究重点主要集中在：①对多晶型药物的预测与合成；②结构确证；③热力学稳定性和溶解度等理化性质的分析；④定量分析与控制；⑤生物利用度。其最终目的是理解晶体的结构与功能的关系。

2.2 晶体分析常用技术

2.2.1 X射线衍射法

X射线衍射法（X-ray diffraction, XRD）是利用原子对X射线的衍射效应，对药物结构、组分和晶型进行分析。X射线衍射是研究药物多晶型的主要手段，该方法可用于区别晶态和非晶态，鉴别同一药物的不同晶型。

根据分析对象的不同，X射线衍射法分为单晶X射线衍射分析和X射线粉末衍射分析。单晶X射线衍射分析以一粒单晶体作为研究对象，可准确获得晶体药物的分子立体结构信息并表征不同的晶体药物。X射线粉末衍射分析（也称为多晶X射线衍射分析）技术是以药物粉末（可以是单一的晶体，也可以是各种形式的多晶聚集体）为研究对象，以物相分析理论为基础，对药物的晶态与无定型态、晶型与晶型纯度等进行分析。

2.2.1.1 单晶X射线衍射分析

单晶X射线衍射分析（single crysyal X-ray diffraction, SC XRD）利用X射线照射药物单晶，获得其在晶体中的衍射图，是一种可直接确定药物晶型的分析方法。它可以揭示晶体药物的微观结构，如药物分子在晶格中的排列规律、分子构象、氢键等的连接方式和作用强弱、晶体中的共晶溶剂种类与结晶水含量等，确定晶体所属的晶系，晶胞参数、空间群、晶胞内各个原子的位置及相应的温度因子，晶胞体积，晶胞内分子数，分子间的相互作用等，是国际上公认的确证晶体结构的最可靠方法。

例如对噁唑烷酮类新化合物LT-01的单晶X射线衍射分析。在乙腈∶丙酮（2∶5）溶剂中获得LT-01的结晶，晶体呈无色透明块状；衍射实验用晶体大小为0.41mm×0.45mm×0.68mm，晶体属三斜晶系，空间群为P1，晶胞参数：a=9.5301(2)Å，b=10.7537(3)Å，c=11.1797(3)Å，α=72.099(1)°，β=71.098(1)°，γ=77.810(1)°，晶胞体积V=1023.53(5)Å^3，晶胞内分子数Z=2。其分子绝对构型图、分子立体结构投影图和分子晶胞堆积图如图2.4所示。该化合物分子骨架由2个苯环A、C和1个六元含氮杂环B（椅式构象）和1个五元含氮内酯环D（信封型构象）构成。分子内无氢键联系，分子间存在氢键联系：N5A···O1B(x-1,y-1,z) 为2.872Å；N5B···O1A(x+1,y+1,z) 为2.927Å。晶态下分子以氢键作用力和范德华力维系其在空间的稳定排列。在1个不对称单位内存在2个分子，分子间由于侧链旋转造成构象差异，但双分子属相同构型。

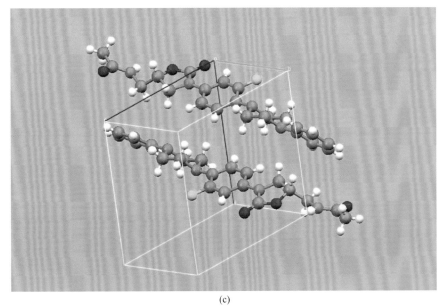

图2.4 噁唑烷酮类新化合物LT-01的单晶X射线衍射分析结果

（a）分子绝对构型图；（b）分子立体结构投影图；（c）分子晶胞堆积图

2.2.1.2　X射线粉末衍射分析

X射线粉末衍射分析（X-ray powder diffraction，XRPD）的对象是药物粉末，其原理为：当单色X射线照射到随机取向的晶体粉末上时，晶体的周期性结构会造成X射线在不同方向上发生衍射（图2.5），该衍射符合布拉格方程，即：

$$2d_{hkl}\sin\theta_{hkl}=n\lambda \tag{2.1}$$

式中，d_{hkl}为连续晶格各平面间的距离，即晶面间距；θ_{hkl}为入射线与晶格平面的夹角；n为整数；λ为入射线波长。

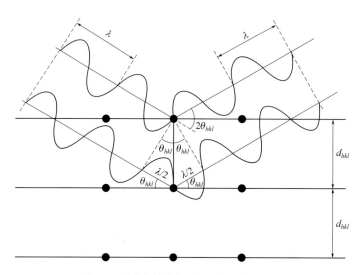

图2.5　符合布拉格方程的晶体X射线衍射

在X射线粉末衍射图谱中，衍射线的位置（2θ）由晶体的周期性决定，强度由晶体的结构决定，不同的晶体结构，具有不同的衍射图谱，即X射线粉末衍射图谱具有专属性。因此相同药物的不同晶型，其X射线粉末衍射图谱不相同，利用X射线粉末衍射图谱可以进行晶型的鉴别。当药物由两种或两种以上的不同晶型物质组成时，其X射线粉末衍射图谱为每种晶型物质特征图谱的物理叠加，其既能反映晶型物质的种类，也能反映每种晶型物质的相对含量，因此可实现对混晶药物的晶型种类、晶型纯度和晶型含量的分析。衍射图谱中各组分特征衍射峰的强度（峰高或峰面积）与组分的含量相关，可用于定量分析。常用的定量分析方法有外标法、内标法和标准加入法。

单晶X射线衍射分析在衍射实验中和结构计算中需要分别进行傅里叶变换，可获得不同晶型药物的定量晶体学数据；通过理论计算还可得到晶型药物的理论X射线粉末衍射数据，用于对药物的晶型鉴别和晶型纯度分析。例如利用LT-01单晶的衍射数据模拟其晶体的理论粉末衍射图，并与原料实测的X射线粉末衍射图进行比较（图2.6），二者在相同的2θ角处均有相似的衍射峰，因此，可以认为原料药的晶型与所得到的单晶的晶型一致；二者衍射峰的相对强度存在差异，提示原料药的结晶度未达到100%。

利用XRPD进行晶型定量分析可分为单峰法和全谱图法[36]。当固体药物试样为几种晶型的混合物时，其XRPD中衍射峰的强度与晶型含量之间的关系为

$$I_J=\frac{Kx_J}{\rho_J\mu^*_m} \tag{2.2}$$

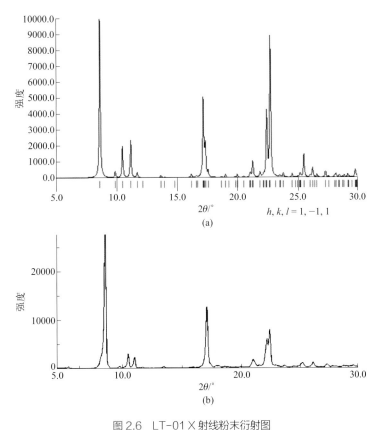

图2.6　LT-01 X射线粉末衍射图

（a）单晶衍射数据模拟得到的理论 X 射线粉末衍射图；（b）原料实测的 X 射线粉末衍射图

式中，I_J 为组分 J 的衍射峰强度；K 为常数，m^{-1}；x_J 为组分 J 的质量分数；ρ_J 为组分 J 的密度，kg/m^3；μ_m^* 为基质质量吸收系数，m^2/kg。

单峰法定量时，在一定情况下，可假设同一种物质不同晶型的质量吸收系数相等，因此式（2.2）可简化为衍射峰强度与晶型含量之间的正比关系：

$$I_{II} = K'x_{II} \tag{2.3}$$

式中，K' 为常数；x_{II} 为晶型 II 的质量分数。首先分别测定晶型对照品 XRPD，选取晶型 II 和晶型 I 的特征峰；再测定不同比例晶型对照品混合物的 XRPD，按式（2.4）计算晶型 II 的 XRPD 特征峰相对强度，然后以晶型 II 的质量分数对晶型 II 的 XRPD 特征峰相对强度作图，晶型 II 的 XRPD 特征峰相对强度与晶型 II 质量分数之间呈线性关系[36]。

$$I_{II} = A_{II}/(A_{II} + A_I) \tag{2.4}$$

式中，I_{II} 为晶型 II 的 XRPD 特征峰相对强度；A_{II} 和 A_I 分别为晶型 II 和晶型 I 的 XRPD 特征峰的绝对强度。

XRPD 单峰定量分析法模型简单，操作也较快速。但试样的形态、粒度、取向等均有可能会影响分析结果的准确度。因此，在实际应用中应严格控制操作条件才能得到较可靠的数据。采用甘露醇 β 晶型与 δ 晶型二元混合物探讨 XRPD 测试中晶体粒度与试样旋转对择优取向及对单峰定量分析的影响，结果表明，在采用试样旋转及较小晶体粒度（小于 125μm）试样分析时，检测限及定量限分别可达 1% 和 3.6%[37]。利用不同晶型的特征峰强度或面积可建立丁螺环酮盐酸盐晶型 I

和晶型Ⅱ二元混合物的定量分析方法[38]。

全谱图法是通过建立XRPD全谱图与晶型含量之间的关系进行分析的方法，如偏最小二乘法（partial least square, PLS）、全粉末图谱分解法（whole powder pattern decomposition, WPPD）和Rietveld法等[39]。与传统的单峰方法相比，全谱图法基于对整个衍射谱图的分析，因而可最大程度地降低峰重叠、择优取向等与样品相关的效应的影响；而利用晶体结构数据中的物理常数来计算衍射强度，则可消除与测量强度和校准等相关的误差。在WPPD法中，积分强度参数、晶胞参数和峰型参数均需采用最小二乘法结合某一晶型的可信度因子进行修正；而Rietveld法还需要利用结构模型计算特定晶型的峰强度。对定量Rietveld法及其应用已有文献详细描述[40]。以化学计量学为基础的全谱法可以通过分析布拉格衍射和漫散射来定量样品，因而其信噪比、灵敏度和专属性明显提高。比较经典最小二乘回归法（classical least square, CLS）、主成分分析法（principal components regression, PCR）和PLS，在建立分析两种晶态和两种无定型组分固体样品定量分析模型中的应用，PLS为较理想的建模方法[41]。采用WPPD法对硫酸氯吡格雷（CLP）混合物中晶型Ⅰ和晶型Ⅱ的组成进行定量分析，与经典的单峰法比较，两种方法的定量限均在1.0%～1.5%，WPPD具有更高的准确度[42]。而利用Rietveld法建立的定量分析法莫替丁晶型A和晶型B混合物的方法，优于拉曼光谱方法[43]。

2.2.2　振动光谱法

晶体药物中晶胞内部分子之间存在着弱相互作用力（如氢键、范德华力等），使得不同晶型分子内共价键的强度存在一定差异。红外吸收光谱等分子振动光谱可根据分子内部原子间的相对振动和分子转动等信息对物质分子的结构进行鉴别，不同晶型药物的红外光谱的差别主要包括峰形变化、峰位偏移及峰强度改变等[36,39]。虽然红外光谱等振动光谱可以根据其谱图的差异进行药物的晶型鉴别，药典中通过利用与晶型对照品红外光谱的比较控制供试品的晶型，但其并不像XRPD那样直观明确。然而，振动光谱法结合化学计量学是定量分析药物晶型组成的有效方法。

2.2.2.1　漫反射傅里叶变换红外光谱（diffuse reflectance infared Fourier transform spectroscopy, DRIFTS）

DRIFTS使利用红外光谱法准确定量药物晶型成为可能。一般情况下，DRIFTS的相对强度与样品浓度不成比例，不能以Lambert-Beer定律定量，但可通过Kubelka-Munk（K-M）方程计算：

$$F(R_\infty) = \frac{(1-R_\infty)^2}{2R_\infty} + \frac{2.303ac}{s} \tag{2.5}$$

式中，$F(R_\infty)$为K-M函数；R_∞为样品层无限厚时的反射率；a为样品的摩尔吸收系数；c为样品浓度；s为散射系数。

由式（2.5）可知，为了获得$F(R_\infty)$与c的线性关系，需要保证散射系数s为一常量。在被测物浓度较低时，散射系数主要取决于无吸收的分散剂（如KBr），此时可以用Lambert-Beer定律定量。但浓度较大时，散射系数发生变化，使得Lambert-Beer定律不再适用。为减小散射系数对实验结果的影响，可以通过控制样品粒子的均一性、堆密度、粒径大小和形状来实现。实际应用中往往引入化学计量法算法予以消除。如利用DRIFTS结合PLS定量，在900～1100cm⁻¹谱段分析卡马西平晶型Ⅲ和晶型Ⅰ（80%～100%，质量分数）混晶物的比例，最大绝对误差为2%，平均误差为0.53%[44]；DRIFTS结合人工神经网络（ANN）定量分析甲苯咪唑晶型A、晶型B、晶型C混合物，全谱段光谱经二阶导数预处理结合主成分分析建立ANN模型，晶型A、晶型B和晶型C

的预测均方根误差（RMSEP）分别为1.75%、1.85%和1.65%，较PLS建模的结果（RMSEP分别为2.69%、2.68%和3.40%）更优[45]。

　　采集DRIFTS时，由于样品分散在无吸收的介质内，样品制备过程不受热能和机械能的影响，因而可避免制备过程中晶型的转变；此外，DRIFTS对粒径大小的影响不敏感、仪器通用性较强。因此，DRIFTS非常适于对晶型的定量分析，尤其适于开展晶型转化规律及转化量的研究。

2.2.2.2　近红外光谱法（near infrared spectroscopy, NIRS）

　　近红外光谱是指波长介于可见光与中红外区之间的电磁波，其波长范围为780～2526nm。NIRS定量分析主要是应用化学计量学方法，通过提取与试样含量相关试样光谱信息，建立数学校正模型，通过得到的模型预测未知试样的含量。NIRS是近几年兴起的药物晶型分析方法。与DRIFTS相比，NIRS谱峰包含的信息少、分辨率低、信息谱带比较宽。在建立模型前，通常需对NIRS光谱进行预处理；光谱预处理方法除常规的一阶导数或二阶导数方法外，往往还需要结合一些其他光谱预处理技术，如标准正态变量变换（standard normal variate, SNV）、多元散射校正（multivariate scatter correction, MSC）等，以更有效地减小由样品粒子大小差异引起的散射效应[46]；常用的化学计量学建模方法有多元线性回归（multiple linear regression, MLR）、主成分分析法（principal component analysis, PCA）和PLS等，一般认为PLS方法更有优势。

　　利用NIRS定量分析磺胺噻唑（STZ）晶型Ⅰ和晶型Ⅲ的混合物[47]。根据其二级导数光谱（图2.7），分别建立单变量定量模型［二次导数光谱波长比值（R'）1456nm/1574nm和1970nm/2030nm］和MLR、PLS定量模型，磺胺噻唑晶型Ⅰ的质量分数与lg(1/R')呈良好相关，其检测限达到0.3%；并与MLR和PLS模型的预测结果相当（表2.1）。利用NIRS分析阿奇霉素无定型样品中阿奇霉素水合物的含量（0～10%）[48]。谱段范围：1800～2200nm；光谱预处理方法：一阶导数法；采用PLS1方法建模，取得满意的效果。利用NIRS还可以快速分析制剂中的特定晶型药物，如乙酰麦迪霉素有结晶型和无定型两种晶态，无定型有利于药物的吸收，故其固体口服制剂中应控制结晶型乙酰麦迪霉素的含量。NIRS结合PLS可成功地定量乙酰麦迪霉素口服制剂中晶体药物的含量（0～9.3%）[49]，极大地方便了药品的质量控制。

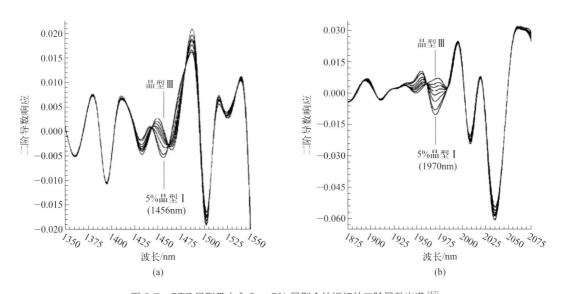

图2.7　STZ晶型Ⅲ中含0～5%晶型Ⅰ的近红外二阶导数光谱[47]

（a）1350～1550nm；（b）1875～2075nm

从上到下每条光谱晶型Ⅰ的含量依次为0、0.5%、1.0%、1.5%、2.0%、3.0%、4.0%和5.0%

表2.1   NIRS分析STZ晶型Ⅰ和晶型Ⅲ混合物中晶型Ⅰ的含量[47]

晶型Ⅰ在晶型Ⅲ中的实际含量/%	单变量方法				MLR		PLS	
	1456nm/1574nm		1970nm/2030nm		1970nm, 1456nm, 1240nm		2因子	
	预测值/%	含量差值/%	预测值/%	含量差值/%	预测值/%	含量差值/%	预测值/%	含量差值/%
0.0	0.00	0.00	0.00	0.00	0.33	0.33	0.01	0.01
0.3	0.36	0.06	0.30	0.00	−0.06	−0.36	−1.89	−2.19
0.5	0.51	0.01	0.41	−0.09	−0.14	−0.64	−2.46	−2.96
1.5	1.53	0.03	1.43	−0.07	1.60	0.10	1.35	−0.15
3.0	2.99	−0.01	3.05	0.05	3.08	0.08	3.10	0.10
5.0	4.85	−0.15	4.79	−0.21	5.08	0.08	4.67	−0.33

　　NIRS定量分析晶型药物的制约因素是训练集样本的选择。建立NIRS定量模型需要足够数量且呈一定浓度梯度的样本，因此通常需要采用晶型对照品通过标准加入法制备实验室样本；此外，由于NIRS为二级分析方法，模型预测的准确性与样本中待测组分量值的准确性有关，因此，需要通过XRPD对训练集中样本的待测晶型进行准确定量，或直接利用晶型对照品制备实验室样本作为训练集。

2.2.2.3　傅里叶变换拉曼光谱法（Fourier transform Raman spectroscopy, FT-Raman）

　　拉曼光谱法通过检测分子振动的拉曼光谱特征频率分析物质的化学结构。对于不同晶型的化合物，其分子堆积方式的不同导致分子振动不同，而拉曼谱线的数目、位移大小、长度直接与试样分子振动或转动能级有关，即拉曼光谱可以反映分子振动或转动的相关信息，因此，不同晶型的样品具有特征的拉曼光谱。FT-Raman具有谱峰清晰尖锐的特点，更适合用于定量分析药物晶型的组成。由于拉曼光谱强度与样品浓度呈简单的线性关系，因此选择特征谱线进行测定是最简单的方法。但由于拉曼谱线强度还受仪器、样品及药物晶型组成的复杂性等诸多因素的影响，使得这种线性关系在实际中很难获得。此外，在某些情况下，不同晶型的拉曼光谱可能较为相似，不容易找到独立且明显的特征峰[50]。为了解决以上问题，往往需采用适当的数学处理方法，而利用化学计量学方法如PCA等建立分析模型更易得到满意的效果。

　　采用拉曼光谱法定量分析甘露糖醇δ晶型和β晶型的二元混合物，通过一系列的数学变换，可以根据不同晶型特征峰的峰强度之比计算出混合物中某晶型的含量[51]。

　　拉曼光谱峰强度表达式为：

$$I(v)=I_0K(v)w \tag{2.6}$$

　　式中，$I(v)$为拉曼光谱峰强度；I_0为激发光强度；v为拉曼位移，cm^{-1}；w为样品中某一组分的质量分数；$K(v)$为表征光谱响应、自吸收和介质分子散射性质的参数。

　　设：测试条件满足式（2.6），分别测定δ晶型在$1052cm^{-1}$和β晶型在$1037cm^{-1}$处的特征峰强度。由于这两个特征峰彼此间存在重叠，需消除二者的相互影响。$1037cm^{-1}$处特征峰强度可认为是δ晶型（$I_\delta^{1037}=I_0K_\delta^{1037}x_\delta$）和β晶型（$I_\beta^{1037}=I_0K_\beta^{1037}x_\beta$）的特征峰强度之和，其中，$x_\delta$和$x_\beta$分别是δ晶型和β晶型的摩尔分数。同理，$1052cm^{-1}$处特征峰强度也可认为是δ晶型和β晶型的特征峰强度之和。$1037cm^{-1}$与$1052cm^{-1}$处的特征峰强度之比（I_r）可用式（2.7）表示：

$$I_r=\frac{I^{1037}}{I^{1052}}=\frac{x_\delta K_\delta^{1037}+x_\beta K_\beta^{1037}}{x_\delta K_\delta^{1052}+x_\beta K_\beta^{1052}} \tag{2.7}$$

　　由纯β晶型和δ晶型的样品测得$K_\beta^{1052}/K_\beta^{1037}=0.0472$，$K_\delta^{1037}/K_\delta^{1052}=0.0586$。对式（2.7）进行变

换，并代入 K 值，得到式（2.8）：

$$\frac{K_{\beta}^{1037}(I_{\mathrm{r}}0.0472-1)}{K_{\delta}^{1052}(I_{\mathrm{r}}-0.0586)}=1-\left(\frac{1}{x_{\beta}}\right) \tag{2.8}$$

以 x_{β}（I_{r} 0.0472−1）对（I_{r}−0.0586）（x_{β}−1）作图，可得一直线，斜率为 $K_{\beta}^{1037}/K_{\delta}^{1052}=1.7227$。故式（2.8）可变换为式（2.9）：

$$x_{\beta}=\frac{(I_{\mathrm{r}}-0.0586)}{(0.9187\times I_{\mathrm{r}}+1.6641)} \tag{2.9}$$

由式（2.9），根据混合物样品中的特征峰强度之比（I_{r}）即可计算出其中晶型 β 的含量。

利用化学计量学方法可以定量分析更复杂的晶型混合物。如拉曼光谱法与ANN及PLS模型相结合，可对D-甘露糖醇晶型Ⅰ、晶型Ⅱ和晶型Ⅲ的三元混合物进行定量分析[52]；FT-Raman结合PLS定量分析吲哚美辛三元混晶体系[53]等。而适宜的预处理方法可以得到更准确的结果，如利用FT-Raman和PLS定量分析对乙酰氨基酚晶型Ⅰ和晶型Ⅱ的混晶样品，比较正交信号校正（OSC）、标准正态变换（SNV）和多元散射校正（MSC）3种预处理算法对定量分析准确性的影响，结果表明，OSC的效果最佳[54]。

由于拉曼光谱对于非极性物质具有较高的响应值，而药用辅料通常为极性物质，响应值较低，因此，拉曼光谱更适于药物制剂的分析。分别以PLS、PCA和ANN化学计量学算法建模，利用FT-Raman可以对不同规格的片剂和胶囊中双氯芬酸钠的晶型含量进行定量分析[55]。由于水的拉曼散射很弱，FT-Raman对于混合系统（如混悬剂）的检测通常不需进行样品预处理，使其特别适合于含水性浆状物（如混悬剂等）中多晶型制剂的直接分析[56]。

2.2.3　热分析技术

热分析技术是在程序控制温度条件下研究药物受热过程所发生的晶型转变、熔融、蒸发、脱水等物理变化、热分解过程和反应动力学问题的分析技术。热分析技术利用温度和（或）时间作为自变量来研究物质理化性质的变化关系。物质在加热或冷却过程中，当发生相变或化学反应时，必然伴随着热量的吸收或释放；同时根据相律，物相转化时的温度（如熔点、沸点等）保持不变。纯物质具有特定的物相转换温度和热焓变化值（ΔH）。这些常数可用于物质的定性分析，而待测样品的实际测定值与这些常数的偏离及其偏离程度又可用于供试品的定量分析。

2.2.3.1　差示扫描量热法（differential scanning calorimetry, DSC）

差示扫描量热法指在程序控制温度条件，对待测样品与热惰性的参比物同时进行加热（或冷却），当待测样品发生某种物理或化学变化时，将产生热效应，使其和参比物之间产生温度差（ΔT）。这种测量待测样品与参比物热量差（$\mathrm{d}Q/\mathrm{d}T$）与温度（或时间）关系的技术称为差示扫描量热法。

差示扫描量热分析仪可分为功率补偿型和热流型。功率补偿型差示扫描量热分析仪可自动调节输给供试品的加热功率，以补偿待测样品发生变化（相变、玻璃化转变和化学反应）时的热效应，从而使待测样品与参比物之间的温度始终保持不变（$\Delta T=0$），实验中供试品与参比物之间没有附加的热传导。热流型差示扫描量热分析仪输给待测样品与参比物的加热功率相同，通过测定待测样品与参比物之间的温度差（ΔT），由热流方程将温度差（ΔT）换算成热量差（$\mathrm{d}Q/\mathrm{d}T$）。

实验室中常用的DSC包括传统型DSC和温度调幅式DSC（modulated temperature differential scanning calorimetry, MTDSC）等。传统型DSC考察恒定加热速率条件下样品的热力学变化情况。

样品的DSC曲线一般包括玻璃态转变吸热峰、结晶放热峰、熔融吸热峰。MTDSC是在线性加热外叠加一个正弦振荡方式的加热。缓慢线性加热时，可得到较高的分辨率；而正弦波振荡方式加热时，造成了瞬间的温度剧烈变化，故灵敏度较高。

DSC曲线横坐标为温度 T（或时间 t），纵坐标为 dQ/dT，随样品不同而显示不同的吸热峰或放热峰。不同的晶型药物在升温（或冷却）过程中的吸、放热峰通常不同，从而可根据升温/降温曲线的差异判断不同的晶型。如西咪替丁晶型A和晶型B的最高吸热峰分别在140.55℃和141.88℃，具有明显不同的特征峰[57]。DSC技术还可用于测定晶型药物的热力学稳定性，如磺胺甲基嘧啶晶型Ⅱ与晶型Ⅰ的DSC主吸热峰均在273℃，但晶型Ⅱ在175℃附近有1个小的吸热峰（焓值为40.8kJ/mol），利用该焓变可以指示晶型Ⅱ向晶型Ⅰ的转变[58]。

DSC进行晶型药物的定性分析通常只作为辅助方法，由于晶型之间的转变或发生熔融时会发生热效应，相应的热量变化与晶型含量之间存在比例关系。因此，利用DSC进行晶型药物组成的定量分析是其最主要的用途。采用DSC法建立盐酸丁螺环酮晶型Ⅰ和晶型Ⅱ二元混合物的定量分析方法[38]，189℃的吸热峰（峰1）为晶型Ⅰ的熔点，203℃的吸热峰（峰2）为晶型Ⅱ的熔点（图2.8）；DSC过程中，晶型Ⅰ在192℃转晶成晶型Ⅱ；以晶型Ⅰ含量（y）分别对两种晶型特征峰的峰面积的比值（$x_1=A_{峰1}/A_{峰2}$）和晶型Ⅰ的特征峰面积（$x_2=A_{峰1}$）作图，发现两者均存在良好的线性关系（$y=118.16x_1+10.641, y=1.5884x_2+7.3161$），且后者的准确度更高。

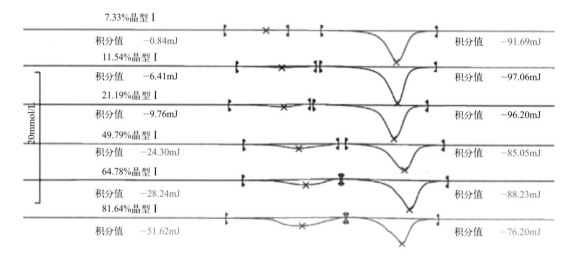

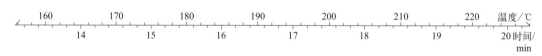

图2.8　DSC定量分析盐酸丁螺环酮晶型药物二元混合物[38]

对晶型药物中微量晶型杂质的分析，通常需利用相转变动力学方法。Avrami-Erofe'ev（AE）速率方程是DSC分析中常用的动力学方程[59,60]。样品在DSC过程中如发生晶型转变（晶型Ⅰ—熔融—晶型Ⅱ），通过构建晶型转变过程的AE速率方程，建立校准曲线，即可定量分析样品中微量晶型杂质的相对含量。

DSC过程中样品发生的晶型转变过程可用式（2.10）表示：

$$\Delta T = \beta \times t \tag{2.10}$$

式中，β 为扫描速率；ΔT 为与扫描速率无关的常数，是DSC曲线中两个晶型熔融峰起始点的间隔（℃），代表样品发生转晶的温度范围；t 为形成新晶型的时间。

由式（2.10）求得不同扫描速率时的 t；同时，计算不同扫描速率下样品DSC曲线第二个峰（新晶型吸热峰）的 ΔH_f 值，与在相同扫描速率下新晶型对照品的 ΔH_f 值比较，可以得到样品中转晶形成的新晶型的比例（α）；进而得到转晶过程的 α-时间曲线 [图2.9(a)]。

在一定的扫描速率下，转晶过程的AE速率方程可描述为

$$-\ln=(1-\alpha)=Kt^n \tag{2.11}$$

式中，t 为再结晶时间；α 为转晶比例；K 为再结晶速率常数；n 为模型阶数，与晶型样品的形态有关，通常为 $1 \sim 3$。利用由纯晶型样品制成不同比例的物理混合物，测定样品转晶过程的 α-时间曲线 [图2.9(a)]，求得不同比例晶型药物混合物DSC分析中转晶AE速率方程中的 K 值；再进一步得到 K 值-药物混合物比例回归曲线/方程 [图2.9(b)]。测定未知样品时，测得该样品转晶AE速率方程常数 K，根据回归方程即可求得样品中的特定晶型比例。利用该方法定量分析晶型药物昔萘酸沙美特罗（晶型Ⅰ）中的晶型杂质（晶型Ⅱ）的含量，定量限低于1%[59]；分析利巴韦林研磨过程形成的晶型杂质，含量可低至0.004%[60]。

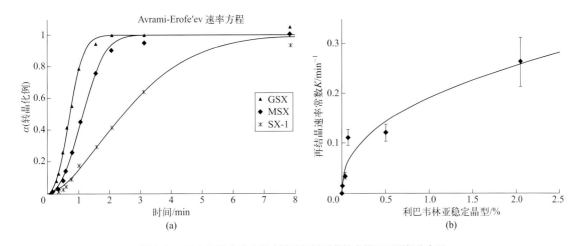

图2.9 DSC相转变动力学方法分析晶型药物中微量晶型组分含量

（a）昔萘酸沙美特罗样品的 α-时间曲线[59]；（b）微量不稳定晶型组分含量-再结晶速率常数 K 回归曲线[60]

SX-1—晶型Ⅰ样品；GSX—颗粒样品；MSX—微粉化样品

MTDSC克服了传统的DSC不能同时具备高灵敏度和高分辨率的不足，配合傅里叶变换方法将总热流分解成可逆成分和不可逆成分，从而可将许多重叠的转变峰分开。由于该方法对无定型的玻璃态转变温度较为敏感，因此多用于无定型药物或辅料的定量分析。如利用纯无定型样品在玻璃化转变温度时热容量的跃迁值建立标准曲线，对一种难溶、高渗透性抗生素（化合物X）共晶（晶型A）微粉化样品中的无定型含量进行定量，其检测限和定量限分别为0.9%和3.0%[61]。

2.2.3.2 热重分析法（thermogravimetric analysis, TG）

热重分析是在程序控温条件下，通过测量物质质量随时间的变化，表征测量物质质量与温度之间关系的技术。热重分析法通过记录物质的质量变化与温度或时间关系曲线即热重曲线（TG图谱），测定物质受热时质量的变化，研究其特定的物理和化学变化过程。

TG图谱可以揭示样品是否有失水（脱溶剂）、升华、蒸发、分解等变化。由于物相变化（如

失去结晶水、结晶溶剂，或热分解等）时待测物的温度保持不变，所以热重曲线通常呈台阶状，质量基本不变的区段称平台。利用热重分析法，可以方便地区分药物中所含的水分是吸附水（或吸附溶剂）还是结晶水（或结晶溶剂）。在加热过程中，吸附水（或吸附溶剂）的丢失是一个渐进过程，而结晶水（或结晶溶剂）的丢失则发生在特定的温度或温度范围（与升温速率有关），在此温度由于失重率发生了明显改变而呈现出平台；根据平台之间的失重率可以计算出结晶水（或结晶溶剂）的分子比。

　　由记录的物质质量-温度关系曲线，通过观测其中是否存在明显的台阶及平台、台阶的交替变化等信息，可获得样品中是否存在结晶水/溶剂及样品的热分解点等特性。根据失重百分比可以确定水合物/溶剂化分子中溶质的质量分数；根据化合物的热分解温度，可以揭示不同晶型药物的热稳定性。

　　TG通常与其他分析技术特别是DSC技术联合使用，揭示晶型药物与晶体结构相关的理化特性。如采用TG检测富马酸替诺福韦酯各种溶剂化物和水合物中溶剂的含量，证明其实际产品与单晶X射线衍射的结果完全相符[62]。在利用相转变动力学方法测定晶型药物中微量晶型杂质时，应通过TG证明在研究的温度范围内，样品没有明显的热降解反应发生，从而保证了结果的可靠性[59]。

　　TG定量性强、灵敏度高，但测定时易受天平的结构及性能、升温速率、样品量的多少、样品粒度、装填方式等因素的影响。

2.2.4　固体核磁共振法

　　化合物的核磁共振波谱表征是指在强外磁场的作用下，分子中的不同原子核由于所处的化学环境的细微不同，产生的振动频率的差异。同一药物不同晶型的固体，由于分子排列的差异，不同晶型分子相同原子的化学环境存在差异，因而强磁场对其原子核化学环境的微扰不同，使得每一种晶型固体都有其特有的核磁共振谱。固体核磁共振法（solid state NMR, ssNMR）在药物研发早期用于固体药物的定性非常有效。由于不同晶型相同原子的化学位移（δ，单位为ppm）不同，通过测定不同化学位移处的峰强度，还可以定量分析多晶型药物[35,36,39]。

　　核磁共振图谱中，响应信号强度一般用峰面积（A）表示，其计算公式为：

$$A = kN \tag{2.12}$$

　　式中，A为响应信号强度（峰面积）；k为光谱常数；N为待测物分子中被激发的原子数。该方法的灵敏度取决于待测物激发态原子数（N_α）与基态原子数（N_β）的比值，比值越高，灵敏度越高。其计算公式为：

$$\frac{N_\alpha}{N_\beta} = \exp\left(\frac{-\gamma h B_0}{2\pi k T}\right) \tag{2.13}$$

　　式中，N_α为激发态原子数；N_β为基态原子数；γ为待测原子的磁旋比；h为普朗克常量；B_0为磁场强度；k为玻尔兹曼常数；T为热力学温度。因此，提高磁场强度、选择低温探头可以提高检测灵敏度；增加样品浓度及扫描次数也可以提高灵敏度；而足够的弛豫时间能确保已激发的原子有充分的时间回到基态再次激发，从而使信号多次采集并积累，灵敏度提高。

　　由于^{1}H-ssNMR谱的各向同性化学位移范围只有12ppm，且质子-质子偶合作用引起的峰宽效应会导致^{1}H-ssNMR谱重叠，严重限制了其在定量分析中的应用。^{13}C-ssNMR谱的各向同性化学位移的范围明显扩大，且高分辨率的^{13}C-ssNMR谱较易获得，因此，^{13}C-ssNMR谱更适用于定量分析。此外，能给出高分辨率光谱的^{31}P和^{15}N同样适用于晶型药物的定量分析。

　　利用NMR法定量分析罗西非班晶型Ⅰ和晶型Ⅱ混合物[63]。在NMR谱图中，晶型Ⅰ在

δ[❶]$=66$、$\delta=63$、$\delta=21$ 和 $\delta=19$ 处有特征峰；而晶型 Ⅱ 在 $\delta=66$ 和 $\delta=19$ 处有特征峰。在不同比例的晶型混合物中，$\delta=66$ 和 $\delta=19$ 处的特征峰面积基本保持不变；而 $\delta=63$ 和 $\delta=21$ 处的特征峰面积则随晶型 Ⅰ 浓度的增加而增大；即 $\delta=66$ 和 $\delta=19$ 处的特征峰面积可以代表晶型 Ⅰ 和晶型 Ⅱ 的总和。因此，晶型 Ⅰ 的摩尔分数（x_1）可用式（2.14）和式（2.15）表示：

$$x_I = S_{63}/S_{66} \tag{2.14}$$

$$x_I = S_{21}/S_{19} \tag{2.15}$$

式中，S_{66}、S_{63}、S_{21}、S_{19} 分别为 $\delta=66$、$\delta=63$、$\delta=21$、$\delta=19$ 处的特征峰面积。根据式（2.14）和式（2.15）就可以计算混合样品中晶型 Ⅰ 的摩尔分数比例。利用 NMR 法定量分析克拉霉素晶型 Ⅰ 和晶型 Ⅱ 混合物，两种晶型的特征峰分别在 $\delta=175.2$ 和 $\delta=176.2$ 处。由于两者距离较近，采用数学方法先对其进行处理，再用晶型含量对特征峰面积之比作图，得到良好的线性关系（$R=0.99$）[64]。

从固体中获得核磁共振谱的技术与在液态核磁共振中的技术不同，其在进行定性/定量分析中的影响因素也不完全相同[65]。为了获得高分辨率的 ^{13}C-ssNMR 共振光谱，测定中应当避免 ^{1}H-^{13}C 的强偶极作用和 ^{13}C 原子核的化学位移各向异性（chemical shift anisotropy, CSA）；采用能将 CSA 均化为零的魔角自旋（magic angle spinning, MAS）及降低 ^{1}H-^{13}C 间强偶极作用的高能质子去偶（MAS 同样可以降低 ^{1}H-^{13}C 间的强偶极作用）技术，可以获得高分辨率的 ^{13}C-ssNMR 光谱；在利用高分辨率 ssNMR 进行定量分析时，利用魔角自旋和交叉极化技术（CP）解决稀核 ^{13}C 在高分辨率核磁共振谱的低分辨率问题[66]和对信号强度（特别是相对信号强度）的影响[67]，在区分不同的化学位移或探究核物理环境的差异时具有重要价值。交叉极化技术将高丰度或高磁化灵敏度的核 ^{1}H 经由 Hartmann-Hahn 匹配条件有效率地将极化能量转移给 ^{13}C[68]。与直接观测稀核的普通技术相比，其信号采集频率明显提高。通过建立完整的磁化曲线，即信号强度与不同接触时间的函数关系，可以校正 CP/MAS 光谱的信号强度。对于均相体系，校正的信号值可以通过外推法获得。对于非均相体系，由于其具有复杂的自旋扩散，因而需要对 CP 曲线进行拟合以获得理想的信号强度。有时，光谱的重合会阻碍信号强度的直接校正，此时，可以选择数学统计的方法来校正。

采用直接指数曲线分辨率算法（direct exponential curve resolution algorithm）为模型，利用 CPMAS ^{13}C-NMR 定量分析新晶型药物 API-X（CAS 141505-33-1）二元混晶体系，其定量限可达 0.7%[69]。与其他方法联合应用，还可以实现对药物制剂中晶型药物的定量分析。如利用 ssNMR 与 DSC 联合定量海藻糖制剂中无定型药物的含量[70]。

与其他光谱法相比，ssNMR 的高分辨率具有明显的优势。但收集高分辨率的 ssNMR 光谱通常需采用高旋转速率，此技术不适于可能经历相转变的亚稳晶型的研究。此外，由于弛豫时间对固态药物中分子的移动性比较敏感，而温度的变化会导致数值剧烈变动，因而，实验过程中需要严格控制样品的温度。另外，ssNMR 仪器普及率不高，信号累加所需的循环弛豫时间致使此方法测量时间较长，这些都是此技术在常规应用中的制约因素。

2.2.5 显微镜法

显微镜法（microscopy）主要包括热台显微镜（host-stage microscopy）、偏光显微镜（polarizing microscopy）和扫描电镜（scanning electron microscopy, SEM）。

---

❶ δ 为 NMR 谱图中化学位移，单位 ppm，后文同，不再标注。

　　热台显微镜是在一般光学显微镜的基础上加装了热台，能直接观测晶体的相变、熔化、分解、重结晶等热力学动态过程，是简便实用的工具。偏光显微镜主要通过观测待测样品是否存在晶体特有的双折射（birefringence）现象，在药典中用于晶体药物的鉴别。而扫描电镜是多晶型药物研究中观测晶癖的常用方法，与其他分析技术联合应用可以揭示其在结晶过程中的结晶习性。

　　采用三种不同的方法制备盐酸环丙沙星一水合物，不同结晶过程中样品具有不同的结晶习性，SEM 可观测到针状和片状两种不同形态的晶体，但 DSC、TG 和 XRPD 分析揭示它们的晶型相同[71]。利用 SEM 观测不同结晶工艺得到的头孢拉定晶体，发现沉淀结晶法产生的晶体呈大量细碎晶粒，粒度分布宽，表面不光滑；超声波工艺结晶得到的晶体薄而小，流动性较好；超重力结晶工艺改善了晶体的粒度分布，产品晶粒均匀整齐，表面平整光滑，晶莹透亮[72]。

参考文献

[1]　Kerč J, Srčič S, Mohar M, et al. Some physicochemical properties of glassy felodipine[J]. Int J Pharm, 1991, 68(1-3):25-33.

[2]　应剑，吕扬，杜冠华. 固体药物无定型状态的研究进展 [J]. 药学学报，2009, 44 (5): 443-448.

[3]　Desiraju G R. Hydration in organic crystals: prediction from molecular structure[J]. J Chem Soc, Chem Commun, 1991 (6): 426-428.

[4]　Infantes L, Motherwell S. Water clusters in organic molecular crystals[J]. Cryst Eng Comm, 2002, 4(75):454-461.

[5]　Infantes L, Chisholm J, Motherwell S. Extended motifs from water and chemical functional groups in organic molecular crystals[J]. Cryst Eng Comm, 2003, 5(85):480-486.

[6]　Khankari R K, Grant D J. Pharmaceutical hydrates[J]. Thermochimica Acta, 1995, 248(1):61-79.

[7]　庞怡诺，殷恭宽. 药物多晶型 [J]. 华西药学杂志，2000, 15 (3):197-199.

[8]　Dharmendra S, William C. Drug polymorphism and dosage form design: a practical perspective [J]. Adv Drug Deliv Rev, 2004, 56: 335-347.

[9]　张伟国，刘昌孝. 多晶型药物的生物利用度研究概况 [J]. 天津药学，2007, 19(2):59-61.

[10]　袁恒杰，陈大为，刘艳丽，等. 尼莫地平多晶型家兔体内药动学研究 [J]. 中国药学杂志，2005, 40(8):609-612.

[11]　浦培英，李邦柱，陈元海，等. 法莫替丁不同晶型抗胃溃疡作用的比较 [J]. 中国药理学通报，1992, 8(1):56-59.

[12]　高崇凯，张汝华. 皮质激素类药物的多晶型及其片剂的溶出度研究 [J]. 医药工业，1987, 18(7):301-306.

[13]　陈国满. 无味氯霉素的多晶型物 [J]. 药学通报，1982, 17(2):29-32.

[14]　逢秀娟，张汝华，孙淑英，等. 尼莫地平晶型转变的研究 [J]. 沈阳药科大学学报，1997, 14(1):11-15.

[15]　王长虹，孙殿甲. 法莫替丁溶出速率与多晶型的研究概述 [J]. 中国医药工业杂志，1998 29(10):476-478.

[16]　钱树德，刘有龙. 西味替定 A 晶型和混晶型的质量探讨 [J]. 中国医药工业杂志，1995, 26(12):549-550.

[17]　杜青，平其能. 盐酸丁螺环酮的多晶型研究 [J]. 中国药科大学学报，2000, 31(2):102-104.

[18]　Shibata M, Kokubo H, Morimoto K, et al. X-ray structural studies and physicochemical properties of cimetidine polymorphism[J]. J Pharm Sci, 1983, 72(12):1436-1442.

[19]　Kokubo H, Morimoto K, Ishida T, et al. Bioavailability and inhibitory effect for stress ulcer of cimetidine polymorphs in rats[J]. Int J Pharm, 1987, 35(1-2):181-183.

[20]　徐坚，平其能，刘国杰. 甲氧氯普胺多晶型特性研究 [J]，中国药科大学学报，1996, 27(12):722-725.

[21]　Pirttimäki J, Laine E. The transformation of anhydrate and hydrate forms of caffeine at 100% RH and 0% RH[J]. Eur J Pharm Sci, 1994, 1(4): 203-208.

[22]　Kimura K, Hirayama F, Uekama K. Characterization of tolbutamide polymorphs (Burger's forms Ⅱ and Ⅳ) and polymorphic transition behavior[J]. J Pharm Sci, 1999, 88(4):385-391.

[23]　Di Martino P, Guyot-Hermann A M, Conflant P, et al. A new pure paracetamol for direct compression: The orthorhombic form[J]. Int J Pharm, 1996, 128(1/2), 1-8.

[24]　Sun C, Grant D J W. Influence of crystal structure on the tableting properties of sulfamerazine polymorphs properties of sulfamerazine polymorphs [J]. Pharm Res, 2001, 18(3): 274-280.

[25]　Johari G P, Ram S, Astl G. Characterizing amorphous and microcrystalline solids by calorimetry [J]. J Non-Cryst Solids, 1990, 116: 282-285.

[26]　Mishima O, Calvert L, Whalley E. An apparently firstorder transition between two amorphous phases of ice induced by pressure [J]. Nature, 1985, 314: 76-78.

[27]　Chokshi R J, Zia H, Sandhu H K, et al. Improving the dissolution rate of poorly water soluble drug by solid dispersion and

solid solution: pros and cons [J]. Drug Deliv, 2007, 14: 33-45.

[28] Matsunaga N, Nakamura K, Yamamoto A, et al. Improvement by solid dispersion of the bioavailability of KRN633, a selective inhibitor of VEGF receptor-2 tyrosine kinase, and identification of its potential therapeutic window [J]. Mol Cancer Ther, 2006, 5: 80-88.

[29] 武风兰，孟晓莉，王学清. 马洛替酯玉晶化物的制备 [J]. 沈用药科大学学报，1999, 16(2):87-91.

[30] Tashtoush B M, Al-Qahi Z S, Najib N M, et al. *In vitro* and *in vivo* evaluation of glibenclamide in solid dispersion systems [J]. Drug Dev Ind Pharm, 2004, 30: 601-607.

[31] Law D, Schmitt E A, Marsh K C, et al. Ritonavir-PEG 8000 amorphous solid dispersions: *in vitro* and *in vivo* evaluations [J]. J Pharm Sci, 2004, 93: 563-570.

[32] Dhumal R S, Biradar S V, Yamamura S, et al. Preparation of amorphous cefuroxime axetil nanoparticles by sonoprecipitation for enhancement of bioavailability [J]. Eur J Pharm Biopharm, 2008, 70: 109-115.

[33] Kim J S, Kim M S, Park H J, et al. Physicochemical properties and oral bioavailability of amorphous atorvastatin hemi-calcium using spray-drying and SAS process [J]. Int J Pharm, 2008, 359: 211-219.

[34] Brittain H G. Polymorphism in pharmaceutical solids. Drugs and the Pharmaceutical Sciences, vol. 95[M]. Marcel Dekker: New York, 2000.

[35] Stephenson G A，Forbes R A，Reutzel-Edens S M. Characterization of the solid state：quantitative issues[J]. Adv Drug Deliver Rev，2001(48):67-90.

[36] 肖燕，王静康，尹秋响，等. 固体药物晶型定量分析方法 [J]. 石油化工，2015, 44(1):11-18.

[37] Roberts S N C, Williams A C, Grimsey I M, et al. Quantitative analysis of mannitol polymorphs：X-ray powder diffractometry—exploring preferred orientation effects[J]. J Pharm Biomed Anal，2002, 28(6):1149 - 1159.

[38] Sheikhzadeh M, Rohani S, Jutan A, et al. Quantitative and molecular analysis of buspirone hydrochloride polymorphs[J]. J Pharm Sci，2007，96(3):569 - 583.

[39] 马乐伟，杜葳，赵春顺. 药物晶型定量分析方法的研究进展 [J]. 药学学报，2011，46(8):896 - 903.

[40] McCusker L B, Von Dreele R B, Cox D E, et al. Rietveld refinement guidelines[J]. J Appl Crystallogr, 1999, 32(1):36-50.

[41] Moore M D, Cogdill R P, Wildfong P L D. Evaluation of chemometric algorithms in quantitative X-ray powder diffraction (XRPD) of intact multi-component consolidated samples [J]. J Pharm Biomed Anal, 2009, 49(3): 619-626.

[42] Uvarov V, Popov I. Development and metrological characterization of quantitative X-ray diffraction phase analysis for the mixtures of clopidogrel bisulphate polymorphs[J]. J Pharm Biomed Anal，2008，46(4):676-682.

[43] Nemet Z，Sajo I，Demeter A. Rietveld refinement in the routine quantitative analysis of famotidine polymorphs[J]. J Pharm Biomed Anal，2010，51(3):572-576.

[44] Braga J, Poppi R. Figures of merit for the determination of the polymorphic purity of carbamazepine by infrared spectroscopy and multivariate calibration [J]. J Pharm Sci, 2004, 93(8): 2124-2134.

[45] Kachrimanis K, Rontogianni M, Malamataris S. Simultaneous quantitative analysis of mebendazole polymorphs AC in powder mixtures by DRIFTS spectroscopy and ANN modeling [J]. J Pharm Biomed Anal, 2010, 51(3): 512-520.

[46] Sarraguca M C, Lopes J A. Quality control of pharmaceuticals with NIR: from lab to process line [J]. Vib Spectrosc, 2009, 49(2): 204-210.

[47] Patel A D, Luner P E, Kemper M S. Low-level determination of polymorph composition in physical mixtures by near-infrared reflectance spectroscopy [J]. J Pharm Sci, 2001, 90: 360-370.

[48] Blanco M, Valdés D, Bayod MS, et al. Characterization and analysis of polymorphs by near-infrared spectrometry [J]. Anal Chim Acta, 2004, 502(2): 221-227.

[49] Blanco M, Villar A. Development and validation of a method for the polymorphic analysis of pharmaceutical preparations using near infrared spectroscopy [J]. J Pharm Sci, 2003, 92(4):823-830.

[50] Strachan C J，Pratiwi D，Gordon K C，et al. Quantitative analysis of polymorphic mixtures of carbamazepine by raman spectroscopy and principal components analysis[J]. J Raman Spectrosc，2004，35(5):347-352.

[51] Campbell Roberts S N, Williams A C, Grimsey I M, et al. Quantitative analysis of mannitol polymorphs：FT-raman spectroscopy[J]. J Pharm Biomed Anal，2002, 28(6):1135-1147.

[52] Braun D E, Maas S G, Zencirci N, et al. Simultaneous quantitative analysis of ternary mixtures of D-mannitol polymorphs by FT-raman spectroscopy and multivariate calibration models[J]. Int J Pharm, 2010, 385(1/2):29-36.

[53] Heinz A, Savolainen M, Rades T, et al. Quantifying ternary mixtures of different solid-state forms of indomethacin by Raman and near-infrared spectroscopy [J]. Eur J Pharm Sci, 2007, 32(3): 182-192.

[54] Kachrimanis K, Braun D E, Griesser U J. Quantitative analysis of paracetamol polymorphs in powder mixtures by FT-raman spectroscopy and PLS regression[J]. J Pharm Biomed Anal, 2007, 43(2): 407-412.

[55] Mazurek S, Szostak R. Quantitative determination of diclofenac sodium in solid dosage forms by FT-Raman spectroscopy [J]. J Pharm Biomed Anal, 2008, 48(3): 814-821.

[56] Chen Z P, Fevotte G, Caillet A, et al. Advanced calibration strategy for in situ quantitative monitoring of phase transition

processes in suspensions using FT-Raman spectroscopy [J]. Anal Chem, 2008, 80(17): 6658-6665.

[57] 尹华，杨腊虎，俞如英，等 . 西咪替丁的晶型研究 [J]. 药物分析杂志，2001, 21(1):39-42.

[58] 王晶，黄容清，肖炳坤，等 . 药物多晶型研究中的分析技术 [J]. 药物分析杂志，2007, 27(3):464-469.

[59] Tong H H Y, Shekunov B Y, York P, et al. Thermal analysis of trace levels of polymorphic impurity in salmeterol xinafoate samples [J]. Pharm Res, 2003, 20(9): 1423-1429.

[60] Tong H H Y, Shekunov B Y, Chan J P, et al. An improved thermoanalytical approach to quantifying trace levels of polymorphic impurity in drug powders[J]. Int J Pharm, 2005, 295(1/2):191-199.

[61] Guinot S, Leveiller F. The use of MTDSC to assess the amorphous phase content of a micronised drug substance [J]. Int J Pharm, 1999, 192(1): 63-75.

[62] Lee J, Boerrigter S X M, Jung Y W, et al. Organic vapor sorption method of isostructural solvates and polymorph of tenofovir disoproxil fumarate [J]. Eur J Pharm Sci, 2013, 50 (3/4):253-262.

[63] Vickery R D，Nemeth G A，Maurin M B. Solid-state carbon NMR characterization of the polymorphs of roxifiban [J]. J Pharm Biomed Anal, 2002, 30(1):125-129.

[64] Tozuka Y，Ito A，Seki H，et al. Characterization and quantitation of clarithromycin polymorphs by powder X-ray diffractometry and solid-state NMR spectroscopy [J]. Chem Pharm Bull，2002，50(8):1128-1130.

[65] Hays G. High-resolution carbon-13 solid-state nuclear magnetic resonance spectroscopy [J]. Analyst, 1982, 107: 241-252.

[66] Pines A, Gibby M, Waugh J. Proton-enhanced nuclear induction spectroscopy. A method for high resolution NMR of dilute spins in solids [J]. J Chem Phys, 1972, 56(4): 1776-1777.

[67] Harris R K. Quantitative aspects of high-resolution solid-state nuclear magnetic resonance spectroscopy [J]. Analyst, 1985, 110(6): 649-655.

[68] Hartmann S R, Hahn E L. Nuclear double resonance in the rotating frame [J]. Phys Rev, 1962, 128(5): 2042-2053.

[69] Virtanen T, Maunu S L. Quantitation of a polymorphic mixture of an active pharmaceutical ingredient with solid state ^{13}C CPMAS NMR spectroscopy [J]. Int J Pharm, 2010, 394(1/2):18-25.

[70] Lefort R, De Gusseme A, Willart J F, et al. Solid state NMR and DSC methods for quantifying the amorphous content in solid dosage forms: an application to ball-milling of trehalose [J]. Int J Pharm, 2004, 280(1/2): 209-219.

[71] Liu Y, Wang J, Yin Q. The crystal habit of ciprofloxacin hydrochloride monohydrate crystal[J]. J Cryst Growth, 2005, 276(1/2): 237-242.

[72] 傅超美，胡卫国，王丽 . 不同头孢拉定晶体生产工艺的扫描电镜观察 [J]. 河北工业科技，2003, 20(4):28-30.

β-内酰胺抗生素的理化特性

3.1 青霉素类抗生素的理化特性

青霉素的临床应用促进了对青霉素理化特性的广泛研究。在晶体X射线衍射法的帮助下，青霉素的β-内酰胺环-四氢噻唑环并合结构被彻底阐明：青霉素分子由母核（6-氨基青霉烷酸，6-APA）和侧链两部分构成，6-APA可以看成是L-半胱氨酸和D-缬氨酸形成的环肽结构。自然界中发现的青霉素的结构如图3.1所示[1]。

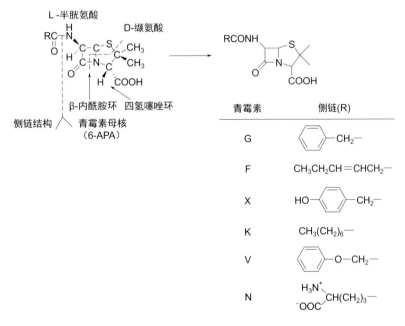

图 3.1　自然界中发现的青霉素的结构

3.1.1　在溶液中的降解反应

由β-内酰胺环和氢化噻唑环并合形成的双环分子结构呈"蝴蝶形"（图3.2），与单独的β-内酰胺结构相比，青霉素母核的这种非平面性结构极大地破坏了酰胺偶极对β-内酰胺环的稳定作用，使得青霉素母核对亲核试剂、亲电试剂、氧化剂，甚至水分子都更为敏感。在溶液中，β-内酰胺环首先开环，进而发生后续的系列降解反应[1]。

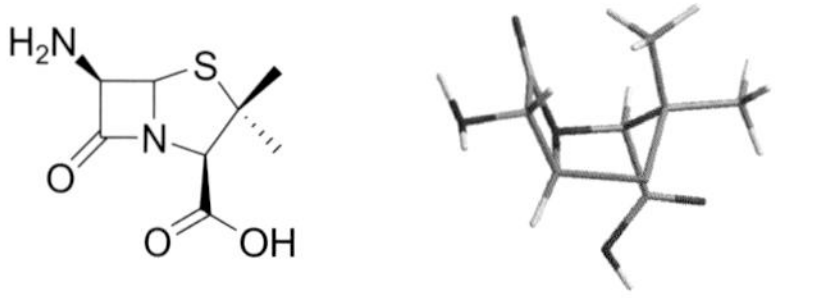

图 3.2　青霉素母核 6-APA 结构

3.1.1.1　亲核攻击反应（nucleophilic attack reaction）

　　所有青霉素母核的 β- 内酰胺环的羰基碳原子都极易受氢氧根离子、伯胺或仲胺等亲核试剂的攻击（图3.3）[1]。青霉素水解的最初产物是青霉噻唑酸（penicilloic acid）（**3.1**）；在中性溶液中，青霉噻唑酸以盐或酯的形式较稳定；在酸性溶液中，青霉噻唑酸易脱羧形成相应的青霉脱羧噻唑酸（**3.2**）；极端条件下，青霉噻唑酸可以发生变构，形成其互变异构体派那马地酸（penamaldic acid）（**3.3**）。羟胺与青霉素可定量形成羟肟酸（hydroxamic acid）（**3.4**）。青霉素与两分子胺如烷基胺反应，形成相应的烷基铵青霉烷基酰胺（**3.5**）；在中性 pH 条件下，伯醇、糖等碳水化合物和乙二醇与青霉素反应可形成 α- 青霉噻唑酸酯（**3.6**）[2]；β- 内酰胺酶可特异性地水解青霉素分子，二价金属离子如铜离子[3]、锌离子等是青霉素水解反应的有效催化剂。青霉素水解的最终降解产物是青霉醛（penicilloaldehyde）（**3.7**）和青霉胺（penicillamine）（**3.8**）。

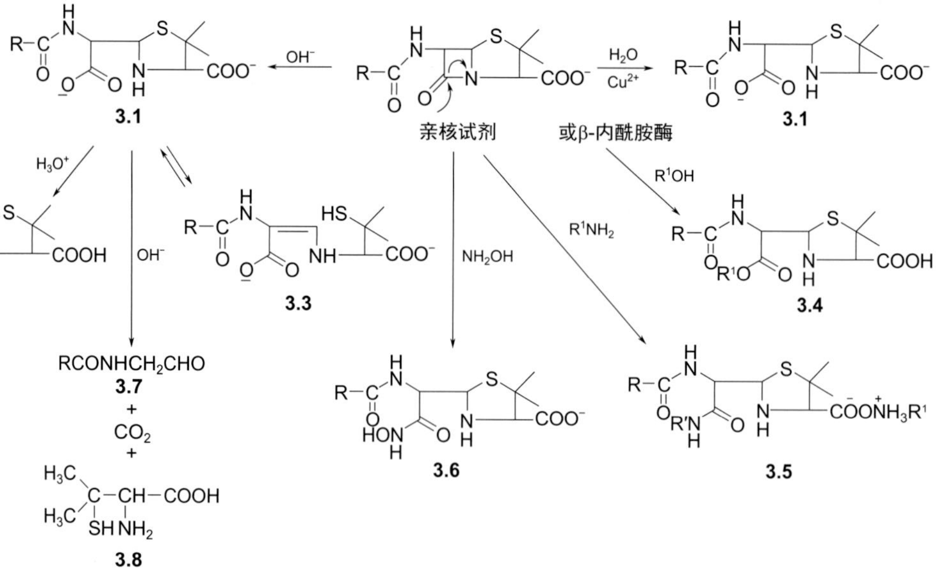

图 3.3　青霉素分子的亲和水解反应 [1]

3.1.1.2　亲电攻击反应（electrophilic attack reaction）

　　青霉素类药物 β- 内酰胺环的氮原子和四氢噻唑环中的硫原子对亲电攻击反应也很敏感（图3.4）[1]。在强酸中，孤对电子作为亲核试剂进攻青霉素 β- 内酰胺环羰基的双键结构，形成噁唑酮（ozazolone）结构中间体（**3.9**），再经重排后形成青霉二酸（penillic acid）（**3.10**）。

在弱酸或中性溶液中，青霉素类抗生素易形成青霉烯酸（penicillenic acid）（**3.11**），其在约320nm处具有特征的紫外吸收；青霉烯酸非常不稳定，根据溶液的pH，迅速异构化为青霉噻唑酸（penicilloic acid）或青霉二酸[4]；金属离子可以攻击四氢噻唑环中的硫原子，在中性溶液中，如青霉素可以被$HgCl_2$迅速降解[5]。

对青霉素在pH 2.7溶液中的降解动力学研究表明，降解反应呈一级动力学反应，反应常数及反应活化能见表3.1。水解反应首先形成青霉烯酸，该反应是整个水解反应的限速反应；之后，形成青霉二酸和派那马地酸；青霉二酸和派那马地酸均可降解成青霉脱羧噻唑酸；派那马地酸还可进一步降解成青霉醛、青霉胺和CO_2（图3.5），但该反应所需的反应活化能相对较高[6]。

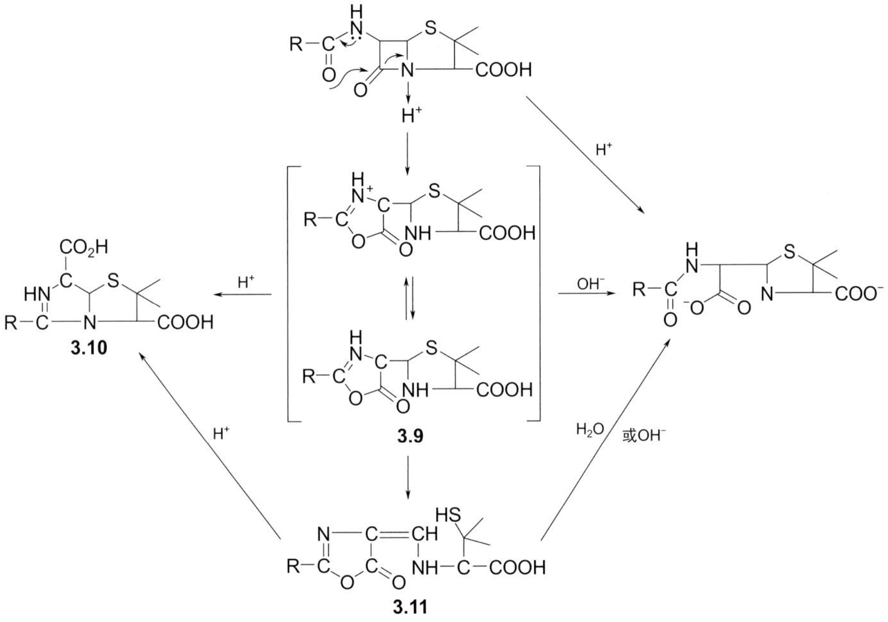

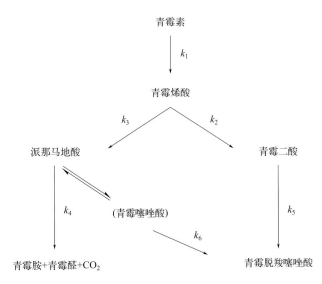

图 3.4 青霉素分子的亲电水解反应[1]

青霉素

k_1

青霉烯酸

k_3 k_2

派那马地酸   青霉二酸

（青霉噻唑酸）

k_4 k_6 k_5

青霉胺+青霉醛+CO_2 青霉脱羧噻唑酸

图 3.5 青霉素在 pH 2.7 水溶液中的水解反应途径[6]

表3.1　青霉素在 pH 2.7 水溶液中的水解反应常数及反应活化能 [6]

项目		k_1/min^{-1}	k_2/min^{-1}	k_3/min^{-1}	k_4/min^{-1}	k_5/min^{-1}	k_6/min^{-1}
25℃	0.0367mol/L 缓冲液	9.0×10^{-3}	2.5×10^{-1}	8.0×10^{-2}	3.8×10^{-5}	4.9×10^{-5}	1.8×10^{-4}
37℃	0.0367mol/L 缓冲液	3.1×10^{-2}	5.0×10^{-1}	2.0×10^{-1}	2.3×10^{-4}	1.2×10^{-4}	5.0×10^{-4}
	0.11mol/L 缓冲液	3.7×10^{-2}	7.0×10^{-1}	4.0×10^{-1}	3.5×10^{-4}	2.0×10^{-4}	8.5×10^{-4}
45℃	0.0367mol/L 缓冲液	7.9×10^{-2}	1.0	3.3×10^{-1}	6.4×10^{-4}	2.1×10^{-4}	8.1×10^{-4}
$E_a/[\text{kcal}^{①}/(\text{mol}\cdot℃)]$		20.3	12.8	13.2	26.8	13.8	14.6

① 1kcal=4.184kJ。

3.1.1.3　侧链对水解反应的影响

由图3.4可知，青霉素侧链基团直接参与了青霉素-青霉二酸的转化反应。已经证明，在酸性溶液中侧链青霉素具有强吸电子基团，特别是青霉素的 α 位被强吸电子基团取代，由于取代基的诱导效应，使得由电子转移引发的青霉二酸重排反应难以发生，使其稳定性显著提高 [7,8]。若青霉素的 α-氢原子分别被甲氧基（—OCH_3）、氯原子（Cl）和氨基（—NH_2）取代，则耐酸性均有所提高；引入苯基如甲氧西林等耐酸性也显著提高 [9]；青霉素在酸性溶液中的稳定性与相应侧链取代基的酸度呈明显正相关。

侧链具有 α-氨基（强吸电子取代基）的青霉素类药物，如氨苄西林、阿莫西林等，在酸性溶液中都以阳离子的形式（AH^+）存在，此时，羧酸的 pK_a 约为2.6，侧链氨基的 pK_a 约为7.2 [10]；由于缺乏氨基（—NH_2）作为亲核试剂，使得 α-氨基无法发挥其强吸电子取代基的作用，导致侧链对羧基的亲核性明显降低，因而该类青霉素在酸性溶液中更加稳定；但同时也使得其在中性和碱性溶液中更不稳定 [11]。侧链上的 α-氨基由于具有强大的电子攻击能力，可以通过亲核反应与另一个分子的 β-内酰胺环羧基发生聚合反应 [12]。此外，在某些情况下（pH 2.5，80℃无氧条件下30h），由于分子内的氨解作用，氨苄西林还可以形成二酮哌嗪衍生物（diketopiperazine，DKP）和青霉胺（1∶4）[13]。氨苄西林在碱性溶液中的降解反应途径见图3.6。

（1）氨苄西林噻唑酸（ampicillin penicilloic acid，APC）　和其他青霉素类分子类似，氨苄西林水解首先形成APC。NMR分析揭示，氨苄西林在碱性溶液中水解，最初形成的APC产物保留了氨苄西林的3S、5R、6R构型 [14]；HPLC分析时仅显示有一个色谱峰，在37℃条件下，5R-APC逐渐向合成5S-APC体转变。利用 ^{1}H-NMR分析该转变过程：虽然5R-APC氢谱的化学位移和5S-APC非常相似，但二者的2（α/β）-CH_3峰的化学位移明显不同（表3.2）；在5R-APC的 D_2O 溶液中加入一滴NaOD，24h后可以观测到第二组5S-APC的信号。在碱性条件下水解、酸化、低温（4℃）结晶，可以制备多种青霉素类药物（青霉素、羧苄西林、氯唑西林、氟氯西林、甲氧西林、青霉素V、替卡西林、阿莫西林、氨苄西林和非奈西林）的噻唑酸和脱羧噻唑酸纯品 [15]。对青霉素类化合物上述异构化机理的研究揭示，5R-异构体通过亚胺互变异构体形成5S-异构体 [16]。

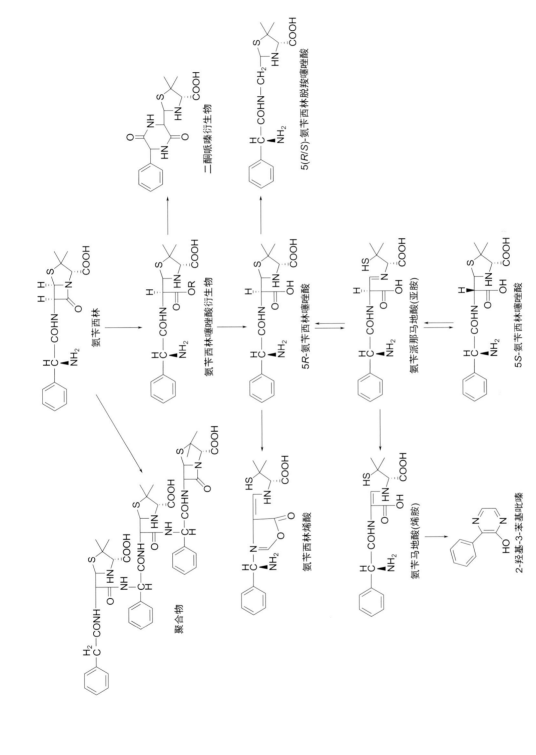

图 3.6 氨苄西林在碱性溶液中的降解反应途径（参考文献 [14] 整理）

表 3.2　氨苄西林降解物 ^{1}H-NMR 的化学位移（δ,ppm）[14]

化合物		2（α/β）CH$_3$	3H	5H，6H	Ar—CH	Ar	溶剂
5R-APC		1.10，1.16s	3.04s	4.25，6.05d	5.17s	7.5	D$_2$O
5S-APC		0.51，1.43s	3.26s	4.83，5d	5.27s	7.5	D$_2$O
5R-APO		0.9，1.45s	3.31s	4.81s①	4.56t	3.05～3.2dd	d$_6$-DMSO
5S-APO		1.07，1.45s	3.2s	4.8s①	4.49t	3.31～3.52dd	d$_6$-DMSO
二酮哌嗪衍生物		1.2，1.5s	3.58s	5.1d，3.8s	4.0s	7.4m	d$_6$-DMSO
2-羟基-3-苯基吡嗪						8.27m	
二聚体	残基 I	1.33，1.52s	3.92s	5.3d，5.47dd	5.8s		d$_6$-DMSO
	残基 II	1.0，1.09s	3.3	4.8d，4.75dd	4.9d		

① CH$_2$—CH。

注：s—单峰；d—双峰；dd—两重双峰；m—多重峰；t—三重峰。

（2）氨苄西林脱羧噻唑酸（ampicillin penilloic acid，APO）　氨苄西林水解形成噻唑酸（APC）后，可以进一步脱羧形成脱羧噻唑酸（APO）。在形成 APO 的过程中，氨苄西林母核的 6 位手性碳丢失，仅保留了 5 位的手性碳结构。在碱性溶液中 APC 的可能降解机理见图 3.7，通过电子转移作用，可以形成一对 APO 差向异构体（5R-APO 和 5S-APO）。

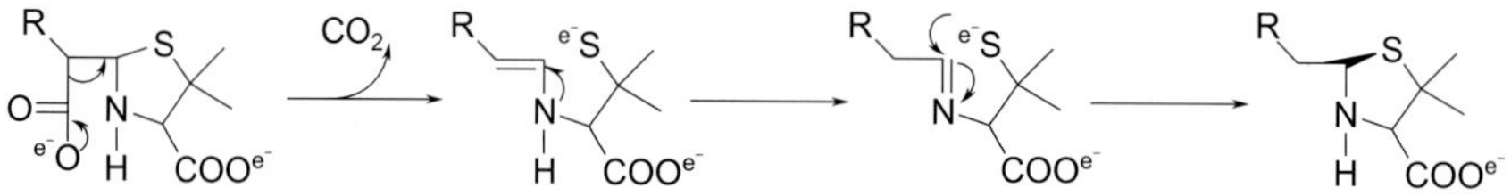

图 3.7　氨苄西林噻唑酸在碱性溶液（pH12，37℃）中的可能降解机理[14]

在 ^{1}H-NMR 图谱中，APO 在 δ 3.05～3.2ppm 和 δ 3.31～3.52ppm 处均显现出由 ABX 系统（CH$_2$—CH）8 个谱线组成的多重峰；两组信号的相对强度可以表征两个异构体的相对比例。APO 的 ^{1}H-NMR 信息见表 3.2。

（3）二酮哌嗪衍生物（diketopiperazine，DKP）　氨苄西林等侧链具有 α-氨基的青霉素在含糖或多元醇溶液中可以发生环化反应形成 2,5-二酮哌嗪衍生物（DKP）。该反应在 pH 9～9.5 范围内易发生，pH 大于 9.5 时，反应减弱[17]。其原因在于当 pH 较高时，OH$^-$ 催化的水解作用成为优势反应，进而抑制了环化反应的发生。氨苄西林在 pH 为 12 的溶液中，混合降解产物通常不含 DKP，但在 pH 为 9 的葡萄糖溶液中，可以发现 DKP 的存在。DKP 的 ^{1}H-NMR 信息见表 3.2。

DKP 的形成机理为：侧链的 α-氨基亲核攻击 β-内酰胺环的羰基，发生分子内的氨解作用。由于 β-内酰胺环氮原子上的孤对电子主要位于 β-内酰胺环的 α-侧（图 3.8），对亲核试剂从该侧的进攻不利。因而，理论上亲核试剂首选的攻击方向应为 β-侧，实际上取决于立体效应和电子效应之间的平衡。氨苄西林与其差向异构体 6S-氨苄西林由于空间构型的不同，侧链氨基分别位于

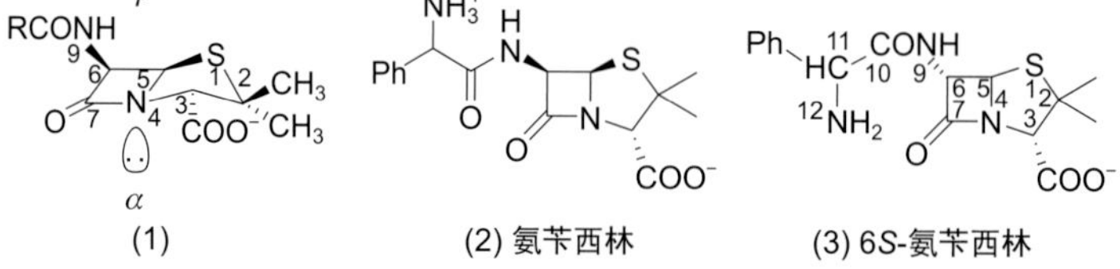

　　　（1）　　　　　　　（2）氨苄西林　　　（3）6S-氨苄西林

图 3.8　青霉素 β-内酰胺环的空间构型

β-内酰胺环的不同侧（图3.8）。理论预测及实验均证明，6*S*-氨苄西林较氨苄西林更易形成DKP，其原因在于6*S*-氨苄西林的空间构型使其氨基有利于从*β*-侧对β-内酰胺环进行攻击[18]。

（4）2-羟基-3苯基吡嗪（2-hydroxy-3-phenylpyrazine，HPP）　氨苄西林在碱性溶液（2.5m mol/L NaOH/50mmol/L KCl，pH=12，37℃）中可以形成2-羟基-3-苯基吡嗪（HPP）。HPP的荧光最大激发波长为345nm，最大发射波长为425nm[19]。氨苄西林等侧链具有*α*-氨基的青霉素转化为荧光化合物包括HPP，是许多荧光法测定氨青霉素的基础。HPP的[1]H-NMR信息见表3.2。

氨苄西林形成HPP通常首先需要在碱性溶液中形成5*R*-APC，然后在酸性条件（pH 2，50℃）下反应2h[19]，或加入0.04%的HgCl$_2$柠檬酸缓冲液（pH 2.5），在磷酸盐缓冲液（pH 6，40℃）中反应20min[20]；在碱性溶液（pH 12，37℃）中的形成机理见图3.9。

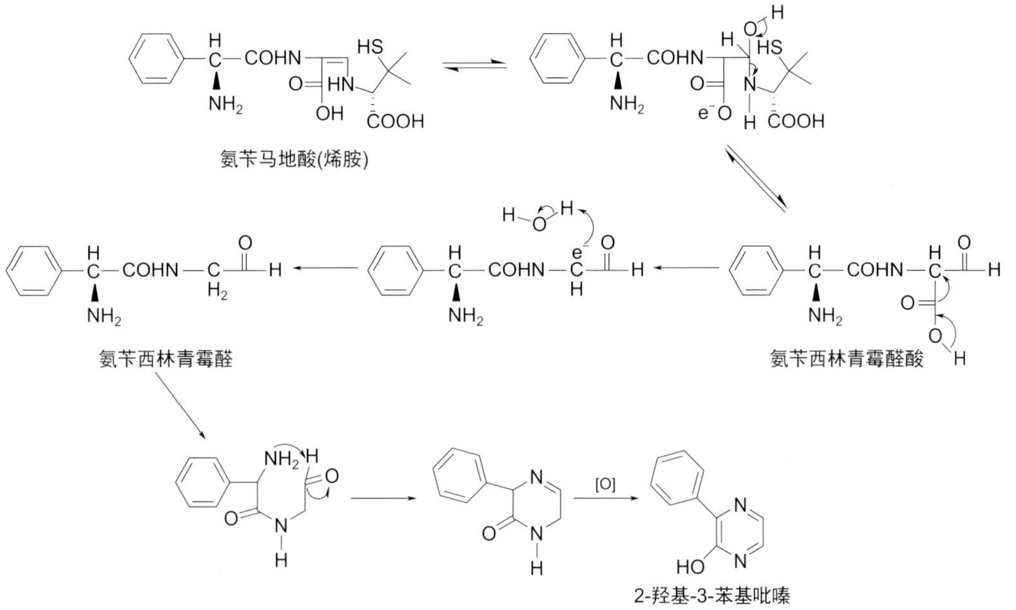

图3.9　氨苄西林在碱性溶液（pH 12，37℃）中形成HPP的反应机理（参考文献［14］整理）

进一步比较侧链结构不同的青霉素的降解反应动力学特性。在0.05mol/L碳酸钠溶液（pH 9.2）中降解反应均呈一级动力学反应，不同侧链结构的青霉素的降解反应速率常数见表3.3[21]。

表3.3　不同侧链结构的青霉素在碱性溶液中的降解反应速率常数

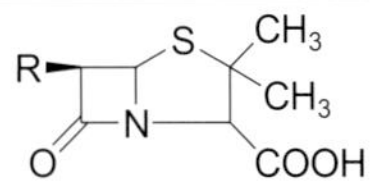

青霉素	R	K/min^{-1}	青霉素	R	K/min^{-1}
阿莫西林	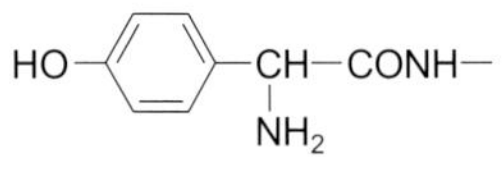	0.0967	双氯西林	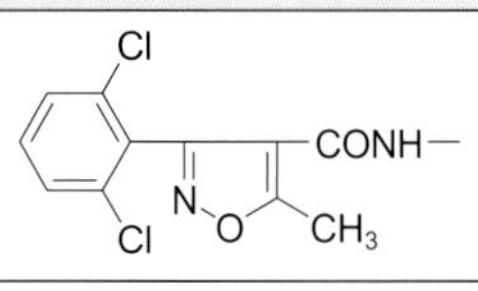	0.1574
氨苄西林	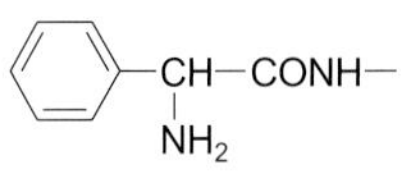	0.0994	氟氯西林	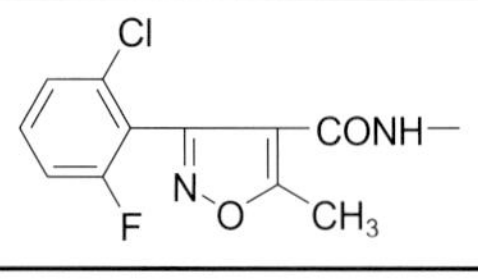	0.1256

续表

青霉素	R	K/min^{-1}	青霉素	R	K/min^{-1}
依匹西林	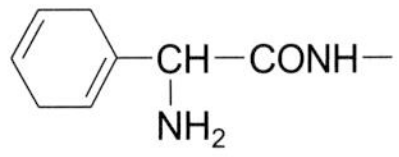 —CH(NH₂)—CONH—	0.1052	苯唑西林	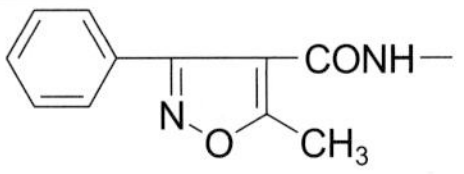	0.0998
阿度西林	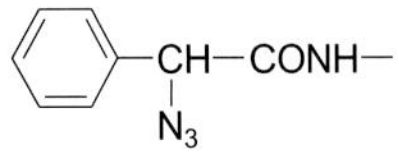 —CH(N₃)—CONH—	0.1967	美西林	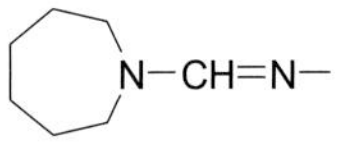	0.5653
阿洛西林	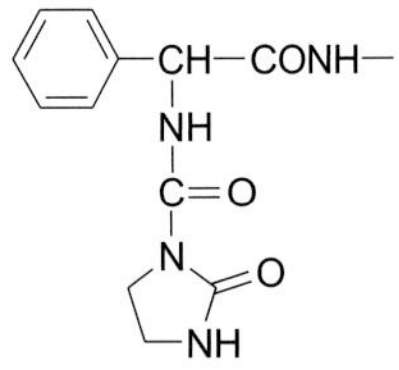	0.1051	甲氧西林	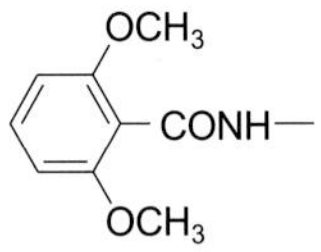	0.0641
美洛西林	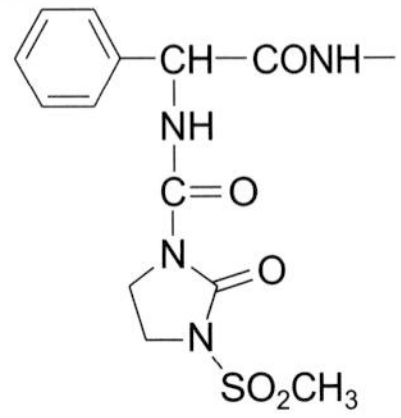	0.1499	萘夫西林	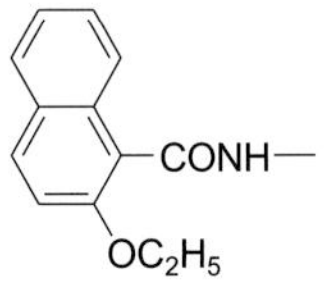	0.0671
哌拉西林	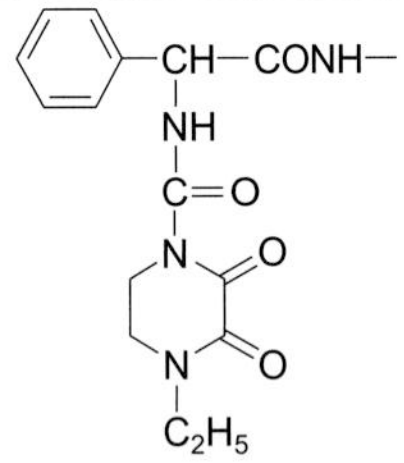	0.9273	羧苄西林	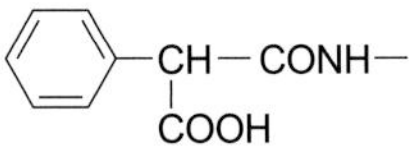	0.0707
氯唑西林	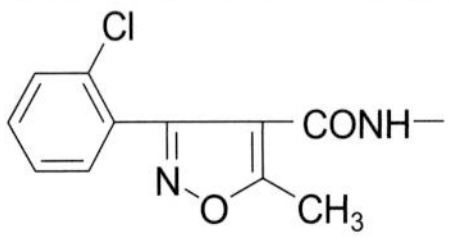	0.1145	卡非西林	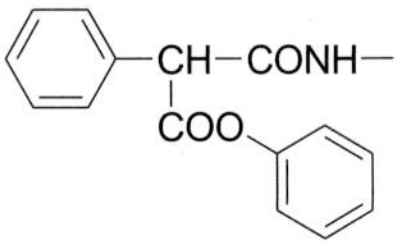	15.0136

3.1.1.4　差向异构化反应

青霉素类药物在碱性溶液中的C6位差向异构化反应为可逆反应（图3.10），C6取代基的电负性直接影响异构化反应的发生。在溶液pH为10～11时，取代基为氨基（图3.10a）、N,N-二甲氨

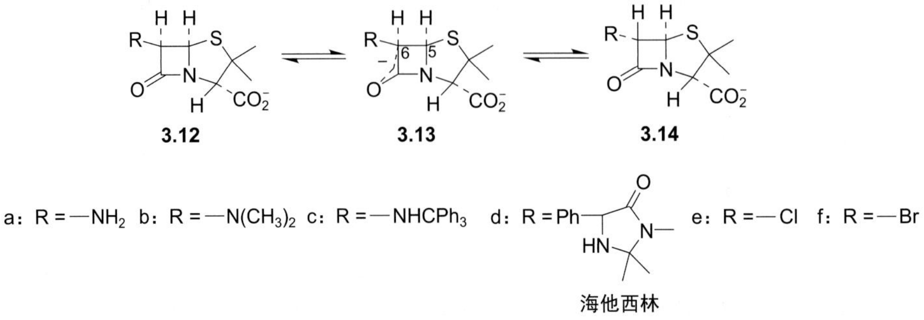

3.12　⇌　**3.13**　⇌　**3.14**

a: R = —NH₂ b: R = —N(CH₃)₂ c: R = —NHCPh₃ d: R = Ph e: R = —Cl f: R = —Br

海他西林

图 3.10　在碱性溶液中青霉烷酸化合物的 C6 位差向异构化反应（参考文献 [22] 整理）

基（图3.10b）和三苯甲基氨基（图3.10c）的化合物（**3.12**），30 min内未能观测到其C6位的异构化产物（**3.14**）；而取代基为Cl、Br时，异构化反应较易发生；海他西林（hetacillin, 图3.10d）也较易发生C6位的异构化反应。上述结果提示，C6位的异构化反应与C6位的去质子化和再质子化过程有关。当C6再发生质子化时，形成过渡态化合物（**3.13**），由于空间位阻等作用，当化合物（**3.13**）与化合物（**3.14**）之间的能垒较化合物（**3.13**）与化合物（**3.12**）之间的能垒更低时，发生异构化反应[22]。

　　海他西林在pH为11.5的氢氧化钠溶液中室温放置30min，然后用稀盐酸酸化至pH 2，即可得到其6位差向异构体（epihetacillin）晶体，收率约85%[23]。在水溶液中，海他西林的6位差向异构化反应和与氨苄西林的互变异构化反应同时发生，且为竞争反应，二者均为pH依赖反应[图3.11(a)][24]。

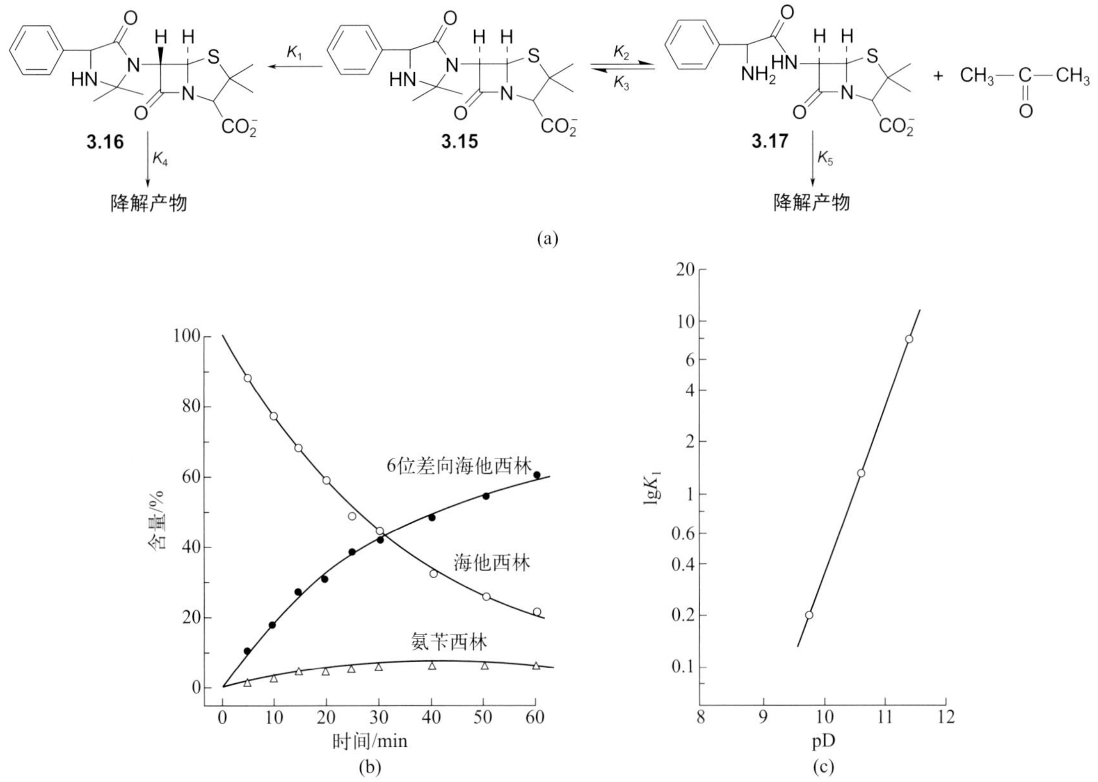

(a)

(b)

(c)

图3.11　海他西林在碱性溶液中的降解反应（参考文献［24］整理）

（a）同时发生6位差向异构化反应和与氨苄西林的互变异构反应；（b）海他西林在 Na_2CO_3-$NaDCO_3$ 缓冲液（pD 10.6）35℃条件下，降解反应产物的变化；（c）海他西林在35℃, μ=0.5 时异构化反应曲线

　　在 D_2O 溶液中利用NMR定量分析海他西林的异构化反应速率和水解反应速率[24]。海他西林（**3.15**）、6位差向海他西林（**3.16**）和氨苄西林（**3.17**）的核磁共振光谱C3质子的化学位移在4.2～4.4区间呈明显差异（**3.15**, 4.30; **3.16**, 4.39; **3.17**, 4.19），可以用于确定它们的相对含量。图3.11(b)为海他西林在pD 10.6、35℃条件下的反应结果，可见，1h后，6位差向海他西林和氨苄西林的量分别增加到60%和6%；模拟计算诸反应速率常数，K_1=1.30h^{-1}，K_2=0.30h^{-1}，K_3=0.0h^{-1}，K_4=0.11h^{-1}，K_5=1.20h^{-1}（K_4和K_5通过测定化合物 **3.16** 和 **3.17** 的降解反应获得；由于K_3非常小，故忽略丙酮与化合物 **3.17** 的逆反应）。在35℃，pD 11.4条件下，海他西林40min几乎可以完全转化成差向异构体（K_1=8.0h^{-1}），而在pD 6.0条件下，需要3h才能完全转化（K_2=1.6 h^{-1}）；在pD 10.6～9.75

条件下，海他西林可同时产生化合物**3.16**和**3.17**。6位差向海他西林在pD 9.75、10.6和11.4条件下，没能检测到其逆反应产物海他西林，提示海他西林的差向异构化为不可逆反应。lgK_1- pD曲线呈线性，斜率为正值［图3.11(c)］，提示氢氧根离子对该反应的影响呈一级依赖关系。

美西林（mecillinam）的6位侧链为亚胺结构，使其易发生6位的差向异构化反应，也使其与其他青霉素类药物的水解途径不完全相同。与典型的青霉素药物相比，在37℃时，随着溶液pH的增加，美西林的降解反应模式变得复杂[25]。

在强酸溶液（pH 2）中，美西林降解的半衰期约15h。首先，美西林的β-内酰胺环迅速水解形成噻唑酸（**3.22**）（产率为5%～10%），之后的50h，化合物**3.22**不再增加，但产生脱羧噻唑酸（**3.24**）（产率约为45%），此期间同时形成5S-脱羧噻唑酸（**3.25**）（产率与化合物**3.24**几乎相同）；没有观测到侧链的水解产物［图3.12(a)］。

在弱酸性溶液（pH 6）中，美西林的降解半衰期约为100h。主要降解反应为侧链的水解，形成6-甲酰胺衍生物（**3.20**），随后化合物**3.20**的β-内酰胺环开环形成化合物**3.26**和**3.27**，再脱羧形成化合物**3.28**和**3.29**；该条件下，美西林的C6位可以发生差向异构化形成化合物**3.19**，但

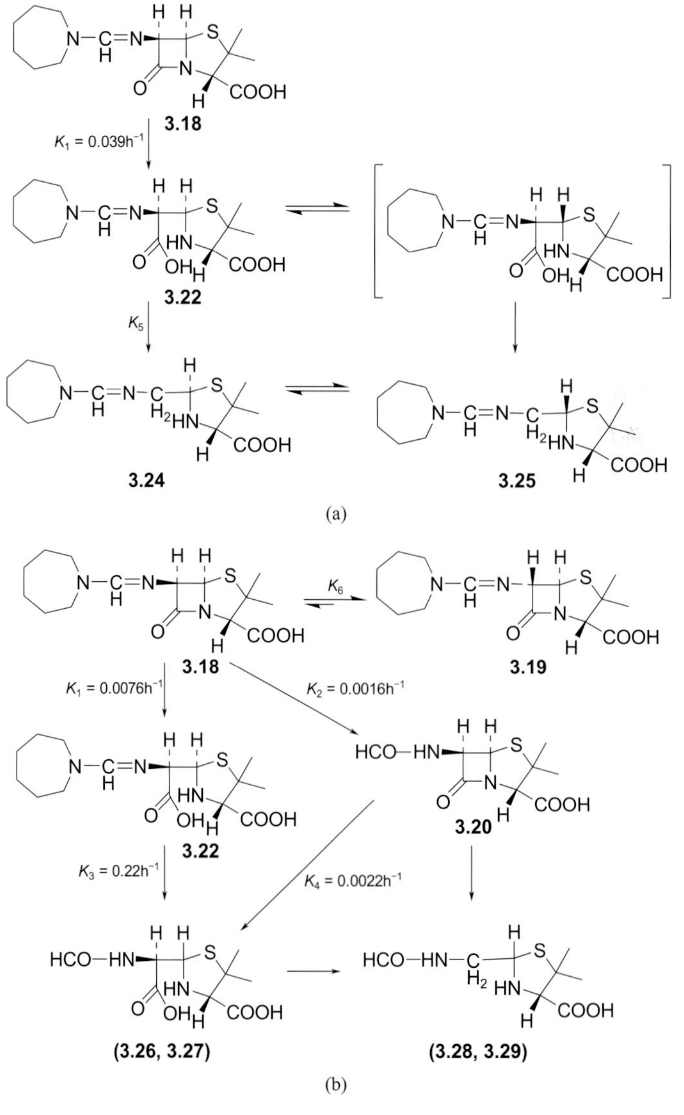

(a)

(b)

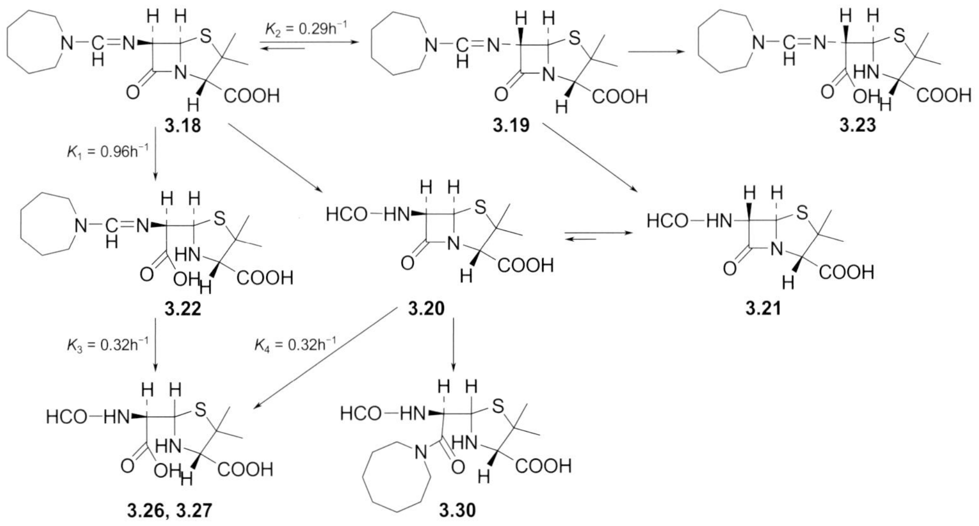

(c)

图 3.12 美西林在溶液中的降解反应途径（参考文献［25］整理）

（a）强酸性溶液（pH 2）；（b）弱酸性溶液（pH 6）；（c）强碱性溶液（pH 10）

120h 的产率仅约为 10%［图 3.12(b)］。

在强碱性溶液（pH 10）中，美西林迅速降解（半衰期约为 1h），主要降解反应为侧链的水解。此时，美西林易发生 C6 的差向异构化形成化合物 **3.19**，其主要降解物化合物 **3.20** 也易发生差向异构化形成化合物 **3.21**［图 3.12(c)］。降解反应 2 ～ 3h，降解物中化合物 **3.20** 和 **3.21**、化合物 **3.26** 和 **3.27**、化合物 **3.30** 的量约占 50% ～ 60%；化合物 **3.19**、**3.22** 和 **3.23** 约占 30%。化合物 **3.30** 的量与美西林的浓度有关，将美西林的浓度从 0.1% 提高到 10%，可提高化合物 **3.30** 的量。

3.1.1.5 羧酸与 β - 内酰胺环的加合反应

在对双氯西林的降解物研究中发现了 β- 内酰胺环的 N- 酰基化产物，并认为其可以通过两种途径产生（图 3.13）[26]。进一步的研究发现，β- 内酰胺环与羧酸的加合反应在青霉素类药物如青

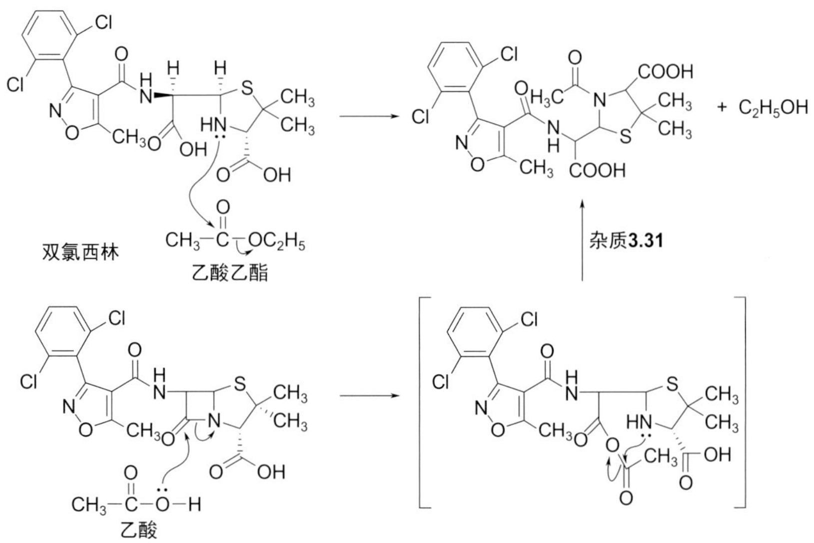

图 3.13 β － 内酰胺环 N － 酰化加合物的形成机理（参考文献［26］整理）

霉素V、苯唑西林、哌拉西林等的降解产物中普遍存在；在含乙酸的水溶液中，它们均可产生杂质 **3.31**；且当它们在弱酸性溶液中水解产生杂质 **3.32**（含有侧链的有机酸杂质）时，杂质 **3.32** 可以进一步与β-内酰胺环发生加合反应，形成杂质 **3.33**（图3.14）[27]。上述结果也提示，有机酸类化合物通过羧基攻击β-内酰胺环的加合反应是青霉素药物普遍存在的一类重要降解反应。

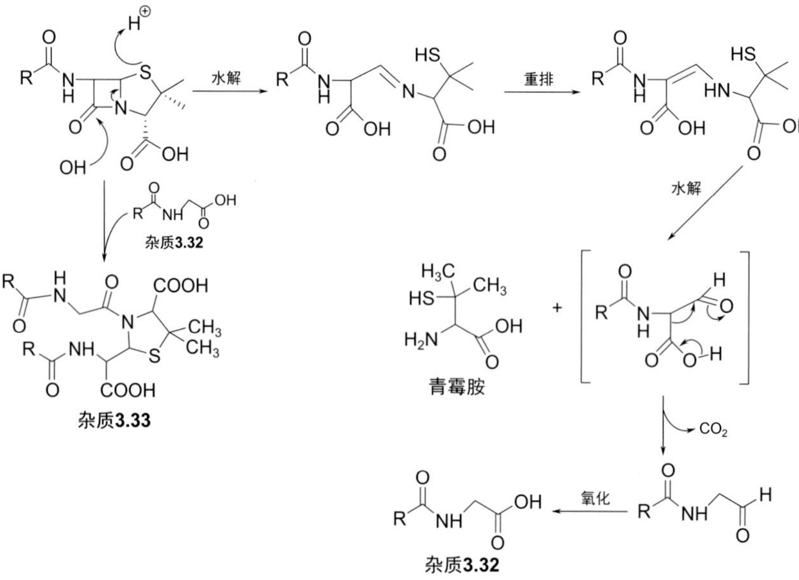

图3.14   青霉素类药物降解过程中形成的 β-内酰胺 *N*-酰化加合物

3.1.1.6   C3位羧基的反应

青霉素分子是一种较强的有机酸，在水中的 pK_a 值约为2.6～2.7。C3羧基与碱反应可以迅速形成可溶性的晶体盐或难溶性的（有机）盐。钠、钾和钙盐是最常见的可溶性盐，普鲁卡因、苄星（*N,N*'-双苄基乙二胺）（benzathine）、苯乙苄胺（benethamine）和脱氢枞基双乙二胺（dehydroabietylethylenediamine，hydrabamine）是最常用的有机盐。此外，C3的羧基还可以形成酯类或酰胺等衍生物，这是开发口服青霉素的基础。

3.1.2   固体理化特性

青霉素类药物固体的理化特性主要包括固体稳定性与溶解性。前者不仅与药物的固有结构相关，且受其生产工艺的影响；后者为药物的固有特性。对于口服药物，固体理化特性影响药物的吸收。

3.1.2.1   固体稳定性

氨苄西林三水合物（ampicillin trihydrate，AMP）、6-氨基青霉烷酸（6-aminopenicillanic acid，6-APA）、阿莫西林三水合物（amoxicillin trihydrate，AMO）、哌拉西林（piperacillin，PIP）、阿莫西林钠（amoxicillin sodium，AMO-Na）、阿洛西林钠（azlocillin sodium，AZL-Na）、美洛西林钠一水合物（mezlocillin sodium monohydrate，MEZ-Na）和阿度西林钠（azidocillin sodium，AZI-Na）在固体条件下的降解反应均符合一级反应动力学规律；其稳定性与化合物侧链结构的亲水-亲脂特性有关，在25℃时的热稳定性顺序为：AMP<6-APA<AMO<<AZL-Na<AMO-Na<AZI-Na

<MEZ-Na<<PIP[28]。

采用HPLC方法分析青霉素类药物在固体状态下的降解反应产物，发现以水解为主的降解反应是影响样品稳定性的主要途径。影响青霉素类药物固体稳定性的主要因素除与药物自身的侧链结构有关外，还与药物的物理状态（结晶型或无定型）及样品中水分的存在形式有关。

在100℃和100℃/75% RH条件下比较氨苄西林钠、阿莫西林钠及其水合物的降解反应速率及反应过程中自由能的变化（ΔG）。氨苄西林三水合物和其钠盐晶体的稳定性相当，ΔG均约为120kJ/mol；阿莫西林三水合物和阿莫西林钠在100℃/75% RH条件下，ΔG分别约为120kJ/mol和110kJ/mol，即阿莫西林三水合物更稳定；而在100℃条件下，阿莫西林三水合物的ΔG约为125kJ/mol，阿莫西林钠的ΔG约为135kJ/mol，即阿莫西林钠在干燥条件下更稳定；这种稳定性的差异可能与100℃时三水合物的脱水有关[29]。该结果提示，在固体状态下，β-内酰胺水合物的化学稳定性可以与非水合物相同；水合物的不稳定性可以归因于结晶水的物理丢失，导致了产品中无定型样品的增加，使其在固态下更容易降解。

分析阿莫西林三水合物在失水过程中的降解反应，发现失水过程中的主要降解产物并不是阿莫西林的水解产物阿莫西林噻唑酸，而是阿莫西林二聚体（图3.15）[30]。由阿莫西林三水合物的

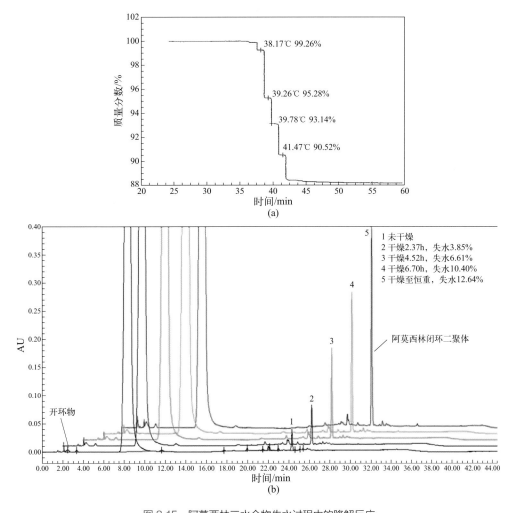

图 3.15　阿莫西林三水合物失水过程中的降解反应

（a）阿莫西林三水合物 TGA 分析；（b）丢失结晶水过程降解产物的变化

晶格结构可知，阿莫西林侧链的氨基、β-内酰胺环的羰基与另一分子的β-内酰胺环的羧基通过三个水分子，以氢键的形式形成稳定的结构，侧链氨基不易与β-内酰胺环直接接触（图3.16）[29]。然而失水时，伴随着阿莫西林水合物晶格结构的坍塌，其侧链氨基更容易与另一分子的β-内酰胺环接触，继而发生亲核反应形成二聚体。

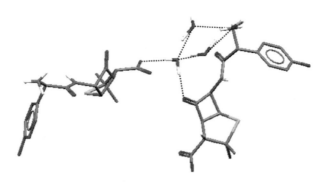

图3.16　阿莫西林三水合物的晶格结构[29]

阿莫西林侧链的氨基、β-内酰胺环的羰基与另一分子的β-内酰胺环的羧基通过三个水分子，以氢键的形式形成稳定的结构，晶体结构中阿莫西林分子的侧链氨基不易与另一分子的β-内酰胺环直接接触

　　分析非晶体样品中的水分含量对青霉素稳定性的影响。固体样品中的水分依据其与物质表面的结合程度可以分为紧密结合水和自由水（非紧密结合水）。水分含量是物质中所含水分的量占物质总质量的百分比，水分活度（water activity）反映了样品中水与各种非水成分的缔合强度，常被用于表征固体样品中所含自由水的多少。样品中自由水的含量是影响固体药物稳定性的主要因素。

　　比较冷冻干燥和喷雾干燥工艺的哌拉西林钠的固体稳定性，冷冻干燥产品更加稳定，其原因不仅与产品中的水分含量较低有关，也与其水分的状态明显相关；冷冻干燥工艺生产的哌拉西林钠中水分活度更低[31]。

　　采用加速稳定性试验［实验温度(25±2)℃，相对湿度(75±5)%，48h］，选择与阿莫西林水解反应直接相关的3个杂质（阿莫西林噻唑酸、5S-阿莫西林脱羧噻唑酸、2′,5′-二酮哌嗪-2R-阿莫西林）作为水解反应的特征性杂质，比较不同处方的阿莫西林克拉维酸钾颗粒中水分含量和水分活度对其稳定性的影响（图3.17）。可见，阿莫西林克拉维酸钾颗粒的水分活度与水分含量呈良好的线性相关，但不同处方的样品的等温（25℃）吸附曲线不同，即相同水分含量时水分活度不同；不同处方的样品稳定性明显不同；稳定性最好的B批样品，3个特征杂质的含量几乎都没有改变，即基本未发生β-内酰胺环的开环降解反应；而稳定性最差的E批样品，阿莫西林噻唑酸

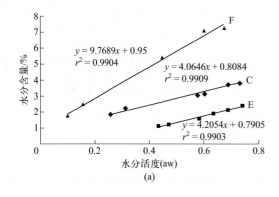

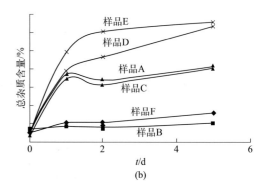

(a)　　　　　　　　　　　　　　　　(b)

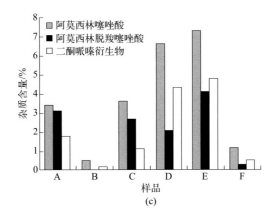

图 3.17　不同处方的阿莫西林克拉维酸钾颗粒中水分含量和水分活度对其稳定性的影响

（a）不同处方样品的等温（25℃）吸附曲线；（b）不同处方样品的稳定性；（c）稳定性试验中不同处方样品特征水解杂质的变化

的含量由 0.5% 增加到 7.3%，5S-阿莫西林脱羧噻唑酸的含量由 0 增加到 4.1%，2′,5′-二酮哌嗪-2R-阿莫西林的含量由 0.2% 增加到 4.8%，即产品的水解反应程度最大。综合分析上述结果，水解反应的速率和程度与样品的水分活度呈正相关，水分活度低的样品稳定性更好[32]。

光照是影响固体药物稳定性的另一重要因素。对普鲁卡因青霉素和氨苄西林钠的辐照研究表明，经 10kGy 和 25kGy 的 γ 射线辐照灭菌处理后，普鲁卡因青霉素的含量分别下降了 5.1% 和 5.4%，氨苄青霉素的含量分别下降了 5.7% 和 4.4%；HPLC 分析（UV 254 检测）没能发现降解物的色谱峰；但氨苄西林钠的比旋度随辐照剂量的增加从 280° 分别下降至 279° 和 265°，溶液的 pH 值也相应降低，并伴随着样品色泽的改变[33]。辐照引起的降解反应可能与其氧化降解反应有关，但具体的降解反应产物尚不明确。

3.1.2.2　溶解性

青霉素中几乎所有的钠盐和钾盐都可以自由溶解于水、0.1mol/L NaOH、低级醇、二甲基甲酰胺和甲酰胺中，或具有较高的溶解度（>20mg/mL），部分还可以溶于吡啶；在高级醇、丙酮和乙酸乙酯中为易溶（1 ～ 20mg/mL）至微溶（0.1 ～ 1mg/mL）；在异辛烷、环己烷、苯、乙醚、石油醚、三氯甲烷、二硫化碳和四氯化碳中几乎不溶（<0.1mg/mL）。通常不具有两性结构的青霉素（monobasic penicillin）如青霉素、青霉素 V、苯唑西林、氯唑西林等的铵盐、酯和游离酸在非极性溶剂中较极性溶剂更容易溶解。

具有两性结构（zwitterion）的青霉素如氨苄西林等，通常可以自由溶解于甲酰胺和二甲基甲酰胺中；微溶于水或其他极性溶剂；几乎不溶于醚或四氯化碳等非极性溶剂。由于具有两性结构的青霉素同时具有可离子化的基团和非极性基团，因而它们同时具有离子和有机分子的特性，其溶解度受环境的 pH、缓冲盐、溶剂介电常数、温度等的影响较大。比较不同结构的氨基青霉素在不同 pH 缓冲液中的溶解行为（25℃，$\mu=0.5$）。由于通常该类青霉素在水溶液中具有离子解离/吸附平衡反应（图 3.18），样品的固有溶解度被认为由电中性离子（$A^{\pm}$）的溶解度（C_0）所决定，因而，样品的总溶解度（C_T）可以表示为溶液 pH 的函数[34]：

$$C_T = C_0 \left(\frac{\alpha_{H^+}}{K_1} + 1 + \frac{K_2}{\alpha_{H^+}} \right) \tag{3.1}$$

式中，K_1、K_2 为图 3.18 中相应的解离常数；α_{H^+} 为 H^+ 的浓度。实验结果显示，环己西林（cyclacillin）的溶解度最高，之后依次为氨苄西林、氨苄西林三水合物和阿莫西林三水合物，依匹西林（epicillin）的溶解度最低；pH-溶解度曲线呈U形；pH值在等电点附近时，样品的溶解度最低。同时，利用式（3.1）计算上述青霉素的理论溶出曲线。式（3.1）计算的理论曲线与实际测定结果非常吻合（图3.19）。

青霉素类抗生素溶解后易分解。两性离子型青霉素如氨苄西林、环己西林等，最稳定pH与其等电点相吻合。氨苄西林的最稳定pH为4.85，环己西林的最稳定pH为5.0。对单碱基型（monobasic）青霉素，最稳定pH为6～7。

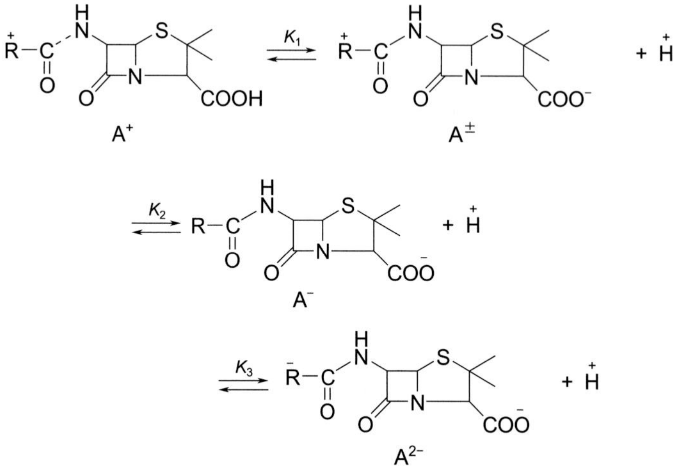

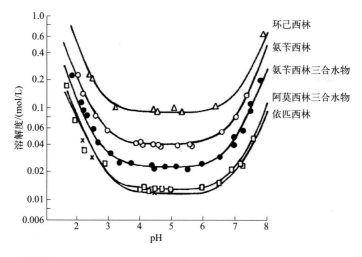

图3.18　氨基青霉素在水溶液中的离子反应

图3.19　氨基青霉素在不同pH缓冲液中的溶解度曲线（点为实测值，实线为计算值）[34]

在非极性溶剂中添加少量的水可使青霉素盐更容易溶解。同样，青霉素水合物中的结晶水可能有助于增加其在非极性溶剂中的溶解度，如氨苄西林水合物在丙酮、乙酸乙酯、二氧六环和醚中较其无水物更容易溶解。

3.1.3　青霉素-蛋白质结合物与青霉素聚合物

自青霉素被应用于临床以来，就伴随有青霉素过敏反应的发生[35]；青霉素过敏休克是当时最严重的临床不良反应[36]。但当时人们对导致青霉素过敏反应的原因并不十分清楚。青霉素过敏休克属于速发型过敏反应，即IgE介导的Ⅰ型过敏反应（图3.20）。按经典的免疫学理论，Ⅰ型过敏反应通常分为两个阶段：第一阶段，机体摄入抗原，产生特异的IgE抗体，抗体与肥大细胞结合分布于机体组织，使机体处于致敏状态；第二阶段，当机体再次接触该抗原或多价半抗原时，抗原与分布于肥大细胞表面的IgE抗体结合，导致肥大细胞脱颗粒，释放过敏介质，引发机体发生过敏反应。人们将能直接刺激机体产生抗体又能与抗体结合的物质称为抗原（antigen），但一般认为青霉素等小分子药物仅是单价半抗原（hapten），本身不具有免疫原性，也不能引发过敏反应（不具有反应原性）；只有和蛋白质等大分子载体结合形成抗原后，药物分子才能刺激机体产生特异抗体，才具有反应原性引发过敏反应；此外，药物分子形成多价半抗原（聚合物）也具有一定的反应原性。因此，揭示什么是诱导机体产生青霉素特异抗体的抗原，什么是诱发青霉素速发型过敏反应的反应原，成为揭示青霉素过敏反应原因的关键。

```
    机体摄入抗原
        ↓                    第 机
    产生特异性抗体            一 体
        ↓                    阶 致
 抗体和肥大细胞结合          段 敏
 分布到机体组织器官             阶
                                段
 再接触抗原或多价半抗原      第 引
        ↓                    二 发
肥大细胞脱颗粒释放过敏介质    阶 反
        ↓                    段 应
      炎症反应                  阶
 （表现为各种临床症状）          段
```

图 3.20　IgE 介导的 Ⅰ 型过敏反应发生机制

3.1.3.1　青霉素 – 蛋白质结合物

　　1966年，青霉素过敏反应研究取得重大突破。Levine首次提出了半抗原模型用以揭示药物过敏反应的免疫学机制。认为青霉素与蛋白质结合形成的青霉噻唑蛋白（penicilloylated protein）是导致青霉素过敏反应的过敏原[37]；之后，在青霉素及6-APA产品中均发现了青霉噻唑蛋白类杂质，并证明其在发酵工艺中形成，是诱导机体产生特异性抗体和引发青霉素过敏反应的过敏原[38]。对青霉素与蛋白质结合机制的研究揭示，蛋白质通过自由氨基与青霉素β-内酰胺环羰基的亲核反应，形成的青霉噻唑蛋白结构是稳定的抗原决定簇［图3.21(a)][39]；因而，减少青霉素制剂中青霉噻唑蛋白类杂质的量可显著降低临床过敏反应的发生率。我国曾于1973—1975年间，用商品青霉素及精制青霉素进行过十万余例的青霉素临床过敏反应研究，商品青霉素的过敏休克率较1968年世界卫生组织报道的过敏休克率（0.015%～0.04%）高，而精制后的青霉素，由于青霉噻唑蛋白含量显著降低，肌注后过敏反应发生率（0.012%）较商品青霉素显著降低[40]，证实

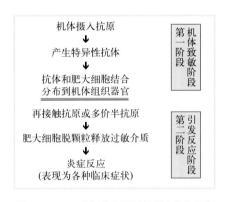

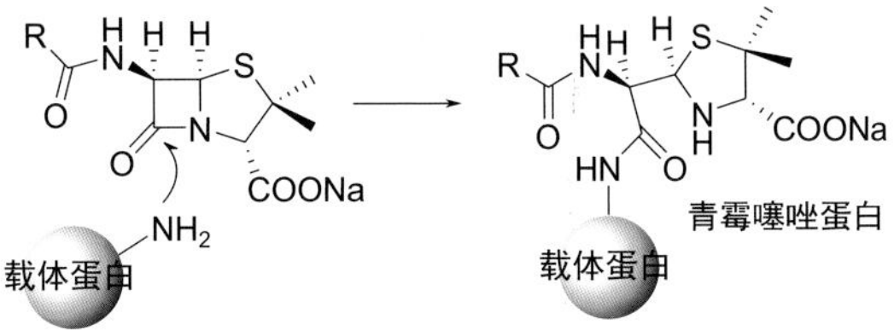

(a)

图 3.21

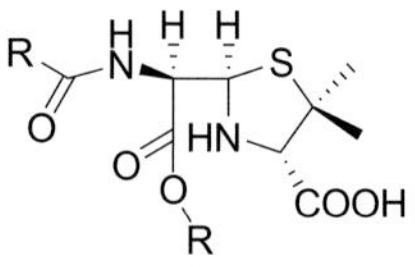

图 3.21　青霉素与大分子物质结合形成青霉噻唑结合物
（a）青霉素与蛋白质反应形成青霉噻唑蛋白；（b）青霉素-多糖结合物

了青霉噻唑蛋白类杂质是早期青霉素过敏反应的重要过敏原。

此外，青霉素还可以形成半抗原-多糖结合物。在 pH 7.4 的水溶液中青霉素可以与单糖、双糖、甘油、乙二醇等发生酯化反应［图3.21(b)］，这是形成青霉素-多糖结合物的基础。青霉素-多糖结合物具有青霉噻唑基，但本身结构不太稳定，易解离出青霉噻唑酸；半抗原-多糖结合物——青霉噻唑葡聚糖可以诱发豚鼠的迟发性过敏反应[41]。

3.1.3.2　青霉素聚合物

当青霉素过敏反应机制被逐渐阐明后，青霉噻唑蛋白是不是青霉素过敏反应中的唯一过敏原这一问题逐渐引起人们的关注。对青霉素聚合物的研究起始于20世纪60年代末，受当时分析技术的限制，利用凝胶过滤的分子排阻原理，结合被动皮肤过敏（PCA）试验，判断样品组分是否可以引发过敏反应是较常见的研究方法。高浓度的青霉素（青霉素钠、羧苄西林钠、氨苄西林钠和6-APA等）水溶液，经放置后，利用 Sephadex 凝胶分离 k_{av} 值较小的组分（分子量较大的组分），它们均可以引发PCA阳性反应[42-44]。上述结果提示，青霉素类药物可以形成聚合物，青霉素聚合物同样是重要的过敏性杂质。

对青霉素聚合物结构的认知主要来自20世纪70年代初对6位侧链含有氨基的青霉素如氨苄西林、阿莫西林的研究，其聚合反应机理被认为是药物分子中的自由氨基亲核攻击另一分子β-内酰胺环的羰基。通过DEAE-葡聚糖凝胶A-25离子交换树脂，从氨苄青霉素聚合样品中分离出二聚体、三聚体、四聚体和五聚体，利用PCA试验证明聚合物的最基本单元二聚体就能引发过敏反应[45,46]。

对6位侧链不含氨基的青霉素聚合物的研究一直较少。依据对青霉素类抗生素聚合反应的认知，青霉素聚合反应分为两类：①仅和母核结构有关的聚合反应，侧链中的活性基团不参与反应；②侧链参与的聚合反应，主要以氨苄青霉素等为代表，通过侧链上的氨基攻击另一分子β-内酰胺环的羰基形成聚合物。根据青霉素的可能聚合反应机理，青霉素类抗生素可能发生三类四种聚合反应：第一类为羧基与β-内酰胺环的反应，包括聚合反应Ⅰ（青霉素的2位羧基与另一分子药物β-内酰胺环的反应）和聚合反应Ⅱ（一分子青霉素β-内酰胺开环形成的羧基与另一分子药物β-内酰胺环的反应）；第二类为聚合反应Ⅲ（青霉素侧链的氨基与另一分子药物β-内酰胺环的反应）；第四类为聚合反应Ⅳ（药物侧链的氨基与另一分子药物2位羧基的反应）。

利用计算化学的方法，推测各类聚合反应的反应机理及优势聚合反应[47]。选择青霉素作为侧链不具有氨基的青霉素类药物的代表。理论上青霉素可以发生聚合反应Ⅰ和聚合反应Ⅱ。

（1）聚合反应Ⅰ　青霉素2位羧基的氧原子作为亲核基团，首先进攻另一分子药物β-内酰胺环上的羰基碳，同时伴有氢转移，形成中间体；然后碳氧键断裂，四氢噻唑环上的N和暴露出的羰基碳相连，形成聚合产物［图3.22(a)］。整个反应可分解为两步基元反应，理论计算可以搜寻到对应的过渡态［图3.22(b)］；聚合反应为吸热过程，反应过程能垒图提示，第二步基元反应为限速步骤。

（2）聚合反应Ⅱ　一分子青霉素的β-内酰胺环首先开环形成噻唑酸，新形成的羧基按聚合反应Ⅰ机理与另一分子药物的β-内酰胺环聚合（图3.23）。由上述反应机理可知，第二步基元反应亦为限速步骤。

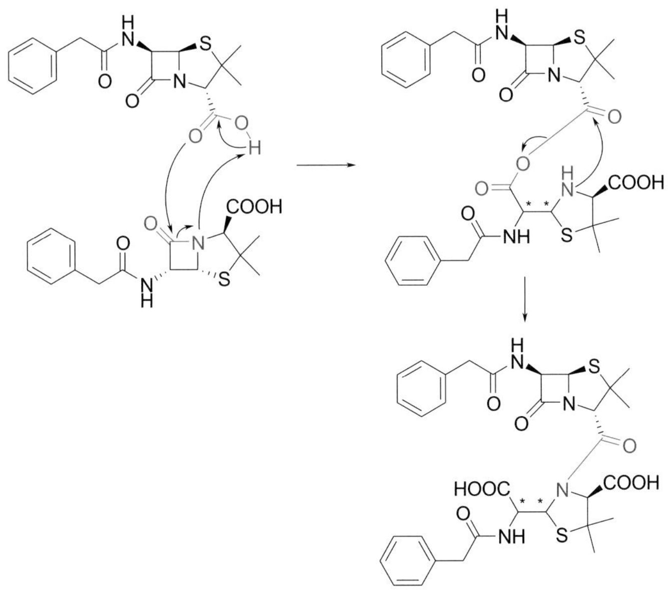

(a)

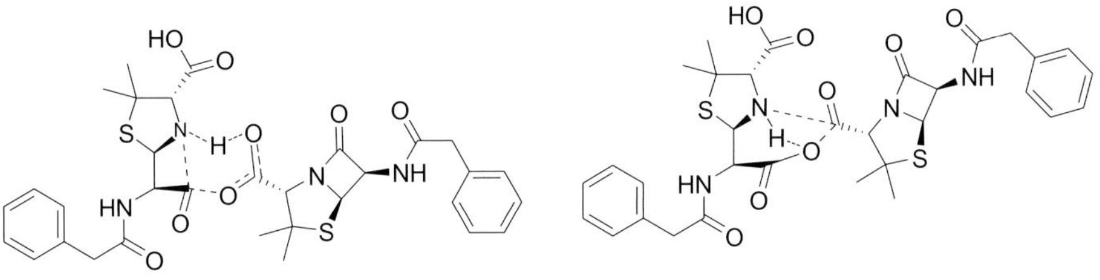

过渡态 I   过渡态 II

(b)

图 3.22 理论计算分析青霉素聚合反应 I 的反应机理（a）和可能的过渡态结构（b）

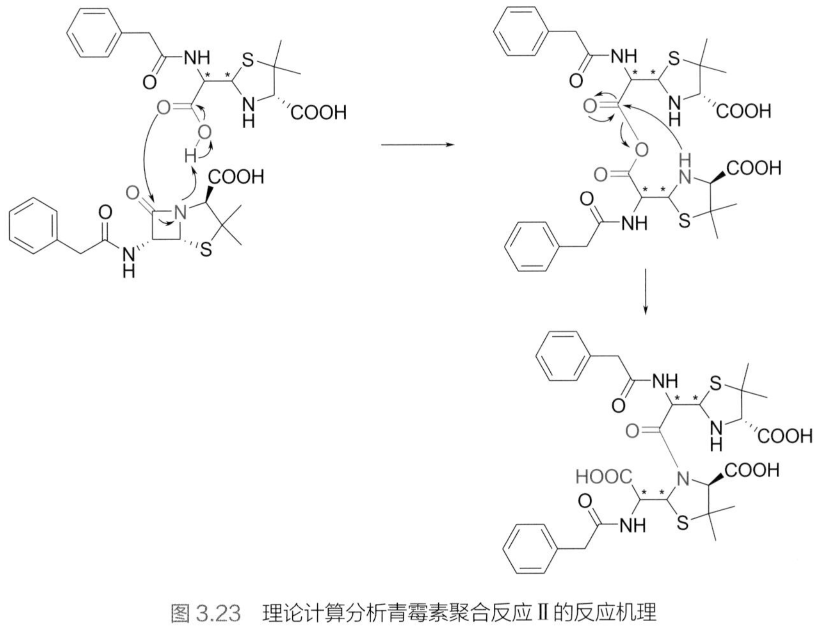

图 3.23 理论计算分析青霉素聚合反应 II 的反应机理

　　选择氨苄青霉素作为具有氨基侧链的青霉素类药物的代表。理论上氨苄西林除了可以发生青霉素类药品共性的聚合反应（聚合反应Ⅰ和聚合反应Ⅱ）外，还可发生两类氨基参与的聚合反应（聚合反应Ⅲ和聚合反应Ⅳ）。

　　（3）聚合反应Ⅲ　氨苄西林侧链的氨基作为亲核基团，首先进攻另一分子药物β-内酰胺环上的羰基碳，同时氨基上的氢转移至羰基氧，形成中间体；开环后氢转移到五元环的氮上，碳氧键成双键［图3.24(a)］。整个反应可分解为两步基元反应，理论计算可以搜寻到对应的过渡态［图3.24(b)］；聚合反应为放热过程，反应过程能垒图提示，第一步基元反应为限速步骤。

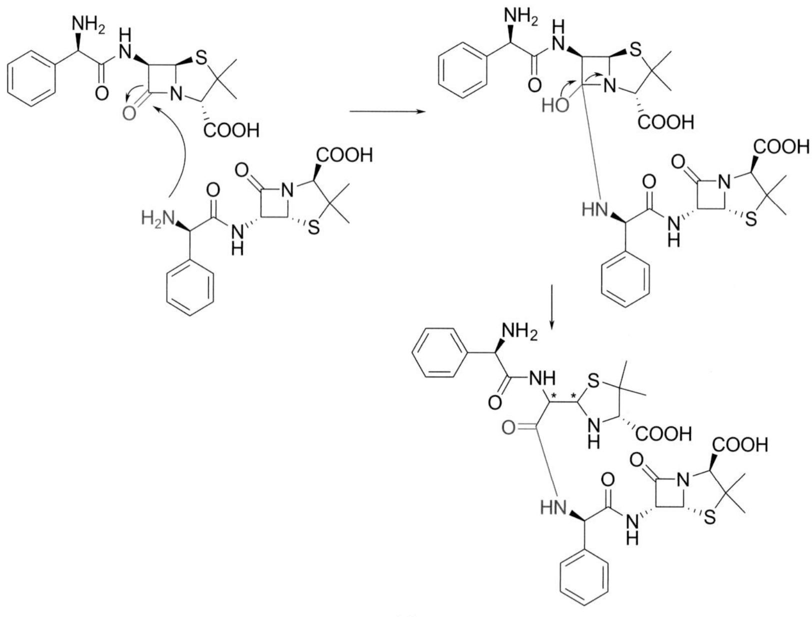

(a)

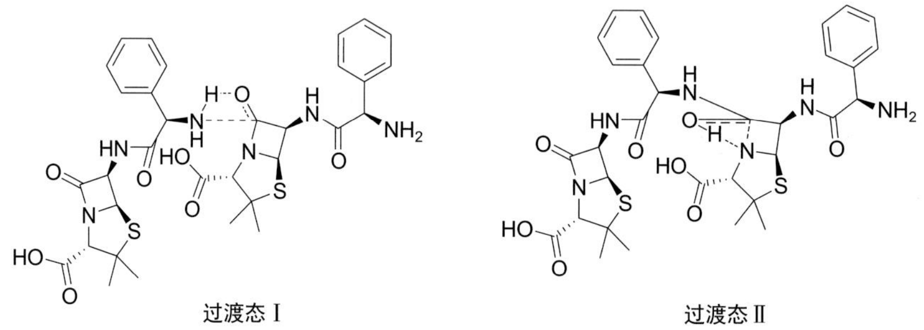

过渡态Ⅰ   过渡态Ⅱ

(b)

图3.24　理论计算分析氨苄西林聚合反应Ⅲ的反应机理（a）和可能的过渡态结构（b）

　　（4）聚合反应Ⅳ　氨苄西林侧链的氨基首先攻击另一药物分子β-内酰胺环的2位羧基碳，同时伴有氢转移，形成中间体；脱去一分子水后形成酰胺键［图3.25(a)］。整个反应可分解为两步基元反应，理论计算亦可以搜寻到对应的过渡态［图3.25(b)］；聚合过程整体为吸热反应，反应过程能垒图提示，第二步基元反应的能垒较高，为限速步骤。

　　通过比较青霉素和氨苄西林聚合反应过程的能垒图（图3.26），可以得出，对6位侧链不含氨基的青霉素类药物，聚合反应Ⅰ的反应活化能较低，为优势反应；对6位侧链含有氨基的青霉素类药物，聚合反应Ⅲ最容易发生。

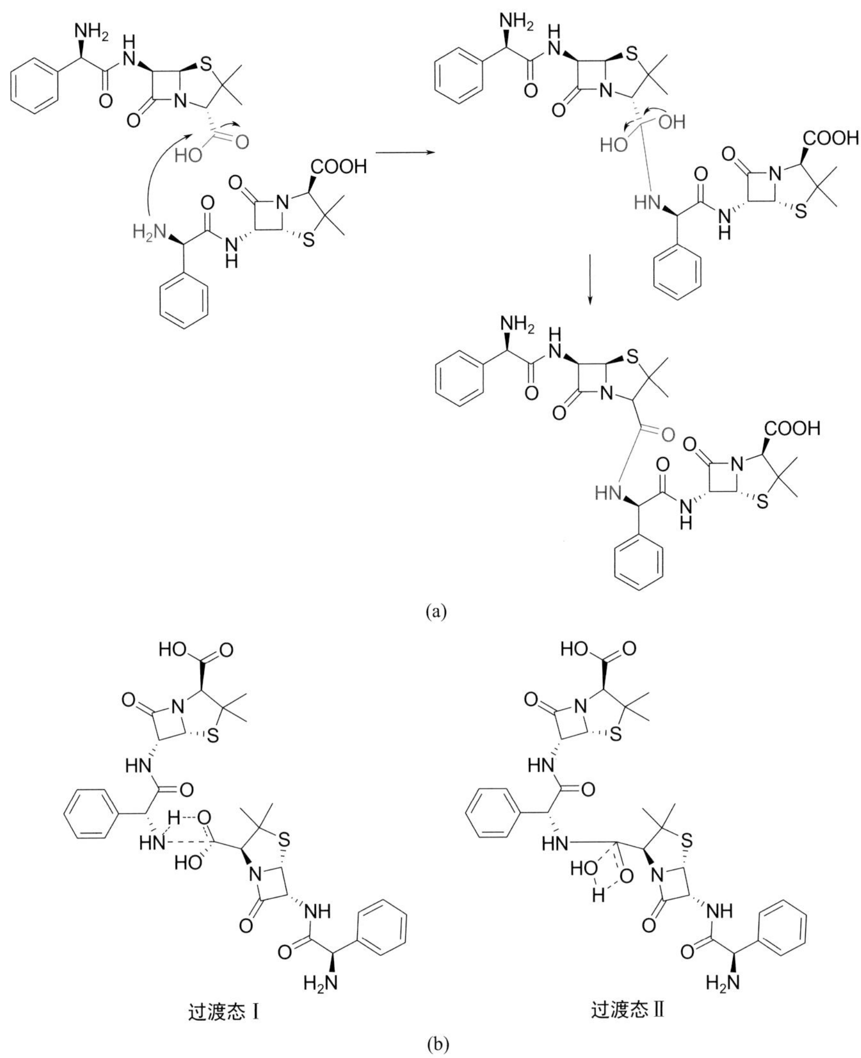

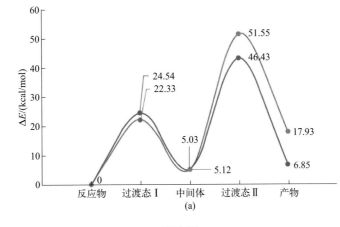

图3.25　理论计算分析氨苄西林聚合反应Ⅳ的反应机理（a）和可能的过渡态结构（b）

图3.26

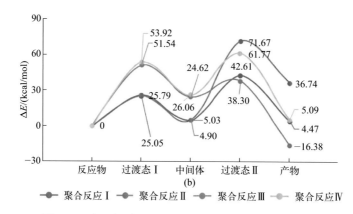

图 3.26　青霉素和氨苄西林不同聚合反应过程的能垒图比较

（a）青霉素聚合反应Ⅰ与聚合反应Ⅱ的能垒图比较；（b）氨苄西林4种聚合反应的能垒图比较

对上述理论分析结果进行实验验证。采用柱切换LC-MS方法分析青霉素和氨苄西林聚合溶液中的二聚体。约100mg/mL的青霉素钠和氨苄西林钠水溶液，分别于室温聚合反应15天。根据其聚合反应机理，推测青霉素可能产生2种不同结构的二聚体——聚合反应Ⅰ的产物Pen-Ⅰ和聚合反应Ⅱ的产物Pen-Ⅱ；氨苄西林可能产生4种不同结构的二聚体——Amp-Ⅰ、Amp-Ⅱ、Amp-Ⅲ和Amp-Ⅳ，分别代表聚合反应Ⅰ、聚合反应Ⅱ、聚合反应Ⅲ和聚合反应Ⅳ形成的二聚体；其可能结构见图3.27。

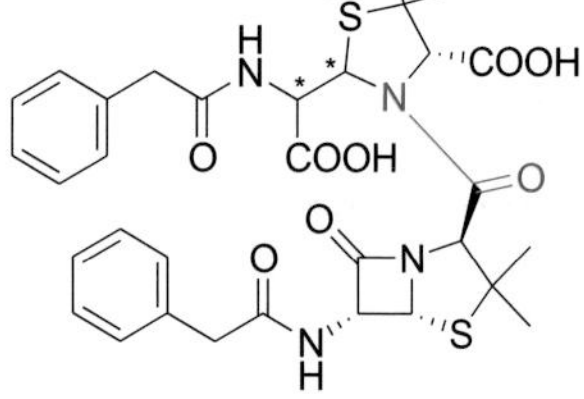

$C_{32}H_{36}N_4O_8S_2$
668.20
Pen-Ⅰ

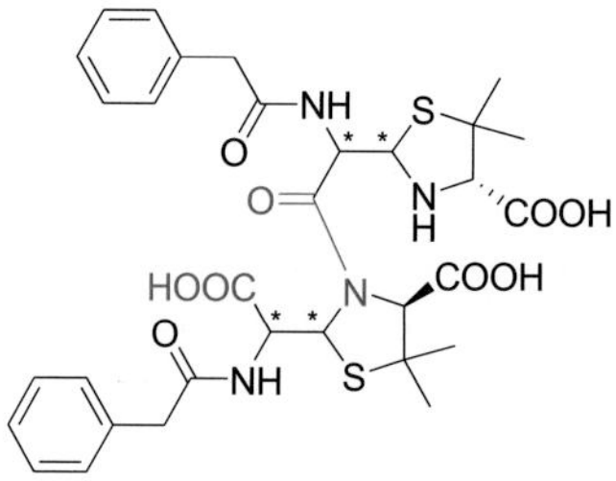

$C_{32}H_{38}N_4O_9S_2$
686.21
Pen-Ⅱ

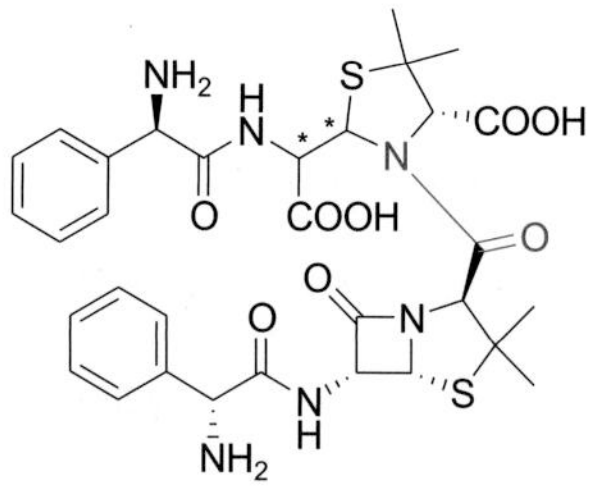

$C_{32}H_{38}N_6O_8S_2$
698.22
Amp-Ⅰ

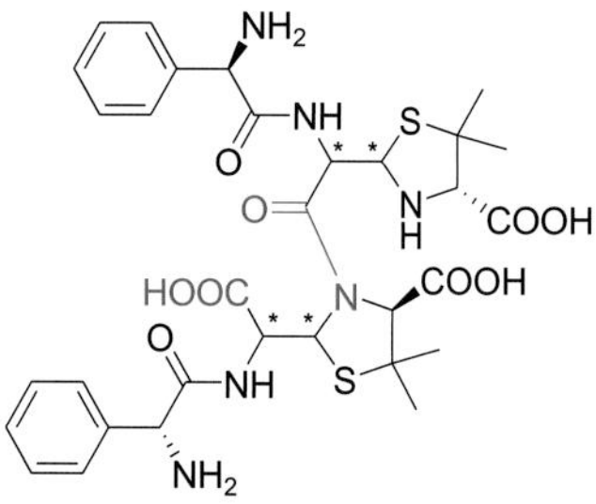

$C_{32}H_{40}N_6O_9S_2$
716.23
Amp-Ⅱ

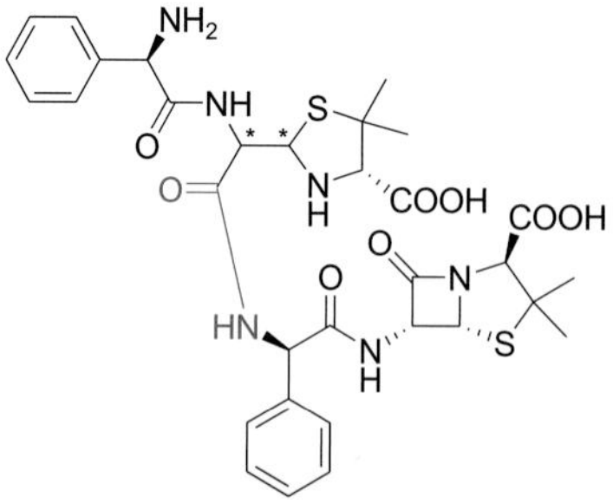

$C_{32}H_{38}N_6O_8S_2$
698.22
Amp-Ⅲ

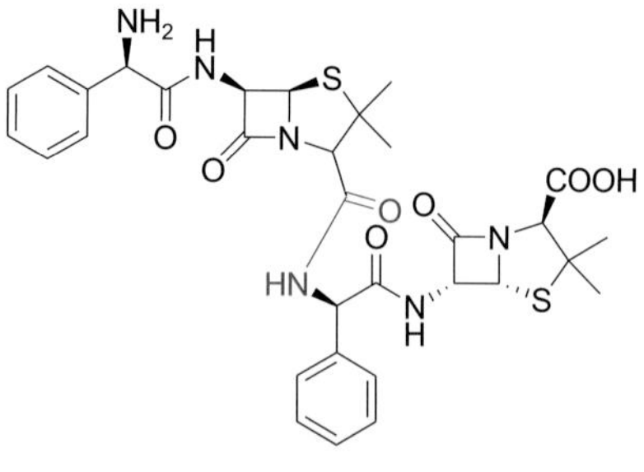

$C_{32}H_{36}N_6O_7S_2$
680.21
Amp-Ⅳ

图 3.27　青霉素和氨苄西林聚合可能形成的二聚体结构

Pen—青霉素；Amp—阿莫西林；Ⅰ、Ⅱ、Ⅲ、Ⅳ分别代表聚合反应Ⅰ、聚合反应Ⅱ、聚合反应Ⅲ和聚合反应Ⅳ

在青霉素聚合溶液的色谱图中（图3.28），LC-MS分析揭示色谱峰10为Pen-Ⅰ；色谱峰4为

Pen-Ⅱ；色谱峰 1 ～ 3 和 5 ～ 9 为 Pen-Ⅰ 的开环物。其他色谱峰为小分子杂质；实际青霉素样品中仅发现 Pen-Ⅰ 的开环物；证明青霉素的聚合反应 Ⅰ 较聚合反应 Ⅱ 更易发生。

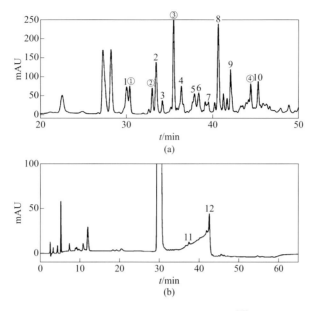

图 3.28 青霉素聚合溶液 HPLC 图[47]

（a）聚合溶液的色谱图；（b）青霉素实际样品的色谱图

图（a）中色谱峰 10 为 Pen-Ⅰ；色谱峰 4 为 Pen-Ⅱ；色谱峰 1 ～ 3 和 5 ～ 9 为 Pen-Ⅰ 的开环物；其他色谱峰为小分子杂质。

图（b）中色谱峰 12 为 Pen-Ⅰ 开环物

在氨苄西林聚合溶液的色谱图（图 3.29）中，LC-MS 分析揭示色谱峰 1、3、4 均为 Amp-Ⅲ，色谱峰 5 为 Amp-Ⅳ 开环物，色谱峰 2 可能为 Amp-Ⅲ 开环物，没有发现 Amp-Ⅰ 和 Amp-Ⅱ；虽然

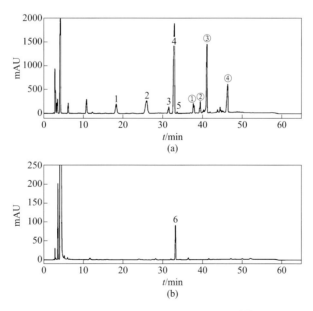

图 3.29 氨苄西林聚合溶液 HPLC 图[47]

（a）聚合溶液的色谱图；（b）氨苄西林实际样品的色谱图

图（a）中色谱峰 1、3、4 为 Amp-Ⅲ，色谱峰 5 为 Amp-Ⅳ 开环物，色谱峰 2 为 Amp-Ⅲ 开环物；图（b）中色谱峰 6 为 Amp-Ⅲ

氨苄西林按聚合反应Ⅲ途径聚合，理论上Amp-Ⅲ可以形成4个差向异构体，但在聚合溶液中，Amp-Ⅲ主要为色谱峰4；实际样品中仅发现一种Amp-Ⅲ；不仅证明聚合反应Ⅲ是四种聚合反应中的优势反应，还说明聚合反应Ⅲ的产物具有明显的构型优势。

对青霉素Ⅴ钾[48]、哌拉西林[49]和苯唑西林钠[50]中的聚合物进行分析，均证明青霉素羧基与β-内酰胺环的聚合反应（聚合反应Ⅰ）是侧链不含氨基结构的青霉素的优势聚合反应途径。但在对磺苄西林钠的强制聚合溶液分析中未发现任何一种二聚体，提示该类药物聚合反应不易发生[50]。由于在氨苄西林的聚合溶液中也未发现聚合反应Ⅰ的产物[47]，提示青霉素侧链α-H被强吸电子取代基取代后，可导致β-内酰胺环羰基双键的亲电性减弱，使得聚合反应Ⅰ不易发生。

对氨苄西林钠[51]和阿莫西林克拉维酸钾[30,52]实际产品中的聚合物进行分析，通常均仅发现一种由聚合反应Ⅲ形成的二聚体杂质，该现象充分说明侧链含有氨基结构的青霉素，聚合反应Ⅲ为优势聚合反应，且产物具有明显的构型优势。

此外，对氨苄西林钠舒巴坦钠、阿莫西林克拉维酸钾和哌拉西林钠他唑巴坦钠复方制剂中的聚合物进行分析，虽然理论计算表明，青霉素类药物与酶抑制剂均可以按聚合反应Ⅰ途径形成青霉素-酶抑制剂异聚体，但实际样品中均没能发现异聚体的存在。

3.2　头孢菌素类抗生素的理化特性

自1945年人们意识到顶头孢霉菌（*Cephalosporium acremonium*）中产生的抗生素对革兰阳性菌和革兰阴性菌均具有一定的抑菌活性以来，头孢菌素N、头孢菌素C和头孢菌素P被陆续发现。但后经结构分析，头孢菌素N证明为青霉素N，头孢菌素P是一组含甾体结构的四环化合物。头孢菌素C的母核为β-内酰胺环与六元二氢噻嗪环的并合结构，与青霉素母核结构相似；头孢菌素C具有D-α-氨基己二酰基（D-α-aminoadipoyl）侧链，其结构于1961年被阐明[53]，并通过晶体X射线分析证实[54]。

7-氨基头孢烯酸（7-ACA）是头孢菌素C母核的基本结构，通过对7-ACA侧链的修饰，可以得出具有不同生物学特性的头孢菌素。头孢菌素按其7位侧链（R^1取代基）是否含有氨基可分为α-氨基头孢菌素、氨噻肟头孢菌素和不含氨基头孢菌素；按3位侧链（R^2取代基）是含有X-R（O、S、N）易解离基团还是烷基结构，也可分为两类（图3.30）。同类结构的头孢菌素具有相似的理化特性。

3.2.1　在溶液中的降解反应

头孢菌素母核的β-内酰胺环结构使其与青霉素一样，对亲核试剂、亲电试剂、氧化剂，甚至水分子均较敏感。

3.2.1.1　母核水解反应

亲核试剂或β-内酰胺酶攻击头孢菌素的β-内酰胺环，形成的初始降解物不稳定，在水溶液中容易进一步降解为小分子降解产物［图3.31(a)］[55-57]。然而，头孢菌素在酸中的稳定性较青霉素相对较好，即使其侧链结构与青霉素相同的，通常也不发生类似青霉素-青霉二酸的重排反应，这可能与二氢噻嗪环中氮原子的阴离子活性较弱有关。利用NMR和UV监测头孢菌素在氘代氨水溶液中的氨解和酶解反应，揭示了头孢菌素的复杂降解模式[56]：头孢菌素母核结构在约260nm处具有最大吸收（λ_{max}）；用β-内酰胺酶水解头孢菌素和脱乙酰头孢菌素，260nm处的最大吸收消失，

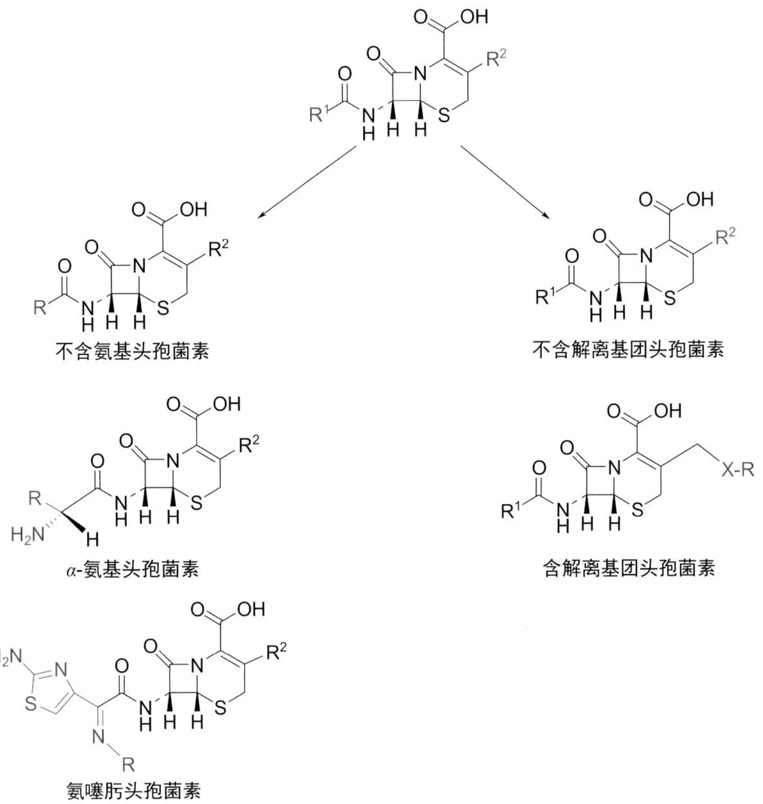

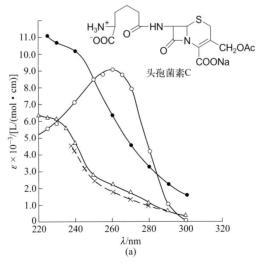

图 3.30 头孢菌素按化学结构分类

其水解产物在约230nm处具有最大吸收（乙酰氧基头孢菌素除外）；在弱碱性水溶液中，头孢菌素与氨、氨基酸等简单氨基化合物反应，生成的β-内酰胺环开环产物在约230nm处具有最大吸收（脱乙酰和脱乙酰氧基头孢菌素的氨解产物在约260nm处具有弱的最大吸收）。如头孢菌素C，其水解产物的UV光谱在约230nm处显示具有最大吸收［图3.31(b)］。

图 3.31

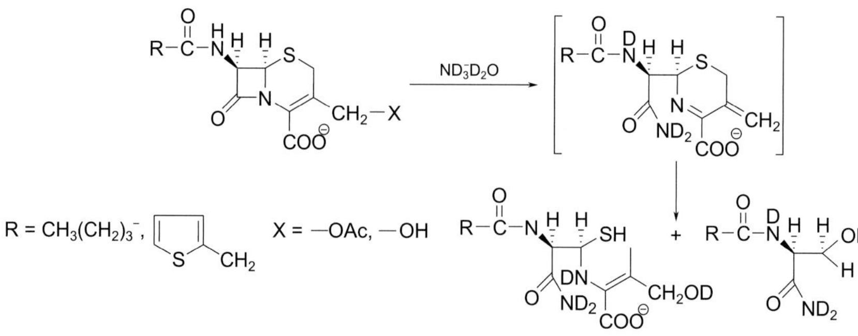

(b)

图 3.31　头孢菌素的水解反应

（a）头孢菌素 C 和其水解物的 UV 光谱 [55]；（b）头孢菌素的酶解与氨解反应 [57]

─○─头孢菌素 C 钠盐；─●─用 0.1mol/L 的 HCl 在 100℃处理 1h；┈×┈用 0.1mol/L 的 Ba(OH)₂ 在 20℃处理 1h；
─△─头孢菌素酶处理

采用 ¹H-NMR 技术分析具有不同 3 位取代基的氧头孢烯（oxacephem）衍生物在碱性溶液中的降解过程，完善头孢菌素的亲核反应机理［图 3.32(a)］[58]。¹H-NMR 不仅分析证明氧头孢烯的开环产物可进一步转化成亚甲基衍生物（图 3.32），并证明虽然 3 位取代基的吸电子特性可增强 β- 内酰胺环受亲核攻击的敏感性，但 β- 内酰胺环羰基的亲核反应性与 3 位取代基是否易丢失不呈直接相关。

比较头孢噻吩、头孢噻啶、头孢来星、头孢氨苄、头孢拉定、头孢唑林、7-氨基头孢烷酸（7-ACA）和 7- 氨基脱乙酰氧基头孢烷酸（7-ADCA）等在酸性、中性和碱性溶液中 35℃时的降解反应 [59]。在酸性溶液（pH 1.0）中，氢离子特异地催化 β- 内酰胺环的水解；头孢噻吩、头孢噻啶等头孢菌素 β- 内酰胺环水解的半衰期约为 25h；具有 7-ADCA 结构的头孢菌素对酸具有较好的耐受性，头孢氨苄和头孢拉定的稳定性比头孢噻吩和头孢噻啶约高 25 倍；头孢来星比氨苄西林的稳定性约高 180 倍。在中性溶液中，水分子直接攻击 β- 内酰胺环的羰基碳（反应Ⅰ）与 C7 侧链酰氨基的分子内催化（反应Ⅱ）均可导致 β- 内酰胺环的水解，二者为竞争反应（图 3.33）；头孢菌素 C7 侧链结构中的供电子取代基，有利于增加 β- 内酰胺环对受亲核攻击的敏感度；反之，吸电子取代基可导致 β- 内酰胺环的钝化。在碱性溶液（pH 约为 8）中，7- 氨基头孢菌素（头孢氨苄、头孢拉定、头孢来星）侧链的 α- 氨基可以分子内亲核攻击 β- 内酰胺环的羰基，形成二酮哌嗪类衍生物。

3.2.1.2　与侧链相关的反应

与头孢菌素侧链相关的反应被概括至图 3.34[1]。用稀酸处理头孢菌素 C，不仅可得到少量的 7- 氨基头孢烷酸（7-ACA），同时还产生 7- 氨基头孢烷酸内酯（3.34）和头孢菌素 C 内酯（3.35）。

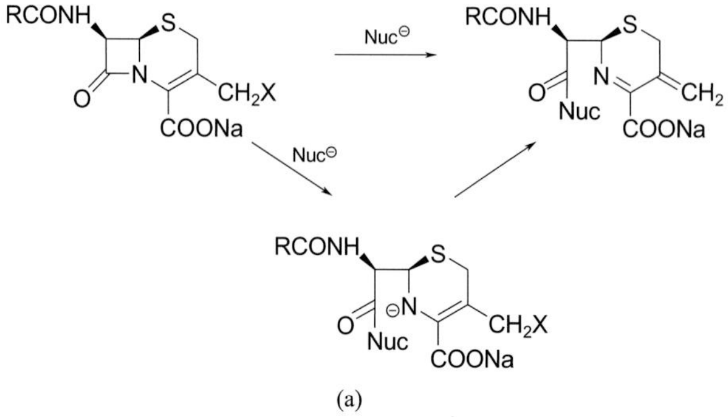

(a)

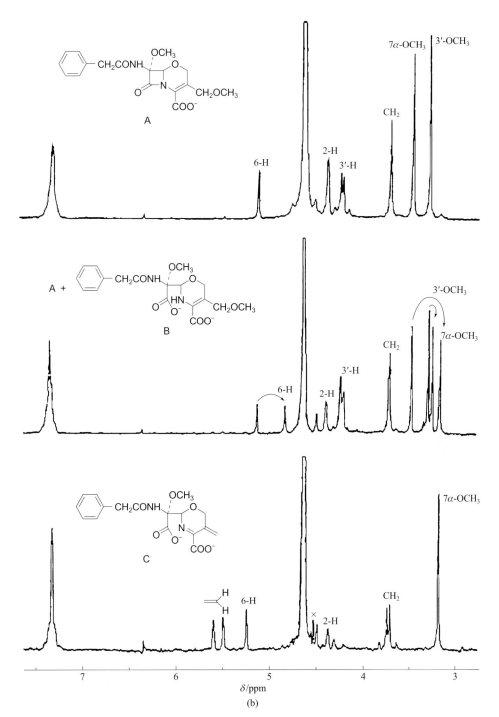

图 3.32　头孢菌素在碱性溶液中的降解反应途径（参考文献［58］整理）

（a）头孢菌素亲核反应的降解途径；（b）¹H-NMR 谱揭示氧头孢烯（A）溶解于 D₂O 中，在 pD 10.4、35℃条件下首先形成开环物（B），再进一步形成亚甲基衍生物（C）

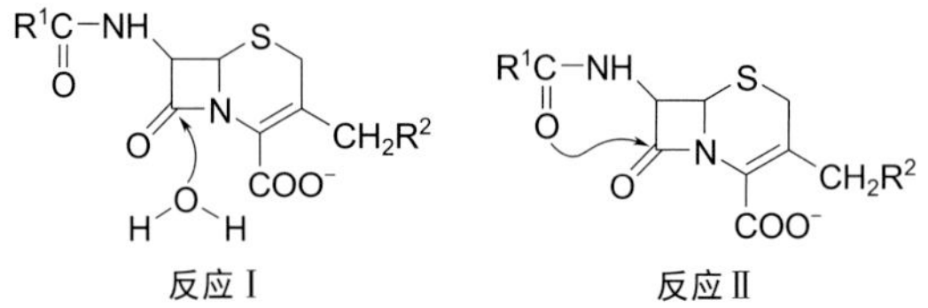

图 3.33　中性溶液中 β-内酰胺环的水解反应机理

反应 I，水分子直接攻击 β-内酰胺环的羧基碳；反应 II，C7 侧链酰氨基的分子内催化反应

用乙酰酯酶处理头孢菌素 C，或在温和的酸性条件下，乙酰氧基水解可形成相应的 3-羟基衍生物（**3.36**）。去乙酰头孢菌素 C 在酸性条件下易发生内酯化反应；在碱性溶液中与芳香酰氯可发生酯化反应（**3.37**）；与异氰酸酯反应可形成 3-O-氨甲酰基去乙酰头孢菌酸（**3.38**）。采用钯碳为催化剂进行氢化，头孢菌素 C 还可被还原成去乙酰氧基头孢菌素 C（**3.39**）。

在中性溶液中，头孢菌素 C 与吡啶反应可形成具有季铵侧链的头孢菌素衍生物（**3.40**）。任何活性大于氧的亲核试剂，如二价的硫化合物、叔胺、叠氮化物、硫脲、硫代氨基甲酸盐、黄原酸酯和吡啶，都会通过亲核反应与头孢菌素的 3 位乙酰氧基发生取代反应。

同样，头孢菌素中的 4 位羧基可以被修饰成酯或酰胺。头孢菌素酯类化合物对酸具有更强的耐受性，通常被作为口服前药，在体内被酯酶水解成母体化合物发挥抗菌作用。

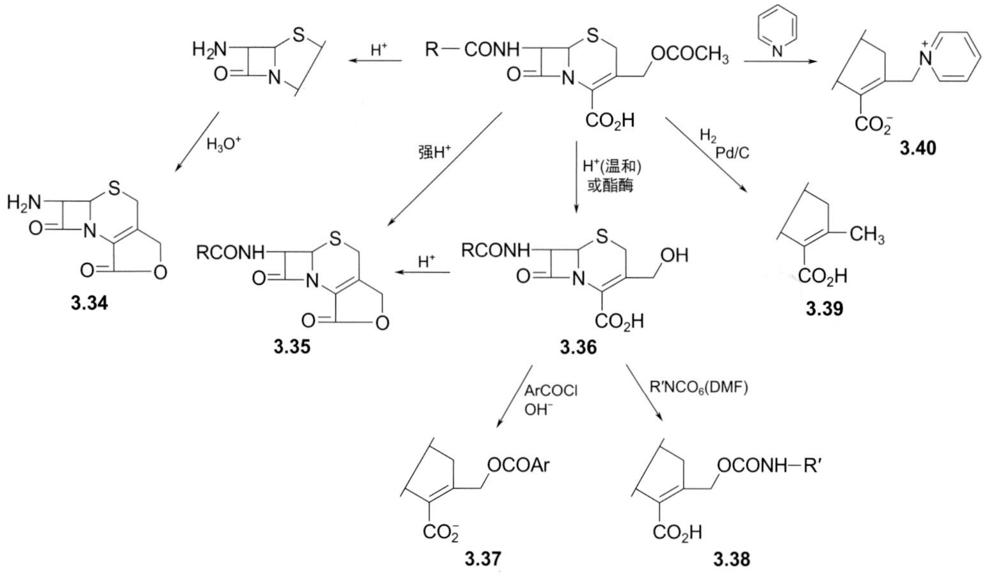

图 3.34　头孢菌素侧链相关的反应 [1]

（1）C7 侧链 α-氨基的分子内亲核反应　C7 侧链具有 α-氨基的头孢菌素如头孢氨苄、头孢羟氨苄、头孢克洛和头孢拉定等常称为 7-氨基头孢菌素，其 C3 侧链通常为甲基、氯、烯丙基等简单取代基。7-氨基头孢菌素的 α-氨基可亲核攻击自身 β-内酰胺环的羧基（分子内氨解），形成具有明显荧光特性的二酮哌嗪类衍生物。从头孢氨苄酸降解液中分离并鉴定出两种主要的降解产物：3-甲酰-3,6-二氢-6-苯基-2,5($1H,4H$)-吡嗪二酮和 3-羟基-4-甲基-2($5H$)-噻吩酮，并根据其在 $H_2^{18}O$ 中的反应，得到其可能的降解反应途径（图 3.35）[60]。之后，在头孢氨苄 [61]、头孢羟氨苄 [62] 等 7-氨基头孢菌素中均发现有 2,5-哌嗪二酮衍生物；虽然头孢克洛的分子内氨解也可以形成 2,5-哌嗪二酮衍生物，但在降解过程中 C3 的氯原子丢失 [63]，且其在酸性溶液中

α- 氨基通过不同的反应途径主要形成 2- 羟基 -3- 苯基吡嗪衍生物（图 3.36）[64]；与头孢克洛具有相似结构的氯碳头孢也可以按此方式形成具有荧光特性的 2- 羟基 -3- 苯基吡嗪衍生物[65]。氨苄西林等虽然也可降解形成 2,5- 哌嗪二酮衍生物[66]，但由于空间位阻较大，使得分子内的亲核攻击反应较难发生[67]。

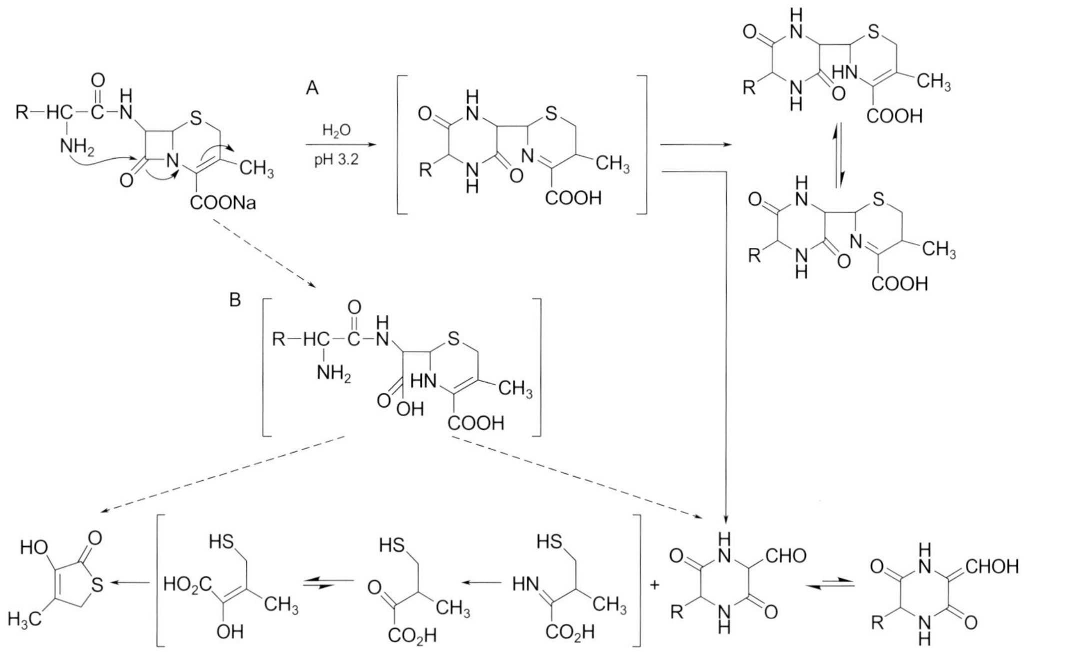

图 3.35　7- 氨基头孢菌素的分子内氨基反应途径（参考文献 [60-63] 整理 ）

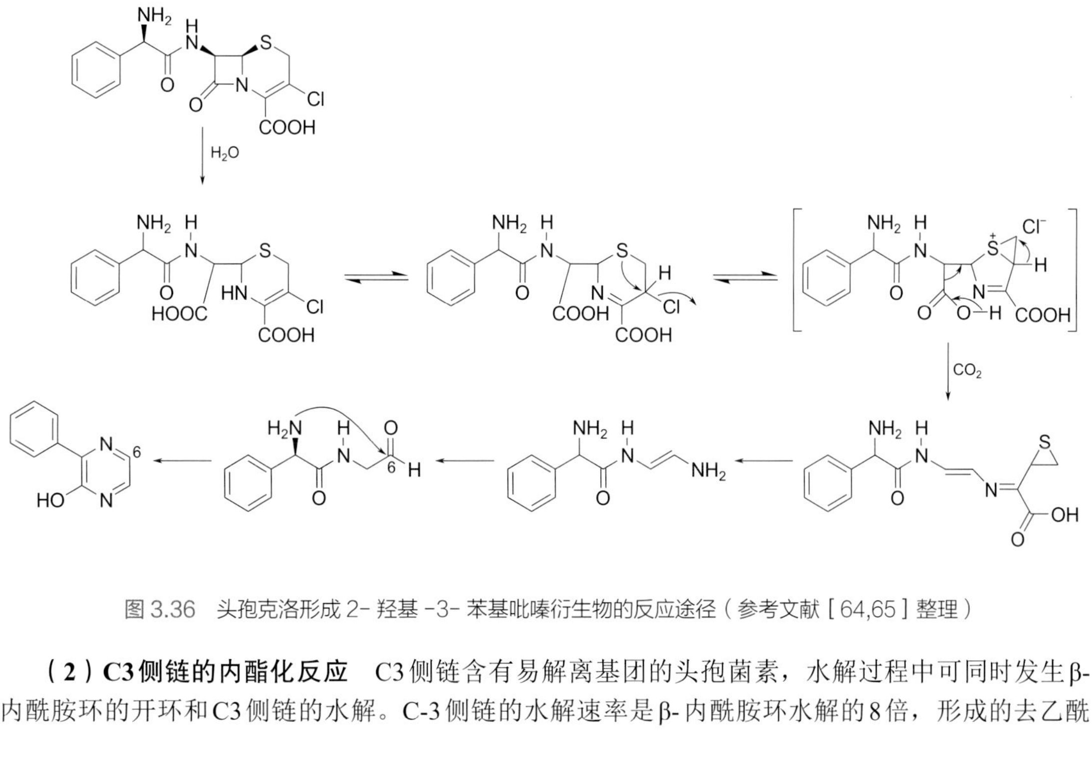

图 3.36　头孢克洛形成 2- 羟基 -3- 苯基吡嗪衍生物的反应途径（参考文献 [64,65] 整理 ）

（ 2 ）C3 侧链的内酯化反应　C3 侧链含有易解离基团的头孢菌素，水解过程中可同时发生 β- 内酰胺环的开环和 C3 侧链的水解。C-3 侧链的水解速率是 β- 内酰胺环水解的 8 倍，形成的去乙酰中间体迅速转化为内酯[59]。用同位素 $H_2^{18}O$ 标记的方法，证明酸性条件下 C3 的水解存在两种不同的反应途径，即乙酰基-氧键的断裂和烷基-氧键的断裂两种方式，其中，55% ～ 63% 的反应是可逆的烷基-氧键断裂（图3.37）[68]。

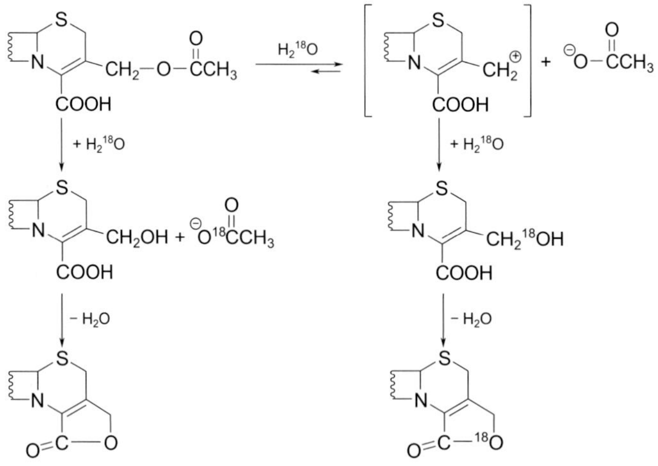

图 3.37　头孢菌素侧链的水解反应途径[68]

　　C3位侧链上的杂环取代基脱落后可形成小分子降解物，如头孢他啶中的吡啶，头孢曲松中的三嗪环、头孢唑林中的巯甲基噻二唑（MMTD）及侧链为巯甲基四氮唑（MTT）结构的头孢菌素（头孢美唑、头孢孟多、头孢替坦、头孢甲肟和头孢哌酮）中的巯甲基四氮唑等。

　　对C3位侧链为乙烯基的头孢菌素如头孢地尼，其在溶液中存在两条不同的降解反应途径：β-内酰胺环的水解开环和pH依赖的异构化反应，包括内酯化、C6或C7的差向异构化和 N-肟结构的顺反异构化[69]。水解过程中，头孢地尼可以按两种不同的降解途径形成四种非对映异构体内酯（图3.38），其中β-内酰胺环的开环是差向异构化的重要的环节[70]；当pH≥9时，异构化反应较易发生。

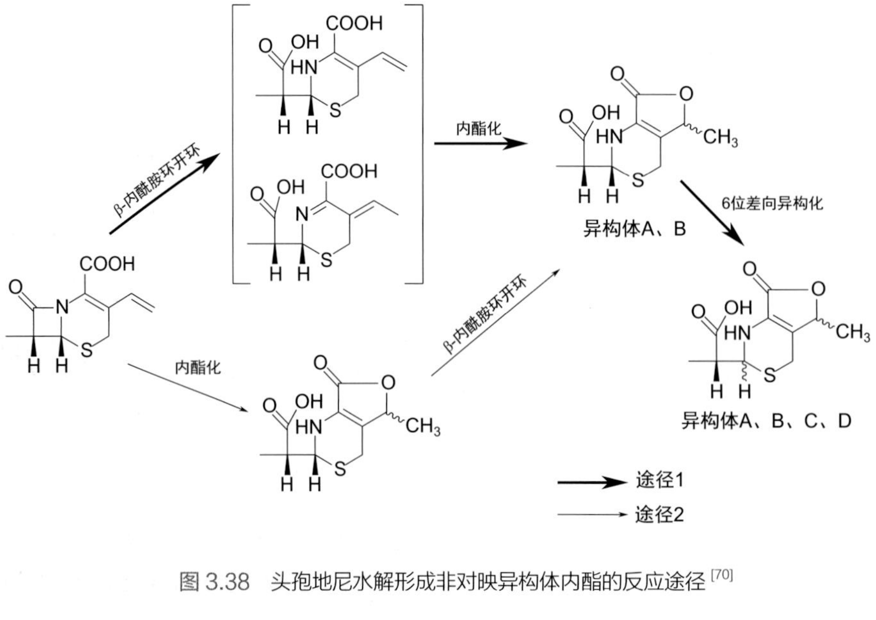

图 3.38　头孢地尼水解形成非对映异构体内酯的反应途径[70]

3.2.1.3 异构化反应

头孢菌素的共性异构化反应主要包括母核双键的异构化（Δ-异构化）、C7/C6位的差向异构化和氨噻肟头孢菌素肟基的顺/反-异构化。与对应的头孢菌素相比，异构化产物基本不再具有生物活性，因此上述异构化产物均作为杂质在产品中予以控制。

（1）Δ-异构化反应 头孢菌素母核的双键位于C3、C4位之间，即为Δ3结构；但母核双键移位至C2、C3位之间后，即转变为Δ2结构（也称为Δ3-异构体）。Δ3-异构体在头孢菌素中普遍存在，其可能由合成过程中作为副产物引入[71]，也可能由降解反应产生[64,72]。通常认为在偏碱性溶液中异构化反应更容易发生[72,73]。头孢菌素羧酸酯合成中更容易发生双键的Δ-异构化反应，在其合成产物中，Δ3结构和Δ2结构通常同时存在[74]。

此外，当双键移位后，Δ3-异构体的4位碳原子成为一个新的手性中心，理论上C4位的羧基可以有不同的构型，但在能够稳定存在的Δ3-异构体中，发现C4位的羧基均为同一种构型，而C3位侧链取代基则存在不同的异构体[73,75]。Δ3-异构体几乎没有抗菌活性[76]。

双键的Δ-异构化反应为可逆反应，在碱催化下，其可能的异构化反应机理为：首先碱与2位的H质子作用，夺取了2位的H质子，进而通过电子的转移实现双键的迁移，即形成Δ3-异构体（图3.39）[77,78]。

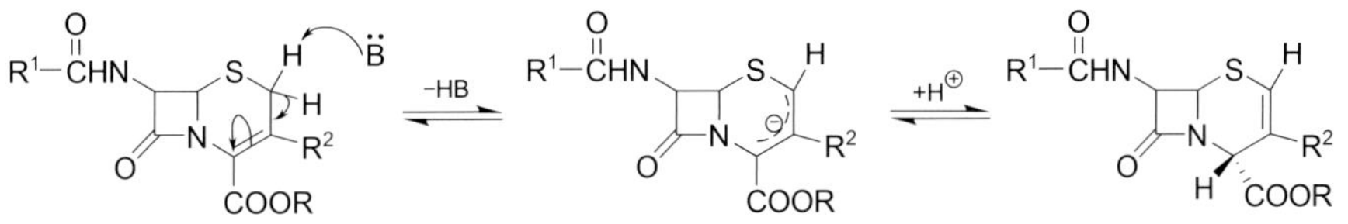

图3.39 头孢菌素 Δ-异构化反应机理（参考文献 [73,78] 整理）

分析头孢唑林甲酯在溶液中的Δ-异构化/水解反应[79]。在 pH 8.4 的磷酸缓冲液（0.3mol/L）中，头孢唑林甲酯（Δ3结构）转化为Δ3-异构体，然后水解成相应的Δ3-头孢唑林酸。

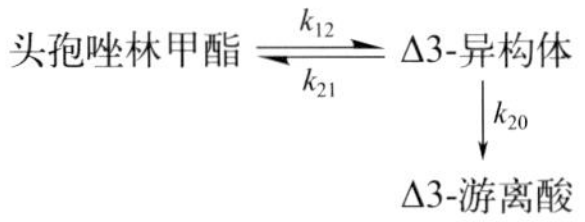

采用HPLC法分别测定它们的相对转化量（图3.40），计算各自的转化常数（40℃）：k_{12} 为0.69，k_{21} 为0.32，k_{20} 为0.34。

采用理论计算的方法，进一步探讨头孢菌素 Δ3 ⟷ Δ2 的异构化反应过程。头孢菌素羧酸酯的异构化反应由反应机理与热力学因素共同控制[80]。碱催化过程中，头孢菌素羧酸酯C2位的脱质子化作用是异构化的关键。由于头孢烷酸中的羧基更易脱去质子，进而在该过程中抑制了其C2脱质子化反应的发生，使得头孢菌素的Δ-异构化反应不易发生；而头孢菌素酯在平衡混合物中异构体的比例则由其热力学稳定性所决定。头孢菌素的C3位取代基对异构体的热力学稳定性影响较大。当C3取代基为吸电子基团如氯原子时，Δ3结构较Δ2结构更稳定，即从热力学角度不利于形成头孢菌素Δ3-异构体；而C3取代基为给电子基团如甲基时，有利于Δ3-异构体的形成。

对部分C3位含有季铵杂环的头孢菌素，合成中引入季铵杂环的反应是形成副产物Δ3-异构体的关键环节，终产物中Δ3异构体的量与合成路线以及合成工艺明显相关。例如在头孢吡肟的合成过程中，C3位引入N-甲基吡咯烷的反应产物可以为Δ3结构和Δ2结构的混合物（图3.41），其中Δ3-异构体的含量与合成路线、反应的具体条件（反应溶剂、反应温度）等密切相关[81]。采用先3位取代后7位酰化的合成路线，使用二苯甲基作为2位羧基或7位氨基的保护剂，可以大大降

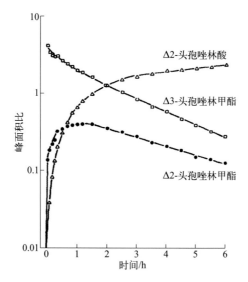

图 3.40　头孢唑林甲酯在溶液中的反应 [79]

低终产物中 Δ3- 异构体的量；当使用三氯三氟乙烷（Freon TF，1,1,2-trichlorotrifluoroethane）作为反应溶剂时，由于反应产物（Δ3 结构）在该有机溶剂中的溶解度很低，使其即刻从溶剂中沉淀析出，因而可极大地降低其转化成副产物 Δ3- 异构体的可能性。

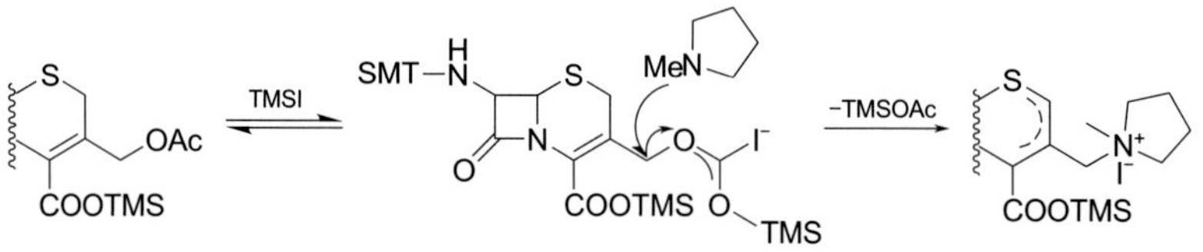

图 3.41　头孢吡肟 C3 位引入 N- 甲基吡咯烷的反应 [82]

（2）差向异构化反应　头孢菌素的 6 位、7 位碳为 6R、7R 构型，但多数头孢菌素在碱性环境下 C7 位可以发生差向异构化，形成构型为 6R、7S 的差向异构体（也称 S- 异构体）[73]。其可能的碱催化转化机理为：碱首先夺取 7 位的 H 质子，进而通过电子的转移实现 C7 的差向异构化反应（图 3.42）；当 C3 取代基为吸电子基团时，有利于异构化反应的发生 [83]。实际产品中的 S- 异构体可能来自于合成过程中的副产物，如从头孢哌酮的合成母液中分离得到头孢哌酮的 S- 异构体 [84]。

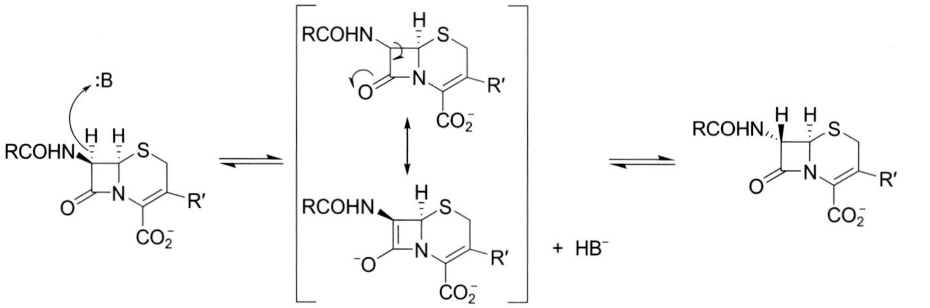

图 3.42　头孢菌素 C7 差向异构化反应机理 [83]

头孢菌素 C6 差向异构化反应仅在个别品种的降解物如头孢地尼内酯开环物中被发现 [69,70]。

在酸性溶液（pH<4）和中性-弱碱性溶液（pH 4～8）中，头孢地尼内酯开环物的C6差向异构化反应机理不同（图3.43）：在酸性溶液中，5位氮原子首先质子化，继而C—N键断裂，氨基再亲核攻击稳定的硫-碳正离子；在中性-弱碱性溶液中，5位的氮原子首先去质子化，继而C—S键断裂，形成的硫负离子再亲核攻击亚胺键，然后氮原子再质子化。两种情况下，由于最后的亲核反应不具有立体选择性，因而形成的反应产物C6位为差向异构体。5位氮原子的电负性在该差向异构化反应起始步骤中起决定性的作用[70]。

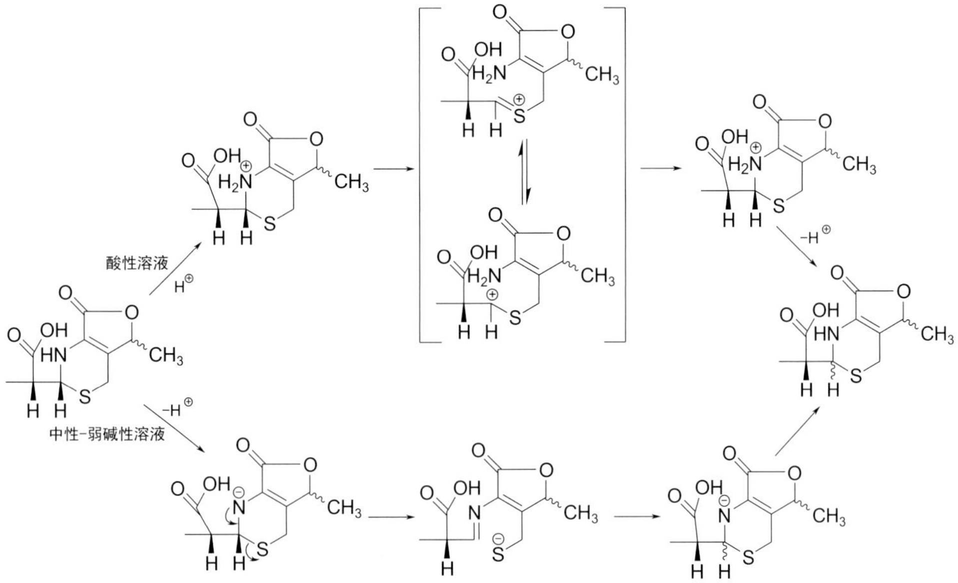

图 3.43　头孢地尼内酯开环物 C6 差向异构化反应机理[70]

（3）亚胺键的顺/反-异构化反应　7位侧链含有亚胺醚结构的头孢菌素如头孢呋辛、头孢噻肟、头孢地尼和头孢他啶等的亚胺醚构型均为顺式（Z）结构，头孢菌素的反式异构体基本没有抗菌活性[85]。在适当条件特别是在光照条件下，亚胺醚结构可以发生光异构化反应，形成E-异构体，光异构化反应的量子产率（每吸收一个光量子所产生反应物的分子数）与光照波长有关[86]。头孢菌素的光异构化反应为可逆反应（图3.44），在水溶液紫外光254nm条件下，头孢噻肟形成E-异构体的量子产率为0.10，E-异构体形成头孢噻肟的量子产率为0.12；光照30min，Z/E-异构体的比值约为1.2[87]。

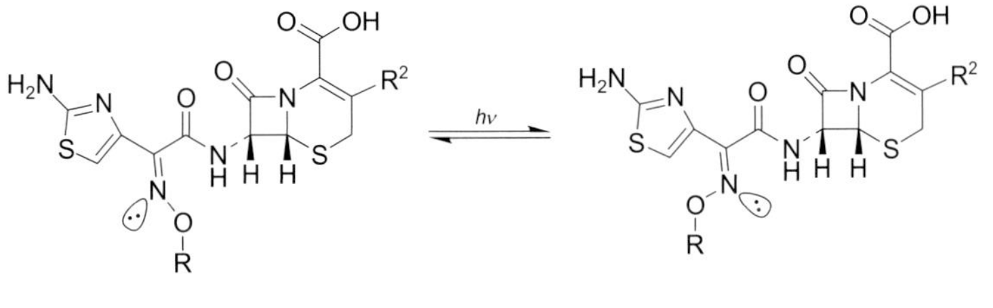

图 3.44　头孢菌素亚胺醚结构的顺/反 - 光异构化反应

比较具有烷氧亚胺结构的β-内酰胺抗生素（氨曲南、头孢噻肟、头孢呋辛和头孢呋辛酯）的光异构化反应[88]。在254nm光照条件下，头孢呋辛酯对光照最敏感，头孢噻肟和头孢呋辛（两者基本相同）次之，氨曲南对光最稳定。光异构化反应基本达到平衡时，头孢呋辛酯的Z/E-异构体的比值为1，头孢呋辛的比值为2.1。

3.2.1.4 光降解反应

对β-内酰胺环光降解反应机制的研究表明，光照可以导致β-内酰胺环不同位置的N—C键发生断裂，因而使得β-内酰胺环在光降解过程中可以发生两种不同的开环反应；其中B断裂为优势反应（图3.45）[89]。在紫外光照射条件下，β-内酰胺化合物水溶液的水解和光降解反应可同时发生，通常路径1为β-内酰胺水解开环的主要途径，路径2为β-内酰胺光解开环的主要途径[87]。

R1
N
O
R2
R3
A
B
R
1
2
3
4
C

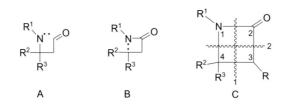

图3.45　β-内酰胺环光降解反应途径（参考文献[89]整理）

在醇（甲醇和乙醇）溶液中，利用紫外光照射头孢菌素衍生物，探讨头孢菌素的光降解反应途径[90]。发现二氢噻嗪环的S—C键首先断裂，随后β-内酰胺环发生B断裂，再经重排反应生成噻唑衍生物；反应过程中作为溶解的醇参与中间体发生了反应（图3.46）。头孢菌素水溶液在光照过程中，伴随着降解反应的发生，颜色逐渐加深变为黄色，可能与形成的噻唑类衍生物有关。但头孢菌素水溶液中的黄色杂质的结构仍未被证实。

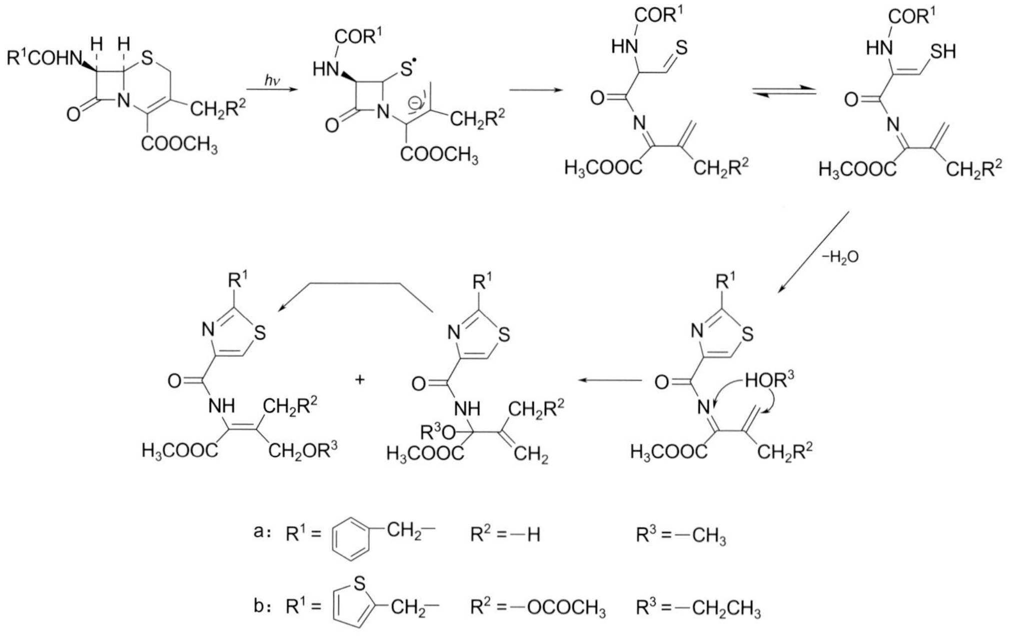

R1COHN
hν
COR1
HN
SH
COOCH3
CH2R2
H3COOC
-H2O
HOR3
CH2OR3
R3O
CH2
+
a：R1 = CH2—　R2 =—H　R3 =—CH3
b：R1 = CH2—　R2 =—OCOCH3　R3 =—CH2CH3

图3.46　头孢菌素的光降解反应途径（参考文献[90]整理）

3.2.2 固体特性

药物固体的降解动力学反应往往不遵循经典阿伦尼乌斯（Arrhenius）方程，即温度对其的影响呈非线性关系，主要原因可以概括为：相变、水分在药物组分（辅料）之间的再分配、多个降解反应同时发生，且不同温度下的主要降解反应不同。因而，由高温加速试验中得出的配方、工艺等变量对产品影响的结论，往往不能简单地外推至感兴趣的温度。

3.2.2.1　固体稳定性

头孢菌素按其晶体特征可分为晶体和无定型两类，通常头孢菌素晶体较无定型具有更好的热稳定性，但结晶工艺影响产品的稳定性。而无定型产品，当水分含量较低时，其降解动力学反应通常表现为一级反应[91]，但随着含水量的增加，其降解反应速率呈明显的非线性增加，当含水量超过"中等"水平时，降解反应速率急剧增加[92]。此外，头孢菌素成盐与否，也影响其固态稳定性。头孢呋辛钠、头孢曲松钠等成盐后的头孢菌素较其相应的酸更稳定，而头孢唑林酸、头孢匹胺、头孢哌酮等头孢菌素酸的形式更加稳定。

头孢哌酮钠经X射线粉末衍射（XRPD）分析，可分为无定型、A晶型和B晶型三大类。A晶型为三斜晶系，其可能的空间群为P-1，P1；B晶型为单斜晶系，可能的空间群为P2，P21。采用加速试验（样品分别在40℃、60℃、70℃和80℃条件下放置5天）比较三类头孢哌酮钠的稳定性，可见，随温度的升高头孢哌酮钠降解加速，但温度对不同晶型的头孢哌酮钠的稳定性的影响不同；在较低温度下（60℃以下），结晶型样品较无定型样品稳定，三者的稳定性顺序为：A晶型 > B晶型 > 无定型；而高温条件下（70℃以上），B晶型样品最不稳定，三者的稳定性顺序为：A晶型 > 无定型 > B晶型，且随着温度的升高，B晶型样品的降解速率增加最快（图3.47）[93]。

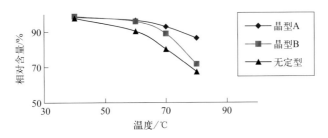

图 3.47　温度对不同晶型头孢哌酮钠稳定性的影响[93]

将A晶型头孢哌酮钠，按其X射线粉末衍射图谱的差异进一步分为5个不同的亚晶型 [图3.48(a)]，亚晶型Ⅰ、亚晶型Ⅱ和亚晶型Ⅲ的衍射峰峰位相同，其主要差异为2θ在3.3°与14.5°的相对峰强度不同；而亚晶型Ⅱa和亚晶型Ⅱb的区别主要是结晶度的不同。扫描电镜结果显示：亚晶型Ⅰ为长针状的规则晶体，亚晶型Ⅱ为长针状晶体与短柱状晶体的混合结晶，亚晶型Ⅲ为相对致密的短柱状结晶，而亚晶型Ⅴ为致密的细颗粒状结晶 [图3.48(b)]，即各亚晶型与头孢哌酮钠的结晶工艺相关，其差异可能与其晶格缺陷、结晶度等有关。加速试验证明其化学稳定性按亚晶型Ⅰ、亚晶型Ⅱa、亚晶型Ⅱb、亚晶型Ⅲ的顺序依次降低。

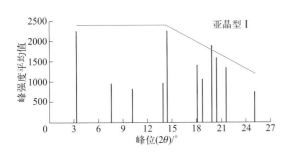
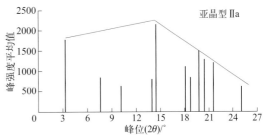

图 3.48

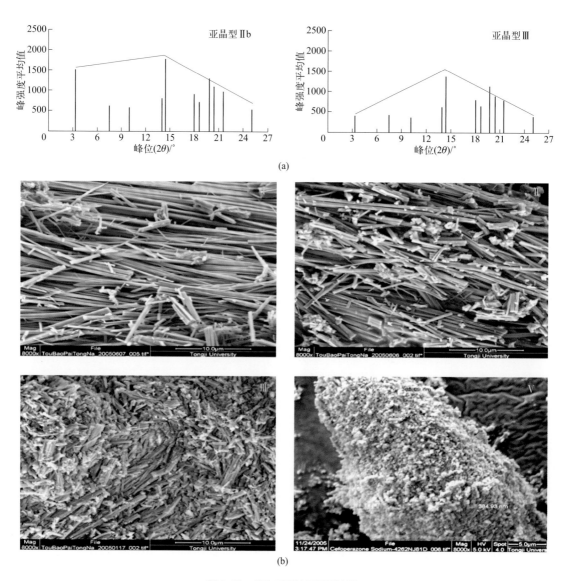

图 3.48　头孢哌酮钠亚晶型比较

（a）X 射线粉末衍射模拟图；（b）扫描电镜比较

　　比较无定型头孢西丁钠和结晶型样品的固体化学稳定性，结晶型头孢西丁钠较无定型产品更稳定；在高温加速试验条件下，头孢西丁钠的降解反应不遵循简单的零级或一级动力学，且可检测到多种不同的降解产物，提示头孢西丁钠在降解过程中多种降解反应同时发生[94]。比较 5 个不同生产厂市售包装的注射用头孢西丁钠（均为无定型产品，水分含量为 0.3% ～ 0.7%）在长期稳定性试验中（温度 25℃；相对湿度 60%）杂质谱的变化情况，发现不同产品中与氧化相关的杂质的变化不完全相同[95]，提示产品包装及充氮情况导致了其降解反应途径的不完全相同。

　　从室温放置 14 年的头孢克洛固体样品和分别在 40℃（75%RH）、85℃进行加速试验的样品中共鉴定出 17 个降解杂质。主要降解产物来自 5 个不同的降解反应途径：①二氢噻嗪环双键的异构化；②β-内酰胺母核的脱酸反应；③β-内酰胺母核降解形成噻唑衍生物；④二氢噻嗪环 C4 的氧化；⑤侧链 α-氨基的分子内亲核反应[96]。固态降解反应途径与水解反应不完全相同，其固态非氧化降解反应的可能途径见图 3.49；二氢噻嗪环 C4 的氧化反应途径见图 3.50。

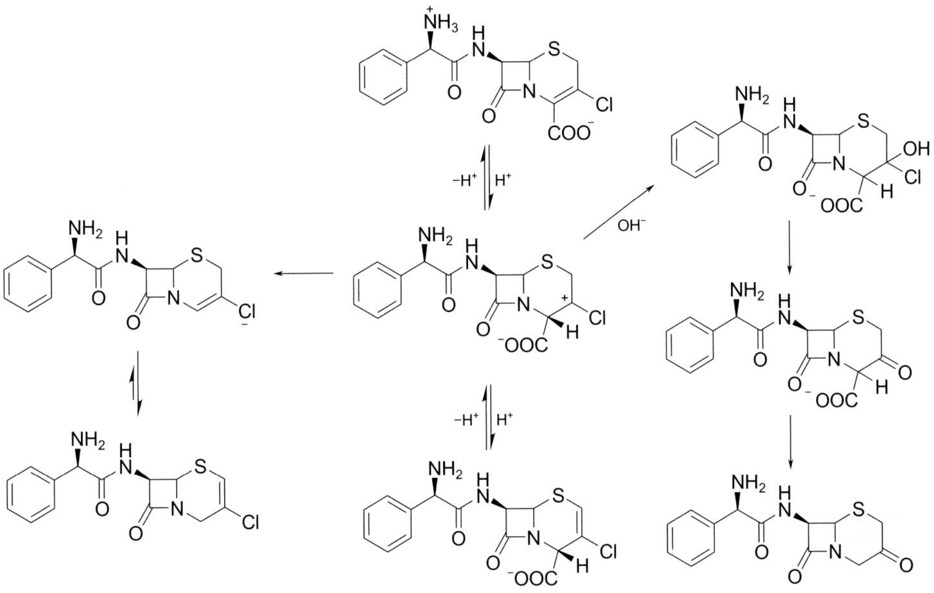

图 3.49　固态头孢克洛非氧化降解反应的可能途径（参考文献 [96] 整理）

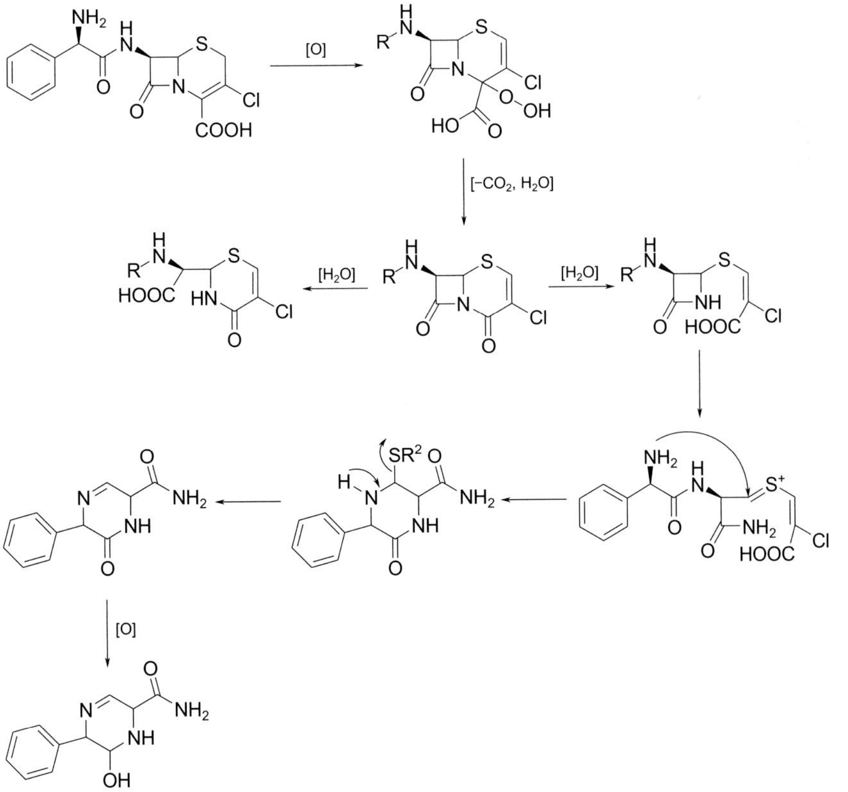

图 3.50　头孢克洛固体 C4 氧化降解反应的可能途径 [96]

3.2.2.2 溶解特性

作为注射用粉针剂的头孢菌素钠盐或盐酸盐等一般均可以自由溶解于水、0.1mol/L NaOH、低级醇、二甲基甲酰胺和甲酰胺中，或具有较高的溶解度（>20mg/mL），部分还可以溶于吡啶；在高级醇、丙酮和乙酸乙酯中为易溶（1～20mg/mL）至微溶（0.1～1mg/mL）；在异辛烷、环己烷、苯、乙醚、石油醚、三氯甲烷、二硫化碳和四氯化碳中几乎不溶（<0.1mg/mL）。

作为口服制剂的氨基头孢菌素如头孢氨苄、头孢拉定等，在水溶液中的溶解度是药物溶出度的基础。在不同pH的缓冲液（37℃，μ=0.5）中，其溶解度随pH呈U形曲线，与氨苄西林等氨基青霉素相似；样品的固有溶解度亦由其在等电状态时的溶解度（C_0）所决定，头孢拉定一水合物、头孢氨苄一水合物和头孢来星二水合物的固有溶解度分别为26.0mg/mL、17.2mg/mL和14.8mg/mL；样品的总溶解度（C_T）符合式（3.1），为溶液pH的函数。在溶出度（桨法）测定中，上述3种头孢菌素的溶出速率常数同样可表征为溶出介质pH的函数，可解释为两性化合物的解离平衡反应与扩散动力学模型共同作用的结果[97]。

酯类头孢菌素口服前药如头孢泊肟酯、头孢呋辛酯等，通常极微溶于水，但易溶于0.1mol/L盐酸溶液，因而常用其作为溶出度试验的溶出介质。此外，该酯类头孢菌素一般极易溶于甲醇或乙腈，易溶于乙醇，微溶于乙醚。

3.2.3 头孢菌素聚合反应

头孢菌素由于其C7位侧链（R^1取代基）和C3位侧链（R^2取代基）结构的不同（图3.30），可以分为α-氨基头孢菌素、氨噻肟头孢菌素和不含氨基头孢菌素等。

3.2.3.1 氨基头孢菌素

氨基头孢菌素系指头孢菌素母核C7位侧链含有α-氨基的头孢菌素，由于其结构与氨基青霉素如氨苄西林等的结构相似，因而其聚合反应机理与氨基青霉素的反应机理相似。理论上虽然其可以通过4种不同的反应途径聚合，但侧链氨基亲核攻击另一分子的β-内酰胺环是主要的聚合反应途径。氨基头孢菌素在水溶液中强制聚合，通常仅能形成二聚体，且聚合产物具有明显的优势构型；在非水溶液中聚合可以形成多聚体[98]。

利用柱切换-LC/MS/MS^n技术分析头孢氨苄在水溶液中的强制聚合产物，发现3个分子量均为694.8的杂质峰（MP-1、IMP-2和IMP-3），其中MP-1的含量最高，是主要聚合产物；3个杂质峰的质谱裂解信息基本相同，根据质谱裂解规律，推断它们为头孢氨苄二聚体差向异构体［图3.51(a)］[99]，与氨苄西林、阿莫西林的聚合分析结果相似[100]。

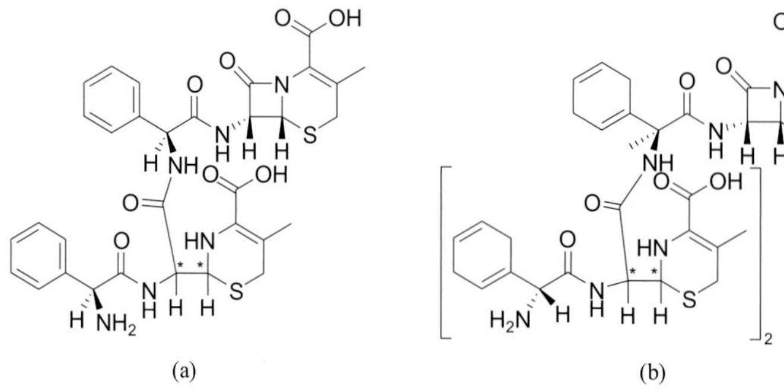

图3.51　氨基头孢菌素聚合物结构
（a）头孢氨苄二聚体；（b）头孢拉定三聚体

头孢拉定在非水溶液中的强制聚合产物，在RP-HPLC中可以发现3个头孢拉定二聚体（分子量698.2）色谱峰；采用高效凝胶色谱（HPSEC）分析，可以确定聚合产物中存在头孢拉定三聚体（分子量1047.6）[图3.51(b)]和头孢拉定四聚体（分子量1396.8），但三聚体和四聚体在RP-HPLC中均不呈尖锐的色谱峰，提示HPSEC色谱峰可能为多个差向异构体的混合物[101]。

3.2.3.2　氨噻肟头孢菌素

氨噻肟头孢菌素系指头孢菌素母核C7位侧链为氨噻肟结构的头孢菌素。根据其3位侧链的特点可以分为两组：第1组为C3位侧链不含可解离基团的头孢菌素如头孢唑肟、头孢地尼等；第2组为C3位侧链含有可解离基团的头孢菌素，如头孢噻肟、头孢他啶等。氨噻肟头孢菌素的聚合反应主要与氨噻肟结构中的氨基有关。第1组头孢菌素，由于C3位不含可解离基团，其聚合反应特性与氨基头孢菌素的聚合反应相似，即聚合反应主要为氨基攻击另一分子的β-内酰胺环，聚合物为一对差向异构体。第2组头孢菌素，由于C3位的可解离基团提供了一个新的可以发生聚合反应的位点，因而聚合反应不仅可以通过氨基攻击另一分子的β-内酰胺环（聚合反应Ⅱ）发生，且可通过氨基攻击另一分子的3位侧链（聚合反应Ⅰ）发生（图3.52）[102]。

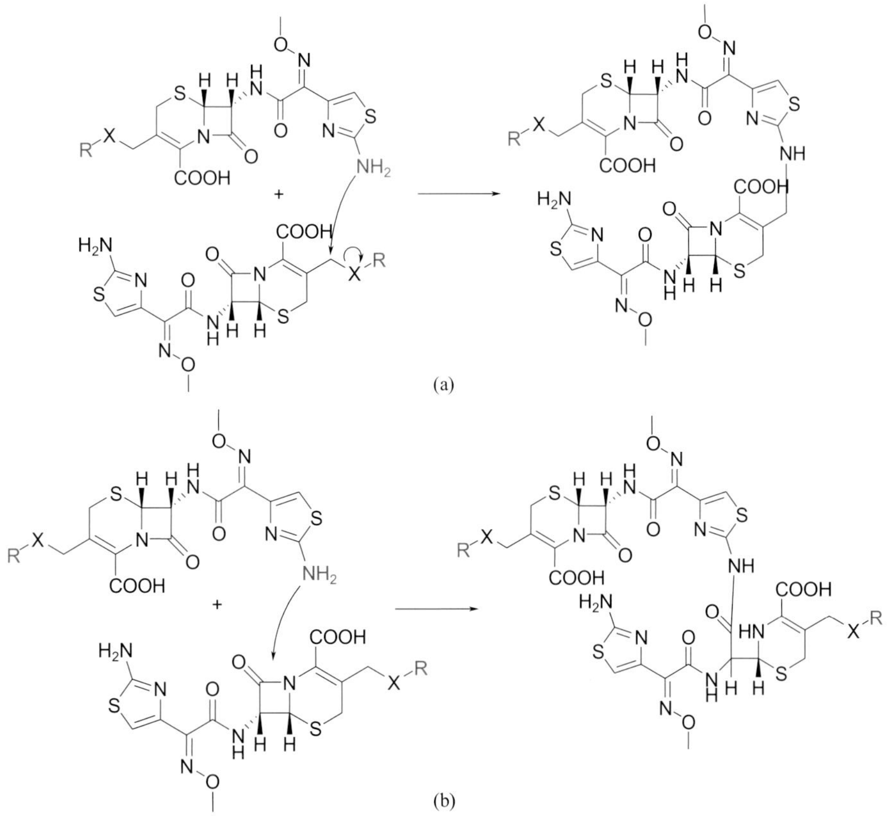

图3.52　第2组氨噻肟头孢菌素的聚合反应途径[102]

（a）聚合反应Ⅰ：氨基攻击另一分子的3位侧链聚合；（b）聚合反应Ⅱ：氨基攻击另一分子的β-内酰胺环聚合

头孢唑肟钠和头孢噻肟钠分别是第1组和第2组氨噻肟头孢菌素的典型代表。在头孢唑肟的强制聚合溶液中仅发现氨基与β-内酰胺环聚合形成的一对二聚体非对映异构体（分子量766.1）[99,103]。在头孢噻肟钠的强制聚合溶液中，主要聚合物为氨基与3位侧链反应（聚合反应Ⅰ）形成的二聚体

（简称二聚体Ⅰ）；没有发现氨基与β-内酰胺环反应（聚合反应Ⅱ）形成的二聚体（简称二聚体Ⅱ），但发现多个二聚体Ⅱ的侧链水解产物[104]。由头孢菌素的降解反应机理可知，二聚体Ⅱ的侧链水解可形成4种不同的水解产物，将其分别命名为水解物Ⅰ～Ⅳ（图3.53）；即第2组头孢菌素由于其3位具有易解离基团，形成的二聚体Ⅱ不稳定，在强制降解反应中易被进一步水解成不同的水解物。理论上每一种二聚体Ⅱ水解可形成8种异构体。

头孢菌素自身的降解特性与其聚合物的降解反应密切相关。第1组C3侧链具有丙烯基结构的头孢菌素如头孢地尼、头孢克肟，易形成γ-内酯并发生差向异构化，其聚合物亦易形成γ-内酯，理论上头孢地尼二聚体可以形成8种γ-内酯；在头孢地尼的强制聚合溶液中，至少发现四个头孢

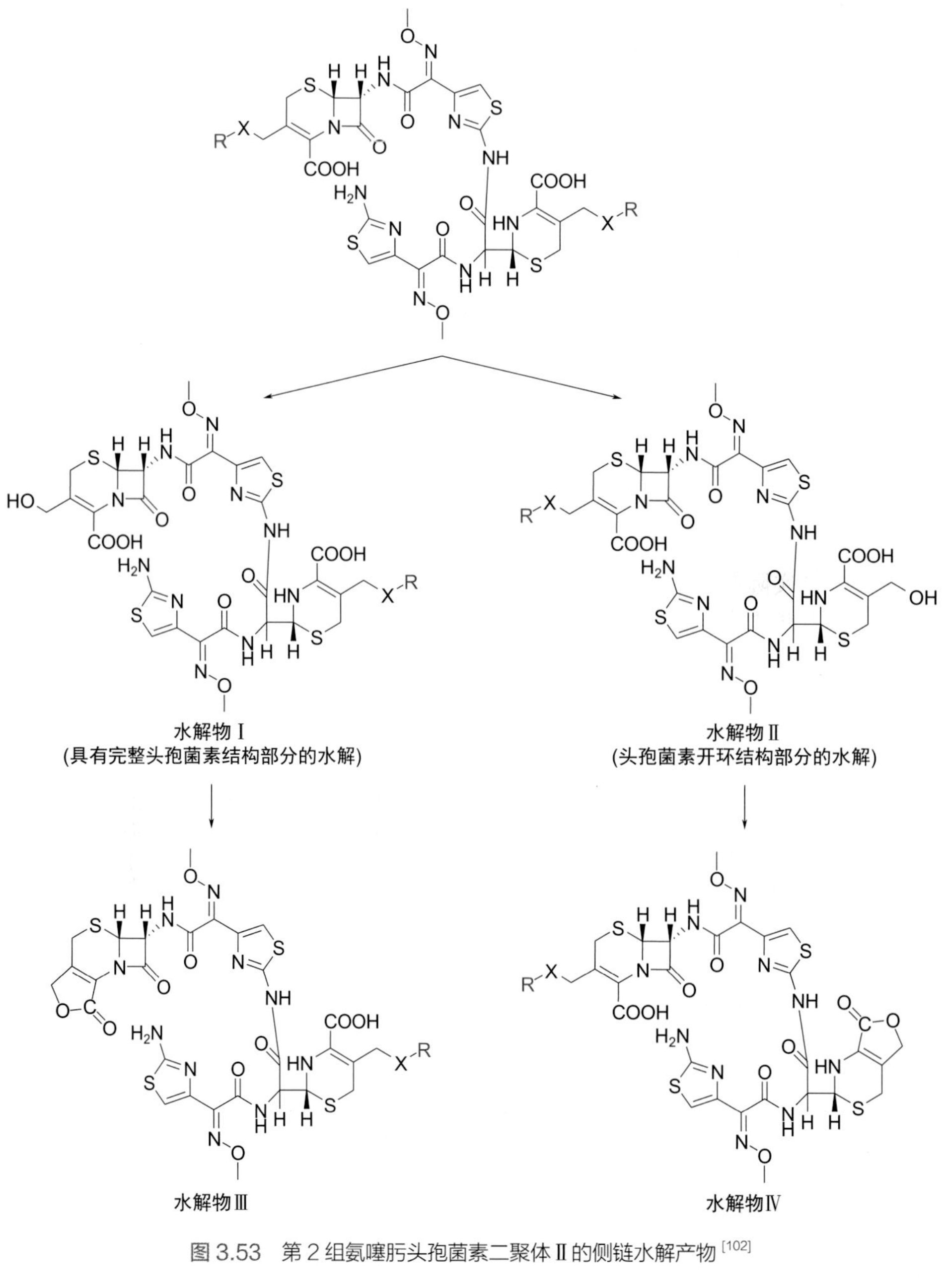

图 3.53　第 2 组氨噻肟头孢菌素二聚体Ⅱ的侧链水解产物[102]

地尼二聚体γ-内酯的异构体（分子量790）[105]。

　　此外，氨噻肟头孢菌素聚合物中还发现一些少见的特殊衍生物/降解物，包括：7位氨基衍生物，如头孢他啶、头孢甲肟中发现分子量较二聚体Ⅰ多146的二聚体衍生物等；氢化噻嗪环水降解物，如分子量为828的头孢克肟二聚体降解物等；3位丙烯基结构脱氢，如头孢克肟脱氢二聚体等。而7-氨噻肟头孢菌素中的偶见聚合反应途径，如侧链的氨基与另一分子母核羧基的酰化反应，母核的羧基攻击另一分子β-酰胺环的聚合反应，更使得7-氨噻肟头孢菌素的聚合物具有高度的复杂性[102]。

3.2.3.3　侧链不含氨基的头孢菌素

　　侧链不含伯氨基结构的头孢菌素，母核羧基作为活性基团与另一分子的β-内酰胺环或3位侧链的反应是最可能的聚合反应途径；与β-内酰胺环的反应通常可形成一对差向异构体，而与3位侧链的反应通常形成单一的聚合物（图3.54）；由于该类头孢菌素的3位侧链多具有易解离基团，如头孢哌酮、头孢唑林、头孢硫脒等，其聚合物的3位侧链易被水解。与β-内酰胺环反应形成的二聚体可能存在三种3位侧链水解物，而与3位侧链反应形成的二聚体仅能产生一种水解物。

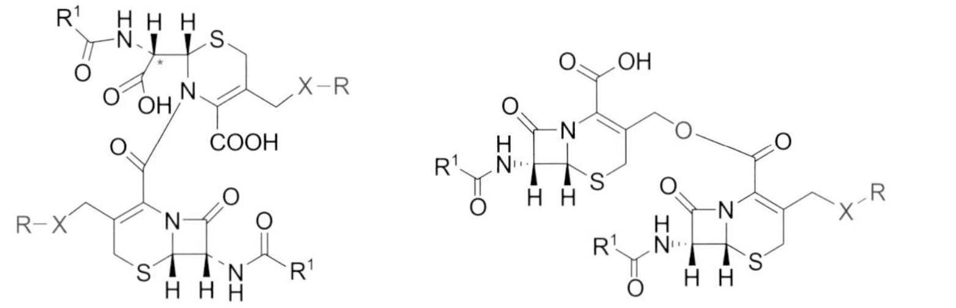

图3.54　头孢菌素羧基聚合可能形成的聚合产物
(a) 与β-内酰胺环的反应；(b) 与3位侧链的反应

　　分析头孢菌素实际产品中的羧基聚合产物：注射用头孢硫脒中的二聚体（分子量884），其可能为羧基与3位侧链的聚合产物 [图3.55(a)] [106]；头孢唑林钠中的2个二聚体（分子量794）均为羧基与3位侧链聚合产物的开环物 [图3.55(b)] [98]；而头孢哌酮钠中的2对二聚体杂质，分

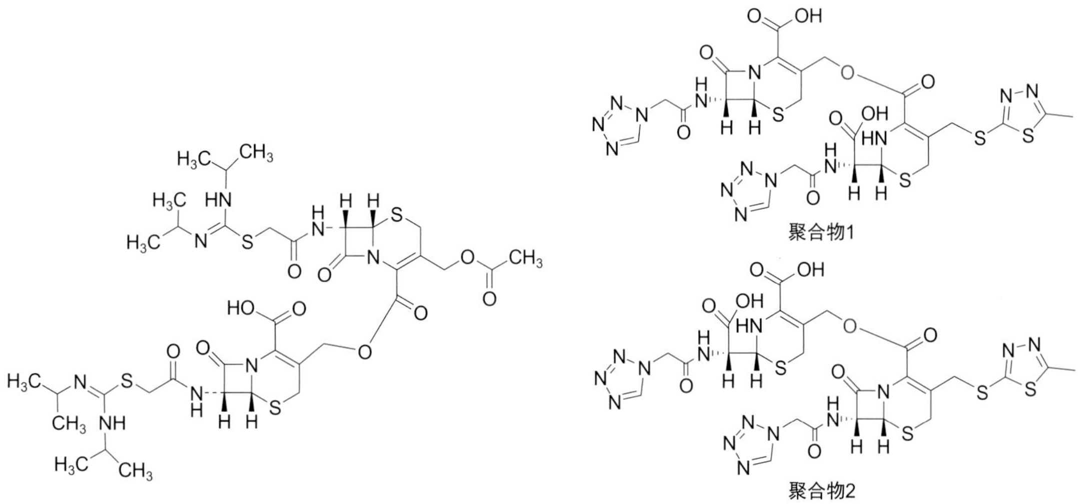

$C_{36}H_{52}N_8O_{10}S_4$　884.27
(a)

聚合物1

聚合物2

$C_{25}H_{26}N_{14}O_9S_4$　794.09
(b)

图3.55

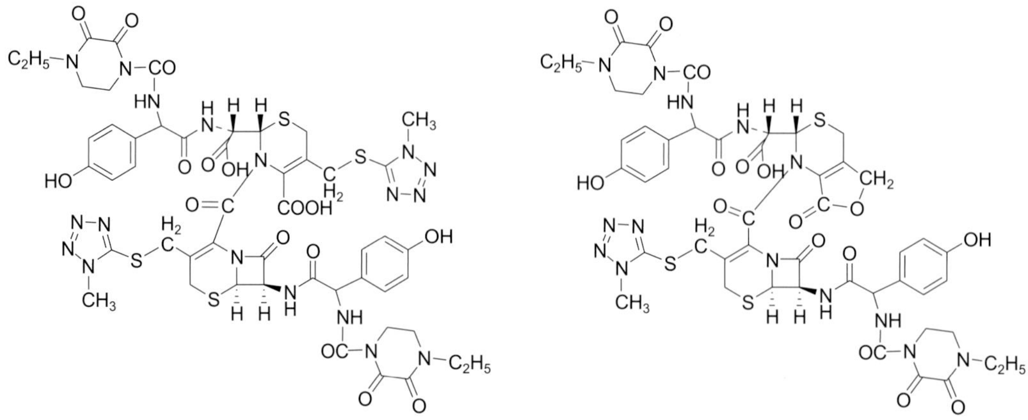

$C_{50}H_{54}N_{18}O_{16}S_4$ 1290.28
(c)

$C_{48}H_{50}N_{14}O_{16}S_3$ 1174.27
(d)

图3.55   头孢菌素实际产品中的羧基聚合产物
（a）头孢硫脒二聚体；（b）头孢唑林二聚体；（c）、（d）头孢哌酮二聚体

别为母核羧基与β-内酰胺环聚合形成的一对差向异构体［图3.55(c)］和其脱去3位侧链形成的一对内酯［图3.55(d)］[98]。头孢菌素的羧基聚合反应在不同品种中究竟易通过何种反应途径进行聚合，尚没有较明确的结论。此外，在高湿环境下该类头孢菌素易发生固态聚合，在水溶液中通常不易形成聚合物。

3.3 其他 β-内酰胺抗生素的理化特性

除青霉素、头孢菌素外，其他β-内酰胺抗生素主要包括碳青霉烯、青霉烯、单环β-内酰胺类和β-内酰胺酶抑制剂。它们共性的结构是均具有β-内酰胺环，而β-内酰胺环的特性如易遭受亲核攻击发生水解、氨解等也决定了它们的共同特性。

3.3.1 碳青霉烯类

碳青霉烯类抗生素对热不稳定。美罗培南粉针剂及配伍溶液[107]、厄他培南溶液[108]和粉针剂[109]、多利培南[110]的热分解反应均可以用一级反应动力学描述。湿度是影响碳青霉烯类抗生素降解的重要因素；在76.4%RH环境中，温度对厄他培南和美罗培南粉针剂稳定性的影响无显著性差异，但在干燥的空气中（90～120℃），厄他培南更稳定[109]。对替比培南的固态稳定性研究表明，在干燥空气中，替比培南的降解反应呈一级动力学反应，降解产物主要为β-内酰胺环的开环物；随着空气相对湿度的增加，降解反应加速，其降解速率常数与相对湿度（RH%）的关系可表示为式（3.2）[111]：

$$\ln k = (7.34 \pm 5.78) \times 10^{-3}(\mathrm{RH}\%) - (3.11 \pm 1.51 \times 10^{-10}) \tag{3.2}$$

3.3.1.1 在溶液中的降解反应

对亚胺培南在水溶液中的降解反应途径研究表明，在弱酸性溶液（pH 4～4.5）中，亚胺培南的β-内酰胺环不仅可以发生水解反应形成水解物 **3.42**，且亚胺培南的羧基可以通过攻击另一分子的β-内酰胺环发生聚合反应，形成二聚体 **3.43**，其反应机制与青霉素的聚合反应等相似。动力学研究表明，此条件下亚胺培南相对较稳定，氢离子的催化水解反应较氢氧根离子的催化水解反应和β-内酰胺环的自发降解作用更易发生。在无氧条件下，二聚体**3.43**可以进一步聚合成三聚体**3.45**，再通过分子内的羧基反应环化，形成二酮哌嗪化物**3.46**；也可以直接通过分子内的羧基反应环化，形成二酮哌嗪化物**3.47**或**3.44**；进而产生复杂的低聚物混合物（图3.56）。比较诸酸性降解物的紫外光谱，亚胺培南的$\lambda_{max}=300nm$，降解物**3.34**的$\lambda_{max}=360nm$，降解物**3.43**的$\lambda_{max}=385nm$，降解物**3.47**的$\lambda_{max}=330nm$，降解物**3.46**的$\lambda_{max}=360nm$、$280nm$，降解物**3.45**未见明显吸收峰。

　　二聚体**3.43**与亚胺培南通过羧基聚合反应形成三聚体。除二聚体**3.43**侧链的羧基与另一分子

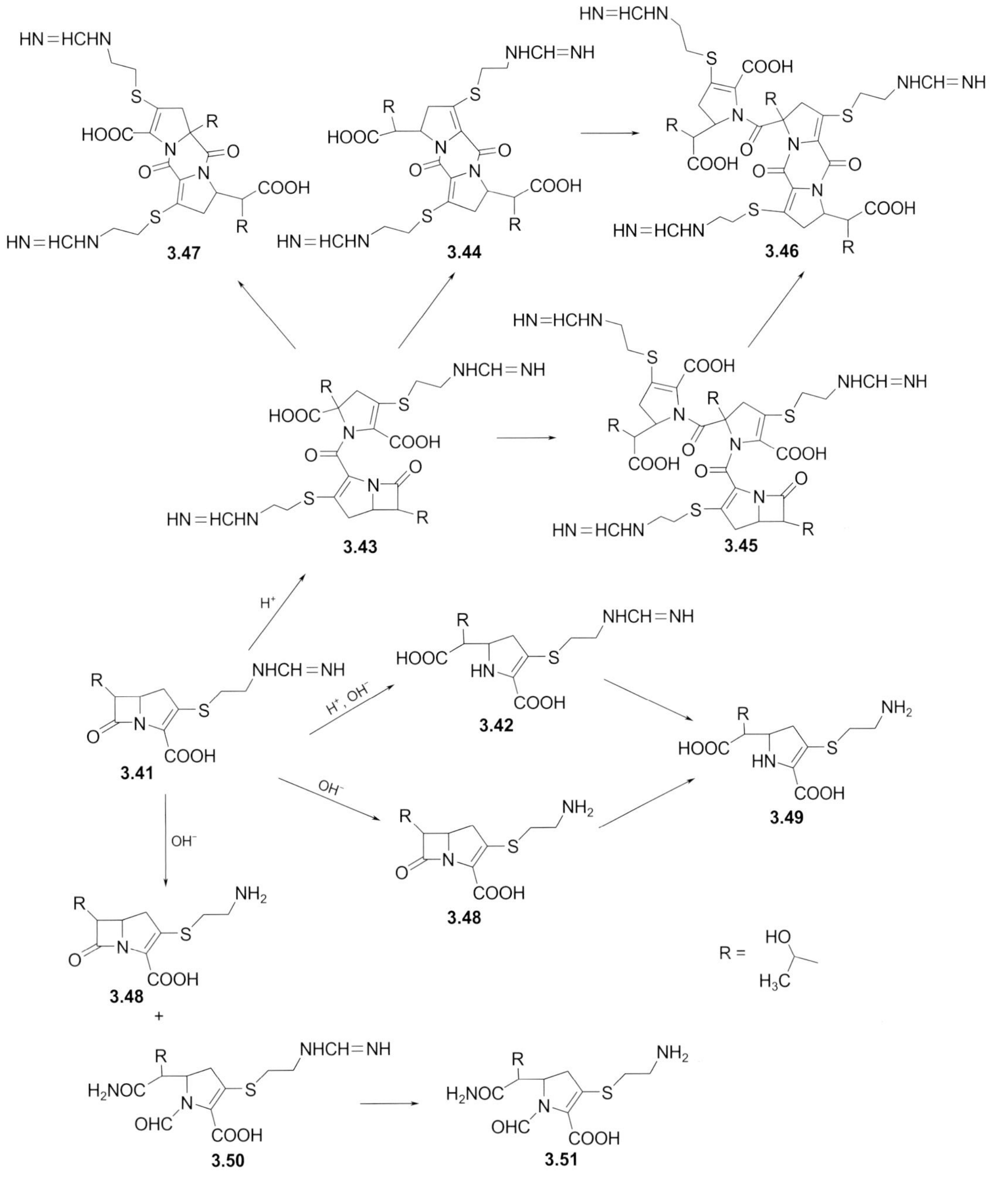

图3.56　亚胺培南在水溶液中的降解反应途径[112]

亚胺培南**3.41**的β-内酰胺环聚合，形成三聚体**3.45**外，理论上还存在二聚体**3.43**母环上的羧基与亚胺培南**3.41**的β-内酰胺环的聚合，以及亚胺培南**3.41**母环上的羧基与二聚体**3.43**的β-内酰胺环的聚合，但在实际聚合样品中仅发现有三聚体**3.45**[112]。

在碱性溶液（pH 9～9.5）中，高浓度的亚胺培南**3.41**可快速分解成降解物**3.48**和降解物**3.50**。其可能的降解反应机制为：2分子的亚胺培南**3.41**首先形成一个不稳定的二聚体，再水解形成二氢吡咯结构的降解物（图3.57）[112]。在弱碱性溶液中，主要降解产物为降解物**3.48**和降解物**3.50**，该反应为pH依赖反应。

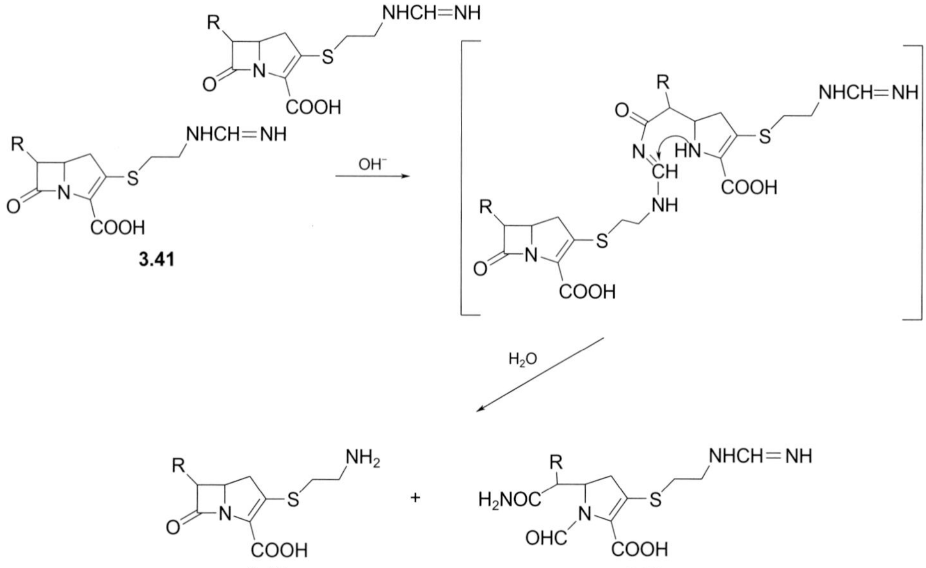

图3.57　亚胺培南在碱性水溶液中的降解反应途径[112]

按图3.57降解反应途径，降解物**3.48**或降解物**3.50**亦可以与亚胺培南**3.41**反应，形成降解物**3.48**和降解物**3.51**，或降解物**3.50**和降解物**3.51**；降解物**3.50**水解也能产生降解物**3.51**（图3.56）。比较诸碱性降解物的紫外光谱，降解物**3.48**、降解物**3.50**和降解物**3.51**的λ_{max}分别为298nm、290nm和288nm；即碳青霉烯类结构（**3.41**和**3.48**）较二氢吡咯结构（**3.50**和**3.51**）的最大紫外吸收波长更高。

对比阿培南[113]、厄他培南[114]、美罗培南[115]和多利培南[116]在水溶液中降解产物的分析均证明，亚胺培南的降解反应途径在其他碳青霉烯中普遍存在。β-内酰胺环的水解和与羧基反应形成二聚体，并进一步形成二酮哌嗪化合物是溶液中两条重要的降解反应途径。且β-内酰胺环开环后，母核中位于C2、C3位之间的双键存在互变异构，可转变至N1、C2位之间（图3.58）[113]；该互变异构现象在厄他培南二聚体中也可观测到[114]。

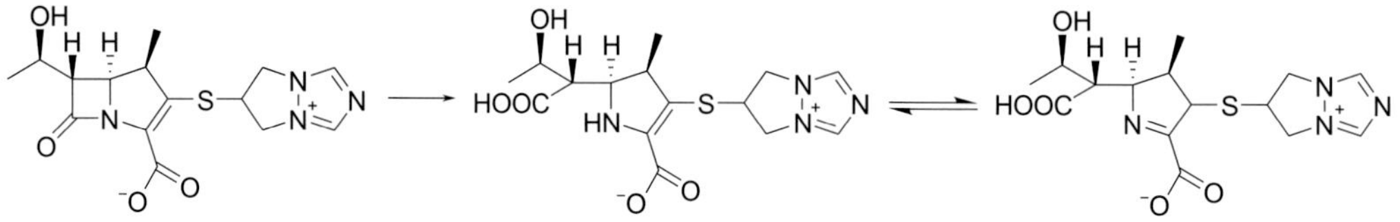

图3.58　比阿培南开环物的互变异构[113]

3.3.1.2　强制降解反应

不同品种在特定环境下进行强制降解实验，除可发生上述共性的降解反应外，还具有一些特有的降解反应。

对美罗培南的强制降解实验表明，其主要降解反应途径可概括为水解、氧化和湿热条件下的聚合（图3.59）。在酸性、中性和碱性介质中，主要水解产物均为β-内酰胺环开环物（DP-1）；在氧化条件（3%的H_2O_2）下，美罗培南首先发生脱羧反应，形成脱羧物（DP-2），并进一步氧化成N-氧化物（DP-3）；其固体在湿热条件下可以形成二聚体（DP-4）[117]。而多利培南在3%的过氧化氢中可发生硫醚的氧化和脱羧反应，生成了PD-437、PD-427和PD-411三种氧化降解产物（图3.60）[118]。

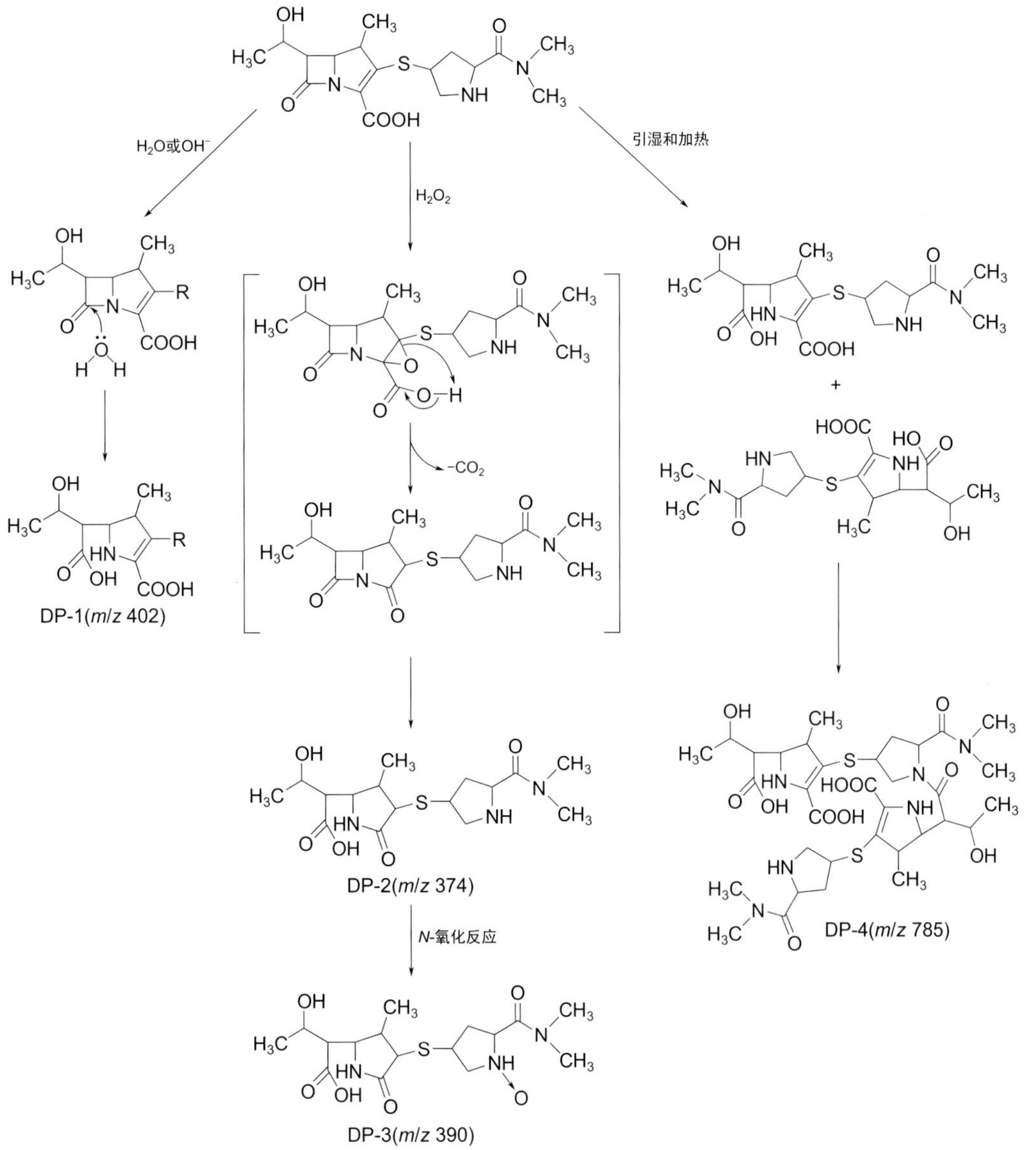

图3.59　美罗培南强制降解中的主要降解反应途径[117]

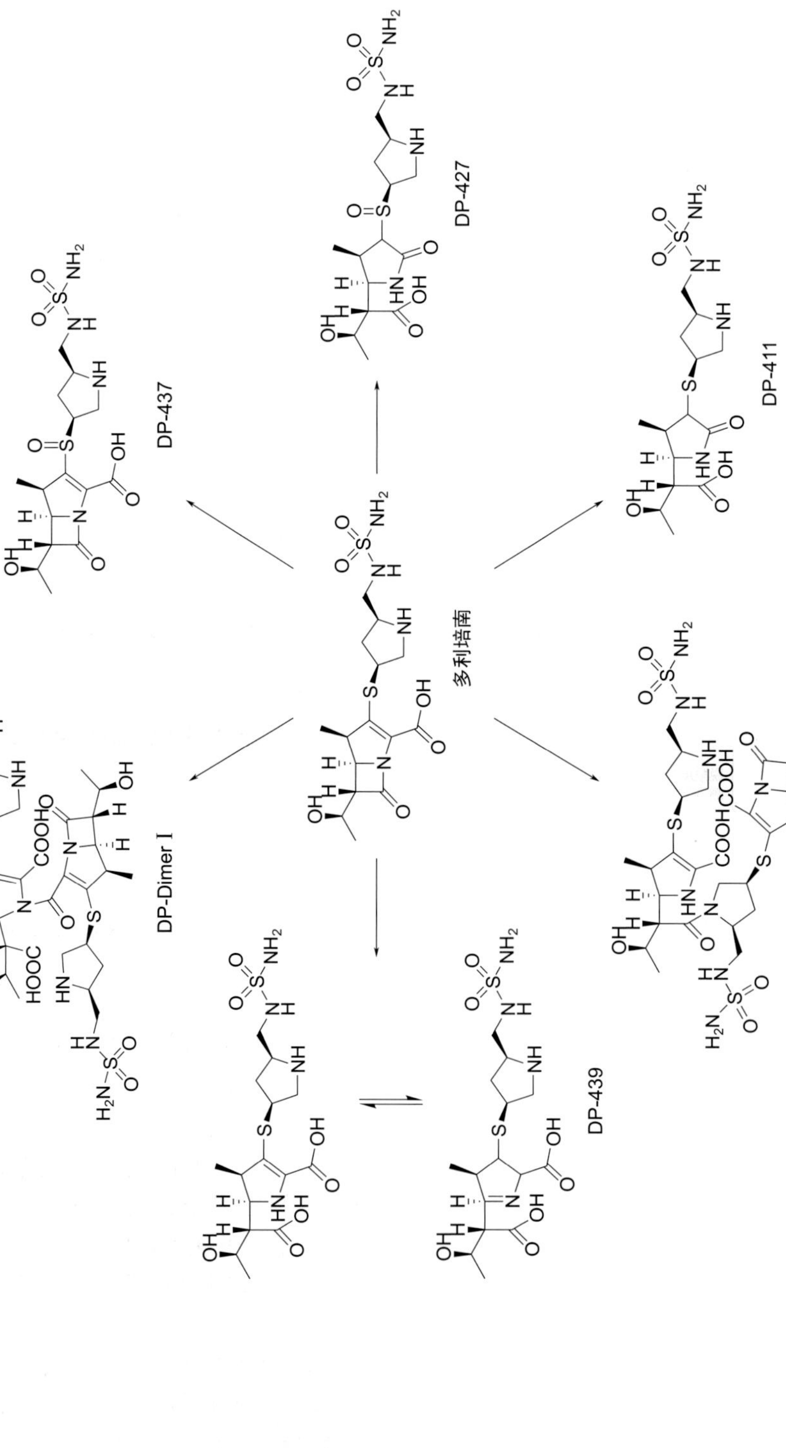

图 3.60 多利培南强制降解中的主要降解反应途径 [118]

　　对美罗培南溶液进行加热（45℃）处理，其开环物经醇链断裂、脱羧、芳构化系列中间反应，最终形成热降解产物吡咯衍生物（图3.61）[119]。美罗培南在pH 4 ~ 8的水溶液（40℃）中可以形成二聚体[115]，固体在较高的湿热条件（60℃，90%RH）下，还可以形成三聚体[120]。此外，在含碳酸氢盐的溶液中，美罗培南还可以形成二氧化碳加合物（图3.62）[121]。此外，临床应用中，美罗培南与0.9%的NaCl配伍，其含量可12h内保持稳定，但在5%葡萄糖中仅能维持4h。其原因在于美罗培南的β- 内酰胺环水解开环后，吡咯烷环的亚氨基可以与葡萄糖分子的醛式结构反应，形成葡萄糖加合物（图3.63）[117]。

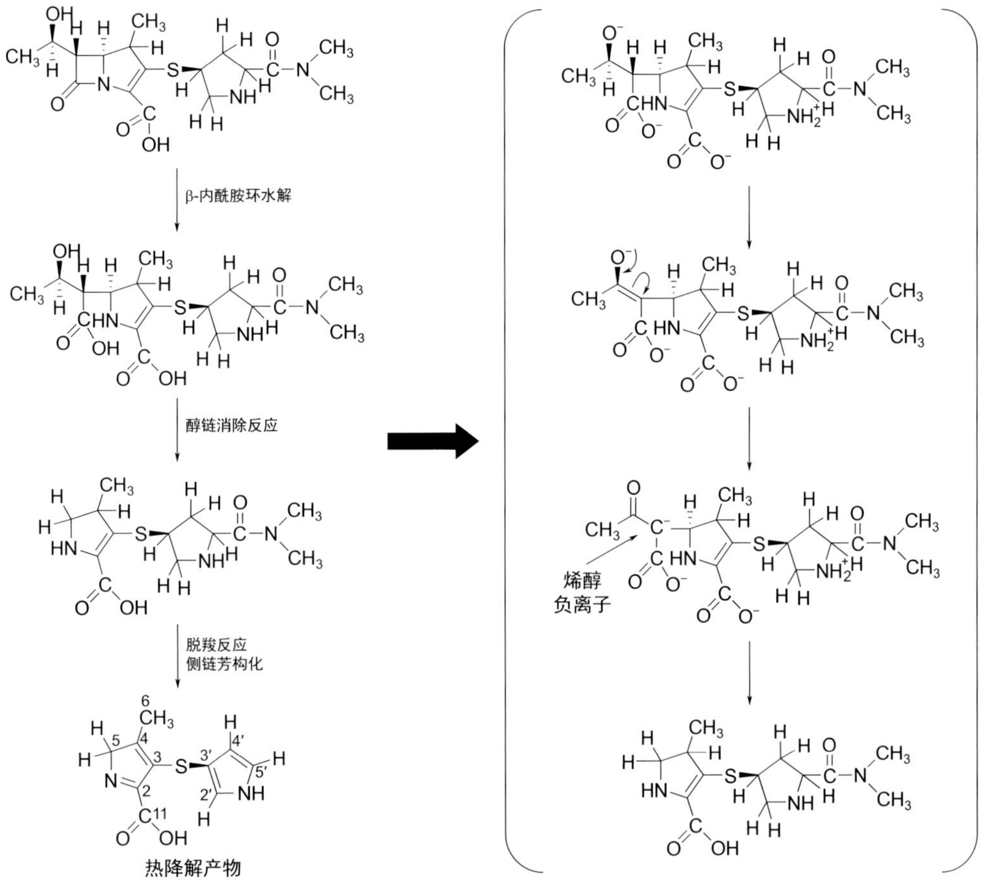

图 3.61　美罗培南水溶液热降解反应途径[119]

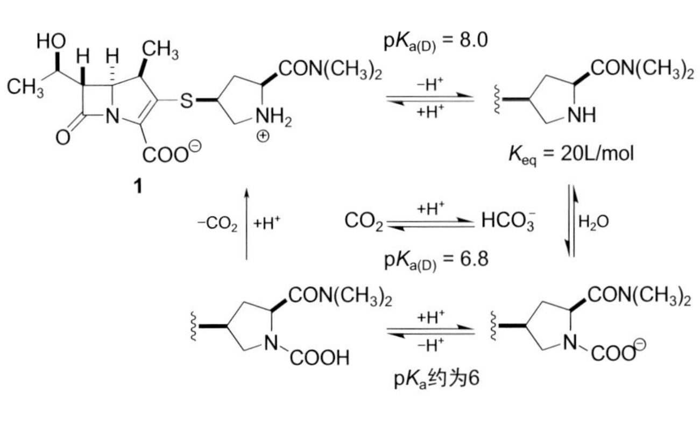

图 3.62　美罗培南在碳酸氢盐的溶液与二氧化碳的加合反应[121]

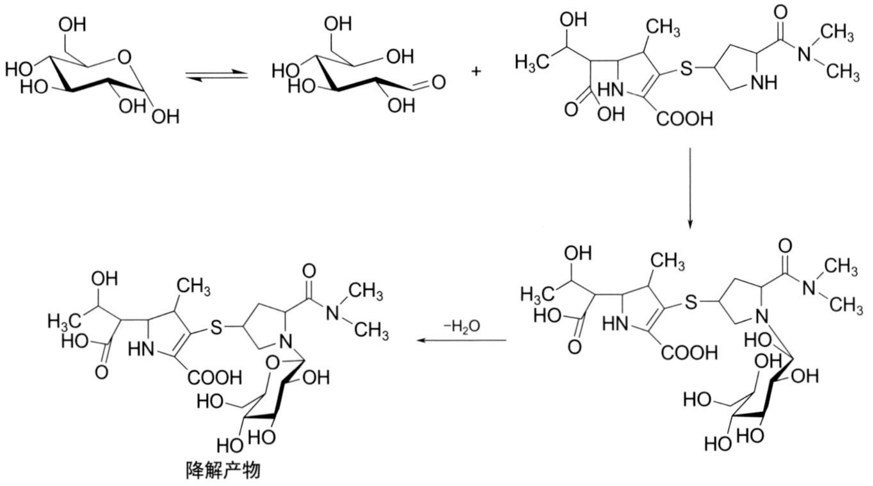

图 3.63   美罗培南与葡萄糖在溶液中的加合反应 [117]

3.3.2   青霉烯类

与碳青霉烯类化合物相比，由于碳青霉烯母核中的 C4 被硫原子替代，改变了 5 元环的空间构型（与碳青霉烯的 C—C—C 结构相比，C—S—C 结构的键角减小，键长增加），降低了环的内应力，使得青霉烯类化合物相对更稳定 [122]，但并不改变其降解动力学机制。

法罗培南的强制降解实验表明，其在水溶液中的水解、氧化、光解和热降解动力学反应均可以描述为一级动力学反应，原料的强制降解反应可概括为氧化 > 碱降解 > 光照 >> 酸降解；片剂的强制降解反应为碱降解 > 氧化 ≈ 酸降解 >> 光照 [123]；提示片剂中的辅料改善了法罗培南的降解反应特性。固态稳定性研究表明，在干燥空气中，法罗培南的降解反应亦呈一级动力学反应 [124,125]；随着空气相对湿度的增加，降解反应加速，其降解速度常数与相对湿度（RH%）的关系可表示为式（3.3）[124]：

$$\ln k = (7.58 \pm 1.88) \times 10^{-2}(\text{RH\%}) - (5.90 \pm 3.90 \times 10^{-8}) \tag{3.3}$$

青霉烯类化合物和碳青霉烯类化合物的降解反应途径具有相似性。水溶液中 β- 内酰胺环开环是主要降解产物。对法罗培南 C2 侧链差向异构体化合物 SUN5555 在碱性溶液中的降解反应途径分析表明，β- 内酰胺环的开环，可促使四氢呋喃环开环，导致 C5 的差向异构化（图 3.64）；其可

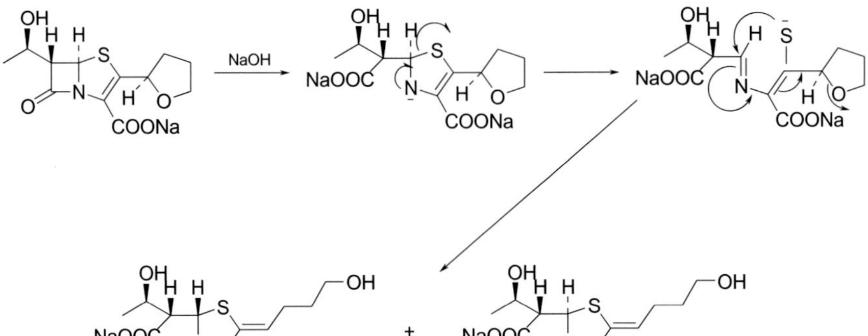

图 3.64   青霉烯类化合物 SUN5555 在碱性溶液中的降解反应途径 [126]

以定量（4∶1）产生 **3.52** 和 **3.53** 二个开环物，**3.52** 和 **3.53** 在体内分别与代谢产物M-1和M-2结构相同[126]。而法罗培南在固态条件的热降解产物主要为5-四氢呋喃基噻唑-4-甲酸钠[125]，其可能的降解反应途径依然起始于β-内酰胺环的开环，然后发生醇链的消除反应（图3.65）。

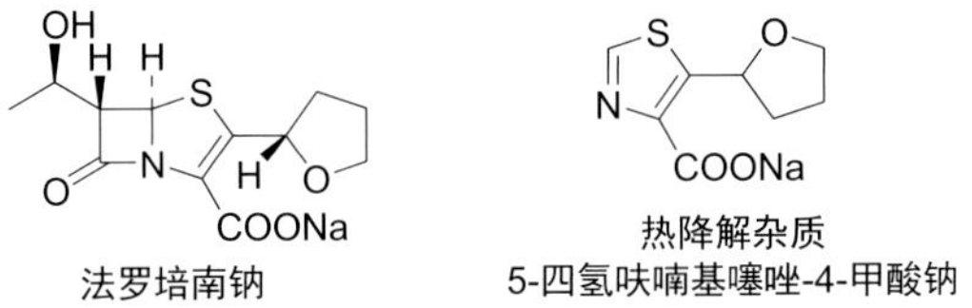

图3.65　法罗培南及其热降解杂质的结构

3.3.3　单环 β-内酰胺类

诺卡菌素A和氨曲南是两类重要的单环β-内酰胺抗生素。比较它们在水溶液（pH 3.5 ～ 10.5）中的降解反应（图3.66），水解反应呈典型的酸、碱催化特性，为一级动力学反应，生成β-内酰胺环开环物；氨曲南的最稳定pH为5.38，诺卡菌素A为6.13。和其他β-内酰胺环类化合物水解反应相比较，诺卡菌素A更稳定；氨曲南在碱性溶液中的稳定性和青霉素、头孢菌素相似，但在其他条件下均比青霉素和头孢菌素稳定。比较诺卡菌素A和氨曲南之间的水解稳定性，氨曲南较诺卡菌素A对酸解/碱解反应均较敏感，但在碱溶液中氨曲南更不稳定[127]。

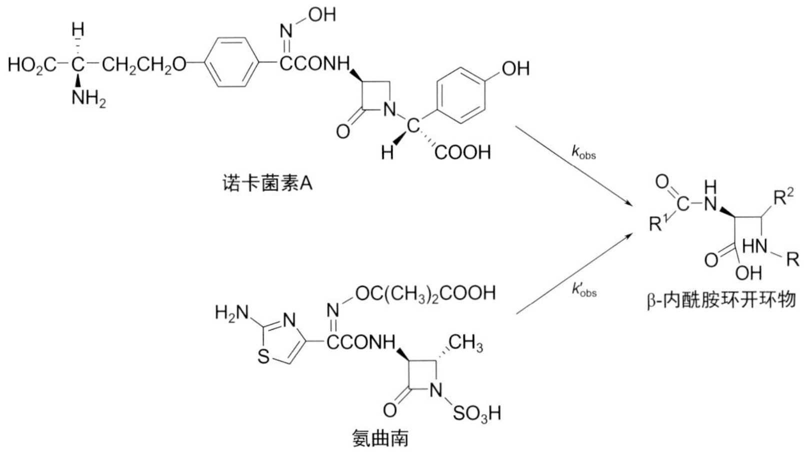

图3.66　单环 β-内酰胺类抗生素的水解反应

金属离子具有催化β-内酰胺环水解的功能。比较不同的2价金属离子（Zn^{2+}、Cd^{2+}、Co^{2+}、Cu^{2+}、Ni^{2+}、Mn^{2+}）对碳青霉烯、青霉烯和单环β-内酰胺抗生素的催化活性，发现仅Cu^{2+}对氨曲南具有较强的催化活性，其他金属离子对诺卡菌素A和氨曲南几乎均没有催化活性（图3.67）[128]。对金属离子催化β-内酰胺抗生素的可能催化反应机理研究认为，溶液中β-内酰胺抗生素和金属离子可形成1∶1复合物，其不仅有利于亲核反应的发生，且可以增加中间体（化合物 **3.55**）的稳定性，使其有利于开环反应的发生［图3.68(a)］；而单环类β-内酰胺抗生素不易与金属离子形成稳定的复合物。此外，金属离子在Tris缓冲液中较在磷酸缓冲液中表现出更强的催化功能，如1×10^{-5}mol/L的Zn^{2+}和Cd^{2+}在磷酸缓冲液中催化亚胺培南降解的半衰期为17h，而在Tris缓冲液中的半衰期分别为7min和15min；提示金属离子-Tris系统与抗生素形成了更有利于亲核反应的稳定复合物［图3.68(b)］，或形成的金属离子-Tris复合物更有利于亲核反应的发生［图3.68(c)］^[128]。

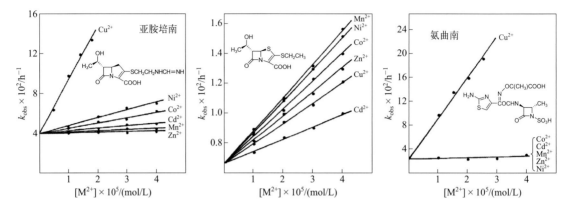

图 3.67   金属离子对 β - 内酰胺抗生素水解催化活性的比较（参考文献 [128] 整理）

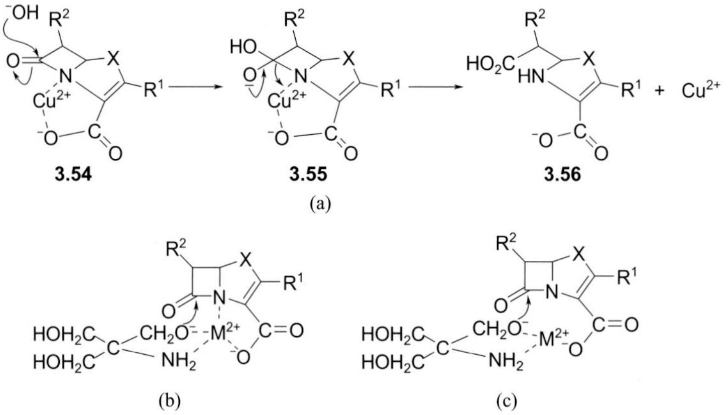

图 3.68   溶液中金属离子催化 β - 内酰胺抗生素水解反应机理^[128]

（a）金属离子 - 抗生素复合物机理；（b）金属离子-Tris- 抗生素复合物机理；（c）金属离子 -Tris 复合物机理

　　氨曲南为全球首个上市的单环β- 内酰胺抗生素。固态条件下温度和相对湿度是影响其稳定性的关键因素。伴随着温度的升高或相对湿度的增加，氨曲南（Z- 异构体）逐渐转变为反式异构体（E- 异构体），该反应为可逆反应，呈一级动力学反应特性。Z/E- 异构体可进一步平行发生降解反应^[129]。在 UV（254nm）光照条件下，氨曲南溶液的主要光解产物为反式异构体（E- 异构体），与头孢噻肟钠等具有烷氧亚氨基结构化合物中发生的光解反应相似；但氨曲南对光更稳定，在相同光解条件下，头孢噻肟钠光异构化的量子产率为0.2%，而氨曲南仅为0.03%^[130]。在光解过程中可以发现氨曲南 Z/E- 异构体的平行降解产物；多种环糊精（DM-β-CD, HP-β-CD, HP-γ-CD）溶液和葡萄糖溶液可以加速氨曲南在溶液中的降解反应^[131]；氨曲南浓溶液（>1%）还可以形成二聚体和三聚体^[132]；其在溶液中的降解反应可概括为图3.69。

3.3.4   β-内酰胺酶抑制剂

　　β- 内酰胺酶抑制剂按其化学结构可以分为氧青霉烯类、青霉烷砜类、二氮杂二环辛烷类和有机硼酸类化合物。下面仅就氧青霉烯类和青霉烷砜类作简要介绍。

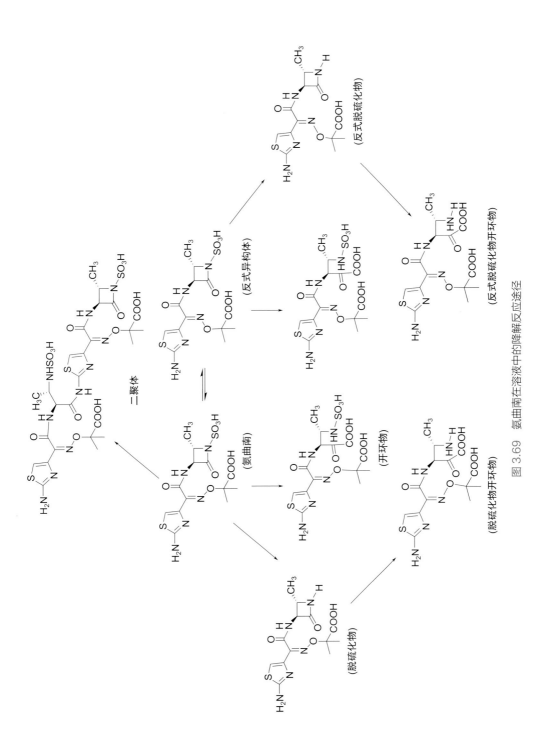

图 3.69　氨曲南在溶液中的降解反应途径

3.3.4.1　氧青霉烯类

克拉维酸（clavulanic acid，CA）是首个上市的由棒状链霉菌（*Streptomyces clavuligerus*）产生的氧青霉烯类β-内酰胺酶抑制剂。克拉维酸对温度和溶液的pH均非常敏感，利用一级动力学方程可以较好地解释其在溶液中的水解动力学特性，Arrhenius方程可以较好地表征不同pH条件下降解速率常数与温度的关系；克拉维酸在发酵培养基中较其标准溶液和制剂溶液更不稳定[133]。对克拉维酸在不同pH、温度和不同盐水平下的长期稳定性研究表明，20℃、pH 6.0～7.2时克拉维酸的稳定性较好；溶液中盐对其稳定性的影响依次为Na_2SO_4>$MgSO_4$>氯化钙>氯化钠[134]。在水溶液（35℃、μ=0.5、pH 3～10）中，pH为6.39时克拉维酸最稳定；在碱性介质中克拉维酸的降解速率较酸性介质中快10倍；且缓冲盐的催化作用对降解反应的影响显著（缓冲液浓度越大，降解反应越快）[135]。

克拉维酸在水溶液中，首先水解形成开环物；由于开环物非常不稳定，在开环的同时氧青霉烯母核中的C—O键断裂，形成降解物**3.57**，经脱乙酸甲醛和二氧化碳后，形成主要水解产物1-氨基-4-羟基丁烷-2-酮（**3.60**）；降解物**3.60**是后续形成吡嗪衍生物的重要中间体（图3.70）。在

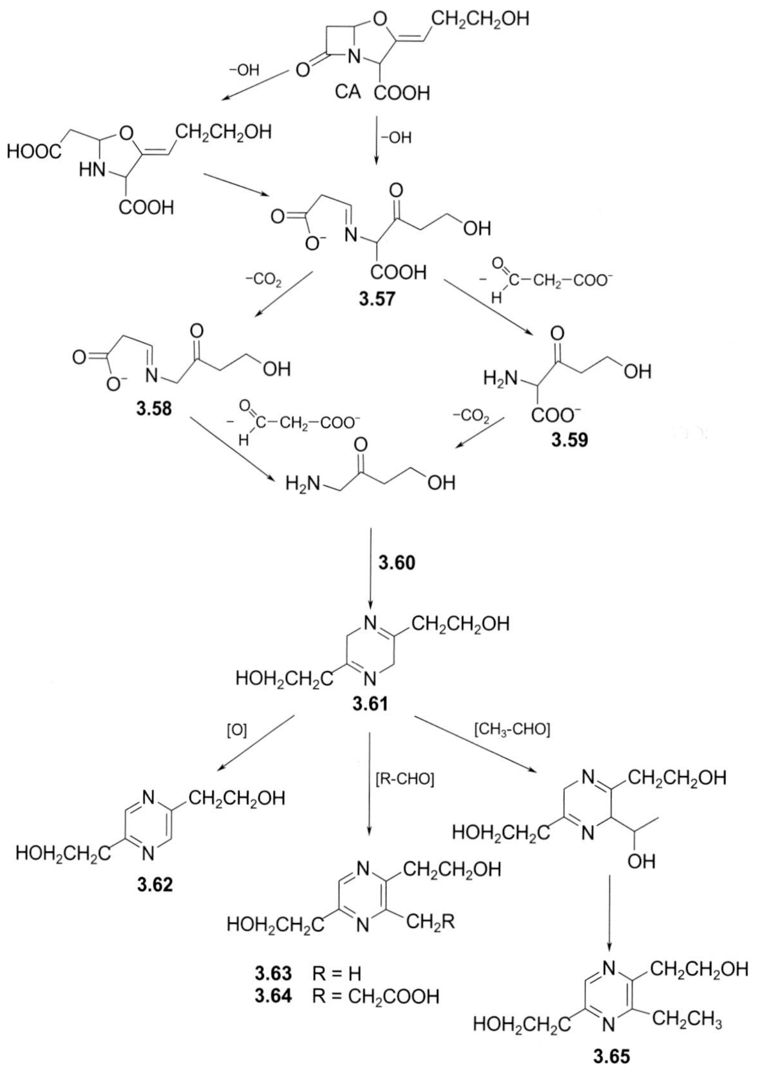

图3.70　克拉维酸降解形成吡嗪衍生物的反应途径 [136, 137]

酸性条件下降解物 **3.60** 比较稳定；在中性和碱性溶液中，降解物 **3.60** 会发生自缩合反应，首先形成二氢吡嗪衍生物（降解物 **3.61**），再进一步形成降解物 **3.62**［2,5-双（2-羟乙基）吡嗪］和降解物 **3.65**［3-乙基 -2,5-双（2-羟乙基）吡嗪］等吡嗪衍生物[136]。在弱碱性溶液中已鉴定出4个吡嗪衍生物，包括降解物 **3.62**、降解物 **3.63**［3-甲基 -2,5-双（2-羟乙基）吡嗪］、降解物 **3.64**［3-（2-羧乙基）-2,5-双 -（2-羟乙基）吡嗪］和降解物 **3.65**[137]。降解物 **3.61** 在空气中氧化即可形成降解物 **3.62**，与克拉维酸降解过程中形成的甲醛、乙酸甲醛、乙醛反应，则分别形成降解物 **3.63**、降解物 **3.64** 和降解物 **3.65**。60℃条件下水解，克拉维酸降解可形成4种吡嗪衍生物；但35℃条件下不能形成降解物 **3.63**，100℃下不能形成降解物 **3.64**[137]。

在碱性水溶液中，克拉维酸钾降解物 **3.66**（8-羟基 -6-氧 -4-氮杂 -2-辛烯酸）的 λ_{max} 为 260nm[138]。在甲醇和饱和 NaOH 甲醇溶液中，则形成8-羟基 -6-氧 -4-氮杂 -2-辛烯酸甲酯（降解物 **3.67**），其 λ_{max} 为 268nm（甲醇）；降解物 **3.67** 经碱催化的重排反应，分子内缩合可形成4-（2-羟乙基）吡咯 -3-甲酸甲酯（3,4-二取代吡咯衍生物）[139]；克拉维酸与咪唑反应可形成1-（8-羟基 -6-氧 -4-氮杂 -2-辛烯酸）咪唑（咪唑衍生物），经酸水解后形成降解物 **3.66**[140]；降解物 **3.66** 和其甲酯酸化后，紫外吸收几乎消失，但碱化后可再次出现（图3.71）[138]。

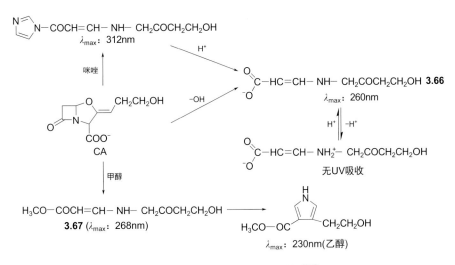

图 3.71 克拉维酸的降解反应特性[138]

3.3.4.2 青霉烷砜类

青霉烷砜类 β- 内酰胺抑制剂舒巴坦、他唑巴坦均为化学合成的竞争性不可逆 β- 内酰胺酶抑制剂，其较克拉维酸钾稳定性更好，但在溶液中特别是在碱性溶液中仍易降解。

舒巴坦钠在水溶液（35℃，离子强度 =0.5）中，最稳定的pH范围为 3.0～7.0，诸pH条件（pH 1～10）下的降解反应均遵循一级动力学反应特性[141]。其水解过程为首先 β- 内酰胺环开环，并快速形成降解物 **3.68**（5-羧基 -6-甲基 -6-亚磺酸基 -4-氮杂 -2-庚烯酸），其紫外光谱的 λ_{max} 为 267nm；再分解成2-氨基 -3-甲基 -3-亚磺酸基丁酸（**3.69**）和乙酸甲醛（**3.70**）。在碱性甲醇溶液中，则先形成降解物 **3.71**（5-羧基 -6-甲基 -6-亚磺酸基 -4-氮杂 -2-庚烯酸甲酯），其紫外光谱 λ_{max} 为279nm；再进一步分解成2-氨基 -3-甲基 -3-亚磺酸基丁酸（**3.69**）和3-氧代丙酸甲酯（**3.72**）（图3.72）[142]。降解物 **3.71** 和降解物 **3.68** 在酸性水溶液中水解后，紫外吸收几乎消失，但碱化后乙酸甲醛烯醇化后再次显现紫外吸收。

他唑巴坦与舒巴坦在溶液中的降解反应途径不完全相似（图3.73）[143,144]。在碱性水溶液中，他唑巴坦可形成降解物**3.73**；降解物**3.73**仅在碱性环境下稳定，在酸性和中性溶液中可迅速分解成2-氨基-3-甲基-3-亚磺酸基-4-(1*H*-1,2,3-三氮唑-1-基)-丁酸（**3.74**）和乙酸甲醛（**3.70**）；在

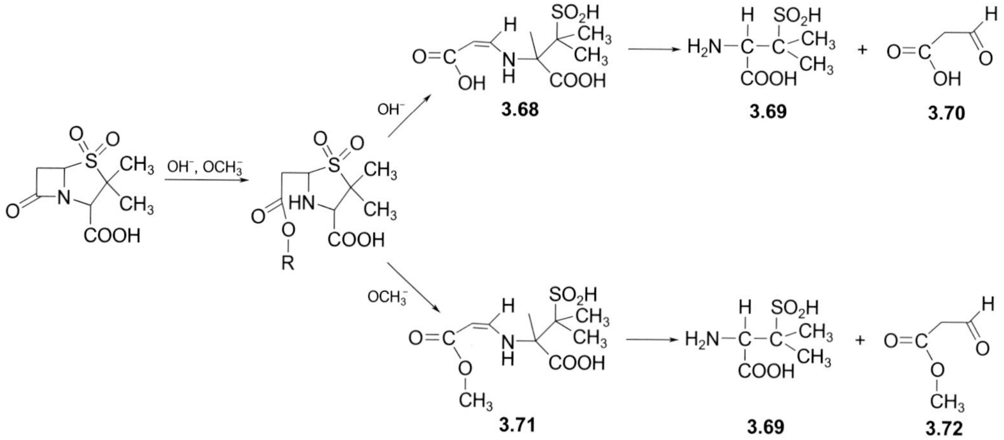

图 3.72　舒巴坦的降解反应途径[142]

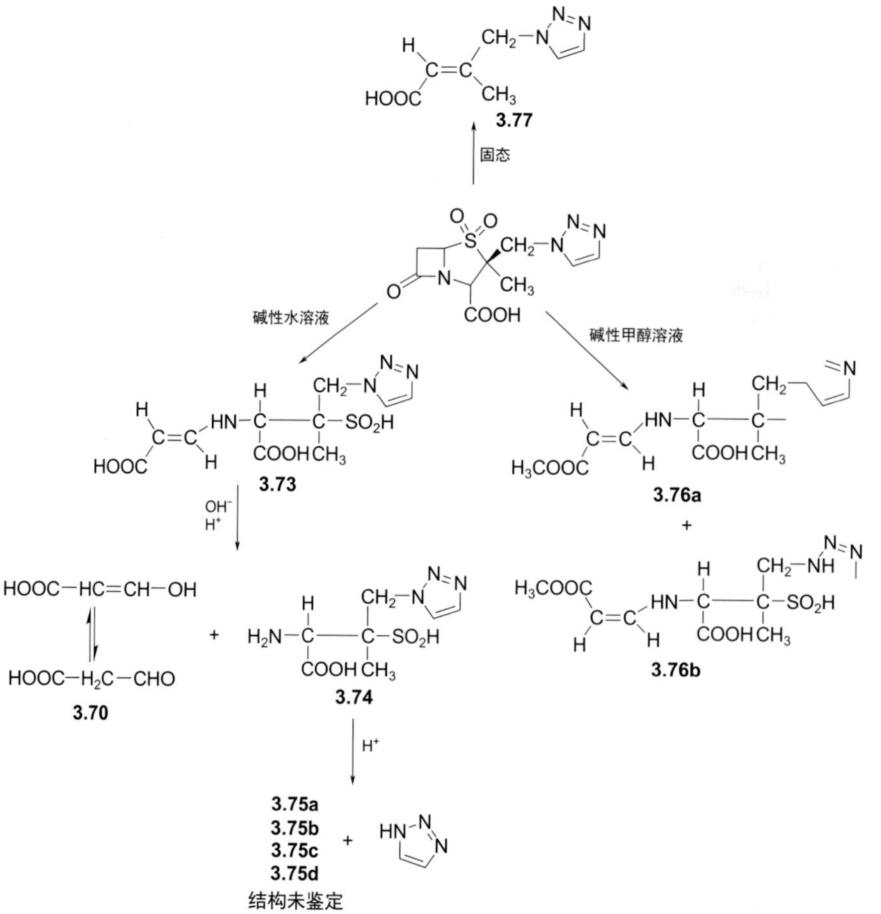

图 3.73　他唑巴坦的降解反应途径[143,144]

酸性溶液中，降解物**3.74**可以继续降解为三氮杂和多个结构未知的降解物（降解物**3.75a**、**3.75b**、**3.75c**、**3.75d**）。因而，在不同pH条件下，他唑巴坦不仅降解反应速率不同，降解途径也不完全相同，所能检测到的降解产物也不完全相同。在碱性甲醇溶液中他唑巴坦则可形成一对顺反异构体（**3.76a**、**3.76b**）。在固态下如冷冻干燥的样品中，他唑巴坦的降解反应途径与其在溶液中的反应相似，但由于降解物**3.73**非常不稳定，通常检测不到它的存在，而仅能检测到降解物**3.74**和降解物**3.70**；此外，固态条件下还可以检测到降解物**3.77**，其仍可以源于降解物**3.73**的进一步降解。

参考文献

[1] Hou J P, Poole J W. β-Lactam antibiotics: their physicochemical properties and biological activities in relation to structure[J]. J Parm Sci, 1971, 60(4):503–532.

[2] Schneider C H, de Weck A L. The reaction of benzylpenicillin with carbohydrates at neutral pH with a note on the immunogenicity of hapten polysaccharide conjugates[J]. Mol Immunol(Immunochemistry), 1967, 4(5):331-343.

[3] Cressman W A, Sugita E T, Doluisio J T, et al. Complexation of penicillins and penicilloic acids by cupric ion[J]. J Pharm Pharmacol. 1966, 18(12):801-808.

[4] Schwartz M A. Mechanism of degradation of penicillin G in acidic solution[J]. J Parm Sci, 1965, 54(3): 472-473.

[5] Levine B B. Studies on the formation of the penicillin antigen. II . Some reactions of d-benzylpenicillenic acid in aqueous solution at pH 7.5[J]. Arch Biochem Biophys, 1961, 93(1):50-55.

[6] Blaha J M, Knevel A M, Kessler D P. Kinetic analysis of penicillin degradation in acidic media[J]. J Parm Sci, 1976, 65(8):1165-1170.

[7] Doyle F P, Nayler J H C, Smith H, et al. Some novel acid-stable penicillins[J]. Nature, 1961, 191(4793):1091–1092.

[8] Doyle F P, Long A A W, Nayler J H C, et al. New penicillins stable towards both acid and penicillinase[J]. Nature,1961, 192(4808):1183-1184.

[9] Doyle F P, Nayler J H C, Waddington H R J, et al. 76. Derivatives of 6-aminopenicillanic acid. Part V . Analogues of 2, 6-dimethoxyphenylpenicillin with enhanced stability towards acids[J]. J Chem Soc (Resumed), 1963: 497-506.

[10] Tomlinson E, Notari R E, Byron P R. Simultaneous partitioning and hydrolysis kinetics of amoxicillin and ampicillin[J]. J Parm Sci, 1980, 69(6):655-658.

[11] Kessler D P, Cushman M, Ghebre-Sellassie I, et al. Investigation of a proposed penicillin G acidic degradation scheme using high-pressure liquid chromatography and optimization techniques and mechanistic considerations[J]. J Chem Soc Perkin Trans II , 1983, 9:1699-1703.

[12] Bundgaard H. Polymerization of penicillins: kinetics and mechanism of di-and polymerization of ampicillin in aqueous solution[J]. Acta Pharm Suec, 1976, 13(1):9-26.

[13] Fogg A G, Fayad N M. Differential pulse polarographic study of the degradation of ampicillin[J]. Anal Chim Acta, 1980, 113(1):91-96.

[14] Robinson-Fuentes V A, Jefferies T M, Branch S K. Degradation pathways of ampicillin in alkaline solutions[J]. J Pharm Pharmacol, 1997, 49(9):843-851.

[15] Munro A C, Chainey M G, Woroniecki S R. Preparation and immunological cross-reactions of penicilloic and penilloic acids[J]. J Pharm Sci, 2010, 67(9):1197-1204.

[16] Davies A M, Layland N J, Page M I, et al. Thiazolidine ring opening in penicillin derivatives Part 2: enamine formation[J]. J Chem Soc Perkin Trans II , 1991, 8:1225-1229.

[17] Bundgaard H, Larsen C. Piperazinedione formation from reaction of ampicillin with carbohydrates and alcohols in aqueous solution[J]. Int J Pharm, 1979, 3(1):1-11.

[18] Llinás A, Vilanova B, Frau J, at al. Chemical reactivitá of penicillins and cephalosporins. intramolecular involvement of the acyl-amido side chain[J]. J Org Chem, 1998, 63(24):9052-9060.

[19] Lebelle M J, Vilim A, Wilson W L. Isolation and identification of a fluorophore from ampicillin degradation[J]. J Pharm Pharmacol, 1979,31(1): 441-443.

[20] Miyazaki K, Ogino O, Arita T. Fluorometric determination of ampicillin[J]. Chem Pharm Bull, 1974, 22(8):1910-1916.

[21] Grover M, Gulati M, Singh B, et al. Correlation of penicillin structure with rate constants for basic hydrolysis[J]. Pharm Pharmacol Commun, 2000, 6(8): 355-363.

[22] Clayton J P, Nayler J, Southgate R, et al. Penicillanic acids: requirements for epimerisation at C-6[J]. J Chem Soc D: Chem Comm, 1969, 12(3):129-130.

[23] Johnson D A, Mania D, Panetta C A, et al. Epihetacillin[J]. Tetrahedron Lett, 1968, 9(16):1903-1905.

[24] Yamana T, Tsuji A, Itatani Y. Kinetic study on epimerization and hydrolysis of hetacillin: use of nuclear magnetic resonance spectroscopy[J]. J Antibiot, 1975, 28(3):242-243.

[25] Baltzer B, Lund F, Rastrup-Andersen N. Degradation of mecillinam in aqueous solution[J]. J Parm Sci, 1979, 68(10):1207-1215.

[26] Raj T J, Bharati C H, Rao K R, et al. Identification and characterization of degradation products of dicloxacillin in bulk drug and pharmaceutical dosage forms[J]. J Pharm Biomed Anal. 2007, 43(4):1470-1475.

[27] 常祎卓. 基于目标分析物（Analytic Target Profile）的理念探讨青霉素杂质谱分析方法的普适性 [D]. 北京：中国食品药品检定研究院, 2018: 29-73.

[28] Płotkowiak Z. The effect of the chemical character of certain penicillins on the resistance of the beta-lactam group in their molecules. Part 5: Kinetics of thermal decomposition in solid state. Pharmazie. 1987, 42(7):449-451.

[29] Hickey M B, Peterson M L, Manas E S, et al. Hydrates and solid-state reactivity: a survey of β-lactam antibiotics[J]. J Parm Sci, 2007, 96(5): 1090-1099.

[30] 崇小萌, 李进, 王琰, 等. 阿莫西林克拉维酸钾片剂的关键质量属性与控制 [J]. 药学学报, 2016, 51 (7): 1121-1124.

[31] 周晓溪, 郑台, 常俊兰, 等. 注射用哌拉西林钠质量评价 [J]. 药物分析杂志, 2011, 31(10):1873-1876.

[32] 薛晶, 朱克旭, 崇小萌, 等. 水分对阿莫西林克拉维酸钾颗粒稳定性的影响 [J]. 中国药学杂志, 2016, 51(3):224-229.

[33] Beteshobabrud R, Nabardi F. The stability studies of penicillin and ampicillin following γ-irradiation in the solid state[J]. Iran J Pharm Res, 2010 (3): 153-157.

[34] Tsuji A , Nakashima E , Hamano S , et al. Physicochemical properties of amphoteric β-lactam antibiotics. I stability, solubility, and dissolution behavior of amino penicillins as a function of pH[J]. J Parm Sci, 1978, 67(8):1059-1066.

[35] Watson J. Penicillin, beeswax, and allergy[J]. Br Med J, 1948,1(4551):601.

[36] Westerman G, Corman A, Stelos P, et al. Adverse reactions to penicillin[J]. JAMA, 1966, 198(2):173-174.

[37] Levine B B. Immunologic mechanisms of penicillin allergy. A haptenic model system for the study of allergic diseases of man[J]. N Engl J Med, 1966, 275(20):1115-1125.

[38] Batchelor F R, Dewdney J M, Feinberg J G, et al. A penicilloylated protein impurity as a source of allergy to benzylpenicillin and 6-aminopenicillanic acid[J]. Lancet. 1967, 1(7501):1175-1177.

[39] Schneider C H, De Weck A L. A new chemical spect of penicillin allergy: the direct reaction of penicillin with epsilon-amino-groups[J]. Nature, 1965, 208(5005):57-59.

[40] 赵建西, 汪开敏, 孙学兰. DBED 沉淀法制备青霉素 G 钾中致敏性杂质分析 [J]. 抗生素, 1981,6(1): 40-41.

[41] Schneider C H, De Weck A L. The reaction of benzylpenicillin with carbohydrates at neutral pH with a note on the immunogenicity of hapten polysaccharide conjugates[J]. Immunochemistry, 1967, 4(5): 331-343.

[42] Smith H, Marshall A C. Polymers formed by some beta-lactam antibiotics[J]. Nature, 1971, 232(5305):45-46.

[43] Smith H, Dewdney J M, Wheeler A W. A comparison of the amounts and the antigenicity of polymeric materials formed in aqueous solution by some beta-lactam antibiotics[J]. Immunology, 1971, 21(3):527-533.

[44] Ahlstedt S, Kristoffersson A, Svärd P O, et al. Ampicillin polymers as elicitors of passive cutaneous anaphylaxis[J]. Int Arch Allergy Appl Immunol, 1976, 51(1):131-139.

[45] Bundgaard H, Larsen C. Polymerization of penicillins. IV. Separation, isolation and characterization of ampicillin polymers formed in aqueous solution[J]. J Chromatogr, 1977, 132(1):51-59.

[46] 金少鸿, 经洁. 氨苄青霉素聚合物的研究 I. 氨苄青霉素聚合物的分离分析 [J]. 中国抗生素杂志, 1987,12 (3): 241-245.

[47] Wu Q Z, Zhang X, Du J X, et al. Discussion on the dimerization reaction of penicillin antibiotics[J]. J Pharm Anal, 2022, 12 (3):481-488.

[48] Du J X, ChangY Z, Zhang X, et al. Development of a method of analysis for profiling of the impurities in phenoxymethylpenicillin potassium based on the analytical qualityby design concept combined with the degradation mechanism of penicillins[J]. J Pharm Biomed Analy, 2020, 186: 113309.

[49] 李进, 张培培, 姚尚辰, 等. 注射用哌拉西林钠他唑巴坦钠的聚合物杂质分析 [J]. 药物分析杂志, 2019, 39(7):1279-1294.

[50] 张夏, 伍启章, 胡昌勤. 青霉素侧链结构对其聚合反应的影响探讨 [J]. 中国抗生素杂志, 2022，47(3):

[51] 周晓溪, 郭景文, 郑台, 等. 国产注射用氨苄西林钠杂质谱与其生产工艺的相关性研究 [J]. 药物分析杂志, 2013, 33(3):486-489.

[52] 李进, 张培培, 崇小萌, 等. 阿莫西林克拉维酸钾复方制剂中聚合物杂质的分析 [J]. 药物分析杂志, 2017,37(8):1430-1440.

[53] Abraham E P, Newton G G F. The structure of cephalosporin C[J]. Biochem J, 1961, 79(2): 377-393.

[54] Hodgkin D C, Maslen E N. The X-ray analysis of the structure of cephalosporin C[J]. Biochem J, 1961, 79(2):393-402.

[55] Abraham E P, Newton G G F. Experiments on the degradation of cephalosporin C[J]. Biochem J, 1956，62(4):658-665.

[56] Hamilton-Miller J M T, Newton G G F, Abraham E P. Products of aminolysis and enzymic hydrolysis of the

cephalosporins[J]. Biochem J, 1970, 116(3):371-384.

[57] Deshpande A D, Baheti K G, Chatterjee N R. Degradation of β-lactam antibiotics[J]. Curr Sci, 2004, 87(12): 1684-1695.

[58] Nishikawa J, Watanabe F, Shudou M, et al. ^{1}H NMR study of degradation mechanisms of oxacephem derivatives with various 3'- substituents in alkaline solution [J]. J Med Chem, 1987, 30(3):523-527.

[59] Yamana T, Tsuji A. Comparative stability of cephalosporins in aqueous solution : kinetics and mechanisms of degradation [J]. J Pharm Sci, 1976, 65 (11):1563-1734.

[60] Dinner A. Cephalosporin degradations[J]. J Med Chem, 1977, 20(7): 963-965.

[61] Gawande V T, Bothara K G, Marathe A M. Stress studies and identification of degradation products of cephalexin using LC-PDA and LC-MS/MS[J]. Chromatographia, 2017, 80(10):1545-1552.

[62] Tsuji A, Nakashima E, Deguchi Y, et al. Degradation kinetics and mechanism of aminocephalosporins in aqueous solution: Cefadroxil [J]. J Pharm Sci, 1981, 70(10):1120-1128.

[63] Indelicato J M, Dinner A, Peters L R, et al. Hydrolysis of 3-chloro-3-cephems. Intramolecular nucleophilic attack in cefaclor[J]. J Med Chem, 1977, 20(7):961-963.

[64] Baertschi S W, Dorman D E, Occolowitz J L, et al. Isolation and structure elucidation of the major degradation products of cefaclor formed under aqueous acid conditions[J]. J Pharm Sci, 1997, 86(5):526-539.

[65] Baertschi S W, Dorman D E, Spangle L A, et al. Formation of fluorescent pyrazine derivatives via a novel degradation pathway of the carbacephalosporin loracarbef [J]. J Pharm Biomed Anal, 1995, 13(3):323-328.

[66] Barbhaiya R H, Brown R C, Payling D W, et al. Isolation and identification of the fluorescent degradation product of some β-lactam antibiotics[J]. J Pharm Pharmacol, 1978, 30(1): 224-227.

[67] Indelicato J M, Norvilas T T, Pfeiffer R R, et al. Substituent effects upon the base hydrolysis of penicillins and cephalosporins. Competitive intramolecular nucleophilic amino attack in cephalosporins[J]. J Med Chem, 1974, 17(5):523-527.

[68] Indelicato J M, Engel G L, Occolowitz J L. Cephalothin: hydrolysis of the C-3′-acetoxy moiety of a 7-aminocephalosporanic acid; observation of both acyl-oxygen bond cleavage and reversible alkyl-oxygen bond cleavage[J]. J Pharm Sci, 1985, 74(11):1162-1166.

[69] Okamoto Y, Kiriyama K, Namiki Y, et al. Degradation kinetics and isomerization of cefdinir, a new oral cephalosporin in aqueous solution.1[J]. J Pharm Sci, 1996, 85(9):976-983.

[70] Okamoto Y, Kiriyama K, Namiki Y, et al. Degradation kinetics and isomerization of cefdinir, a new oral cephalosporin in aqueous solution. 2. Hydrolytic degradation Pathway and mechanism for β-lactam ring opened lactones[J]. J Pharm Sci, 1996, 85(9):984-989.

[71] Rao K K V P, Dandala R, Sivakumaran M, et al. Novel compounds for the synthesis of cefdinir[J]. J Heterocycl Chem, 2007, 44(2): 309-314.

[72] Vilanova B, Donoso J, Munoz F, et al. Alkaline hydrolysis of cephaloridine: An 1H-NMR study. Temperature dependence of the rate constants[J]. Int J Chem Kinet, 1993, 25(10): 865-874.

[73] Vilanova B, Muñoz F, Donoso J, et al. HPLC and ^{1}H-NMR studies of alkaline hydrolysis of some 7-(oxyiminoacyl) cephalosporins[J]. Helv. Chim. Acta 1993, 76(8): 2789-2802.

[74] Lee H W, Kang T W, Kim E M, et al. Preparation of ceph-3-em esters unaccompanied by δ3 to δ2 isomerization of the cephalosporin derivatives[J]. Synth Commun: Int J Rapid Commun Synth Org Chem, 1999, 29(11):1873-1887.

[75] Van Heyningen E, Ahern L K. Chemistry of cephalosporins. XⅡ. Configuration of the carboxyl group in. DELTA. 2-ccphalosporins[J]. J Med Chem. 1968, 11(5): 933-936.

[76] Cohen N C, Ernest I, Scartazzini R, et al. Are the known Δ2-cephems inactive as antibiotics because of an unfavourable steric orientation of their 4α-carboxylic group? Synthesis and biology of two Δ2-cephem-4β-carboxylic acids[J]. Helv Chim Acta, 1987, 70(7): 1967-1979.

[77] Bentle P H, Brooks G, Zomaya I I. Phthalidyl esters of cerhalosporins [J]. Tetrahedron Lett. 1976, 17(41): 3739-3742.

[78] Richter W F, Chong Y H, Stella V J. On the mechanism of isomerization of cephalosporin esters [J]. J Pharm Sci, 1990, 79(2):185-186.

[79] Saab A N, Dittert L W, Hussain A A. Isomerization of cephalosporin esters: implications for the prodrug ester approach to enhancing the oral bioavailabilities of cephalosporins[J]. J Pharm Sci, 1988, 77(10): 906-907.

[80] Popa E, Huang M J, Brewstera M E, et al. On the mechanism of cephalosporin isomerization[J]. J Mol Struc-Theochem, 1994, 315: 1-7.

[81] Walker D G, Brodfuehrer P R, Brundidge S P, et al. Use of bistrimethylsilylated intermediates in the preparation of semisynthetic 7-amino-3-substituted cephems. Expedient syntheses of a new 3-[(1-methyl-1-pyrrolidinio) methyl] cephalosporin[J]. J Org Chem, 1988, 53(5): 983-991.

[82] 蒋煜，张哲峰，王虹 . β- 内酰胺类抗生素异构体杂质研究和质控进展 [J]. 中国抗生素杂志，2010, 35(8):561-566.

[83] Vilanova B, Munoz F, Donoso J, et al. Alkaline hydrolysis of cefotaxime. A HPLC and ^{1}H NMR study[J]. J Pharm Sci,1994,

83(3):322-327.

[84] 仇士林，金少鸿，郭玲 . 头孢哌酮的质量研究 [J]. 中国抗生素杂志，1994, 19(2):137-141.

[85] Bucourt R, Heymes R, Lutz A, et al. Cephalosporines a chaines amino-2 thiazolyl-4 acetyles: Influence de la presence et de la configuration d'un groupe oxyimino sur l'activite antibacterienne[J]. Tetrahedron, 1978, 34(14): 2233-2243.

[86] Padwa A, Albrecht F. Excimer involvement in the photoisomerization of an oxime ether[J]. Tetrahedron Lett, 1974, 15(13): 1083-1086.

[87] Lerner D A, Bonnefond G, Fabre H, et al. Photodegradation paths of cefotaxime [J]. J Pharm Sci, 1988 ,77 (8) :699-703.

[88] Fabre H, Ibork H, Lerner D A. Photoisomerization kinetics of cefuroxime axetil and related compounds[J]. J Pharm Sci, 1994, 83(4):553-558.

[89] Fisher M. Photochemische reaktionen, Ⅳ. photochemische fragmentierungen von β-lactamen[J]. Chem Ber, 1968, 101(8):2669-2678.

[90] Maki Y, Sako M. Photochemical formation and degradation of cephalosporins[J]. J Am Chem SOC, 1977, 99(15):5091-5096.

[91] Pikal M J, Lukes A L, Lang J E. Thermal decomposition of amorphous β‐lactam antibacterials [J]. J Pharm Sci, 1977, 66(9):1312-1316.

[92] Pikal M J, Dellerman K M. Stability testing of pharmaceuticals by high-sensitivity isothermal calorimetry at 25℃ : cephalosporins in the solid and aqueous solution states[J]. Int J Pharm, 1989, 50(2): 233-252.

[93] Xue J, Hu C Q, Yang L H, et al. Relationship between crystal form of cefoperazone sodium and its stability[J], J Addict Res Ther, 2011, 2 (4): 1-6.

[94] Oberholtzer E R , Brenner G S. Cefoxitin sodium: solution and solid-state chemical stability studies[J]. J Pharm Sci, 2010, 68(7):863-866.

[95] 薛晶，朱克旭，胡昌勤 . 注射用头孢西丁钠的杂质谱比较 [J]. 中国抗生素杂志，2016, 41(8): 606-613,623.

[96] Dorman D E, Lorenz L J, Occolowitz J L,et al.Isolation and structure elucidation of the major degradation products of cefaclor in the solid state[J]. J Pharm Sci, 1997, 86(5):540-549.

[97] Tsuji A, Nakashima E, Yamana T. Physicochemical properties of amphoteric beta-lactam antibiotics. Ⅱ : Solubility and dissolution behavior of aminocephalosporins as a function of pH[J]. J Pharm Sci, 2010, 68(3):308-311.

[98] 胡昌勤，张夏，李进 . 头孢菌素的聚合物分析 [J]. 中国抗生素杂志，2022, 47(3):221-228.

[99] 陈启立 . 头孢菌素类仿制药的杂质谱研究 [D]. 北京：北京协和医学院，2016.

[100] 胡昌勤，张夏，李进 . 青霉素类抗生素的聚合物分析 [J]. 中国抗生素杂志，2022, 47(2):105-113.

[101] 李进，张培培，姚尚辰，等 . 头孢拉定原料及制剂的聚合物杂质分析 [J]. 中国抗生素杂志，2019, 44(3):362-369.

[102] 胡昌勤，李进，张夏 . 7- 氨噻肟头孢菌素的聚合物分析 [J]. 中国抗生素杂志，2022, 47(3):209-220.

[103] 杨倩，李伟，曹晓云，等 . 注射用头孢唑肟钠的杂质谱研究 [J]. 中国药学杂志，2014, 49(19):1750-1754.

[104] 李进，姚尚辰，尹利辉，等 . 头孢噻肟钠原料的聚合物杂质分析 [J]. 中国抗生素杂志，2020, 45(9):883-892.

[105] 李进，姚尚辰，尹利辉，等 . 头孢地尼原料及制剂的聚合物杂质分析 [J]. 中国抗生素杂志，2020, 45(10): 1005-1016.

[106] 崇小萌，田冶，姚尚辰，等 . 注射用头孢硫脒聚合物检测方法比较及聚合物杂质分析 [J]. 中国新药杂志，2021, 30(14):1334-1339.

[107] Mendez A S L, Dalomo J, Steppe M, et al. Stability and degradation kinetics of meropenem in powder for injection and reconstituted sample[J]. J Pharm Biomed Anal, 2006, 41(4): 1363-1366.

[108] Zając M, Cielecka-Piontek J, Jelińska A. Stability of ertapenem in aqueous solutions[J]. J Pharm Biomed Anal, 2007, 43(2): 445-449.

[109] Cielecka-Piontek J, Zając M, Jelińska A. A comparison of the stability of ertapenem and meropenem in pharmaceutical preparations in solid state[J]. J Pharm Biomed Anal, 2008, 46(1): 52-57.

[110] Cielecka‐Piontek J, JelińSka A, Dołhań A, et al. Kinetic and thermodynamic analysis of degradation of doripenem in the solid state[J]. Int J Chem Kinet, 2012, 44(11): 722-728.

[111] Talaczyńska A, Lewandowska K, Garbacki P, et al. Solid-state stability studies of crystal form of tebipenem[J]. Drug Dev Ind Pharm, 2016, 42(2): 238-244.

[112] Smith G B, Dezeny G C, Douglas A W. Stability and kinetics of degradation of imipenem in aqueous solution[J]. J Pharm Sci, 2010, 79(8):732-740.

[113] Xia M, Hang T J, Zhang F, et al. The stability of biapenem and structural identification of impurities in aqueous solution[J]. J Pharm Biomed Anal, 2009, 49(4): 937-944.

[114] Sajonz P, Natishan T K, Wu Y, et al. Preparation, isolation, and characterization of dimeric degradation products of the 1β-methylcarbapenem antibiotic, ertapenem[J]. J Liq Chromatogr Technol, 2001, 24(19): 2999-3015.

[115] Terauchi Y, Sunagawa M, Isobe Y, et al. Stability of a 1β-methylcarbapenem antibiotic, Meropenem (SM-7338) in aqueous solution[J]. Chem Pharm Bull, 1995, 43(4):689-692.

[116] Barbosa F D S, Cassol J P E, Batista L A C, et al. Stability of doripenem in reconstituted solution—thermal and oxidative decomposition kinetics and degradation products by LC–MS[J]. Biomed Chromatogr, 2017, 31(8): e3940.

[117] Barbosa F D S, Pezzi L C, Tsao M, et al. Stability in clinical use and stress testing of meropenem antibiotic by direct infusion ESI-Q-TOF: Quantitative method and identification of degradation products[J]. J Pharm Biomed Anal, 2020, 179: 112973.

[118] Barbosa F D S, Pezzi L C, Paula F R, et al. Stability study of doripenem antibiotic applying LC-ESI-Q-TOF method and in silico prediction: an analytical investigation focused on degradation products[J]. Microchem J, 2021, 166: 106230.

[119] Mendez A, Chagastelles P, Palma E, et al. Thermal and alkaline stability of meropenem: degradation products and cytotoxicity[J]. Int J Pharm, 2008, 350(1/2): 95-102.

[120] Cai S Y, Hu C Q. Chromatographic determination of polymerized impurities in meropenem[J]. J Pharm Biomed Anal, 2005, 37:585-589.

[121] Almarsson Ö, Kaufman M J, Stong J D, et al. Meropenem exists in equilibrium with a carbon dioxide adduct in bicarbonate solution[J]. J Pharm Sci, 1998, 87(5): 663-666.

[122] Schurek K N, Wiebe R, Karlowsky J A, et al. Faropenem: review of a new oral penem[J]. Expert Rev Anti Ther, 2007, 5(2): 185-198.

[123] Cielecka-Piontek J, Krause A, Paczkowska M. An application of high performance liquid chromatographic assay for the kinetic analysis of degradation of faropenem[J]. Pharmazie, 2012, 67(11): 912-916.

[124] Cielecka-Piontek J, Lewandowska K, Barszcz B, et al. Solid-state stability studies of faropenem based on chromatography, spectroscopy and theoretical analysis[J]. Drug Dev Ind Pharm, 2014, 40(1): 136-143.

[125] 赵霞，胡昌勤，金少鸿．法罗培南热降解特征的研究及主要热降解产物的结构确证 [J]．中国抗生素杂志，2005，30(6):341-343.

[126] Iwata H, Tanaka R, Ishiguro M. Structures of the alkaline hydrolysis products of penem antibiotic, SUN5555[J]. J Antibio, 1990, 43(7):901-903.

[127] Méndez R, Alemany T, Martin-Villacorta J. stability in aqueous solution of two monocyclic β-lactam antibiotices: aztreonam and nocardicin A[J]. Chem Pharm Bull, 1992, 40(12): 3222-3227.

[128] Méndez R, Alemany T, Martin-Villacorta J. Catalysis of hydrolysis and aminolysis of non-classical beta-lactam antibiotics by metal ions and metal chelates[J]. Chem Pharm Bull, 1992, 40 (12): 3228-3233.

[129] Zając M, Jelińska A, Cielecka-Piontek J, et al. Stability of aztreonam in AZACTAM[J]. Il Farmaco, 2005, 60(6/7): 599-603.

[130] Fabre H, Ibork H, Lerner D A. Photodegradation kinetics under UV light of aztreonam solutions[J]. J Pharm Biomed Anal, 1992, 10(9): 645-650.

[131] Loftsson T, Olafsdottir B J. Cyclodextrin-accelerated degradation of β-lactam antibiotics in aqueous solutions[J]. Int J Pharm, 1991, 67(2): R5-R7.

[132] Ranadive S A, Pipkin J D, Varia S A, et al. Formation, isolation and identification of oligomers of aztreonam[J]. Eur J Pharm Sci, 1995, 3(5): 281-291.

[133] Bersanetti P A, Almeida R M R G, Barboza M, et al. Kinetic studies on clavulanic acid degradation[J]. Biochem Eng J, 2005, 23(1): 31-36.

[134] Santos V C, Pereira J F B, Haga R B, et al. Stability of clavulanic acid under variable pH, ionic strength and temperature conditions. A new kinetic approach[J]. Biochem Eng J, 2009, 45(2): 89-93.

[135] Haginaka J, Nakagawa T, Uno T. Stability of clavulanic acid in aqueous solutions[J]. Chem Pharm Bull, 1981, 29(11): 3334-3341.

[136] Finn M J, Harris M A, Hunt E, et al. Studies on the hydrolysis of clavulanic acid[J]. J Chem Soc Perkin Trans 1, 1984, 1345-1349.

[137] Haginaka J, Yasuda H, Uno T, et al. Degradation of clavulanic acid in aqueous alkaline solution: isolation and structural investigation of degradation products[J]. Chem Pharm Bull, 1985, 33(1): 218-224.

[138] Haginaka J, Yasuda H, Uno T, et al. Alkaline degradation of clavulanic acid and high performance liquid chromatographic determination by post-column alkaline degradation[J]. Chem Pharm Bull, 1983, 31(12): 4436-4447.

[139] Davies J S, Howarth T T. Clavulanic acid. Rearrangement to 3, 4-disubstituted pyrroles[J]. Tetrahedron Lett, 1982, 23(30): 3109-3112.

[140] Bird A E, Bellis J M, Gasson B C. Spectrophotometric assay of clavulanic acid by reaction with imidazole[J]. Analyst, 1982, 107(1279): 1241-1245.

[141] Haginaka J, Wakai J, Yasuda H, et al. Degradation kinetics of sodium sulbactam in aqueous solutions[J]. Chem Pharm Bull, 1985, 33(6): 2461-2468.

[142] Haginaka J, Wakai J, Yasuda H, et al. Alkaline degradation of sulbactam[J]. Chem Pharm Bull, 1985, 33(5): 2035-2043.

[143] Marunaka T, Matsushima E, Minami Y, et al. Degradation of β-lactamase inhibitor, (2S,3R,5S)-3-methyl-7-oxo-3-(1H-1,2,3-triazol-1-yl-methyl)-4-thi a-1-azabicyclo[3.2.0]heptane-2-carboxylic acid 4,4-dioxide (YTR-830H), in aqueous solutions and alkaline methanol solution: pathway and structural elucidation of products[J]. Chem Pharm Bull, 1988, 36(11):4478-4487.

[144] Matsushima E, Yoshida K I, Azuma R, et al. Degradation of β-lactamase inhibitor (2S, 3R, 5S)-3-methyl-7-oxo-3-(1H-1, 2, 3-triazol-1-yl-methyl)-4-thia-1-azabicyclo [3.2. 0]-heptane-2-carboxylic acid 4, 4-dioxide (YTR-830H) in the solid state: structural elucidation[J]. Chem Pharm Bull, 1988, 1988, 36(11): 4593-4596.

β-内酰胺抗生素的波谱学特征

有机药物分子当受到光（电磁波）的照射时，分子中某些基团可吸收入射光（电磁波）的能量，引起分子内部的某种运动如跃迁、振动、转动等，使得与入射信号相比，透过/反射光（电磁波）信号中被吸收部分的波长/波数（频率）强度减弱。所得到的光（电磁波）信号强度与波长、波数（频率）或散射角的关系图，是表征药物分子的结构、组成及化学变化等特征的有效方法，是研究有机药物分子结构和定量分析的有效工具。

紫外光谱、红外光谱、质谱和核磁共振波谱是药物有机光谱中的最常用方法。

4.1 紫外光谱

青霉素类药物分子由6-氨基青霉烷酸（6-APA）母核和侧链两部分构成。由6-APA的结构可知，其仅具有紫外末端吸收，在紫外区无其他特征吸收峰。因而，青霉素类药物的UV特征吸收主要由侧链结构决定。如青霉素钠，其侧链结构为苯乙酸［图4.1(a)］，苯乙酸的特征紫外吸收波长约为263nn，故青霉素钠除具有末端紫外吸收外，在约263nm处也具有弱的特征紫外吸收峰。利用紫外光谱，可以帮助判断青霉素的降解产物[1]。青霉素形成的苄青霉二酸（benzylpenillic acid）中的亚胺结构，在240nm附近有特征紫外吸收［图4.1(b)］；青霉烯酸（penicillenic acid）中的噁唑酮结构在320nm附近具有特征紫外吸收［图4.1(c)］。

头孢菌素类药物由7-氨基头孢烯酸母核（7-ACA）和C3、C7位侧链三部分组成。7-ACA母核结构中的O=C—N—C=C共轭结构，构成了头孢菌素的基本发色团，使其在约260nm处具有最大吸收。头孢菌素水解开环，260nm处的最大吸收消失。

当头孢菌素的母核双键移位至C2、C3位之间形成Δ3-异构体后，其发色团共轭结构发生改变，紫外光谱的最大吸收波长发生蓝移；如头孢替唑在269nm具有最大吸收，而头孢替唑Δ3-异构体的最大吸收在255nm处。7位侧链含有亚胺醚结构的头孢菌素如头孢呋辛、头孢噻肟和头孢他啶等，亚胺醚构型由顺式（Z）结构转为反式（E）异构体后，虽然异构化没有引起共轭体系的变化，其UV光谱的最大吸收波长不会发生变化，但由于空间构型的改变，反式异构体的吸收强度通常会减弱（图4.2）。

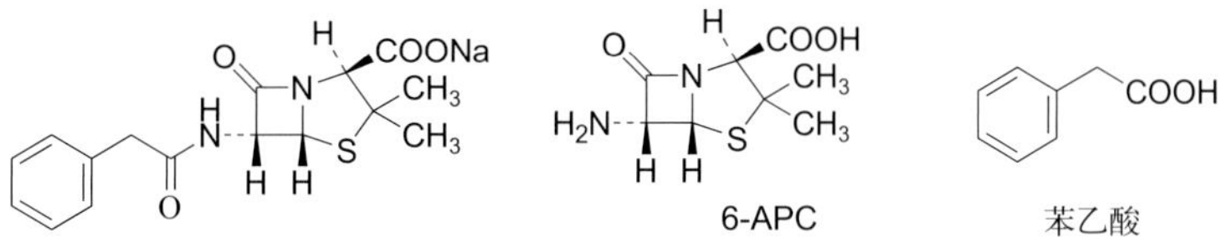

(a)

图 4.1

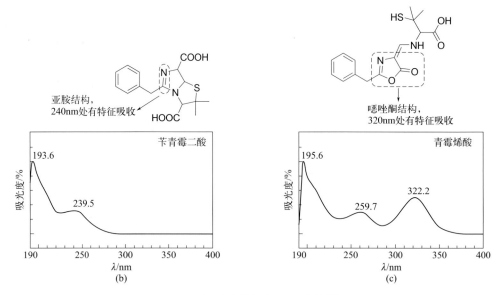

图 4.1　青霉素类药物特征 UV 光谱特性

（a）青霉素、母核 6-APA、侧链苯乙酸结构；（b）青霉素在强酸溶液中形成的苄青霉二酸结构及其 UV 特征光谱；
（c）青霉素在强酸溶液中形成的青霉烯酸结构及其 UV 特征光谱

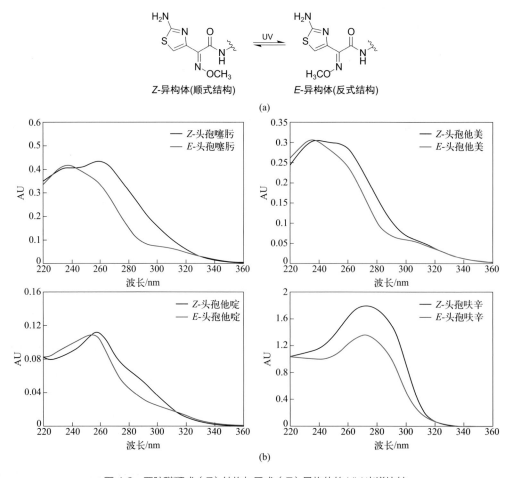

图 4.2　亚胺醚顺式（Z）结构与反式（E）异构体的 UV 光谱比较

（a）氨噻肟结构的异构化；（b）头孢噻肟、头孢他美、头孢他啶和头孢呋辛顺反异构体的 UV 光谱比较

4.2　红外光谱

青霉素、头孢菌素类药物的母核均为有机酸，羧酸根的两个碳氧键具有强的偶合作用，其键强度介于C＝O和C—O之间。羧酸根的不对称和对称伸缩振动峰分别表现为1650～1550cm⁻¹的强峰和1400cm⁻¹的弱峰；羧酸成盐后，O—H伸缩振动谱带消失；而侧链的酰胺结构在1690cm⁻¹附近表现为伸缩振动强峰。

从青霉素钠红外光谱图中可见青霉素主要代表性官能团的特征峰（图4.3）[2]。而由头孢呋辛钠与头孢呋辛酸红外光谱的比较（图4.4）可见，羧酸1405cm⁻¹的O—H伸缩振动谱带成盐后消失；头孢呋辛钠盐羧酸根离子（—COO⁻）的伸缩振动峰为1625cm⁻¹和1400cm⁻¹，是钠盐的特征峰[3]。

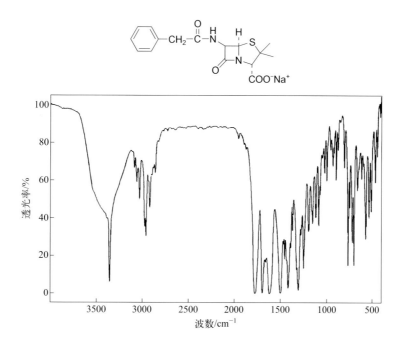

吸收峰/cm⁻¹	归属
3355	仲酰胺N—H伸缩振动
3085, 3060, 3035	苯环C—H伸缩振动
2980, 2965, 2925	烷基C—H伸缩振动
1780	β-内酰胺羰基C＝O伸缩振动
1705	仲酰胺C＝O伸缩振动
1623	羧酸根离子(—COO⁻)反对称伸缩振动
1500	仲酰胺N—H弯曲振动及苯环C＝C伸缩振动
1440	羧酸根离子(—COO⁻)对称伸缩振动
1305	酰胺C—N伸缩振动
765, 700	苯环C—H面外弯曲振动

图4.3　青霉素钠的红外光谱及解析

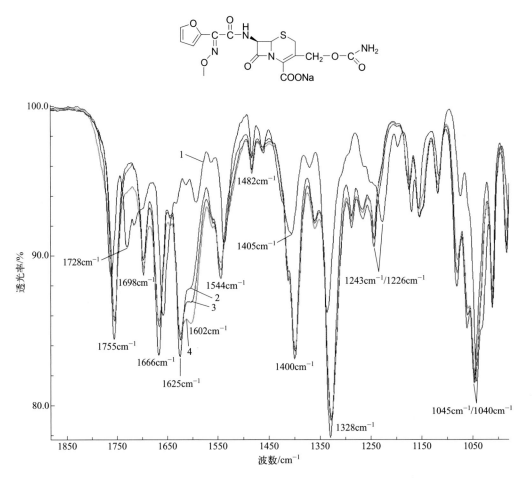

图 4.4 头孢呋辛钠与头孢呋辛酸的红外光谱比较

1—头孢呋辛酸；2、3、4—不同工艺的头孢呋辛钠

吸收峰/cm⁻¹	振动方式
1755	β-内酰胺羰基C＝O伸缩振动
1728	羧酸二聚体C＝O伸缩振动
1698, 1666	酰胺(—CONH₂、—CONH—)C＝O伸缩振动
1625	羧酸根离子(—COO⁻)反对称伸缩振动
1602	氢化噻嗪环C＝C伸缩振动
1544	仲酰胺N—H弯曲振动及C—N伸缩振动
1482, 1328	C—H(—CH₂—，—CH₃)弯曲振动
1405	二聚体羧酸—OH弯曲振动
1400	羧酸根离子(—COO⁻)对称伸缩振动
1226, 1243	呋喃环C—O—C反对称伸缩振动
1040, 1045	呋喃环C—O—C对称伸缩振动

4.3 质谱

4.3.1 β-内酰胺母核结构的质谱裂解行为比较

正离子模式下，A 裂解是 β-内酰胺环裂解的最常见裂解途径。青霉素类和头孢菌素类化合物的 A 裂解，通常可以观察到两种与 β-内酰胺环裂解相关的离子 a_1 和 a_2；而青霉烯、碳青霉烯类化合物的 A 裂解，通常仅能观察到一种与 β-内酰胺环 A 裂解相关的离子 a_1（图 4.5）。

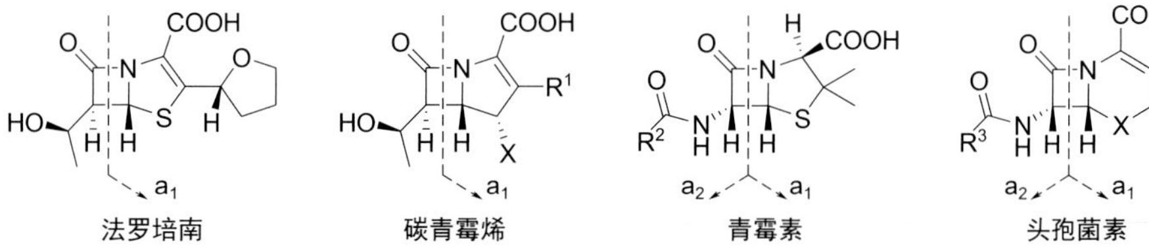

图 4.5 不同 β-内酰胺类化合物 A 裂解形成的碎片离子

X 为 S 或 C

β-内酰胺类抗生素内酰胺环的 A 裂解反应，按两个化学键断裂的顺序，理论上可以有三种裂解方式：酰胺键先断裂，C—C 键后断裂；C—C 键先断裂，酰胺键后断裂；两个化学键同时断裂。以比阿培南为例，理论计算表明，第一种裂解方式不存在，酰胺键总是后断裂或与 C—C 键同时断裂，因而 β-内酰胺环的 A 裂解反应途径可分成分步裂解反应和一步协同裂解反应（图 4.6）[4]。

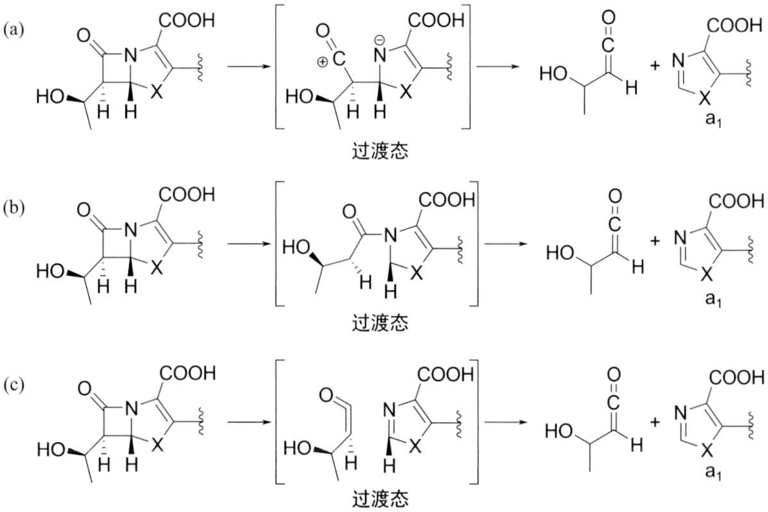

图 4.6 比阿培南 β-内酰胺环可能的裂解方式

（a）裂解反应途径不存在；（b）分步裂解反应；（c）一步协同裂解反应

由电荷诱发的分子裂解是质谱分析中常见的裂解反应。在正离子模式下，化合物与质子结合形成带电粒子是电荷诱导裂解反应的第一步。对于复杂含杂原子的有机化合物，可能存在多个质子化位点，从化学热力学角度，质子总是倾向于结合在最稳定的质子化位点上，达到能量最低状态。然而，在最稳定的质子化位点，离子不一定发生裂解。只有当离子迁移到其他能量相对较高的位点后，才发生裂解。另外，质谱中的某些碎片离子不是电荷中心直接诱导产生的，化学键的断裂位点与电荷中心相距较远，裂解的产生与离子的空间构象和重排反应有关，这种裂解方式称为远程电荷裂解（charge-remote fragmentation）。因而，β-内酰胺抗生素内酰胺环的裂解反应机理，按质子化位点位置的差异，可分为电荷诱导的裂解反应和远程电荷裂解反应。

4.3.2 青霉素类抗生素质谱裂解规律

青霉素类抗生素在正离子模式下的裂解反应呈一定的规律性[5]，典型质谱裂解途径主要包括A、B两种裂解，其中，典型的A裂解贯穿了β-内酰胺环的酰胺键和C5—C6单键，在四元内酰胺环内发生了[2,2]-反式-Diels-Alder裂解，使得四元环开裂，产生了体现母核5元杂环结构的a_1碎片离子；典型的B裂解贯穿了β-内酰胺环的C6—C7单键和5元杂环的N1—C5和C3—S4单键，在四元内酰胺环上发生了羰基的α-裂解，并在5元杂环内发生了[2,4]-反式-Diels-Alder裂解，也是一种特征性很强的裂解方式，产生的B碎片离子不但提供了取代基R^1的结构信息，而且提供了母核的结构信息（图4.7），因而是进行结构确认的最常用的质谱分析方法。

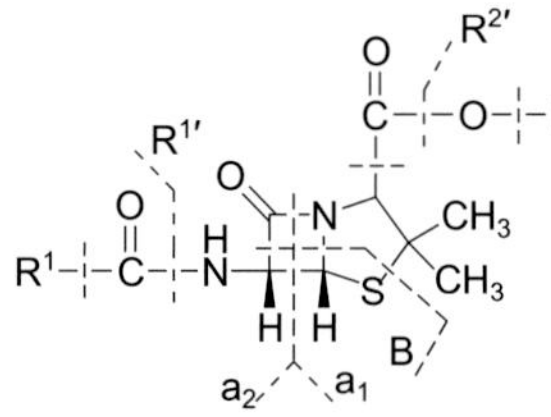

图 4.7   青霉素类抗生素的一般裂解途径

青霉素钠的典型质谱图见图4.8(a)。在不同的锥孔电压（不同能量状态）下，产生的碎片离子强度不同；当锥孔电压较低（能量较低）时，易产生准分子离子（M+1）峰，而在较高的锥孔电压（能量较高）下，则易产生碎片离子。青霉素钠的可能质谱裂解途径见图4.8(b)。从其质谱图中明显可见A裂解产生的a_1（m/z 160）和a_2（m/z 167）碎片，但B裂解碎片（m/z 194）仅在锥孔电压为35V时出现，且峰强度较弱；青霉素其他裂解途径产生的碎片在其质谱图中几乎没有发现。

氨苄西林的典型质谱图见图4.9(a)。同样，当锥孔电压较低（能量较低）时，易产生准分子离子（M+1）峰；在较高的锥孔电压（能量较高）下，则易产生碎片离子。氨苄西林的可能质谱裂解途径见图4.9(b)。与青霉素钠的质谱裂解途径相比，由于R^1侧链中含有—NH_2，脱氨基反应是其特有的裂解反应。在锥孔电压为35V时，其质谱图中可明显见到A裂解产生的a_1（m/z 160）碎片，未见到a_2（m/z 191）碎片，但见到明显的a_2-NH_2（m/z 174）碎片；B裂解产生的碎片（m/z 192）也较明显；其他裂解途径产生的碎片也几乎没有发现。

仑氨西林是氨苄西林的羧酸酯，其典型质谱图见图4.10(a)。同样，当锥孔电压较低（能量较低）时，易产生准分子离子（M+1）峰；在较高的锥孔电压（能量较高）下，则易产生碎片离子。仑氨西林的可能质谱裂解途径见图4.10(b)。在锥孔电压为35V时，其质谱图中也明显见到A裂解产生的a_1（m/z 272）碎片和a_2-NH_2（m/z 174）碎片；B裂解产生的碎片（m/z 192）也较明显；而较明显的m/z 333碎片提示仑氨西林易首先脱去羧酸酯，再按氨苄西林的裂解途径裂解。

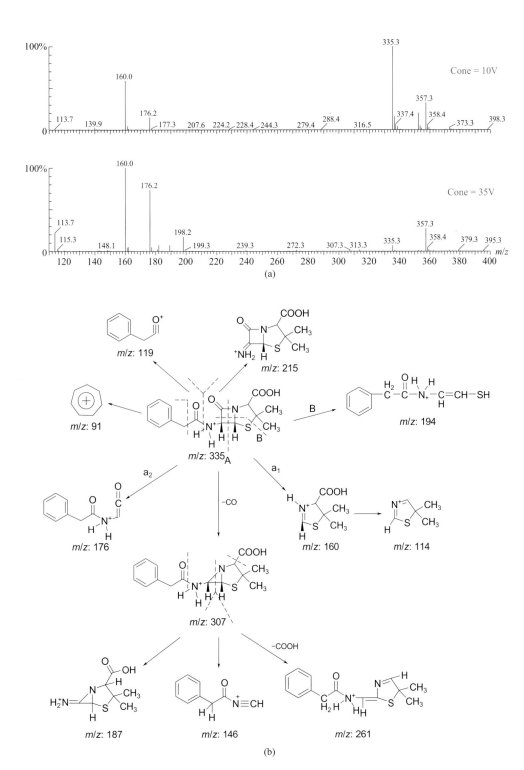

图 4.8　正离子模式下青霉素钠的典型质谱图（a）和其可能的裂解途径（b）

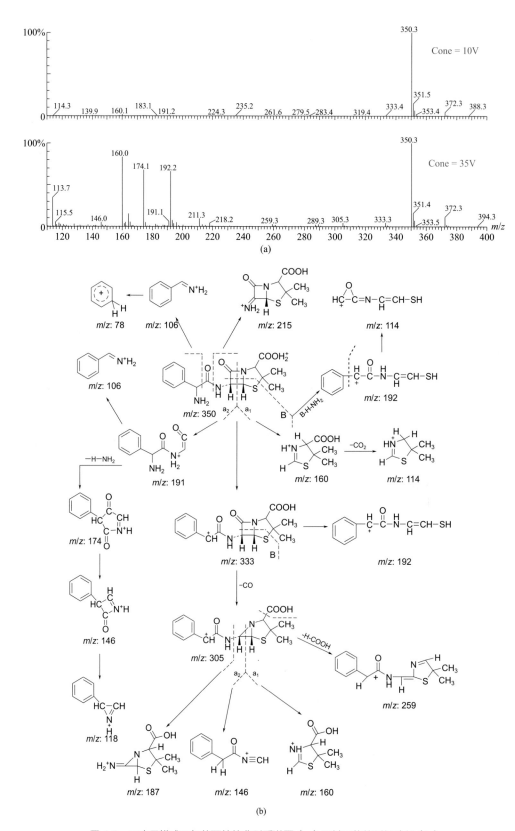

图4.9   正离子模式下氨苄西林的典型质谱图（a）和其可能的裂解途径（b）

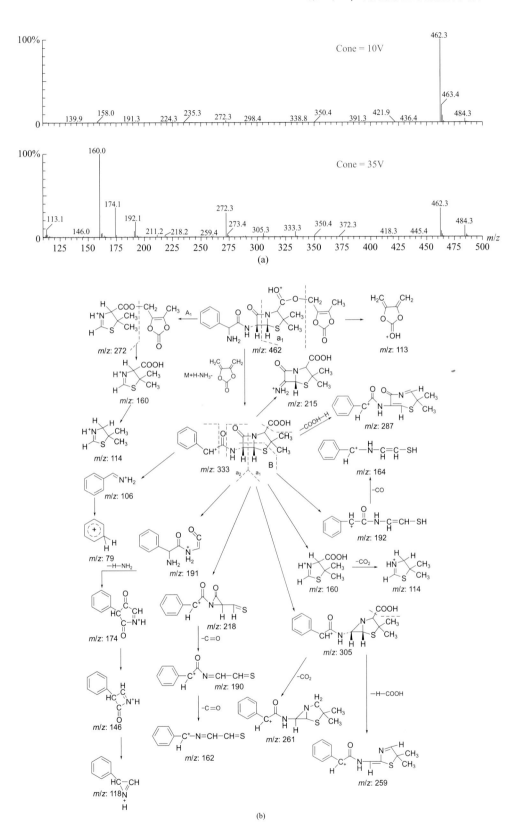

图 4.10　正离子模式下仑氨西林的典型质谱图（a）和其可能的裂解途径（b）

对青霉素类抗生素正离子模式下的质谱裂解规律进行总结，其共性规律包括母核A裂解（4元内酰胺环开裂）、B裂解（4元内酰胺环和6元杂环的同时开裂）和侧链酰胺羰基发生α-裂解（图4.11）。具体可概括为：

① 对非羧酸酯类青霉素，A裂解可形成m/z160的5元环状母核离子，该碎片是青霉素类抗生素的特征性碎片；对含R^2的羧酸酯类青霉素，A裂解可形成m/z R^2+159的碎片离子。

②A解裂可同时生产含R^1碎片的m/z R^1+85离子；如果R^1中含有—NH_2，则可产生m/z R^1+85-NH_2的碎片离子。

③ B裂解可形成含R^1碎片的m/z R^1+102离子；如果R^1中含有—NH_2，则可产生m/z R^1+102-NH_2的碎片离子。

④ 酰胺羰基发生α-裂解，形成含R^1碎片的m/z R^1+28离子；如果R^1中含有—NH_2，则可产生m/z R^1+28-NH_2的碎片离子。

当对具有某种青霉素类化合物的结构进行解析时，应根据其质谱裂解规律，按照先分子离子后碎片离子，先母核后侧链的逻辑顺序进行。

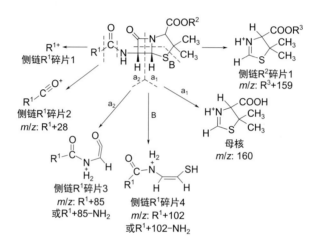

图 4.11　青霉素类抗生素正离子模式下的质谱裂解途径及特征性碎片离子

4.3.3　头孢菌素类抗生素质谱裂解规律

头孢菌素类抗生素母体由含有氮和硫原子的6元杂环与β-内酰胺环组成，取代基主要位于C2、C3和C7位上。正离子模式下，头孢菌素类母核的典型质谱裂解行为主要包括A、B两种裂解，其中，典型的A裂解使得四元环开裂，产生了体现母核6元杂环结构的a_1碎片离子和包含R^2基团的a_2碎片离子；典型的B裂解也是一种特征性很强的裂解方式，产生的b_2碎片离子不但提供了取代基R^2的结构信息，而且提供了母核的结构信息；当R^2基团为氨噻肟结构时，B裂解不遵循典型的方式产生b_2碎片离子，而是产生非典型的b_1碎片离子；而头霉素（R^3为甲氧基）类头孢菌素则易脱CO，形成[M-CO]$^+$碎片离子（图4.12）。

头孢菌素3位侧链（R^1）的特性直接影响其裂解途径：当3位取代基为甲基、氯原子、乙烯基和丙烯基时，3位取代基不易发生裂解，该类头孢菌素能够按B裂解方式裂解；而当3位取代基为含杂原子（X=O、N、S）的易解离基团时，则不发生B裂解反应。

根据电负性均衡理论，当电负性较低的碳原子与电负性较高的杂原子之间形成C—X（O、S、N

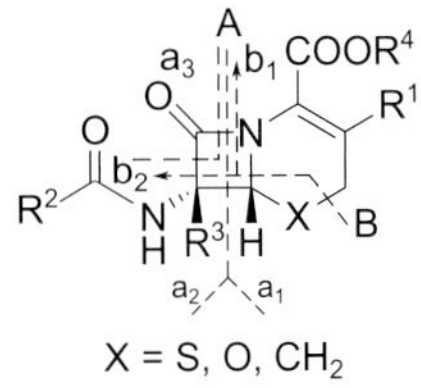

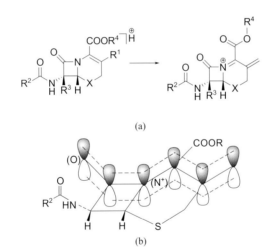

图 4.12　头孢菌素类抗生素的一般裂解途径

等杂原子）σ键时，σ键的电子云将由化学势较高（电负性较小）的碳原子流向化学势较低（电负性较大）的杂原子，最终使得键原子的化学势相等。电子云的流动导致化学键键能降低，使得C—X键比C—H键更易断裂，因而，头孢菌素分子易脱去R¹侧链形成m/z [M−R¹]⁺离子 ［图4.13(a)］。当头孢菌素的3位为甲基、氯原子或为双键取代时，则不能/不易形成m/z [M−R³]⁺离子。当头孢菌素的准分子离子[M+H]⁺失去侧链R¹形成m/z [M−R¹]⁺离子后，受8位羰基的吸电子诱导效应的影响，该碎片离子可在C3位形成环外双键，并导致母核2位双键的位移，与3位的环外双键和8位的羰基形成长链共轭结构。m/z [M−R¹]⁺碎片离子母核的电子云分布见图4.13(b)。母核上电子云分布的改变，破坏了6元杂环发生[2,4]-反式-Diels-Alder裂解所需的化学环境，使得母核无法按照B方式裂解。

图 4.13　头孢菌素脱去 R¹ 侧链形成 [M−R¹]⁺ 离子（a）和 [M−R¹]⁺ 离子母核的电子云分布（b）

　　此外，化合物在质谱中的裂解还可分为电荷和游离基的定域及诱导裂解。电离能理论认为，分子中电离能最低的电子所在的原子的电荷定域概率最大。分子RX（R为取代基，X为N、S、O等电离能较低的原子）的电离能取决于取代基R的诱导效应。RX电离生成RX⁺后，取代基R的诱导效应可使RX⁺稳定，因此R的诱导效应越大，越有利于X上的电子电离[6]。这也使得3位取代基含有杂原子（X=O、N、S）易解离基团的头孢菌素易形成m/z[M−R¹]⁺碎片离子，使其母核不能按照B方式裂解。

4.3.3.1　C3 位为甲基等简单基团头孢菌素的裂解规律

　　第一代头孢菌素如头孢氨苄（cefalexin）、头孢羟氨苄（cefadroxil）、头孢克洛（cefaclor）、头孢丙烯（cefprozil）、头孢拉定（cefradine）等，它们的7位侧链均含有α-苯甘氨酸类似结构，3位侧链为甲基，头孢克洛的3位侧链为氯原子。该类化合物在质谱反应中通常发生典型的A、B两种裂解反应，符合头孢菌素类抗生素的一般裂解规律。

　　氯碳头孢（loracarbef）与头孢克洛的结构相似，但头孢克洛母核噻嗪环内的硫原子替换成了亚甲基。比较头孢克洛、Δ3-头孢克洛和氯碳头孢的结构差异对质谱裂解规律的影响。在正离子模式下，头孢克洛可发生A、B两种裂解反应；Δ3-头孢克洛、氯碳头孢仅可发生A裂解反应，而不发生B裂解反应（图4.14）。头孢克洛、Δ3-头孢克洛、氯碳头孢β-内酰胺环裂解产生的离子a_1^+、a_2^+和$[a_2-NH_3]^+$的相对丰度较大，是最主要的碎片离子。比较头孢克洛和Δ3-头孢克洛质谱图的差异，可见头孢克洛多出一个B裂解反应产生的 m/z 192的b^+碎片离子（$[B+H-NH_2]^+$），氯碳头孢未见相同类型的离子b^+。即离子b^+ m/z 192是头孢克洛的一个特征性离子，该离子可以作为区分头孢克洛和Δ3-头孢克洛的标志性特征离子。

　　其他7位侧链含α-苯甘氨酸结构的头孢菌素如头孢氨苄、头孢羟氨苄、头孢丙烯、头孢拉定，也观察到了相同类型的离子b^+（图4.15）。与头孢克洛不同，头孢羟氨苄的7位侧链为苯酚结构，与苯环相比，苯酚的给电子能力更强，其给电子作用导致了头孢羟氨苄和头孢丙烯中离子b^+的相对丰度更高[7]。

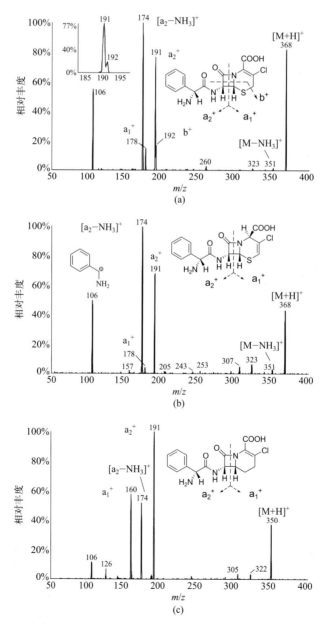

图4.14　头孢克洛（a）、Δ3-头孢克洛（b）、氯碳头孢（c）正离子模式质谱

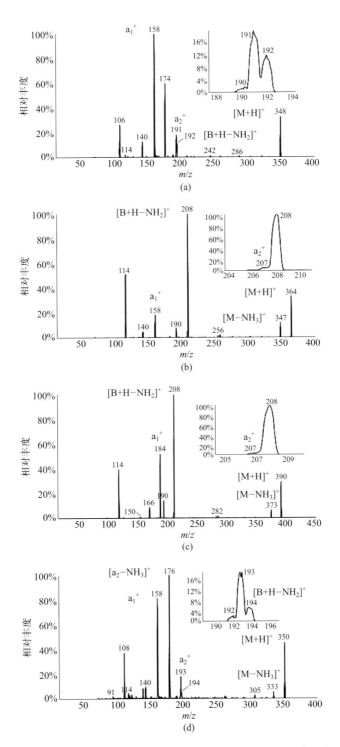

图 4.15　头孢氨苄（a）、头孢羟氨苄（b）、头孢丙烯（c）、头孢拉定（d）正离子模式质谱

头孢地尼的 7 位侧链为氨噻肟结构，分析头孢地尼和 Δ3-头孢地尼的质谱裂解行为，进一步验证 3 位取代基为甲基等简单基团头孢菌素的质谱裂解规律。正离子模式下，在头孢地尼和 Δ3-头孢地尼的质谱图中大部分的碎片离子均相同（图 4.16），碎片离子 m/z 227 的离子丰度最高；在

头孢地尼质谱图中发现有 b_1^+（m/z 271）和 b_2^+（m/z 243）两个特征性离子；子离子扫描显示，b_1^+ 脱去 CO 产生 b_2^+。提示头孢地尼未发生头孢菌素典型的 B 裂解反应，而发生了非经典的 B 裂解反应（4 元 β-内酰胺环的 N5—C8 单键和 6 元杂环的 N5—C6、S1—C2 单键同时裂解），形成了特征的 b_1^+ 碎片离子。Δ3-头孢地尼与 Δ3-头孢克洛的裂解行为相似，仅发生头孢菌素典型的 A 裂解反应，未发生 B 裂解反应。上述结果提示 C7 位取代基的结构可以影响头孢菌素质谱的裂解行为。

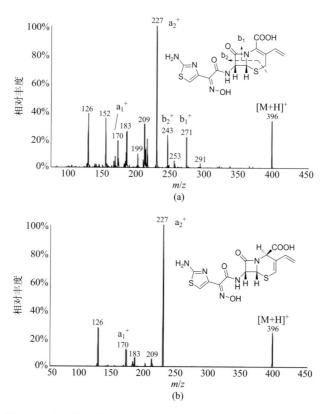

图 4.16   头孢地尼（a）和 Δ3-头孢地尼（b）正离子模式下的质谱

选择头孢唑肟、头孢他美和头孢他美酯，进一步比较 3 位取代基均为简单基团，7 位侧链为氨噻肟结构的头孢菌素的质谱裂解规律与 7 位侧链为 α-苯甘氨酸类似结构的头孢菌素质谱裂解行为的差异。头孢他美酯为头孢他美的 4 位羧酸酯，用于观测 4 位羧基成酯后对裂解行为的影响。正离子模式下，由头孢唑肟、头孢他美和头孢他美酯的质谱图可见（图 4.17），头孢唑肟的质谱裂解行为与头孢他美几乎完全相同；其碎片离子主要来自 β-内酰胺环和 7 位侧链的裂解；而头孢他美酯则首先形成 m/z 398 的头孢他美离子，再继续按头孢他美途径裂解。由于氨噻肟侧链中不再含有 α-NH$_2$ 结构，因此，未观察到侧链含 α-NH$_2$ 结构的头孢菌素的特征离子 b^+（$[B+H-NH_2]^+$）。

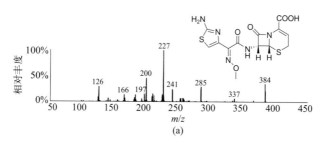

(a)

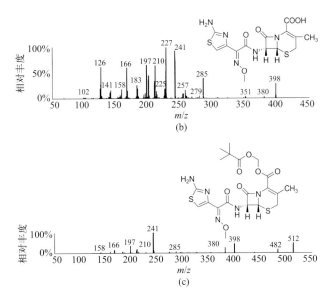

图 4.17 头孢唑肟（a）、头孢他美（b）和头孢他美酯（c）正离子模式下的质谱

上述结果进一步证实，7位侧链中不含有α-NH$_2$结构、3位侧链为简单取代基的头孢菌素，不发生头孢菌素典型的B裂解反应。

头孢他美在质谱过程中发生了头孢菌素经典的A裂解反应，产生了离子a$_1^+$（m/z 158）和a$_2^+$（m/z 241）；但未发生经典的B裂解反应，而是和头孢地尼一样，先形成了非经典的B裂解b$_1^+$碎片离子（m/z 285），再进一步失去C=O产生m/z 257的b$_2^+$碎片离子（图4.18）。

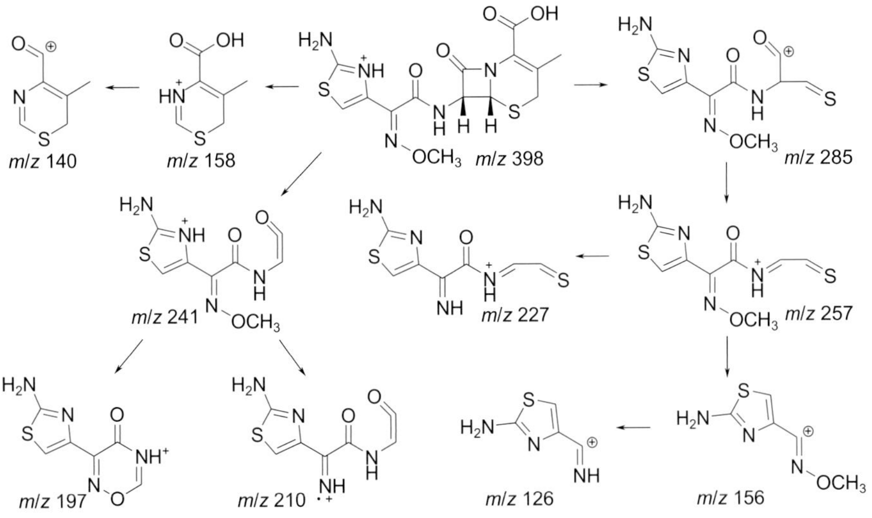

图 4.18 头孢他美正离子模式下的可能裂解途径

4.3.3.2 7-氨噻肟头孢菌素顺反异构体裂解规律的差异

7-氨噻肟头孢菌素7位侧链中的亚胺结构易发生顺反-异构化反应。以头孢噻肟为例，比较头孢噻肟和其反式异构体质谱裂解行为的差异。在正离子模式下，头孢噻肟和反式异构体的裂解途径分别见图4.19和图4.20。即头孢噻肟及其反式异构体均首先发生了3位侧链的裂解，形成

m/z 396的离子，离子*m/z* 396中性丢失CO₂、CO形成*m/z* 324的离子。离子*m/z* 324失去甲氧基自由基或者中性丢失甲醇后，形成*m/z* 293或*m/z* 292的离子。其中，离子*m/z* 293是奇电子离子。比较头孢噻肟及其反式异构体的质谱图 [图4.21(a)]，可以发现，反式异构体中*m/z* 293的离子的相对丰度明显大于头孢噻肟；头孢噻肟产生了*m/z* 277的离子，而反式异构体产生了*m/z* 265的离子。通过母离子扫描和多级质谱实验证明，离子*m/z* 293、*m/z* 292、*m/z* 277均产生于离子*m/z* 324，而离子*m/z* 265由离子*m/z* 292产生。

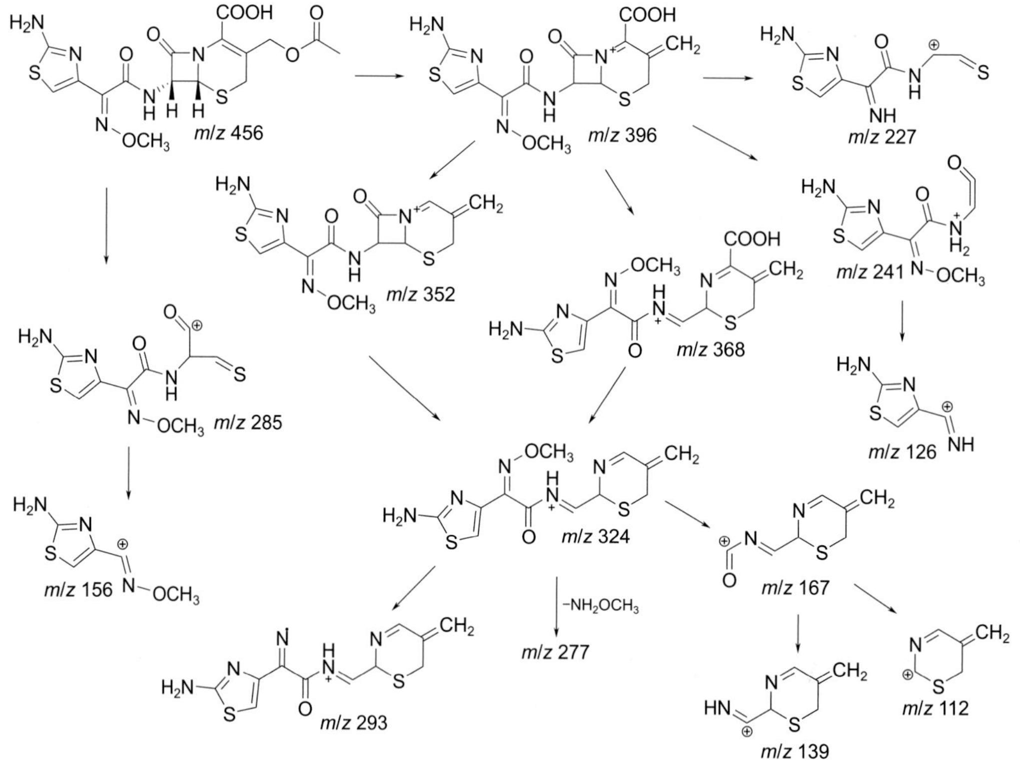

图4.19　正离子模式下头孢噻肟可能的裂解途径

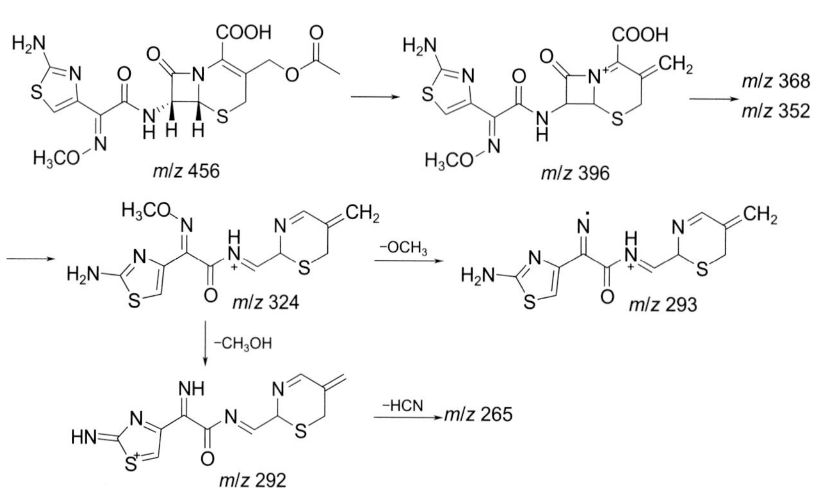

图4.20　正离子模式下反式头孢噻肟可能的裂解途径

　　头孢曲松、头孢吡肟的质谱裂解行为与头孢噻肟基本相同，而反式头孢曲松、反式头孢吡肟的质谱裂解行为也与反式头孢噻肟基本相同［图4.21(b)、(c)］。头孢曲松、头孢吡肟和它们的反式异构体在正离子条件下均易发生3位侧链的裂解和中性丢失，形成离子 m/z 396和 m/z 324。头孢曲松和头孢吡肟形成的 m/z 293离子的相对丰度小，有特征性离子 m/z 277；头孢曲松、头孢吡肟反式异构体形成的 m/z 293离子的相对丰度大，且存在 m/z 265的特征性离子。上述结果提示，3位具有易解离基团的头孢菌素和其反式异构体在质谱中可形成不同的特征碎片离子。

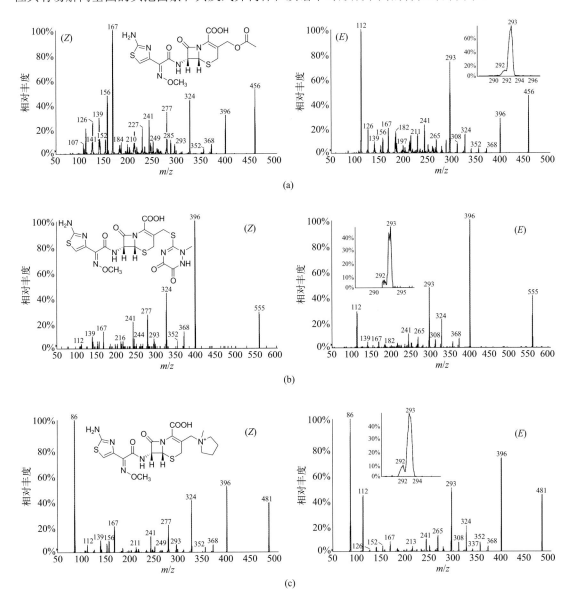

图 4.21　头孢噻肟（a）、头孢曲松（b）和头孢吡肟（c）顺反异构体的质谱图比较
（Z）—顺式结构；（E）—反式结构

　　然而，进一步对比头孢唑肟、头孢他美等3位侧链不发生裂解的7-氨噻肟头孢菌素顺反异构体的裂解行为，发现当3位侧链不发生裂解时，顺反异构体的裂解途径完全相同。提示3位侧链发生裂解反应，生成 m/z 324和 m/z 293的特征离子，是导致顺反异构体裂解行为出现差异的关键因素。

由于7-氨噻肟头孢菌素顺反异构体的裂解途径存在差异时，特征性离子 m/z 293、m/z 277、m/z 265均涉及7位侧链甲氧亚氨基团的裂解，因此有必要考察亚胺上的取代基对顺反异构体裂解途径的影响。头孢他啶亚胺上的取代基为1-羧基甲基乙氧基，头孢克肟亚胺上取代基为羧基甲氧基，与头孢噻肟等亚胺上的取代基均不同。头孢他啶的3位侧链含带正电荷的吡啶基团，质谱分析中，首先发生了3位侧链的裂解，形成离子 m/z 468，随后头孢他啶产生特征性的碎片离子 m/z 293和 m/z 277，而反式头孢他啶产生的特征性碎片离子为 m/z 293和 m/z 265；即头孢他啶和反式头孢他啶的质谱裂解行为存在明显差异；与头孢噻肟情况类似，反式头孢他啶的离子 m/z 293的相对丰度远高于头孢他啶（图4.22）。头孢克肟的3位侧链为乙烯基，不易发生裂解，因而，头孢克肟和反式头孢克肟的质谱裂解途径没有差异。上述结果说明，头孢菌素7位侧链亚胺结构上的取代基对顺反异构体的裂解途径没有影响。

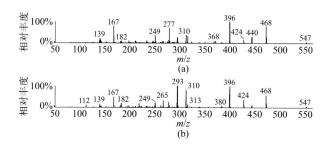

图4.22   头孢他啶（a）及其反式异构体（b）的质谱图

4.3.3.3   C3可解离取代基对头孢菌素 Δ3- 异构体裂解行为的影响

头孢菌素的3位侧链含C—N、C—O、C—S键等易解离基团时，3位侧链的断裂不仅影响头孢菌素的裂解行为，对 Δ3-异构体的裂解行为也有影响，表现为在正/负离子模式下Δ3-异构体的裂解行为明显不同。

比较头孢他啶、头孢匹罗和它们Δ3-异构体的质谱裂解行为。正离子模式下，头孢他啶、头孢匹罗和它们的Δ3-异构体均发生了典型的A裂解反应，产生了离子 a_2^+，但是均没有发生B裂解反应，未产生类似头孢地尼的离子 b_1^+、b_2^+（图4.23）。但在负离子模式下，Δ3-头孢他啶、Δ3-头孢匹罗产生了特征性的碎片离子 b_3^-，可以与头孢他啶、头孢匹罗明显区分。子离子扫描确认，离子 b_3^- 由六元环裂解产生，Δ3-头孢他啶的离子 b_3^- 由准分子母离子 $m/z[M-2H]^-$ 或 $m/z[M-2H-CO_2]^-$ 产生，而Δ3-头孢匹罗的离子 b_3^- 由 $m/z[M-2H-CO_2]^-$ 产生（图4.24）。

而头孢克洛、头孢地尼和它们的Δ3-异构体，由于3位侧链不具有易解离基团，在负离子模式下均未能观察到离子 b_3^-（图4.25）。但在其质谱图中可见，头孢克洛的离子 a_1^- m/z 176的相对丰

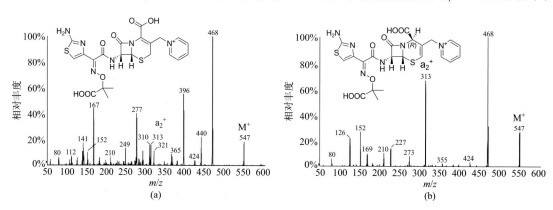

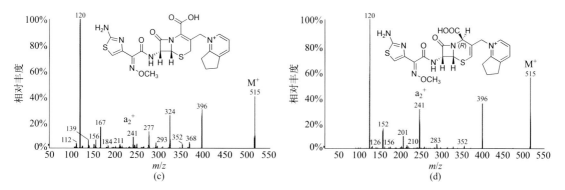

图 4.23　头孢他啶（a）、Δ3- 头孢他啶（b）、头孢匹罗（c）、Δ3- 头孢匹罗（d）正离子模式质谱图

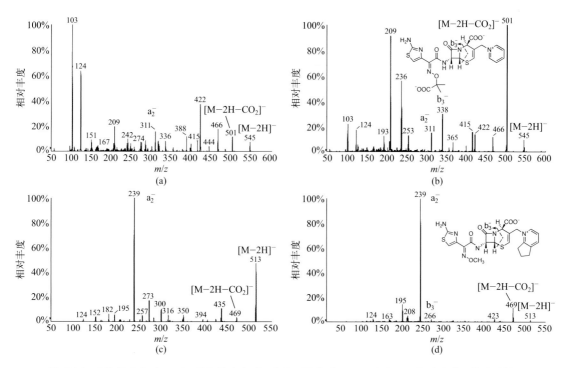

图 4.24　头孢他啶（a）、Δ3- 头孢他啶（b）、头孢匹罗（c）、Δ3- 头孢匹罗（d）负离子模式质谱图

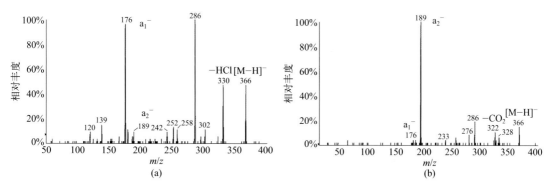

图 4.25

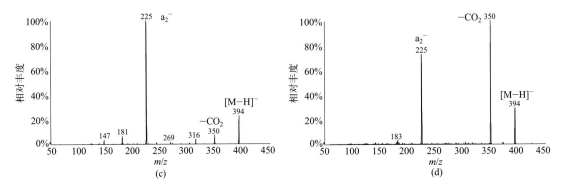

图 4.25 头孢克洛（a）、Δ3- 头孢克洛（b）、头孢地尼（c）、Δ3- 头孢地尼（d）负离子模式质谱图

度很高，离子 a_2^- m/z 189 相对丰度很低；而 Δ3-头孢克洛则相反，离子 a_1^- 相对丰度很低，离子 a_2^- 相对丰度很高。头孢地尼和 Δ3-头孢地尼的离子 a_2^- m/z 225 的相对丰度很高，但未见离子 a_1^-；Δ3-头孢地尼脱去 CO_2 的碎片离子 m/z 350 是基峰，而头孢地尼质谱图中该离子的丰度较小。上述差异亦可用于鉴别 Δ3-异构体。

4.3.3.4　负离子模式下质谱裂解规律的探讨

虽然头孢菌素在负离子模式下产生的质谱碎片不如正离子模式的丰富，但仍可作为正离子质谱分析的重要补充。

在负离子模式下，对头孢羟氨苄的质谱分析结果（图 4.26）显示，其质谱图中 $[M-H^+]$ 离子为 m/z 362.0810；二级质谱中 m/z 328.0942 为氢化噻嗪环中性丢失一分子 H_2S 形成的碎片离子，其可再丢失一分子 CO_2 形成碎片离子 m/z 284.1062；m/z 284.1062 碎片可进一步丢失一分子 NH_3 和 H_2O 形成碎片离子 m/z 249.0359；母核离子先丢失一分子 CO_2 可形成 m/z 318.0956 的碎片离子，并进一步发生 β-内酰胺环的裂解，形成碎片离子 m/z 205.0646，并中性丢失一分子的 C_5H_9NS［图 4.26(b)］。

对头孢地嗪的质谱分析结果显示，其质谱图 $[M-H^+]$ 离子为 m/z 518.0579；二级质谱图中 $[M-H^+]$ 离子 C3 位侧链断裂后既可形成内酯结构，形成 m/z 368.0526 碎片离子，也可形成并合三元环碎片离子 m/z 394.0313；m/z 394.0313 碎片离子丢失一分子 CO_2 后可形成碎片离子 m/z 350.0407，其氢化噻嗪环再丢失一分子 H_2S 可形成碎片离子 m/z 316.0528；母核离子发生 β-内酰胺环的裂解则可形成碎片离子 m/z 239.0254（图 4.27）。

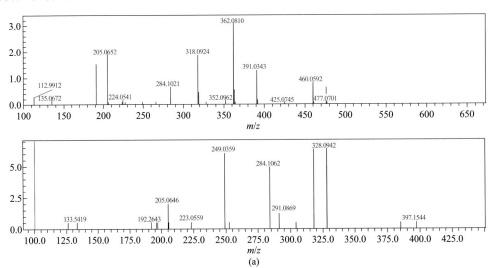

(a)

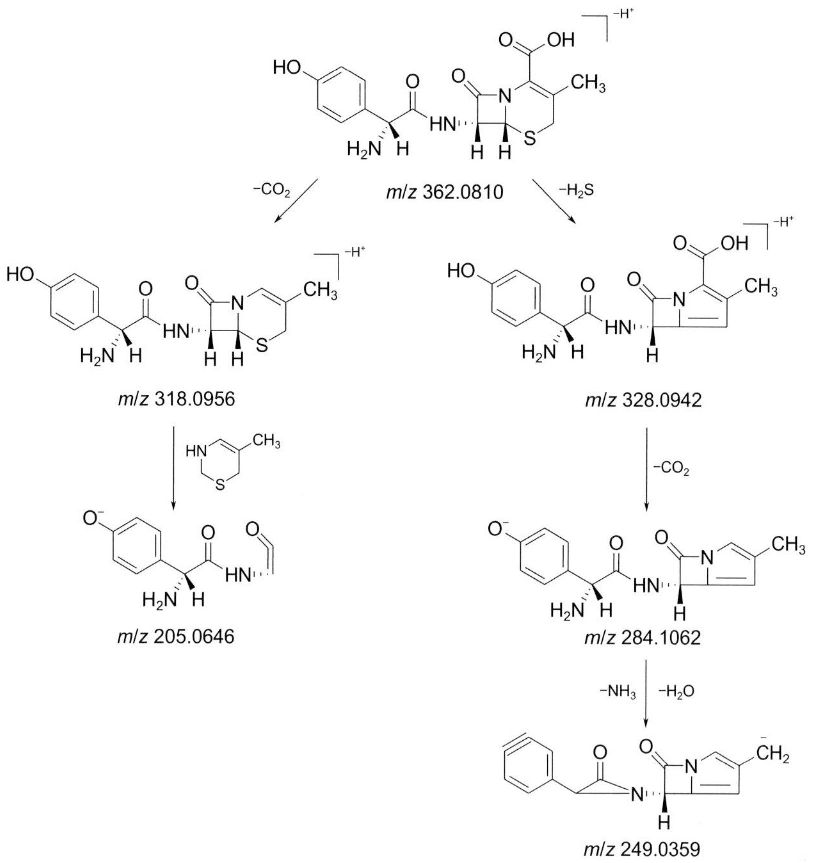

图4.26　头孢羟氨苄负离子模式下的质谱分析结果

（a）质谱图；（b）可能的质谱裂解途径

通过对16种头孢菌素在负离子模式下的质谱裂解途径的总结，归纳出其裂解特征：①β-内酰胺环的A裂解；②氢化噻嗪环失去一分子H_2S形成5元环。根据头孢菌素C3取代基是否具有易解离基团，实际裂解行为又可以分为两类。对C3位为甲基等不易解离基团的头孢菌素，由于C3位的侧链不易断裂，此时主要发生典型的A裂解反应和氢化噻嗪环失去一分子H_2S的反应［图4.28(a)］。对C3位具有易解离基团的头孢菌素，C3位侧链首先发生裂解，形成一个并合三元环结构，或内酯结构；同时发生典型的A裂解反应和氢化噻嗪环失去一分子H_2S的反应［图4.28(b)］[8]。

4.3.3.5　对正离子模式质谱裂解途径的总结

根据头孢菌素侧链的结构特点，可以将其分为：①3位为简单取代基的头孢菌素；②3位为易解离基团的头孢菌素；③7-氨噻肟头孢菌素；④头孢菌素异构体。头孢菌素3位及7位侧链的结构均可以影响头孢菌素母核的裂解行为。

对3位为简单取代基的头孢菌素正离子模式下的裂解途径可概括为（图4.29）：

① 头孢菌素母核发生典型的A裂解和B裂解，形成含有6元环状母核结构特征的m/z 158离子和含有侧链结构的特征离子$[R^1+102]^+$；

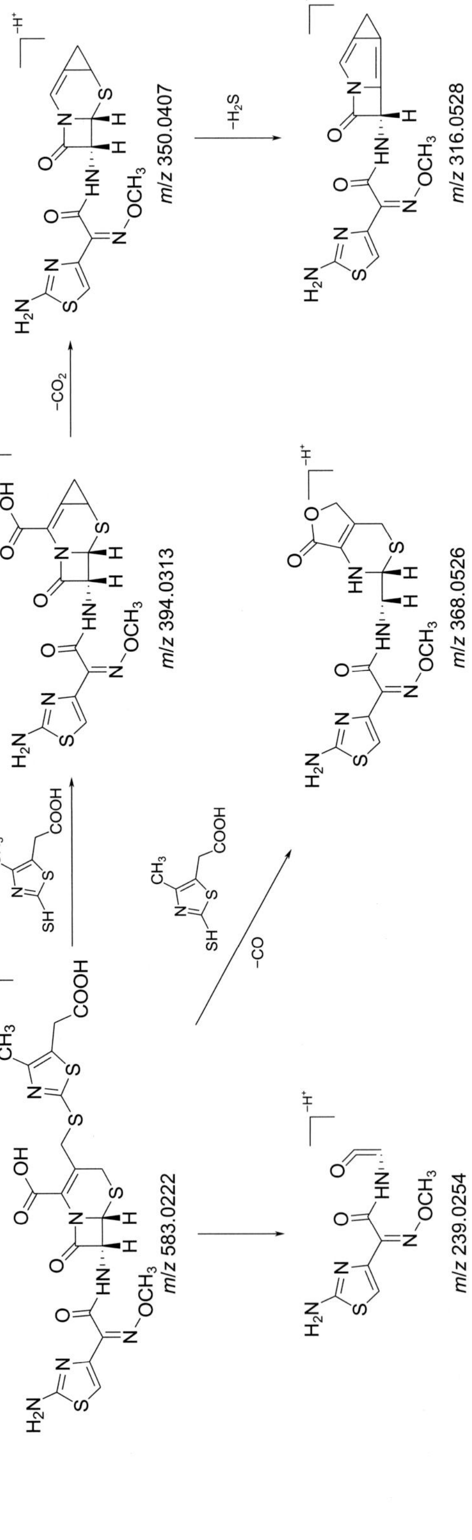

图 4.27　头孢地嗪负离子模式下的质谱裂解途径

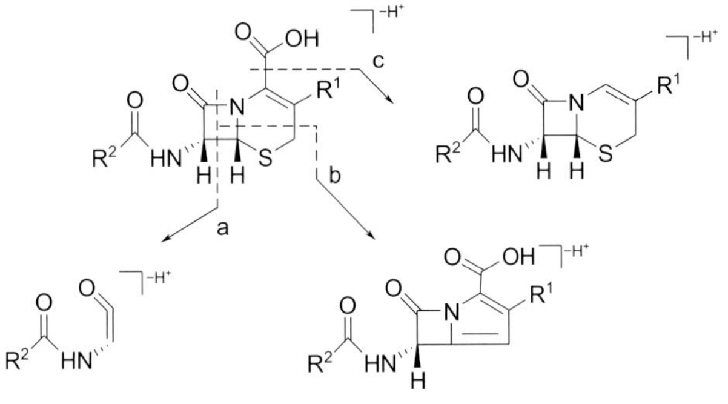

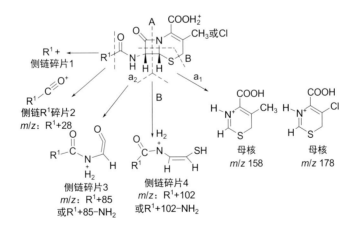

图 4.28　头孢菌素负离子模式下的裂解规律

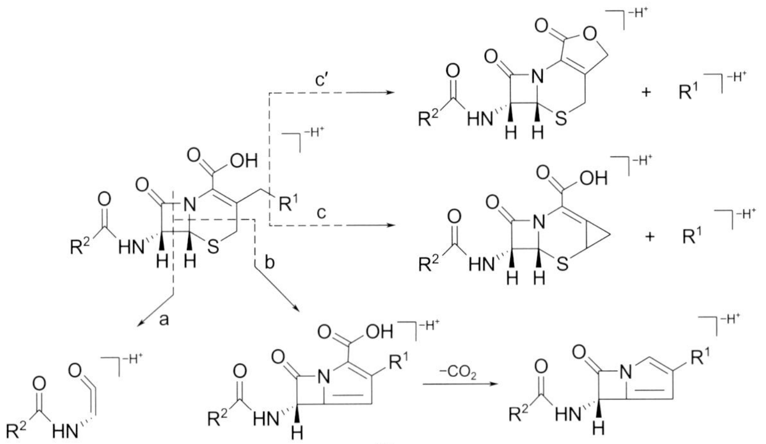

（a）C3 取代基为不易解离基团；（b）C3 取代基为易解离基团

图 4.29　C3 为简单取代基的头孢菌素正离子模式质谱裂解途径及特征性碎片离子

② 如取代基 R^1 中含有氨基，在侧链碎片中，易出现脱氨基的碎片离子；

③ 该类头孢菌素的 Δ3- 异构体仅可发生 A 裂解反应，而不发生 B 裂解反应；

④ 该类头孢菌素 7 位侧链亚胺醚结构形成的顺反异构体的裂解行为相同，质谱分析不能区分其结构。

7-氨噻肟头孢菌素正离子模式下的裂解途径可概括为（图4.30）：

① 侧链氨噻肟结构易失去亚胺结构中的R′O—基团，形成m/z 126的碎片，该碎片是7-氨噻肟结构的特征碎片离子。

② 酰胺羰基发生α-裂解，形成含有氨噻肟片段的碎片离子$m/z=R'+125$。

③ 当C3位侧链为简单取代基时，在正离子模式下易发生典型的A裂解反应和非典型的B裂解反应，前者产生特征性离子a_2^+（$m/z=R'+226$），后者产生特征性离子b_1^+（$m/z=R^1+102+C=O$）。

④ 当C3位侧链为易解离基团时，在正离子模式下，通常不发生B裂解反应。

⑤ 该类头孢菌素顺反异构体的质谱裂解行为受C3位侧链的影响较大。当C3位侧链为简单取代基时，顺反异构体的裂解行为相同，无法通过特征性离子区分；当C3位侧链为易解离基团时，顺反异构体的裂解行为存在明显差异，可以通过特征离子彼此区分。

⑥ 该类头孢菌素Δ3-异构体的质谱裂解行为也受C3位侧链的影响。在正离子模式下，由于Δ3-异构体仅可发生A裂解反应，不发生B裂解反应，此时，对C3位侧链为易解离基团的该类头孢菌素，由于其也不能发生B裂解反应，因此无法与Δ3-异构体彼此区分；但在负离子模式下，该类头孢菌素的Δ3-异构体可以产生特征性的离子b_3^-，可使其彼此得以区分。

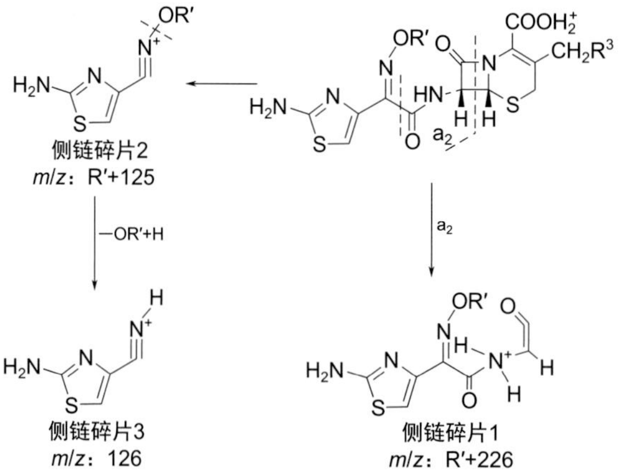

图4.30　7-氨噻肟头孢菌素的质谱裂解基本途径及特征性碎片离子

对其他3位为易解离基团的头孢菌素（以C3位四氮唑结构的头孢菌素为例），其正离子模式下的裂解途径可概括为（图4.31）：

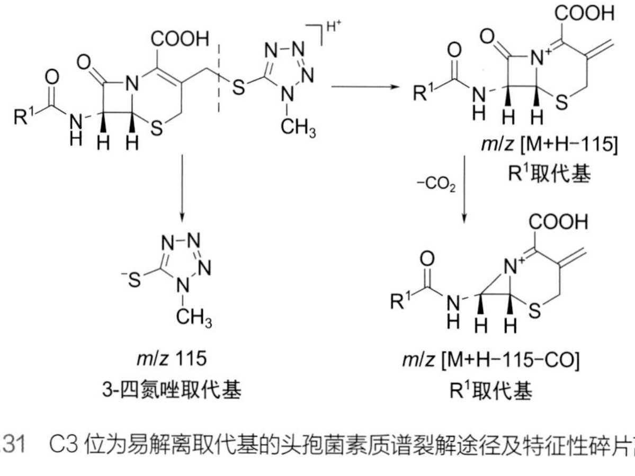

图4.31　C3位为易解离取代基的头孢菌素质谱裂解途径及特征性碎片离子

① 首先3位易发生C—S键断裂，但形成的3-四氮唑基特征碎片离子（m/z 115）在正离子模式下不易检出，在负离子模式下则非常明显。

② 易形成m/z [M+H-115]、m/z[M+H-115-CO]等不含有C3取代基的碎片离子。

③ 典型的头孢菌素裂解反应不明显。典型A裂解反应受R^1取代基的影响较大；受3位取代基首先裂解的影响，通常不发生B裂解反应。

④ 该类头孢菌素的Δ3-异构体在正/负离子模式下的裂解行为均明显不同。

4.3.4 碳青霉烯/青霉素类抗生素质谱裂解规律

碳青霉烯/青霉素类抗生素又称培南类抗生素。培南类抗生素的母核结构为五元环并合内酰胺环，与青霉素相似，但培南类的五元环含有不饱和双键，故又具有头孢菌素母核的特征。

理论分析培南类化合物β-内酰胺环裂解反应的机理。对于法罗培南，电荷诱导的分步裂解反应在化学动力学和热力学上均最有利。对于比阿培南、亚胺培南、美罗培南和替比培南，远程电荷裂解的一步协同反应在动力学上最有利。造成这种裂解行为差异的原因与培南类抗生素7位羰基氧的质子亲和能有关。当7位羰基氧是热力学上稳定的质子化位点时，如法罗培南，由7位羰基氧正离子诱导的β-内酰胺环裂解反应的能垒最低，在动力学上最有利，因而是最有可能的裂解途径。当7位羰基氧不是热力学上稳定的质子化位点时，由7位羰基氧正离子诱导的β-内酰胺环裂解反应的初始反应物能量较高，从热力学角度不利于反应的发生。因此，培南类抗生素7位羰基氧的质子亲和能决定了β-内酰胺环的裂解反应行为。

探讨培南类药物的主要质谱裂解规律，可见，除法罗培南和亚胺培南外，培南类药物均存在典型的β-内酰胺环A裂解反应；法罗培南和帕尼培南可能存在β-内酰胺环类似的B裂解反应；可以发生6位羟乙基的麦氏重排裂解和3位侧链的裂解和脱羧基反应。但培南类药物负离子模式下的裂解反应较正离子模式的规律性差。

4.3.4.1 比阿培南的质谱分析

比阿培南3位侧链本身带有正电荷，因此不需要考虑质子化位点问题，但正电荷中心远离β-内酰胺环。理论计算表明，比阿培南β-内酰胺环的裂解可以不通过正电荷中心直接诱导发生，而由远程电荷裂解产生，且最可能按一步协同裂解反应方式裂解。

正离子模式下，比阿培南的β-内酰胺环裂解产生a_1离子（m/z 265），母离子扫描表明，离子m/z 196、m/z 152、m/z 110均由a_1离子产生 [图4.32(a)]；负离子模式下，比阿培南的质谱裂解行

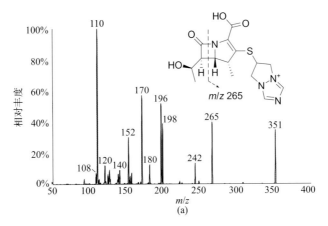

图 4.32

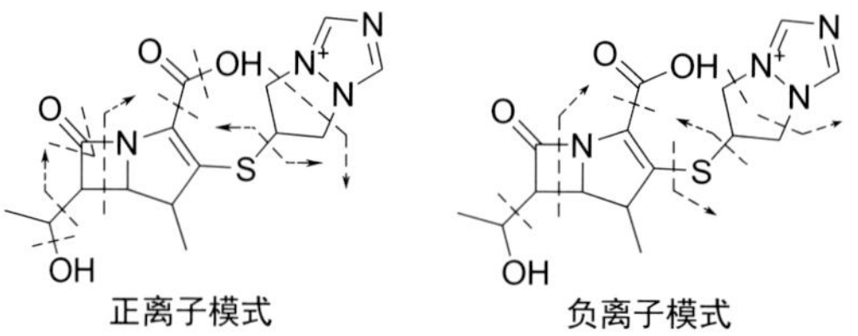

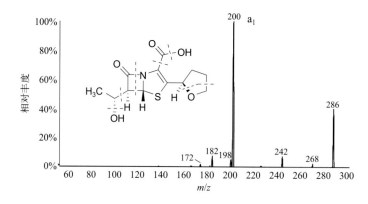

图 4.32　比阿培南的质谱分析结果

（a）正离子模式下是质谱图；（b）正离子与负离子模式裂解行为的比较

为较正离子简单［图4.32(b)］。

4.3.4.2　法罗培南的质谱分析

理论计算表明，法罗培南7位羰基氧是热力学稳定性仅次于2位羧基的质子化位点，而电荷诱导的裂解反应本身能垒较低，因此，7位羰基氧质子化后诱导的β-内酰胺环分步裂解反应整体的能量最低。即电荷诱导的分步裂解反应从化学动力学和热力学角度均最有利。

正离子模式下法罗培南的裂解反应主要包括脱CO_2、CO、H_2O和β-内酰胺环的A裂解反应，主要质谱图见图4.33。负离子模式下，法罗培南不发生A裂解反应，但存在类似的B裂解反应。在正离子和负离子模式下裂解途径的详细比较见图4.34。

图 4.33　法罗培南正离子模式下的主要质谱图

4.3.4.3　亚胺培南的质谱分析

亚胺培南的3位侧链为柔性侧链，含有2个氮原子。理论计算表明，亚胺培南最稳定的质子化位点为3位侧链亚胺结构氮原子，β-内酰胺环的裂解可以由远程电荷裂解产生，且既可按一步协同反应的机理裂解（反应能垒最低），也可以按分步裂解机理发生，两种机理的反应产物能量均最低。

正离子模式下，亚胺培南β-内酰胺环裂解产生a_1离子（m/z 214），子离子和母离子扫描分析表明，子离子m/z 170、m/z 142、m/z 126、m/z 103、m/z 98均产生于a_1离子（图4.35）。

4.3.4.4　对正离子模式质谱裂解途径的总结

在正离子模式下，培南类药物的主要质谱裂解途径包括：

① β-内酰胺四元环A裂解，这是培南类的共同裂解特征（帕尼培南先脱去CO_2再发生A裂解），且A裂解产生的后续碎片离子较多。

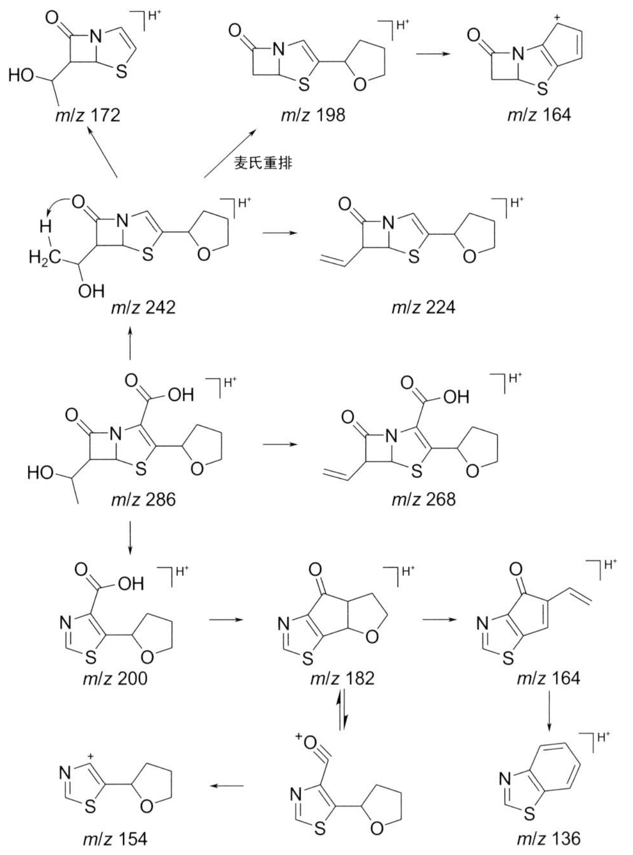

图 4.34　法罗培南质谱裂解途径

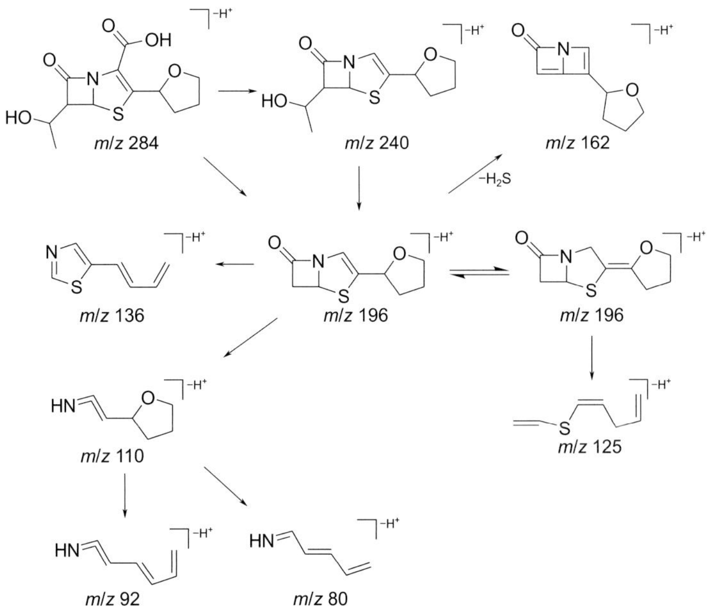

（a）正离子模式；（b）负离子模式

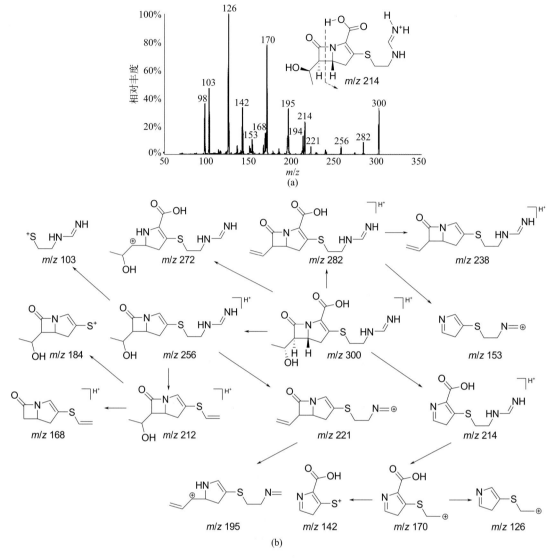

图 4.35　亚胺培南正离子模式下的质谱分析

（a）质谱图；（b）质谱裂解途径

② 3 位侧链的裂解：若 3 位侧链含碳-硫键，则容易发生 3 位侧链的断裂；3 位侧链中的含氮杂环、酰胺键（羰基）也容易产生碎片离子；法罗培南 3 位侧链不含硫和氮，因此 3 位侧链基本不发生断裂。

③ 中性丢失：2 位羧基脱 CO_2 是共同的裂解特征；此外，部分培南可能存在 7 位脱 CO、6 位侧链脱 H_2O 的裂解反应。

④ 均不发生 B 裂解反应，推测与 2,3 位的双键有关；某些培南类药物存在 6 位羟乙基的麦氏重排裂解。

4.3.5　克拉维酸钾质谱裂解规律

当青霉素母核中的硫原子被氧取代形成氧青霉烷类化合物时，母核的裂解行为将发生改变。

与青霉素相比较，其通常仅发生典型的A裂解反应，不发生B裂解反应。以克拉维酸钾为例，在正离子模式下，克拉维酸钾的典型质谱图见图4.36(a)，其主要的裂解途径包括β-内酰胺四元环的A裂解，中性丢失CO_2以及3位侧链的裂解［图4.36(b)］。

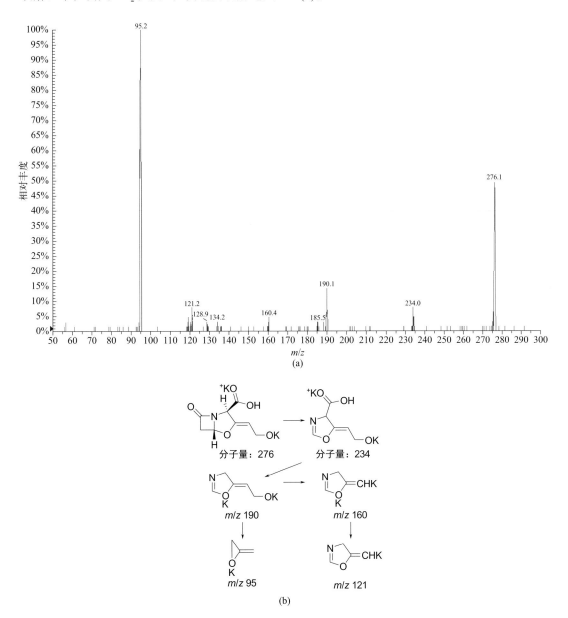

图 4.36　克拉维酸钾正离子模式下的典型质谱图（a）及其可能的裂解途径（b）

4.4 核磁共振波谱

4.4.1 青霉素类抗生素 NMR 特征

青霉素类抗生素具有5元氢化噻唑环并合4元内酰胺环的"蝴蝶形"分子结构，其母体结构

6-APA 含有 3 个手性中心，6 位的氨基酰化引入侧链后，可能引入新的手性中心，如氨苄西林、磺苄西林、呋布西林、美洛西林等。青霉素类抗生素的 6-APA 母核上共有 9 个质子，由高场到低场依次为 9-CH$_3$、10-CH$_3$、2-H、5-H、6-H，共 5 组质子峰，其化学位移、偶合裂分峰形及常数均有明显的特征（表 4.1）。

表 4.1　4 种 6-APA 母核的青霉烷酸类化合物的 ^{1}H-NMR[9]

青霉素	H-2	H-9	H-10	H-5	H-6
氨苄西林钠	4.09(s)	1.40(s)	1.51(s)	5.37(d,J=3.6)	5.46(d,J=3.6)
磺苄西林钠	3.93(s)	1.46(s)	1.55(s)	5.41(d,J=4.2)	5.47(d,J=4.2)
呋布西林钠	4.19(s)	1.40(s)	1.55(s)	5.39(d,J=4.2)	5.54(dd,J=7.8;4.2)
美洛西林钠	3.84(s)	1.39(s)	1.56(s)	5.25(d,J=3.6)	5.38(dd,J=7.8;3.6)

注：以 DMSO-d$_6$ 为测试溶剂。

在 ^{1}H-NMR 谱中，3 位上的 2 个偕甲基由于固定于刚性的 5 元环上不能自由旋转而处于不同的化学环境中，其中处于面上的 3β-CH$_3$ 在相对低场位于 δ 1.50 ～ 1.60 之间，而 3α-CH$_3$ 的化学位移在 1.35 ～ 1.50；当 2 位羧基成盐后，2 位氢的化学位移位于 3.80 ～ 4.10 之间，而该羧基为酸时 2-H 向低场移动 0.3 ～ 0.5；H-5 与 H-6 处于 4 元内酰胺环的同侧，二者的两面角接近 0°，偶合常数应较大，但由于其均与电负性较大的原子相连，所以 J 值减少，为 3.5 ～ 4.8Hz。H-5 裂分成双峰，而 H-6 常又被氨基上的氢裂分为双二重峰。H-5 和 H-6 都处于 β- 内酰胺环上并与杂原子相连，其化学位移在 5.2 ～ 5.5 之间，并且由于 H-6 同时与羧基和杂原子 N 相连，诱导效应和屏蔽效应使其较 H-5 的化学位移向低场位移 0.05 ～ 0.15。

青霉素母核 6-APA 含有 3 个手性中心，分别是 2S、5R 和 6R，当以 6-APA 为起始物，通过化学转化使上述手性中心发生异构化形成差向异构体后，由于化学环境的改变，其 ^{1}H-NMR 谱将相应变化。在 ^{1}H-NMR 谱中，H-5 和 H-6 的化学位移、峰形及偶合常数的信息对于区分青霉素母核的不同的构型具有重要作用（表 4.2）。构型为 5R,6R 和 5S,6S 的化合物的偶合常数在 3.5 ～ 4.8Hz 之间，同时，前者的旋光值为正而后者为负，根据 H-5 及 H-6 的偶合常数结合旋光数据很容易将二者的 4 种构型（即 5R,6R、5S,6S、5R,6S 及 5S,6R）加以区分；此外，二者的 δ$_{H-2}$ 也明显不同，后者偏向高场 0.6 ～ 0.8。而构型为 5R,6S 和 5S,6R 的化合物，偶合常数相对较小（在 1.5Hz 左右），此时，H-5 和 H-6 的化学位移值大小发生了翻转，H-5 相对于 H-6 处于低场，且前者旋光值为正而后者为负，因而可以加以区分；同时，后者的 δ$_{H-2}$ 偏向高场 0.6 ～ 0.8。

而对于侧链具有 α- 取代基的青霉素类药物如阿莫西林、磺苄西林等，其 L- 型、D- 型的改变使得其 α-H 的构型发生变化，但研究发现，α-H 构型变化引起的 ^{1}H-NMR 谱的改变与其母核 H-2、H-5 及 H-6 的化学位移的变化均没有明显的规律性[10]，因此，确定 α-H 构型最可靠的办法还是将其水解后利用 Marfey 试剂进行鉴定。

表 4.2　6-APA 母核的青霉素异构体的 ^{1}H-NMR 及旋光数据[9]

2S, 5R, 6R

构型	化合物	2-H	5-H(J/Hz)	6-H(J/Hz)	$[\alpha]_D$（在丙酮中）
2S,5R,6R	1ax	4.37	5.48(J=4.0)	5.64(J=4.0)	+246
	1ay	4.40	5.50(J=4.0)	5.61(J=4.0)	+218
	1bx	4.68	5.60(J=4.5)	5.68(J=4.5)	+275
2S,5R,6S	4ax	4.44	5.12(J=1.8)	5.01(J=1.8)	+191
	4ay	4.49	5.13(J=1.5)	5.03(J=1.5)	+149
	4bx	4.63	5.57(J=2.1)	5.39(J=2.1)	+207
2S,5S,6S	5ax	3.78	5.21(J=4.0)	5.51(J=4.0)	−236
2S,5S,6R	3ax	3.69	5.03(J=2.0)	4.78(J=2.0)	−164
	3ay	3.70	5.00(J=2.0)	4.80(J=2.0)	−119
	3bx	3.90	5.56(J=2.0)	5.42(J=2.0)	−192

注：1. 以 CDCl$_3$ 为测试溶剂。
2.a: R^1=C$_6$H$_5$CH$_2$CONH—；b: R^1=C$_6$H$_4$(CO$_2$)CONH—；x: R^2=CH$_3$—；y: R^2=C$_6$H$_5$CH$_2$—。

4.4.2　头孢菌素类抗生素 NMR 特征

　　头孢菌素存在多个手性中心及异构化位点，头孢菌素常见的同分异构体包括 Δ3- 异构体、7S- 异构体和 7- 氨噻肟头孢菌素的反式异构体。NMR 方法是区分上述同分异构体的最有效方法[11]。

4.4.2.1　Δ3- 异构体的 NMR 特征

　　由头孢替唑和其 Δ3- 异构体 NMR 信号的差异可见，头孢替唑的 H-4 亚甲基信号在 Δ3- 异构体中被烯氢信号取代，δ_{H-4} 由 3.2 ～ 3.7 明显移至高场（δ_{H-4}>6.0），且 Δ3- 异构体的 ^{1}H-NMR 谱中出现 H-2 信号。在 ^{13}C-NMR 谱中，头孢替唑的 C-2 季碳信号和 C-4 仲碳信号在 Δ3- 异构体中均变成叔碳信号，化学位移表现出较大的变化（表 4.3）。

表 4.3　头孢替唑及其 Δ3- 异构体 NMR 数据的比较

信号归属	头孢替唑 ^{1}H-NMR 谱信号	Δ3- 异构体 ^{1}H-NMR 谱信号	头孢替唑 ^{13}C-NMR 谱化学位移 /ppm	Δ3- 异构体 ^{13}C-NMR 谱化学位移 /ppm
2	—	5.06,1H,s	134.62	50.12
3	—	—	115.14	119.26
4	3.42,1H,d,J=17.3 Hz 3.64,1H,d,J=17.3 Hz	6.72,1H.s	26.99	20.69

信号归属	头孢替唑 ^{1}H-NMR 谱信号	Δ3-异构体 ^{1}H-NMR 谱信号	头孢替唑 ^{13}C-NMR 谱化学位移 /ppm	Δ3-异构体 ^{13}C-NMR 谱化学位移 /ppm
6	5.01,1H,d,J=4.8 Hz	5.20,1H,d,J=3.7Hz	57.44	52.49
7	5.56,1H,dd,J=8.4,4.8 Hz	5.50,1H,dd,J=7.6,3.7Hz	58.83	60.40
8	—		163.06	163.09
2α	—		166.85	168.46
3α	4.43,1H,d,J=12.2 Hz 4.60,1H,d,J=12.2 Hz	4.22,1H,d,J=14.0 Hz 4.33,1H,d,J=14.0 Hz	37.60	38.58
7α	9.62～9.46,2H,m	9.57,1H,s	—	
7β	—		166.13	166.47
1′	—		164.60	164.49
4′	9.39,1H,s	9.57,1H,s	154.53	154.63
6″	5.39,1H,d,J=16.9 Hz	9.36,1H,s	145.66	146.17
1″	9.62～9.46,2H,m	5.44～5.26,2H,m	49.36	49.13

注：以 DMSO-d$_6$ 为测试溶剂。

4.4.2.2　7S-差向异构体的 NMR 特征

7S-异构体在 ^{1}H-NMR 谱中 H-6 和 H-7 的化学位移向高场移动，且偶合常数由约4.8Hz移至约1.8Hz；在 ^{13}C-NMR 谱中，C-6 和 C-7 的化学位移发生较大改变；其他NMR信号基本未变[12]。如头孢替唑 7S-差向异构体和头孢替唑相比较，其在 ^{1}H-NMR 谱中，H-6（5.01, d, J=4.8 Hz）和 H-7（5.56, dd, J=8.4, 4.8 Hz）的化学位移和偶合常数均发生了较大的变化，H-6（4.61, d, J=1.8 Hz）和 H-7（4.75, dd, J=7.5,1.8 Hz）的化学位移向低场移动，偶合常数由4.8Hz降低到1.8Hz；在 ^{13}C-NMR 谱中，C-6（δ_{H-6}=55.02）和 C-7（δ_{H-7}=62.99）的化学位移也发生了较大变化。

4.4.2.3　7-氨噻肟头孢菌素反式异构体的 NMR 特征

利用 ^{1}H-NMR 和 ^{13}C-NMR 谱区分 7-氨噻肟头孢菌素的顺反异构体，侧链氨噻唑环上的 C-6′及所连的 H-6′质子是区分两种异构体的关键[13]。如在 ^{1}H-NMR 谱中，头孢唑肟的 $\delta_{H-6'}$ 由6.72明显移至低场（反式异构体 $\delta_{H-6'}$=7.48）；在 ^{13}C-NMR 谱中，头孢唑肟的 C-6′的化学位移（$\delta_{C-6'}$=109.66）与反式异构体（$\delta_{C-6'}$=115.69）相比较也发生了较大变化（表4.4）。此外，H-4′α 的化学位移向高场移动（δ7.34 → δ7.12），氨噻肟结构中的 $\delta_{C-1'}$、$\delta_{C-2'}$ 和 $\delta_{C-4'}$ 也发生了改变。

对多个 7-氨噻肟头孢菌素顺反异构体的 ^{1}H-NMR 分析表明，反式异构体7位侧链中的 H-6′质子的化学位移向低场移动是其特征性变化。如头孢噻肟反式异构体的 $\delta_{C-6'}$ 向低场偏移约0.5ppm；头孢他美反式异构体移动了约0.6ppm；头孢曲松反式异构体偏移了约0.5ppm；头孢他啶顺反异构体移动了约1.37ppm。

表 4.4　头孢唑肟及其反式异构体 NMR 数据的比较

信号归属	头孢唑肟 ¹H-NMR 谱信号	反式异构体 ¹H-NMR 谱信号	头孢唑肟 ¹³C-NMR 谱化学位移 /ppm	反式异构体 ¹³C-NMR 谱化学位移 /ppm
2	—	—	134.49	131.67
3	6.14,1H,s	6.26,1H,s	114.15	118.15
4	3.51,2H,s	3.49,2H,m	24.11	23.28
6	4.98,1H,d,*J*=4.8Hz	5.02,1H,d,*J*=4.7Hz	57.75	57.05
7	5.66,1H,dd,*J*=7.7,4.8Hz	5.74,1H,dd,*J*=8.2,4.7Hz	58.64	58.84
8	—	—	163.43	163.40
2α	—	—	163.60	163.86
7α	9.60,1H,s	9.38,1H,d,*J*=8.2Hz	—	—
7β	—	—	165.50	163.86
1′	—	—	142.99	138.38
2′	—	—	149.47	146.25
4′	—	—	169.09	166.54
6′	6.72,1H,s	7.48,1H,s	109.66	115.69
1′γ	3.84,3H,s	3.95,3H,s	62.41	62.90
4′α	7.34,2H,s	7.17,2H,s	—	—

参考文献

[1] 杨美琴，胡昌勤，金少鸿 . HPLC- 柱切换法归属青霉素钠有关物质分析中的聚合物杂质 [J]. 药物分析杂志，2009, 29(10):1615-1620.
[2] 张正行 . 有机光谱分析 [M]. 北京：人民卫生出版社，2009,103.
[3] 王琰，戚淑叶，薛晶，等 . 利用衰减全反射傅里叶变换红外光谱技术结合聚类分析快速评价头孢呋辛钠的质量 [J]. 中国新药杂志，2020, 29(15): 1778-1784.
[4] 钱建钦 . β- 内酰胺类抗生素及其杂质的质谱裂解规律研究和毒性预测与评价 [D]. 北京：北京协和医学院 , 2014.
[5] Chong X M, Hu C Q. Compilation of an ESI-MS library of β-lactam antibiotics for rapid identification of drugs[J]. Chromatographia, 2008, 68(9): 759-766.
[6] Li J, Zhang D, Chong X, et al. Influence of substituent groups at the 3‑position on the mass spectral fragmentation pathways of cephalosporins[J]. Rapid Commun Mass Spectrom, 2010, 24(14): 2143-2150.

[7]   Qian J Q, Correra T C, Li J, et al. Differentiation of Cefaclor and its delta-3 isomer by electrospray mass spectrometry, infrared multiple photon dissociation spectroscopy and theoretical calculations [J]. J Mass Spectrom, 2015, 50(1):265-269.

[8]   徐雨，王建 . 头孢菌素类药物在负离子模式下电喷雾质谱裂解规律研究 [J]. 药物分析杂志，2019, 39(6):1019-1030.

[9]   田冶，姚尚辰，冯艳春，等 . 青霉烷酸类抗生素差向异构体的转化及核磁共振波谱特征 [J]，中国抗生素杂志，2014, 39(8):561-565.

[10] Bird A E, Steele B R, Boles M O, et al. Nuclear magnetic resonance and circular dichroism of penicillins derived from disubstituted acetic acids[J]. J Chem Soc Perk T 1, 1982: 563-569.

[11] 陈启立 . 头孢菌素类仿制药的杂质谱研究 [D]. 北京：北京协和医学院，2016.

[12] Firestone R A, Maciejewicz N S, Ratcliffe R W, et al. Total synthesis of β-lactam antibiotics. Epimerization of 6 (7)-aminopenicillins and cephalosporins from α to β[J]. J Org Chem, 1974, 39(4): 437-440.

[13] Rajadurai R, Sivakumar B, Murugan R, et al. Identification of E and Z isomers of some cephalosporins by NMR[J]. Int J Anal Chem, 2010, 2010(9):440-442.

β-内酰胺抗生素的晶体学特征

5.1 β-内酰胺抗生素水合物

药物水合物是一类重要的晶体药物，其热稳定性、溶解性和生物等效性等物理化学特性已受到广泛的关注。

晶体水合物按其结构可分为三类[1]。第一类：孤立位点水合物（isolated site hydrate），即水分子在晶体中分散于化合物分子之间，彼此之间不接触，如头孢拉定二水合物。第二类：通道水合物（channel hydrate），即水分子位于晶体形成的通道结构中，晶格中水分子沿晶轴方向与相邻单元的水分子相伴，如氨苄西林三水合物。该类水合物根据通道的特点被进一步分为可扩展通道水合物（expanded-channel hydrate）和平面水合物（planar hydrate），前者，受环境的影响，晶体可以发生水合/脱水作用，并导致晶格结构的扩展或收缩，如色甘酸钠；后者，水分子被定位于二维平面内，如布洛芬钠。第三类：离子配位水合物（ion-associated hydrate），即金属离子与水的配位结合。

根据水合物晶体中水分子的稳定性，药物水合物又被分为化学计量水合物和非化学计量水合物（图5.1）[2]。化学计量水合物（stoichiometric hydrate）是指那些具有明确水分含量的晶体化合物。化学计量水合物晶体的结构与无水物或其他水合物的晶体结构不同，其等温吸附曲线呈阶梯状，水合/脱水转变压力是温度的函数。非化学计量水合物（non-stoichiometric hydrate）是指晶格结构中的水分子在一定范围内可连续变化但晶体结构无明显变化的水合物；虽然伴随着水分子的变化，晶格的各向异性（anisotropy）也会发生一些改变。当晶格中所有的水分子均解吸附后，水合物晶体的结晶度通常会降低；非化学计量水合物晶体的等温吸附曲线可以分为 Ⅰ、Ⅱ、Ⅲ 或 Ⅴ 型。

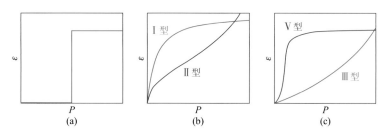

图 5.1　化学计量水合物晶体（a）或非化学计量水合物晶体（b）和（c）的等温吸附曲线示意[2]

ε—吸水量；P—水汽分压

　　水合物中水分子与氧原子和氮原子形成氢键是最常见的形式。对剑桥结构数据库中3315种水合物晶体的分析表明，水合物中按氢键形成的方式，可分为8种不同的配位方式（图5.2）：最简单的形式是一个水分子仅形成一个氢键，水分子的氢原子作为质子供体（方式1）或氧原子作为质子受体（方式3）；最复杂的形式是水分子和相邻的分子之间形成四个氢键（方式6）；最常见的情况是水分子与相邻的分子形成三个氢键（方式5）[3]。

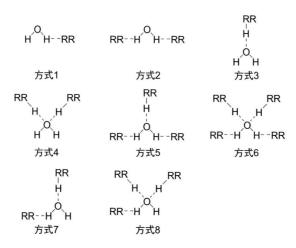

图5.2　水合物晶体中水分子的8种配位方式[3]

　　对剑桥结构数据库中β-内酰胺水合物晶体的分析表明，β-内酰胺水合物中最常见的氢键形式是方式2（水分子作为质子供体形成两个氢键）、方式5和方式6，在后两种方式中，水分子中的氢原子作为质子供体，氧原子作为质子受体，分别形成3个氢键和4个氢键[4]。如青霉素V衍生物（编号：TICPEA）[5]，一个水分子通过两个氢键（S＝O···H和C＝O···H）与两分子化合物桥接［图5.3(a)］；单环β-内酰胺衍生物（编号：OBIVUQ）[6]，两分子化合物通过2个C＝O···H氢键与两个水分子桥接，且该水分子的氧原子与相邻的水分子同时形成O—H···O氢键［图5.3(b)］；而阿莫西林三水合物（编号：AMOXCT10）[7]，一个水分子分别通过两对C＝O···H和O—H···O氢键与两分子的阿莫西林和两个水分子通过四个氢键形成网格结构［图5.3(c)］。

　　β-内酰胺抗生素分子在水溶液中极易被水解，β-内酰胺结构与水分子之间存在明显的化学不兼容性，那么分子在结晶过程中如何保证水合物晶体具有良好的固态稳定性？对32个β-内酰胺水合物晶体的分析表明，26个晶体水合物中的水分子同时作为质子供体和受体，通过多个氢键与化合物分子紧密结合，因而很难与β-内酰胺环发生水解反应，而主要发挥稳定晶格的作用[4]。此外，根据拓扑化学假说，固态反应中，反应分子彼此间的充分接近是触发反应的关键，而少数原子或分子的运动即能触发反应。晶体中相邻分子之间可形成刚性的三维空腔，反应一旦开始，刚性的三维空腔结构将发生瓦解。水分子对β-内酰胺环的反应为亲核（碱性条件）/亲电（酸性条件）攻击反应，水分子与羰基的反应距离通常应小于3Å[8]。然而，在剑桥结构数据库中，大多数β-内酰胺水合物中的水分子与反应中心的距离大于5Å，距离在4～5Å之间的水合物晶体有16个，距离在3～4Å之间的水合物晶体有20个，仅在头孢羟氨苄一水合物中水分子与β-内酰胺环羰基的距离约为3Å，满足水解β-内酰胺环的要求（图5.4）[4]；即大多数β-内酰胺抗生素水合物晶体中的水分子远离反应中心，不利于水解反应的发生。

---

❶ 1Å ＝ 10^{-10}m。

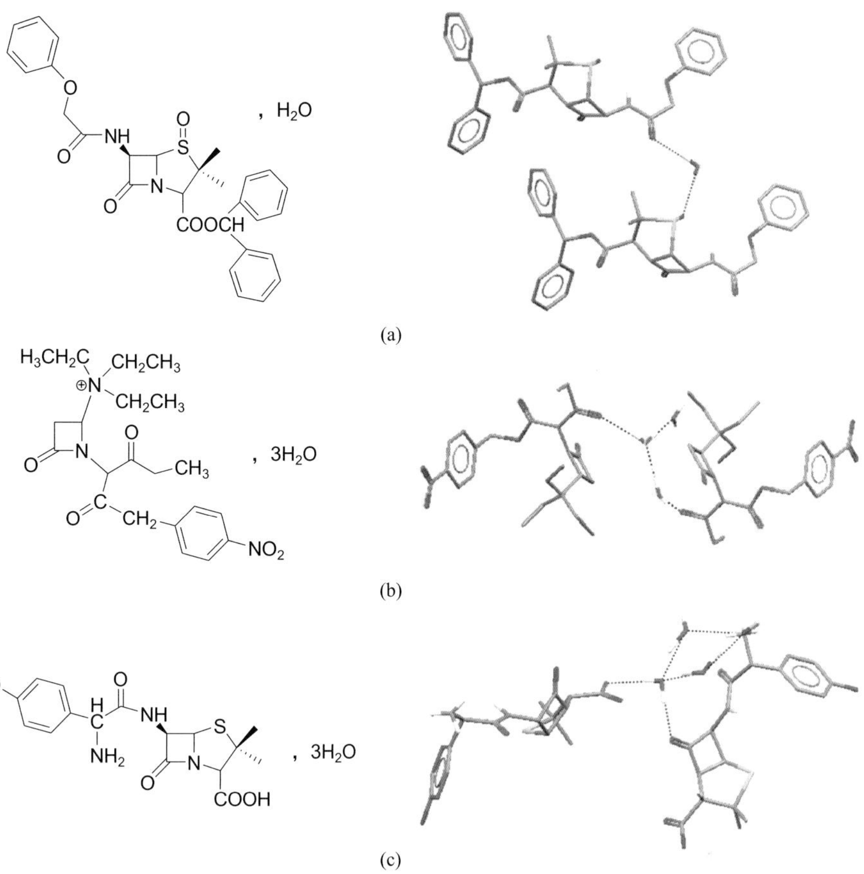

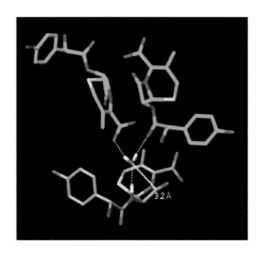

(a)

(b)

(c)

图 5.3　β - 内酰胺水合物中最常见的氢键形式举例[4]

图 5.4　头孢羟氨苄一水合物晶体中水分子与 β - 内酰胺羰基距离图示[4]

比较头孢羟氨苄一水合物与其无定型产品的固态稳定性，水合物晶体依然较无定型产品更稳定[9]。对其合理的解释是头孢羟氨苄被水解开环后，由于形成水解产物最稳定构型所需的原子分布空间大于头孢羟氨苄一水合物的晶格空间，因而水解反应需要获取更大的能量才能发生，而这种物理屏障有利于水解反应向逆反应方向发生（重新形成β- 内酰胺环）[4]。即晶体提供的物理屏障作用可能是头孢羟氨苄一水合物稳定性的一个重要因素。

　　β-内酰胺抗生素水合物的稳定性较其无定型化合物通常均有较大程度的提高。如美罗培南三水合物的稳定性随其结晶度的增加而增加，与结晶度为20%（80%的样品为无定型）的样品相比，其稳定性提高了约300倍（图5.5）[10]。无定型固体更容易水解的原因在于其自身具有更大的构象灵活性，且更容易与水分子发生相互作用。由图5.5可见，水解反应速率随时间迅速下降，提示水解反应起始于固体表面。位于固体表面的分子不仅更容易与水分子接触，且通常具有较少的空间约束作用；当反应经过一段时间后，由于固体外的水分子必须扩散通过产物层才能进一步发生水解反应，此时，水分子的扩散成为整个水解反应的限速步骤。

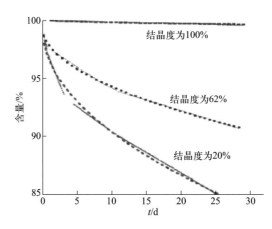

图 5.5　不同结晶度的美罗培南三水合物的固态稳定性[10]

5.2　由单晶结构认识 β–内酰胺晶体药物

　　单晶结构可以准确揭示晶体中分子的微观结构，如在晶格中的排列规律、分子构象、连接方式等，对不同β-内酰胺晶体单晶结构的比较分析，有助于对β-内酰胺晶体药物的认知。

5.2.1　青霉素与青霉素 V

　　青霉素与青霉素V的结构仅侧链略有差异（图5.6），利用晶体X衍射技术不仅较好地揭示出不同青霉素产品晶体结构的差异[11]，且可以揭示出青霉素V与青霉素的性质差异原因[12]。

　　青霉素游离酸晶体为正交晶系，空间群为P2₁；晶胞参数：a=15.91Å，b=5.81Å，c=16.97Å；Z=4；化学计量式：$C_{16}H_{18}N_2O_4S$[11]。

　　青霉素钠晶体为单斜晶系，空间群为P2₁；晶胞参数：a=18.48Å，b=6.33Å，c=15.63Å；β=94.2°；Z=2；化学计量式：$C_{16}H_{18}N_2O_4S$[11]。

　　青霉素钾晶体为正交晶系，空间群为P2₁2₁2₁；晶胞参数：a=9.36Å，b=6.37Å，c=30.35Å；Z=4；化学计量式：$C_{16}H_{18}N_2O_4S$[11]。

　　青霉素V晶体（在丙酮-水中结晶）为单斜晶系，空间群为C2；晶胞参数：a=（12.79±0.02）Å，b=（11.236±0.007）Å，c=（13.39±0.02）Å；β=115.733°±0.01°；Z=4；化学计量式：$C_{16}H_{18}N_2O_5S$[12]。

　　对青霉素及其不同盐的晶体结构分析揭示，晶体中青霉素的分子构型相似，但由于分子排列方式的不同不仅可以形成完全不同的晶胞结构，而且可以形成不同结构的晶体。晶体中分子的排列方式由其离子的特性所决定，酰胺链与苯环的排列决定了分子的基本构型，整个分子呈

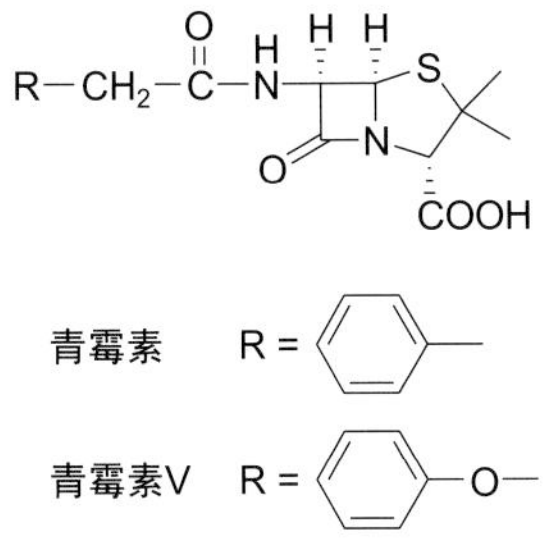

青霉素　R = 苯环

青霉素V　R = 苯氧基

图 5.6　青霉素与青霉素 V 的结构

半圆状，分子中的非极性基团（苯环和甲基）排列在一侧，含氧基团（羧基、羰基）排列在另一侧，形成"层状"结构，金属（钠）离子与羧基相邻（图5.7）。不同的晶体中非极性基团的排列可能存在一定的差异，但对分子间的相互作用影响较弱，不同的排列形式几乎具有同等的稳定性[11]。

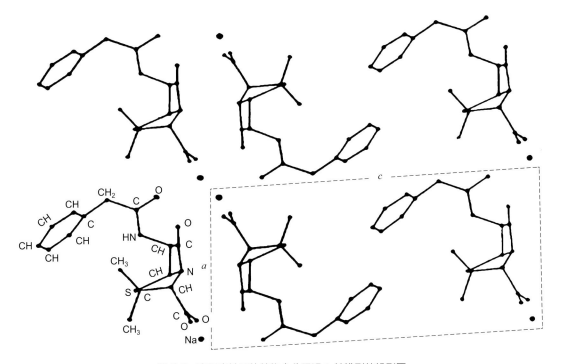

图 5.7　青霉素钠晶体结构中分子沿 b 轴排列的投影图

　　比较青霉素 V 与青霉素晶体结构的差异：晶体中二者均以游离酸的形式存在；青霉素 V 中四氢噻唑环 -β- 内酰胺母核的几何构型与青霉素母核的几何构型相似，但单键的旋转使得二者侧链苯环的相对方向不同（图5.8）；青霉素 V 分子侧链酰胺中的氮原子与苯氧甲基的氧存在弱的分子内氢键，且侧链酰胺键中的氧原子沿 b 轴方向与另一分子青霉素 V 羧基的羟基形成氢键。

　　上述结果提示，同一药物分子的不同成盐方式可以形成晶胞结构（空间群）不同的晶体；晶体中分子的排列方式由其结构特点所决定，青霉素药物侧链的酰胺结构与苯环的排列决定了晶体中分子的基本构型，因而，不同成盐方式得到的晶体中分子构型基本相同。

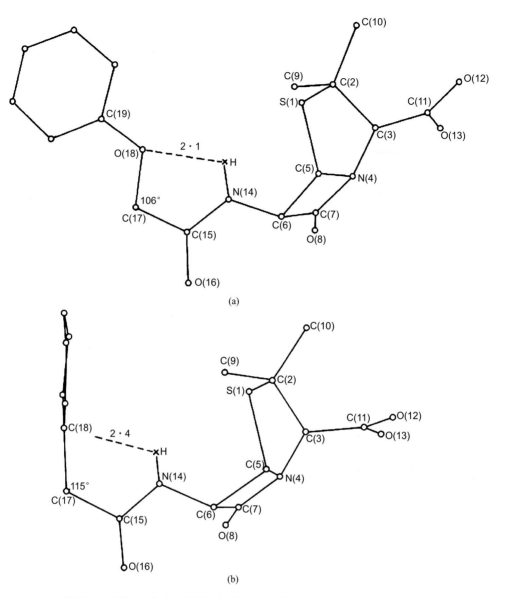

图5.8　青霉素Ⅴ（a）和青霉素（b）分子中侧链原子位置在酰胺平面的投影图

5.2.2　氨苄西林与阿莫西林

氨苄西林与阿莫西林的结构非常相似（图5.9），二者均为多晶型药物，且三水合物均为常见的药用晶型。氨苄西林的多晶型特性如无定型、无水物和三水合物（三水合物还可以分为晶型Ⅰ和晶型Ⅱ）均被广泛研究[13]。单晶结构分析也已经揭示出氨苄西林无水物晶体、氨苄西林三水合物晶体[14]和阿莫西林三水合物晶体的基本特征[7]。氨苄西林和阿莫西林在晶体中均以两性离子的形式存在；在无水物晶体和三水合物晶体中，氨苄西林的分子排列完全不同；而阿莫西林三水合物与氨苄西林三水合物的晶体结构非常相似。

氨苄西林无水物晶体为单斜晶系，空间群为P2₁；晶胞参数：$a=$（12.32±0.03）Å，$b=$（6.18±0.02）Å，$c=$（11.90±0.03）Å；$\beta=114.5°$；化学计量式：$C_{16}H_{19}N_3O_4S$[14]。

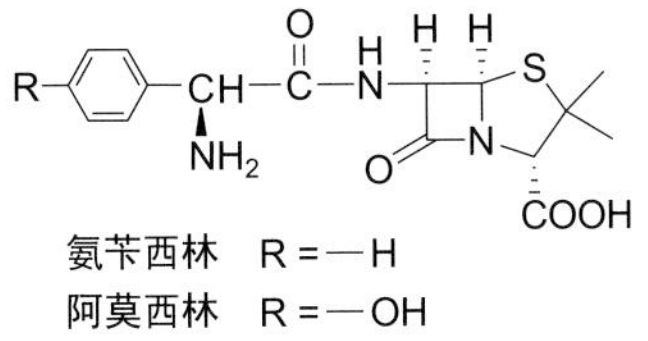

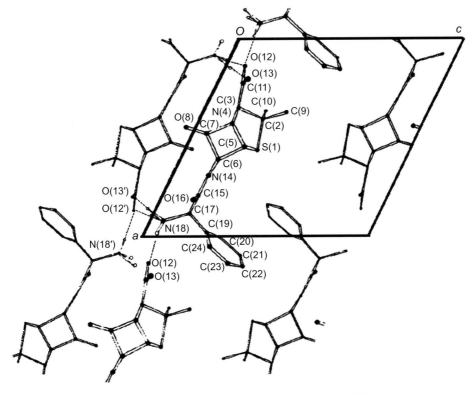

氨苄西林 R＝—H

阿莫西林 R＝—OH

图 5.9 氨苄西林与阿莫西林的结构

氨苄西林三水合物晶体为正交晶系，空间群为P2₁2₁2₁；晶胞参数：$a=$（15.490±0.015）Å，$b=$（18.891±0.020）Å，$c=$（6.662±0.007）Å；化学计量式：$C_{16}H_{19}N_3O_4S \cdot 3H_2O$[14]。

阿莫西林三水合物晶体为正交晶系，空间群为P2₁2₁2₁；晶胞内分子数$Z=4$，晶胞参数：$a=15.622(17)$Å，$b=18.785(14)$Å，$c=6.645(9)$Å；化学计量式：$C_{16}H_{19}N_3O_5S \cdot 3H_2O$[7]。

在氨苄西林无水物晶体中，氨苄分子的氨基分别与另外两个分子的羧基成氢键（图5.10），而在三水合物晶体中，氨基与另一分子的羧基和三个水分子形成复杂的氢键网络［图5.11(a)］；两种晶体中四氢噻唑环的四个原子均形成了一个近似平面的构型［无水物晶体中的C(2)和三水合物晶体中的S(1)为非共面原子］，β-内酰胺环的N(4)与其邻近的原子呈锥体构型[15]。

图 5.10 阿莫西林无水物单晶结构沿 b 轴的投影图[15]

阿莫西林三水合物与氨苄西林三水合物的主要区别为阿莫西林侧链酚羟基的H原子［与O(28)相连的H］和另一分子的羧基O(12)之间形成了强氢键（图5.11）[7]。由于苯环的给电子效应，酚羟基的O—H键长为1.605Å，而一般O—H键的平均键长为1.027Å，因而酚羟基形成的氢键键能更强。

上述结果提示，结构相似的药物在晶体中的分子构型相似；药物无水物晶体与水合物晶体由于分子组成的差异具有不同的晶胞结构；而结构相似的药物可形成晶胞结构（空间群）相同的水合物晶体。

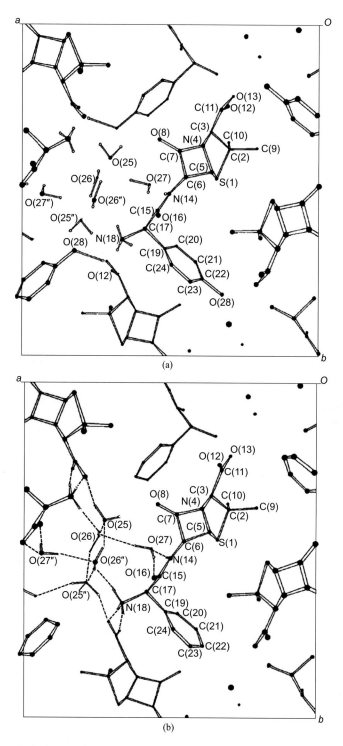

图 5.11　阿莫西林三水合物（a）与氨苄西林三水合物（b）单晶结构沿 c 轴投影图的比较[7]

5.2.3　头孢拉定、头孢克洛与头孢氨苄

头孢氨苄、头孢克洛和头孢拉定的3位侧链为简单的取代基，且其7位侧链结构相似（图5.12），它们均可以形成不同晶型的水合物晶体，如一水合物、二水合物等，而水合物晶体中水分子的吸水/脱水特性是解释非化学计量水合物（non-stoichiometric hydrate）的典型事例。头孢拉定二水合物还常被作为孤立位点水合物（isolated site hydrate）的典型代表[1]。

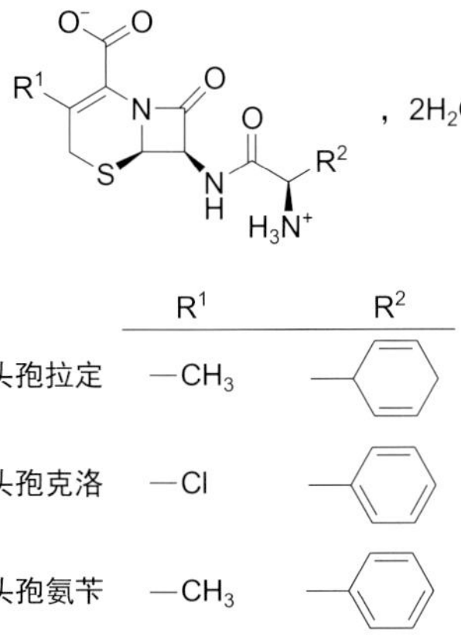

图 5.12　头孢拉定、头孢克洛与头孢氨苄的结构

头孢拉定可以形成多种晶体，包括水合物（晶体易吸水/脱水，水分含量在3%～6%间变化，水分子在晶格中位置不固定）、无水物（暴露在空气中迅速吸水变为水合物）、一水合物和二水合物；二水合物中水分子参与了晶格的构建，失水晶格破坏后，可快速变成无定型，导致稳定性变差[16]。头孢氨苄也可形成二水合物、一水合物、半水合物等不同的水合物晶体[17]。

比较单晶X射线衍射解析得到的上述3种头孢菌素不同水合物的晶体结构：

头孢拉定水合物（含0.5分子结晶水时）晶体为单斜晶系，空间群为C2；晶胞参数：a=27.06Å，b=12.05Å，c=16.89Å，β=109°；Z=12；化学计量式：$C_{16}H_{17}N_3O_4S \cdot \frac{1}{2}H_2O$[16]。

头孢拉定一水合物晶体为正交晶系，空间群为P2$_1$2$_1$2$_1$；晶胞参数：a=19.75Å，b=9.62Å，c=9.77Å；Z=12；化学计量式：$C_{16}H_{17}N_3O_4S \cdot H_2O$[16]。

头孢拉定二水合物晶体为单斜晶系，空间群为P2$_1$；晶胞参数：a=10.72Å，b=7.31Å，c=11.87Å；β=102°；Z=2；化学计量式：$C_{16}H_{19}N_3O_4S \cdot 2H_2O$[16]。

头孢克洛二水合物晶体为单斜晶系，空间群为P2$_1$；晶胞参数：a=10.626(3)Å，b=7.1288(9)Å，c=14.124(3)Å；β=121.6(2)°；Z=2；化学计量式：$C_{15}H_{14}ClN_3O_4S \cdot 2H_2O$[18]。

头孢氨苄二水合物晶体为单斜晶系，空间群为C2；晶胞参数：a=31.548(2)Å，b=11.8574(9)Å，c=15.6654(11)Å；β=112.364(2)°；Z=12；化学计量式：$C_{16}H_{17}N_3O_4S \cdot 1.9H_2O$[19]。

头孢氨苄一水合物晶体为单斜晶系，空间群为C2；晶胞参数：a=27.32290(17)Å，b=11.92850(4)Å，c=16.75355(8)Å；β=108.8661(4)°；Z=12；化学计量式：$C_{16}H_{17}N_3O_4S \cdot H_2O$[20]。

通过色散修正密度泛函理论方法（dispersion-corrected density functional theory，DFT-D方法），对头孢拉定二水合物和头孢克洛二水合物的单晶结构进行解析与比较，发现二者的晶体结构非常相似，只是头孢拉定二水合物晶体中水分子O6形成的氢键键长较在头孢克洛二水合物晶体中略长。头孢拉定二水合物晶体的每一个晶胞内含有2个头孢拉定分子和2个水分子，其中每一个水分子均形成了3个氢键：水分子（O5）与第一个头孢拉定分子离子化后的羧基形成了2个氢键，

并与另一个水分子（O6）通过氢键连接；水分子（O6）作为侧链酰胺键NH基团的受体与第一个头孢拉定分子形成氢键，同时，作为质子供体与两个头孢拉定分子β-内酰胺环的羰基形成氢键（图5.13）[19]。

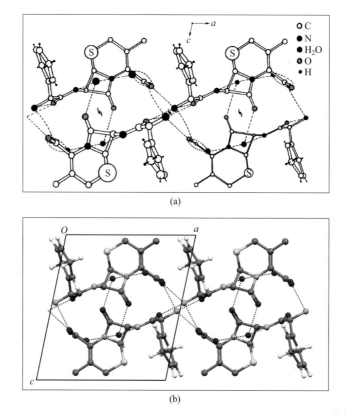

(a)

(b)

图 5.13　头孢拉定二水合物晶体结构沿 *b* 轴的投影[21]

（a）单晶 X 射线衍射结果的解析图；（b）DFT-D 方法计算结果（虚线代表氢键）

　　然而，对头孢氨苄二水合物单晶结果的解析却发现其与头孢拉定二水合物的晶体结构相差较大，而与头孢氨苄一水合物的晶体结构相似。头孢氨苄二水合物和一水合物晶体均属于单斜晶系，空间群为C2，每一晶胞中均含有12个头孢氨苄分子；晶体中头孢氨苄分子均呈两性离子，分子构型相近，分子排列方式也相似，但由于分子组成的不同，二者的X射线粉末衍射图谱明显不同[20]。头孢氨苄二水合物晶体，晶胞中每3个头孢氨苄分子与5.72个水分子通过10个结合位点形成不对称结构，头孢氨苄分子的构型几乎相同，仅其中一个分子的酰胺骨架扭转角度[O-C-C-N(H3)]具有一定的灵活性［变化范围为27.3(6)°～44.5(6)°］[19]。头孢氨苄一水合物晶体，晶胞中分子排列成平面结构，层间由氢键连接，并依靠范德华力维持稳定；三个水分子6个质子中的5个在O–H···O氢键中作为质子供体（图5.14）：包括两个水分子之间的氢键，如O125–H130···O126；两个水分子分别与一分子头孢拉定的羧基形成的氢键，如O124–H127···O27c、O126–H131···O27c；两个水分子分别与另一分子头孢拉定的羧基和侧链羰基形成的氢键，如O125–H129···O27a、O126–H132···O15a；第6个氢原子同时与苯环中2个碳原子形成O—H···C氢键，如O124–H128···C4c、O124–H128···C3c；头孢氨苄侧链中的铵离子提供了3个质子分别与不同的羧基如N13a–H30a···O28a、N13a–H31a···O27b和1个水分子（N13a–H32a···O125）形成了N—H···O氢键[20]。

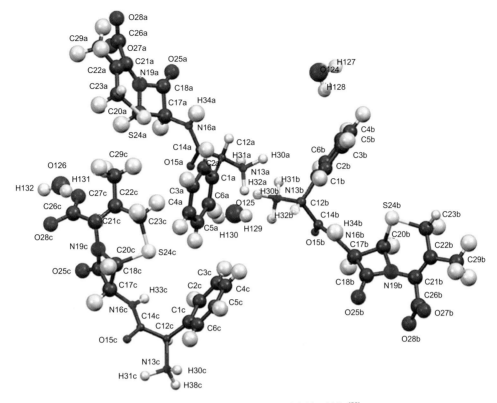

图 5.14　头孢氨苄一水合物不对称单元结构[20]

　　头孢氨苄水合物晶体中的水分子在晶格中较不稳定，表现出非化学计量水合物的特性，即容易脱水或吸水；水分子从晶格中逸出后，晶格体积变小，在X射线粉末衍射图中，由于面间距（d）变小，表现为2θ值增加。比较头孢氨苄一水合物与其失水后的X射线粉末衍射图（图5.15），头孢氨苄一水合物暴露于P_2O_5 6h后，其面间距由15.91Å缩小到15.44Å，且在之后的61天内不再变化，提示晶格的弛豫在较短时间内即已完成，且变化较小[22]。这也较好地解释了单晶X衍射解析头孢氨苄二水合物晶体得到其化学计量式为$C_{16}H_{17}N_3O_4S·1.9H_2O$的结果。而头孢拉定二水合物中的水分子从晶格中逸出后，在其X射线粉末衍射图中并未观测到2θ的变化，提示其晶格体积

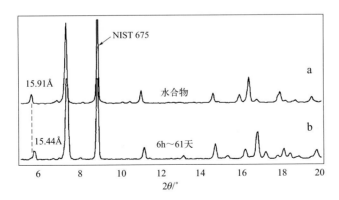

图 5.15　头孢氨苄一水合物失水前后 X 射线粉末衍射图谱的比较

a—头孢氨苄一水合物；b—置 P_2O_5 中失水后的样品

NIST 675 标准物质用于校正 2θ 的偏移误差

没有发生变化，且在环境温度低于50℃时，晶格结构基本稳定[23]。

不同头孢氨苄水合物晶体具有不同的失水特性：二水合物、一水合物、半水合物和水合物（水分子在晶格中数目不确定）、无定型（含相当于2分子的水）的失水温度（dehydration point，Dp）分别为25℃、39℃、28℃、45℃和13℃，水分子在一水合物晶体相对更稳定；X射线粉末衍射分析揭示，二水合物晶体在40℃失水可转变成一水合物；而一水合物晶体需在130℃失水才能转变成半水合物[17]。

上述结果提示，结构相似的晶体，由于晶胞结构的不同，加之晶胞排列方式（空间群）的差异，可使其具备完全不同的特性。

5.2.4　头孢替唑钠与头孢唑林钠

头孢替唑与头孢唑林仅在3位侧链结构上略有差异（图5.16）。在水溶液中头孢替唑钠通常可以形成晶型Ⅰ与晶型Ⅱ两种不同晶型的一水合物，二者具有不同的X射线粉末衍射图谱[24]，而头孢唑林钠则更易形成多种不同的水合物[25]。

头孢替唑　R＝—H
头孢唑林　R＝—CH₃

图5.16　头孢替唑与头孢唑林的结构

头孢替唑钠一水合物晶型Ⅰ和晶型Ⅱ中的水分子的存在形式略有不同：TG分析显示，水分子在晶型Ⅰ中较为稳定，在110～160℃附近方可失去，而与晶型Ⅱ的结合则较为松散，在35～117℃附近即可失去［图5.17(a)］；DSC分析发现，头孢替唑钠晶体失去结晶水后继续加热，才出现明显的吸热峰，提示结晶水失去后晶体的晶格结构依然相对完整；动态水分吸附（DVS）实验揭示，晶型Ⅰ中的水分子随环境湿度的变化均匀失去，而在晶型Ⅱ中水分子呈"断崖式"失去［图5.17(b)］。

采用变温红外技术探讨不同头孢替唑钠晶体中水分子结合方式的差异。在头孢替唑钠水合物的近红外（NIR）光谱（波数9100～5100cm⁻¹）中，A_1和A_2表征晶体中水分子O—H的吸收；B_1和B_2表征头孢替唑—CH₂—基团C—H的伸缩振动吸收，C_1和C_2表征C=CH的C—H伸缩振动吸收，D表征CONH的N—H伸缩振动吸收。不同晶型样品的差别主要表现为B_1和B_2区

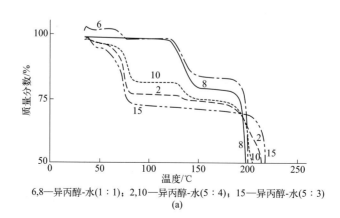

6,8—异丙醇-水(1∶1)；2,10—异丙醇-水(5∶4)；15—异丙醇-水(5∶3)

(a)

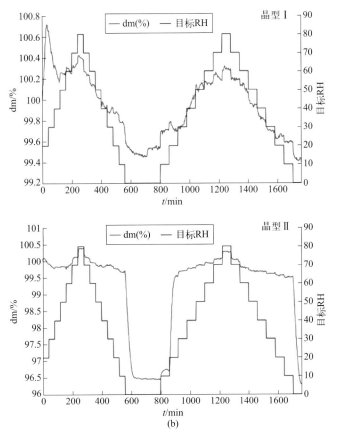

图 5.17　头孢替唑钠一水合物晶体不同晶型的失水特征

（a）晶型Ⅰ与晶型Ⅱ的 TG 分析曲线比较；（b）晶型Ⅰ与晶型Ⅱ的 DVS

域（—CH$_2$—基团C—H的一倍频和二倍频伸缩振动）的不同 ［图5.18(a)］。观测伴随着温度的升高红外光谱图的变化：对于头孢替唑钠晶型Ⅰ样品，温度在30～100℃变化时，NIR 光谱无明显变化，提示晶体中不存在与水分子相关的氢键相互作用。而头孢替唑钠晶型Ⅱ样品，温度

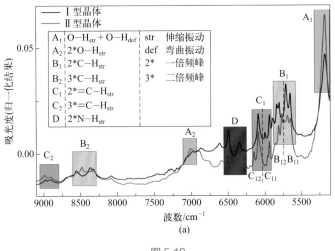

图 5.18

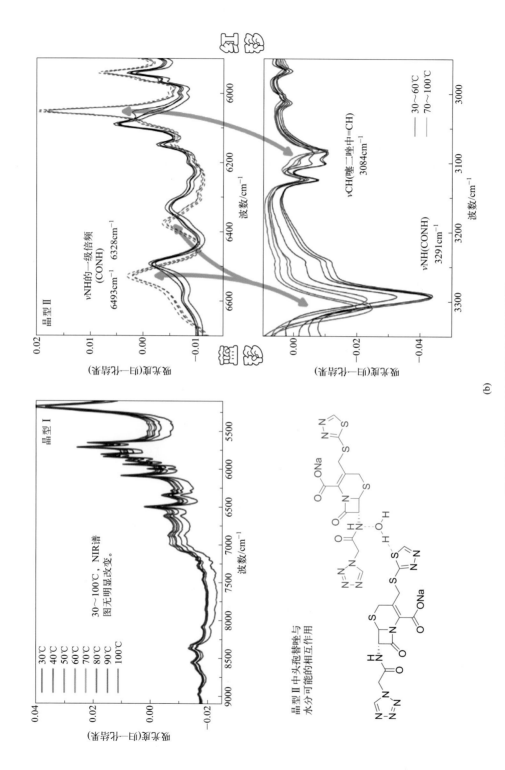

图 5.18　头孢替唑钠的变温红外光谱分析 [26]

(a) 不同晶型的 NIR 光谱（波数 9100～5100cm⁻¹）比较；(b) 变温红外光谱图分析晶体中水分子与头孢替唑钠的相互作用

在30～60℃变化时 NIR 光谱未见明显变化；温度升至70℃时 A_1 和 A_2 峰明显减弱，提示存在水分的丢失，与 TG 结果吻合；同时，C_1 谱段的吸收峰明显向低波数移动（红移），峰强度明显增强，D 谱段的吸收峰则向高波数方向移动（蓝移），其对应的红外谱段存在相似的变化，提示水分子的丢失使得头孢替唑 N—H 的伸缩振动增强；上述结果提示，晶型 Ⅱ 中水分子与头孢替唑钠存在明显的氢键相互作用 [图5.18(b)][26]。

　　对头孢替唑钠在异丙醇 - 水（1∶1）体系中形成的晶体进行单晶 X 射线衍射分析。头孢替唑钠水合物晶体为正交晶系，空间群为 P2₁2₁2₁；晶胞参数：a=5.007(1)Å，b=15.921(2)Å，c=24.758(1)Å；Z=4；化学计量式：$C_{13}H_{11}O_4N_8S_3Na \cdot H_2O$。晶胞中含有 4 个头孢替唑钠分子和 4 个水分子；钠离子与头孢替唑中的羧基成盐，$Na{\cdots}O_2$ = 2.3333Å；分子内与分子间均无氢键联系，以范德华力维系分子在晶体中的稳定排列（图5.19）[24]。该单晶结构中不存在氢键相互作用，且通过理论计算，由单晶结果模拟 X 射线粉末衍射图证明其为头孢替唑钠一水合物晶型 Ⅰ。

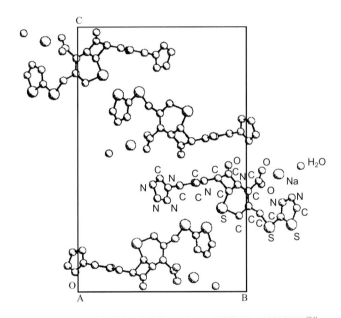

图 5.19　头孢替唑钠一水合物晶型 Ⅰ 晶胞结构沿 a 轴的投影[24]

　　头孢唑林钠亦可形成不同晶型的晶体，如晶型 α（含5分子结晶水）、晶型 β（含3/2分子结晶水）和晶型 γ（含1分子结晶乙二醇）[25]。头孢唑林钠在乙醇 - 水（1∶2）饱和溶液中由50℃缓慢降至5℃（降温速率为1℃/h）时，形成五水合物（晶型 α）晶体。头孢唑林钠五水合物晶体为正交晶系，空间群为 P2₁2₁2₁；晶胞参数：a=4.8189（4）Å，b=28.182（2）Å，c=36.126（3）Å；Z=8；化学计量式：$C_{14}H_{13}N_8NaO_4S_3 \cdot 5H_2O$[27]。而在异丙醇 - 水中结晶则形成与 α 晶型相似的另一种新晶体（螯合头孢唑林钠水合物），其为单斜晶系，空间群为 P2₁；晶胞参数：a=4.851(1)Å，b=28.277(1)Å，c=18.304(1)Å，β=97.6(1)°；Z=4；化学计量式为 $(C_{14}H_{13}O_4N_8S_3)_2(H_2O)_nNa$，$n$=4～6；晶体中一个不对称单位中含有 2 个构型相同的头孢唑林分子和 5.4 个水分子（10 个位置）及 1 个钠离子（图5.20）；头孢唑林分子排列配成一个隧道式空腔，水分子和钠离子存在于空腔之内；钠离子分别与 2 个头孢唑林分子中的 N5(N5′) 及 OW1、OW2、OW2a 和 OW3 4 个水分子形成 6 配位的六角双锥体（图5.21），使得 OW1(OW2、OW3) 在晶态下较为稳定，其占有率分别为 1.0，而其余的水分子则存在位置无序：OW4 为 0.9，OW5(OW7) 为 0.2，OW6 为 0.6，OW8 为 0.3，OW9(OW10) 为 0.1，因而在单晶实验中水分子存在位置无序现象，且表现为不固定。晶胞中头孢唑林分子间无氢键，头孢唑林和水分子及水分子间以氢键联系，以此维系分子在晶态下的稳定排列[28]。

　　头孢唑林钠五水合物（晶型α）晶体在晶态下头孢唑林分子也排列形成一个隧道式空腔，水分子和钠离子存在于空腔之内，其中的水分子也存在位置无序现象，均与螯合头孢唑林钠水合物的晶体结构相似；二者具有相似的X射线粉末衍射特征，相似的DSC、TG曲线和相似的化学稳定性，但TG曲线中螯合头孢唑林钠的热裂解温度较α-头孢唑林钠略低[28]。

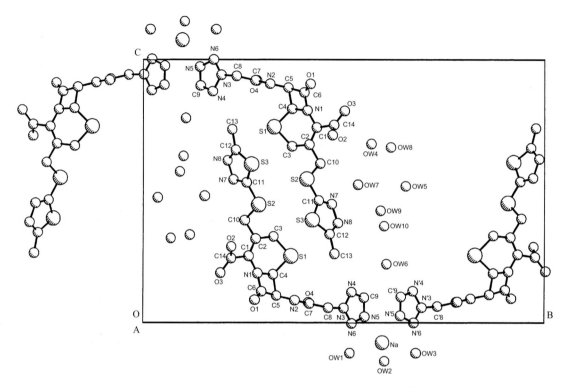

图 5.20　螯合头孢唑林钠水合物晶胞结构沿 a 轴的投影 [28]

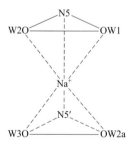

图 5.21　螯合头孢唑林钠水合物晶体中 Na+ 螯合结构示意 [28]

N5'-Na: 2.550(11)；N5-Na: 2.558(12)

　　采用变温红外技术探讨螯合头孢唑林钠晶体中水分子结合方式的差异[26]。在螯合头孢唑林钠水合物的近红外（NIR）光谱（8750 ～ 4500cm^{-1}）中，A_1 和 A_2 主要与晶体中水分子OH的伸缩振动有关，由于分子中含有多个结晶水，所以吸收峰明显且较宽；B_1 和 B_2 分别是分子中C—H(CH$_3$、CH$_2$)伸缩振动的一级和二级倍频吸收峰，C_1 是N—H(CONH)伸缩振动的一级倍频峰。比较温度在30 ～ 100℃(升温速率为10℃ /h)变化时NIR光谱的变化，可见伴随着温度升高，水分子逐渐丢失，A_1 和 A_2 的峰强度逐渐减弱 [图5.22(a)]。同时发现随着温度的升高，6215cm^{-1} 处的吸收峰强度减弱；当温度高于70℃时，6215cm^{-1} 处吸收峰移至6180cm^{-1}，6125cm^{-1} 处的吸收峰移至6090cm^{-1}，由于上述两组吸收峰都与四氮唑环中=CH伸缩振动的一级倍频有关，提示水分子与四氮唑环及钠离子形成的螯合结构可能在60～70℃时破坏，使得=CH的一级倍频峰向低频方向移动；而6470cm^{-1} 和6318cm^{-1} 处的吸收峰与NH伸缩振动的一级倍频峰有关，温度升高后，其吸收强度降低并分别移至6485cm^{-1} 和6340cm^{-1}[图5.22(b)]，提示晶体中的水分子与—NH形成了氢键，温度升高，氢键破坏，使得—NH的伸缩振动频率增大。而无定型头孢唑林钠，由于不存在结晶水的互相作用，其NIR光谱基本不变 [图5.22(c)]。在程序控温条件下，头孢唑林钠水合物在不同温度下的X射线粉末衍射图谱发现，50℃时，晶体的衍射谱线峰强度开始明显减弱；当温度升至60℃时，大部分衍射峰已消失；提示60℃时，晶体的晶格结构已经开始破坏，与变温红外光谱分析结构一致。

不同的头孢唑林钠水合物晶体之间是否彼此可以发生相互转变？X射线粉末衍射分析揭示，无定型头孢唑林钠在相对湿度大于43％的条件下逐渐吸水，当样品中的含水量在4.5%附近时，

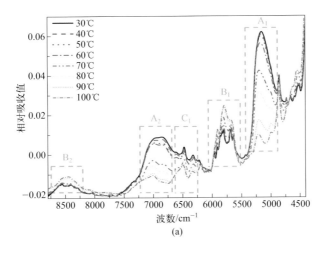

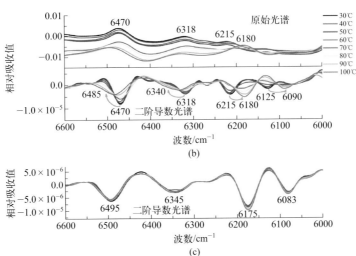

图 5.22　螯合头孢唑林钠水合物的变温红外光谱分析[26]

（a）螯合头孢唑林钠在波数 8750～4500cm^{-1} 范围内的 NIR 光谱；（b）螯合头孢唑林钠在波数 6600～6000cm^{-1} 范围内的 NIR 光谱；（c）无定型头孢唑林钠在波数 6600～6000cm^{-1} 范围内的 NIR 光谱

开始出现衍射峰；当含水量增加至15%附近，样品的衍射图谱与α晶型的图谱基本一致；水分含量在8%～12%，样品呈无定型向α晶体转变的中间态；但此过程未见β型晶型的特征衍射峰，提示其直接形成了α型头孢唑林钠晶体。在环境温度为60℃、相对湿度为45%～75%的条件下，α晶体逐渐失水，其特征衍射峰逐渐消失，而β晶体的特征衍射峰逐渐出现，最终转变为β型头孢唑林钠晶体。如将α型头孢唑林钠直接放入干燥器中使其完全失水，得到脱水结晶型样品，其X射线粉末衍射图谱呈无定型粉末特征，但此时在偏光显微镜下仍可见样品具有双折射与消光位现象，提示α型头孢唑林钠完全脱水后仍保留了其基本的晶格结构[29]。上述结构也提示，较高的温度、湿度环境，有助于原有晶格结构的破坏，形成新的晶体结构。

上述结果提示，结构相似的药物虽然分子构型相似，但由于晶胞中水分子的组成和结合位置的差异，可得到性质不同的药物。

5.2.5 头孢他啶

头孢他啶稳定的药用形式为五水合物（图5.23）。头孢他啶五水合物单晶X射线衍射结果表明，头孢他啶五水合物晶体属正交晶系，空间群为P2$_1$2$_1$2$_1$；晶胞参数：a=8.9465(5)Å，b=10.4121(5)Å，c=31.4863(18)Å；Z=4；化学计量式：$C_{22}H_{22}O_7N_6S_2 \cdot 5H_2O$。晶胞中含有4个头孢他啶分子和20个水分子；水分子与头孢他啶以氢键连接，4个水分子彼此之间形成氢键网络，晶态下分子以氢键和范德华力维系其在空间的稳定排列[30,31]。

在不同的单晶结构中，5个结晶水分子中有2个分子（O1W和O3W）的H原子空间伸展方向不同，图5.23(b)结构中O1W中H原子方向朝前，O3W中的H原子方向朝左；图5.23(c)结构中两者的方向均朝向右侧。头孢他啶分子骨架由3位侧链的吡啶环（A）、头孢菌素母核［六元杂环（B）为椅式结构，四元β-内酰胺环（C）为平面结构］和7位侧链的五元噻唑环（D）组

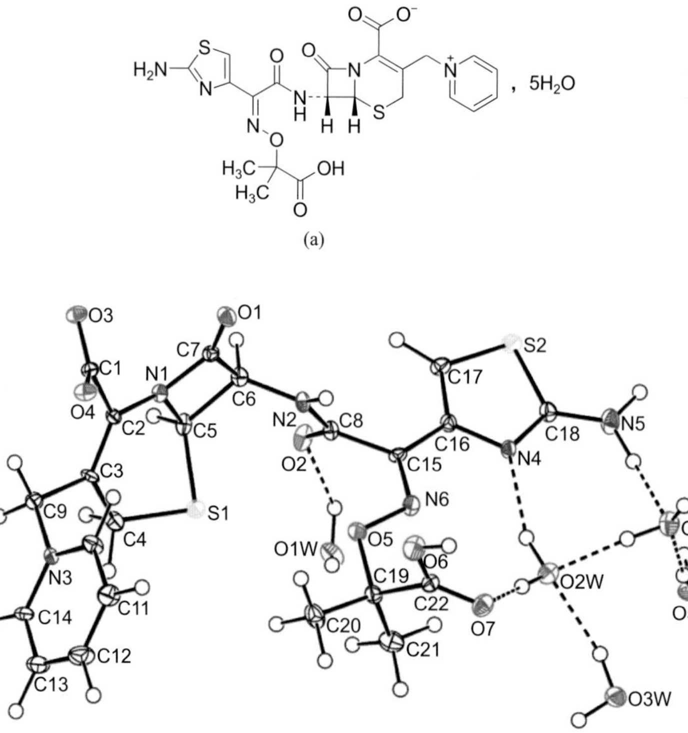

(a)

(b)

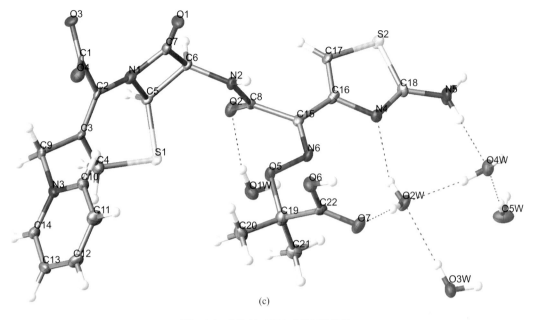

(c)

图 5.23 头孢他啶五水合物晶体结构

(a）结构式；(b）文献［30］中晶胞不对称单元结构；(c）文献［31］中晶胞不对称单元结构

成。图 5.23(c)结构中环平面间的二面角分别为：A/B 94.1°、A/C 104.1°、B/C 30.3°、A/D 61.2°、B/D 51.0°和 C/D 79.7°；晶态下分子间的氢键包括：N2⋯O2′，2.869Å；O3W⋯O2W，2.933Å；O3W⋯O4′，2.723Å；O4W⋯O3′，2.728Å；O4W⋯O2W，2.750Å；N5⋯O4W，2.952Å；N5′⋯O5W，2.844Å；O5W⋯O4W，2.880Å；O5W⋯O3W，2.799Å；O2W⋯O7，2.875Å；O2W⋯N4，2.861Å；O1W⋯O2，2.825Å；O1W⋯O1′，2.812Å[31]。如果 O1W 和 O3W 中的 H 原子空间取向不同，将可能影响氢键 O5W⋯O3W 和 O1W⋯O1′、O3W⋯O4′的相互作用。对不同结晶条件下得到的头孢他啶五水合物的 X 射线粉末衍射图谱分析表明（图 5.24），其图谱 1 和图谱 4 与图 5.23(c)单晶结构模拟的 X 射线粉末衍射图谱更相近，进一步证明头孢他啶五水合物确可能具有不同的晶体结构，进而晶格中水分子取向可以明显改变其晶体的特性。

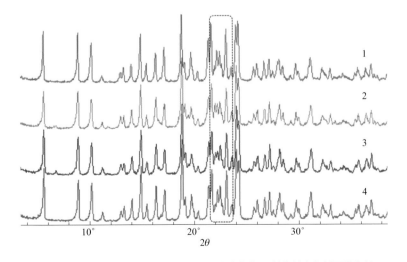

图 5.24 不同结晶条件下的头孢他啶五水合物的 X 射线粉末衍射图谱比较

5.2.6 他唑巴坦

他唑巴坦［图5.25(a)］在乙醇-水（70：30）溶液中，可形成无色的六角形棱镜晶体，单晶X射线衍射结果表明，其为正交晶系，空间群为$P2_12_12_1$；晶胞参数：$a=10.230(2)Å$，$b=14.396(2)Å$，$c=17.291(2)Å$；$Z=8$；化学计量式：$C_{10}H_{12}N_4O_5S$。不对称单元［图5.25(b)］中，两个他唑巴坦分子中的三唑基和羧基的空间位置略有不同，使得两个分子中由S1-C1-C8-N2、C1-C8-N2-N3、C1-C2-C6-O4和C1-C2-C6-O5形成的转角存在差异；在四氢噻唑环形成的近平面构型中，S1为非共面原子，S1和S1′距离其他四个原子的平面分别为0.813(1) Å和0.818 (1) Å；晶胞中C2羧酸中的质子和三唑基的N4氮原子存在分子间氢键[32]。

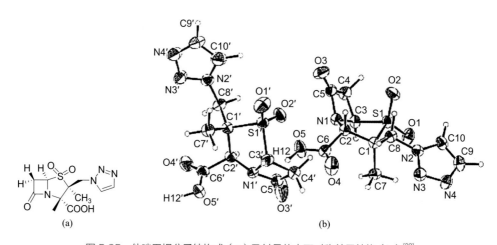

图5.25　他唑巴坦分子结构式（a）及其晶体中不对称单元结构（b）[32]

将他唑巴坦水溶液用17%的盐酸调pH至1.7，置2～8℃结晶，还可得到半水合物晶体，单晶X射线衍射结果表明，其为单斜晶系，空间群为$P2_1$；晶胞参数：$a=9.9008(5)Å$，$b=12.2025(6)Å$，$c=12.0204(5)Å$，$\beta=111.4777(14)°$；$Z=2$；化学计量式：$C_{10}H_{12}N_4O_5S \cdot 0.5H_2O$，1个不对称单元含有2分子他唑巴坦和1分子结晶水。与无水物晶体相似，其晶胞中三唑环的N和羧基的H通过氢键连接；但由于水分子通过三个氢键分别与他唑巴坦分子的三唑基、羧基和磺酰基结合，距离分别为2.770Å、2.594Å和2.735Å，因而晶格结构与无水物晶体不同（图5.26），晶格中水分子彼此间不互相接触[33]。

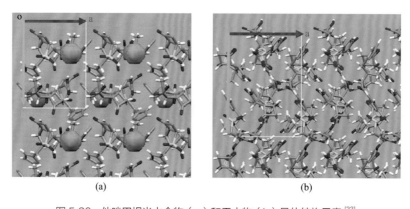

图5.26　他唑巴坦半水合物（a）和无水物（b）晶体结构示意[33]

蓝色球体表示水分子

　　然而，在乙醇-水（70：30）饱和溶液中（5℃，7天），亦可得到另一种半水合物晶体，表现为分子间的作用方式不同。晶胞中他唑巴坦羧基的H与β-内酰胺环的N之间存在分子内的氢键：不对称单元中两个分子中的氢键键长分别为2.654Å和2.681Å；水分子与他唑巴坦的羧基和羰基分别形成两个氢键，距离分别为2.579Å和3.075Å；他唑巴坦分子间不存在氢键；以此维系分子在晶态下的稳定排列[34]。该半水合物晶体中的水分子在晶格中与他唑巴坦分子结合紧密。卡尔费休法测定样品中含有约2.9%的水分；然而，在DSC分析中未见结晶水释放的吸热峰［图5.27(a)］；TG分析，他唑巴坦晶体至熔融分解未见结晶水释放［图5.27(b)］，证明结晶水在一般条件下很难失去[34]。

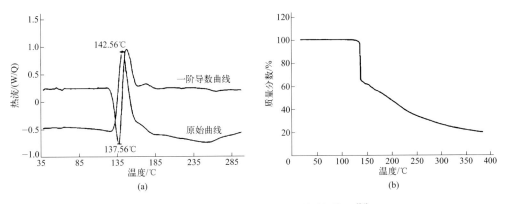

图5.27　他唑巴坦半水合物晶体的热分析结果[34]

（a）DSC分析曲线；（b）TG分析曲线

5.2.7　阿维巴坦钠

　　阿维巴坦钠（图5.28）可以形成二水合物（晶型E）、一水合物（晶型A）和两种无水物（晶型B和晶型D）晶体，四种晶体的单晶结构不同，且表现出不同的X射线粉末衍射特征[35]。

　　晶型E（二水合物）晶体为正交晶系，空间群为P2₁2₁2₁；晶胞参数：a=7.7815(16)Å，b=12.374(3)Å，c=12.931(3)Å；Z=4；化学计量式：$C_7H_{10}N_3NaO_6S \cdot 2H_2O$。

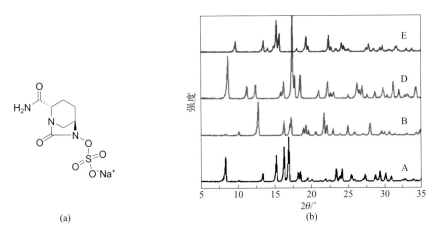

图5.28　阿维巴坦钠晶体

（a）化学结构式；（b）不同晶型的X射线粉末衍射图谱

晶型 A（一水合物）晶体为单斜晶系，空间群为P2₁；晶胞参数：a=8.6213(17)Å，b=6.9281(14)Å，c=10.391(2)Å；β=91.82(3)°；Z=2；化学计量式：$C_7H_{10}N_3NaO_6S \cdot H_2O$。

晶型 B（无水合物）晶体为单斜晶系，空间群为P2₁；晶胞参数：a=8.5289(17)Å，b=6.2868(13)Å，c=10.219(2)Å；β=93.77(3)°；Z=2；化学计量式：$C_7H_{10}N_3NaO_6S$。

晶型 D（无水合物）晶体为单斜晶系，空间群为P2₁；晶胞参数：a=8.0823(16)Å，b=6.4168(13)Å，c=10.434(3)Å；β=104.13(3)°；Z=2；化学计量式：$C_7H_{10}N_3NaO_6S$。

晶型 A 为具有P2₁空间群的单斜晶系，不对称单元中含有一分子阿维巴坦钠和一分子水；两分子阿维巴坦钠和两分子水与Na⁺配位结合形成环状结构［图5.29(a)］，并沿a轴依次相接、延伸［图5.29(b)］；同时，Na⁺与6个氧原子（两个相邻阿维巴坦钠分子酰胺基上的O1，硫酸基上的O4和O5，两个水分子的OW）和一个氮原子（杂环上的N2）配位结合，沿着AB平面展开形成双层结构，层间水分子和阿维巴坦钠的大量氢键，包括N1-H⋯O6 (N⋯O, 2.98 Å)、O—H⋯O2 (O⋯O, 2.83 Å)、O—H⋯O5 (O⋯O, 2.78 Å)使其结构稳定；而不同层间通过氨基与硫酸基之间的氢键相连（N1-H⋯O6, 3.01 Å），并沿c轴堆叠［图5.29(c)］；最终形成晶型 A 的晶体结构［图5.29(d)］。

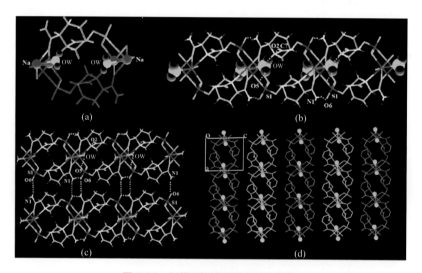

图 5.29　阿维巴坦钠晶型 A 结构示意

（a）晶型 A 的环状结构；（b）H₂O 的排列方式；（c）两层间形成的氢键网格（沿b轴方向观测）；（d）晶型 A 的三维结构图（不同的颜色代表不同的二层结构，蓝色球体代表水分子中 O 原子），图中缺省了 H 原子

晶型 B 也为具有P2₁空间群的单斜晶系，不对称单元中仅含有一分子阿维巴坦钠，晶胞中其排列方式与晶型 A 非常相似［图5.30(a)］，由两个阿维巴坦钠分子形成基本的环状结构，通过O原子（酰胺基的O1，羧基O2，硫酸基O3、O4、O5、O6）和Na⁺之间配位连接，沿着AB平面展开也形成双层结构，层间沿c轴方向通过氢键堆叠[(N1-H⋯O4, 3.16 Å)，(N1-H⋯O5, 3.19 Å)，(N1-H⋯O2, 3.35 Å)]［图5.30(b)］；晶型 B 的晶体结构（沿b轴方向）如图5.30(c)所示。

晶型 D 为具有P2₁空间群的单斜晶系，其不对称单元中也仅含有一分子阿维巴坦钠，然而其分子排列方式与晶型 B 略有不同，两个阿维巴坦钠分子和钠离子通过配位键结合成"三明治"状结构［图5.31(a)］，并通过与Na⁺的配位键、相邻阿维巴坦中氨基和硫酸基的分子间氢键[(N1-H⋯O3, 3.27Å)，(N1-H⋯O6, 2.99 Å)]形成稳定的结构［图5.31(b)］；层间通过分子间的氨基与硫酸基的氢键（N1-H⋯O5, 3.08 Å）进一步叠加［图5.31(c)］，形成最终的三维结构［图5.31(d)］。

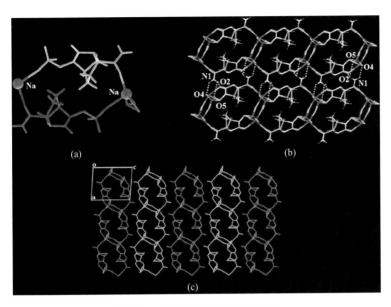

图 5.30 阿维巴坦钠晶型 B 结构示意

（a）晶型 B 的环状结构；（b）两层间的氢键（沿 b 轴方向观测）；（c）晶型 B 的三维结构图（不同的颜色代表不同的二层结构），图中缺省了 H 原子

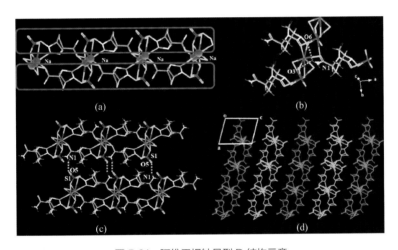

图 5.31 阿维巴坦钠晶型 D 结构示意

（a）晶型 D 的"三明治"状结构；（b）两层间的氢键；（c）两层间的氢键网格结构（沿 b 轴方向观测）；（d）晶型 D 的三维结构图（不同的颜色代表不同的二层结构），图中缺省了 H 原子

晶型 E 为具有 P2₁2₁2₁ 空间群的正交晶系，其不对称单元中包括两个水分子和一个阿维巴坦钠分子，晶格中两个水分子通过不同的方式以氢键相连：$H_2O(1)$ 形成三个不同的氢键 [N1-H···OW1 (N···O, 2.82Å)、OW1—H···O4 (O···O, 2.78 Å) 和 OW1—H···OW2 (O···O, 2.86 Å)]（图 5.32(a) 中 的 浅蓝色虚线)]；而 $H_2O(2)$ 通过强配位键与 Na⁺ 连接，并与阿维巴坦钠的 O 原子与 H_2O (1) 形成三个氢键 [OW2—H···O6 (O···O, 2.86 Å)、OW2—H···O5 (O···O, 2.84 Å) 和 OW1—H···OW2 (O···O, 2.86 Å)，图 5.32(b) 中的浅蓝色虚线]；NH₂- 作为良好的氢键供体，也与氧原子形成三个氢键 [N1-H···OW1 (N···O, 2.82 Å)、N1-H···O4 (N···O, 3.08 Å) 和 N1-H···O6 (N···O, 3.40 Å)，图 5.32(c) 中的浅蓝色虚线]；此外，每个 Na⁺ 与 5 个氧原子 [两个相邻的阿维巴坦分子的酰胺基 O1、羧基 O2、硫酸基 O4、$H_2O(2)$ 的 OW2] 和一个氮原子（杂环 N2）形成配位键；因而沿着 c 轴形成了大量的通道。

沿c轴$H_2O(1)$分子通过氢键整齐地排列在通道中，占据了晶体中的空隙，形成了最终的三维结构［图5.32(d)］。可以预见，复杂的氢键网络对晶型E结构稳定具有显著的影响。

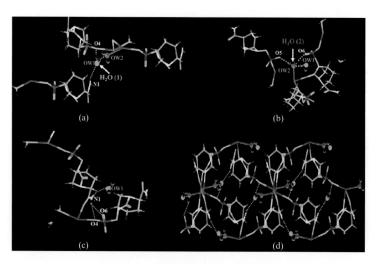

图 5.32   阿维巴坦钠晶型 E 结构示意

（a）晶型 E 中 $H_2O(1)$ 的氢键结合模式；（b）$H_2O(2)$ 的氢键结合模式；（c）相邻阿维巴坦钠的分子间以及阿维巴坦钠与 $H_2O(1)$ 间的 N-H···O 相互作用；（d）晶型 E 三维结构中的氢键网格结构，其中 $H_2O(1)$ 和 $H_2O(2)$ 的 O 原子用粉红色球 - 棍形式显示

采用TG结合DSC分析阿维巴坦钠四种晶体的热稳定性，探讨水分子对晶体稳定性的影响（图5.33）。在晶型A（一水合物）的TG曲线中，在温度378～389K范围可见明显的失重（约5.9%），对应的DSC曲线中也出现明显的放热峰，提示结晶水的丢失；在510K时样品分解。在晶型B和晶型D（无水物）的TG曲线中，在500K之前未见明显失重，二者分别在510K和502K处分解，提示晶型B较晶型D对热更稳定。在晶型E（二水合物）的TG曲线中，样品失重约为11.20%，与理论含水量11.11%基本一致；在约509K时分解，分解温度与晶型A和晶型B相似；在对应的DSC曲线中，晶型E在359～372K和375～391K处显示出两个吸热峰，提示其脱水过程分为两步，第一步丢失仅通过氢键相连接的水分子［$H_2O(1)$］，第二步丢失与Na^+配位结合的水分子［$H_2O(2)$］。

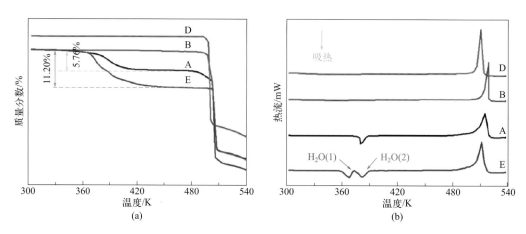

图 5.33   四种阿维巴坦钠晶体的热分析结果

（a）TG 曲线；（b）DSC 曲线

采用动态水分吸附（DVS）实验分析阿维巴坦钠不同晶型的吸水/脱水特性，并通过X射线粉末衍射实验对晶型的转变进行确证。晶型A在相对湿度0～85%范围时，水分含量保持不变，之后开始吸水；当RH达到95%时吸收水分约6%；当RH降至85%时，形成了二水合物（晶型E）[图5.34(a)]。晶型B（无水物）的等温吸附/脱水曲线显示，其水合/脱水过程可分为两个阶段：在RH 70%～85%范围吸附约6.2%的水，首先形成晶型A；再随着RH的增加持续吸收水分，当RH达到95%时吸水量为21.2%；当RH再降至85%时，吸水量为12.1%，形成了二水合物（晶型E）[图5.34(b)]。该结果提示晶型B的第一步水合作用具有较低的能垒，也说明晶型A晶体和晶型B的结构较相似。晶型D（无水物）与晶型B的水合特性不同，吸收水分后直接转化为二水合物[图5.34(c)]：当RH在0～80%范围，晶型D的水分含量基本不变；之后开始逐渐吸附水分，当RH达到95%时，吸水量约15%；RH再次下降到80%时，吸水量约12.4%，形成了晶型E（二水合物）。晶型D与晶型A晶格结构的差异使其无法直接转变成晶型A。晶型E在RH大于80%时开始吸水，当RH为95%时可吸收约4%的水[图5.34(d)]；其对水分的高度稳定性可能与水分子与API分子之间具有较强的配位键和丰富的氢键有关。上述结果提示，无水物晶体中分子间的相互作用保证了晶体结构的稳定性，而在水合物晶体中，分子间较强的配位键和丰富的氢键相互作用保证了水合物晶体的稳定性。不同晶型的阿维巴坦钠对水的稳定性依次为晶型B<晶型D<晶型A<晶型E。

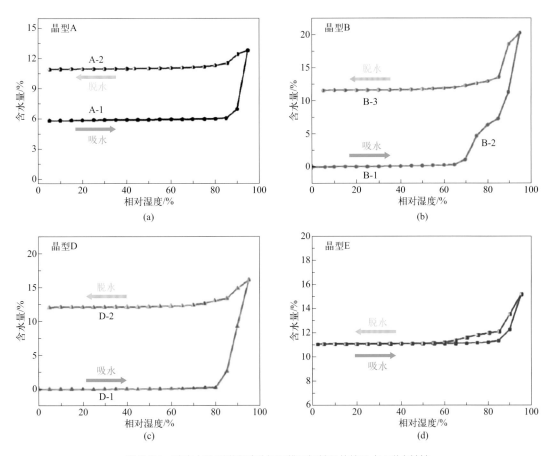

图5.34 动态水分吸附实验分析阿维巴坦钠晶体的吸水/脱水特性

（a）晶型A；（b）晶型B；（c）晶型D；（d）晶型E

A-1、A-2、B-1、B-2、B-3、D-1、D-2分别代表实验中采集进行XRPD确证的样品

为进一步了解晶体水合过程中水分和温度对其的影响，通过观测阿维巴坦钠晶型B固态样品在具有不同水活度的水-正丙醇混合溶液中不同温度下的水合过程，确定水合作用所需的临界水活度（a_w）（表5.1）。可见，随着温度的升高，a_w逐渐增大（图5.35），表明晶型B的水合难度增大。水合过程中不同晶型的热力学稳定范围如图5.36所示。以288.15K为例，当水活度（a_w）≤0.1374时，晶型B（无水合物）是平衡状态的唯一相（最稳定的形式）；随着水活度的增加，晶型A（一水合物）出现，当水活度（a_w）在0.1374～0.2374之间时，晶型A成为平衡状态的唯一相；当a_w≥0.2374时，晶型E（二水合物）成为最稳定的形式。因此，晶型A和晶型E的临界水活度分别为0.1374和0.2374。进一步的研究表明，在不同的水活度下，晶体形态可发生较大的变化，提示调节水活度是控制结晶和改善晶体性能的理想方法。

表5.1　阿维巴坦钠晶型B水合过程的临界水活度

温度/K	$a_{w(B-A)}$	$a_{w(B-E)}$
288.15	0.1374	0.2374
293.15	0.1462	0.2498
298.15	0.1522	0.2591
303.15	0.1631	0.2633
308.15	0.1799	0.2814

注：$a_{w(B-A)}$ 和 $a_{w(B-E)}$ 分别表示晶型B转变为晶型A和转变为晶型E所需的临界水活度。

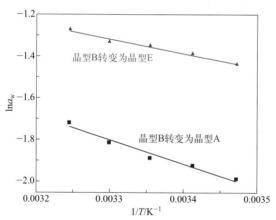

图5.35　临界水活度与温度的相关性

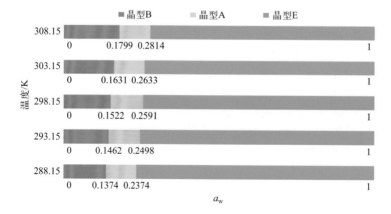

图5.36　阿维巴坦钠水合过程中不同晶型样品的热力学稳定范围

5.2.8　小结：β-内酰胺晶体药物基本特性

从上述单晶结构，可以归纳出 β- 内酰胺晶体药物的基本特征。

① 药物分子的化学结构决定了其在晶胞中的基本构型，成盐后药物分子的构型基本不变；晶体中分子的排列方式与其构型有关，同一药物分子的不同成盐方式可以形成晶胞结构或空间群不同的晶体，如青霉素和青霉素钠；晶胞中药物分子与水分子的排列、组合方式，决定了不同晶型药物的晶体特征，如不同的头孢拉定水合物等。

② β- 内酰胺药物分子的盐如钠盐，在晶胞中 Na^+ 可以与药物分子的羧基相邻，形成离子键，如青霉素钠、头孢替唑钠等；也可能与侧链中的 N 等原子以配位方式结合，如头孢唑林钠等；且 Na^+ 还可以与水分子配位结合，如阿维巴坦钠。

③ β- 内酰胺药物易形成各类水合物/无水物，进而成为不同的晶型药物；同一药物分子形成的不同水合物/无水物晶体的晶格结构可能完全不同，如 α- 头孢唑林钠（五水合物）和 β- 头孢唑林钠（2/3 水合物），阿维巴坦钠晶型 B 和晶型 D；也可能具有较高的相似性，如阿维巴坦钠晶型 D 与晶型 A；还可能源于结晶水在晶格中的结合方式/位置的不同，如不同的头孢替唑钠一水合物，头孢他啶五水合物等。

④ 不同水合物晶体之间的互相转换与它们的晶格结构有关。简单的吸水/脱水过程即能实现晶格结构相似的晶体之间的相互转换，如阿维巴坦钠晶型 D（无水物）吸收水分可直接变成晶型 E（二水合物）；如涉及晶格结构的改变，通常需要在较高温度下（从环境中获取能量）才能实现晶型间的转换，如头孢氨苄一水合物晶体需在 130℃ 失水才能转变成半水合物。

⑤ β- 内酰胺水合物晶体的晶格结构中通常含有多个结晶水结合位点，如头孢唑林钠、头孢他啶等，这是水合物具有多晶态特性的基础。结晶水分子在晶格中可以非常稳定，在较高温度甚至熔融时才能失去，如他唑巴坦半水合物晶体中的水分子；也可能处于结合较松散状态，在较低温度下即可失去，如头孢拉定二水合物中的水分子；或水分子部分结合紧密，部分较易失去，如头孢唑林钠五水合物等中的水分子。

⑥ 结构相似的药物分子在晶体中的分子构型相似，如头孢拉定、头孢克洛、头孢氨苄，因而可以形成晶胞结构（空间群）相似的水合物晶体，如氨苄西林三水合物和阿莫西林三水合物；也可能由于晶胞内分子排列方式的差异，形成结构完全不同的晶体，如头孢唑林钠和头孢替唑钠。

5.3　影响 β-内酰胺晶体药物稳定性的因素

影响 β- 内酰胺晶体药物固态稳定性的关键因素，从晶体结构角度可概括为与药物晶型、结晶度等晶体学特性有关。受结晶条件如结晶溶剂、工艺条件等的影响，同一药物分子可以形成晶型不同（晶胞结构不同）的晶体，也可能在结晶过程中表现出不同的习性，如形成针状或柱状结晶，还可能表现出结晶度的差异或晶格结构的缺陷；此外，在贮存过程中药物水合物还可能发生吸水/脱水现象。上述情况均可能导致 X 射线粉末衍射（XRPD）图谱出现细微差别，并表现出化学稳定性等特性的差异。

5.3.1　β-内酰胺晶体药物亚晶型

药物的晶型通常由结晶环境如结晶溶剂、温度等所决定。在药品生产过程中，相同结晶工艺的产品一般为相同晶型，然而结晶工艺的差异，可以使得产品的 XRPD 图谱出现细微差别，依据这种差异可以将产品定义为不同的亚晶型。产品的亚晶型是结晶工艺的反映，可以用于对结晶工艺的控制与评价。

5.3.1.1 头孢米诺钠亚晶型

　　头孢米诺钠七水合物的单晶X射线衍射结果显示，晶体为三斜晶系，空间群为P1；晶胞参数：$a=8.4579(3)$Å，$b=8.6984(4)$Å，$c=10.3862(4)$Å；$\alpha=75.5471(12)°$；$\beta=75.0894(10)°$；$\gamma=74.5575(12)°$；$Z=1$；化学计量式：$C_{16}H_{20}N_7O_7S_3Na \cdot 7H_2O$。在该结构中，钠离子与四个水分子（O8、O9、O10和O14）、内酰胺环上的羰基（O1）和四唑环中的N形成六配位八面体结构；头孢米诺分子通过钠离子沿a轴彼此连接；三个水分子之间通过氢键连接（O8-H8⋯O12，2.689Å；O12-H7⋯O13，2.777Å）；另一个水分子与头孢菌素骨架的羰基（O4）形成氢键（O11-H11⋯O4，2.772）[图5.37(b)][33]。然而，头孢米诺钠七水合物中未形成配位结构的3个水分子还可能在晶格中以游离态存在[36]，并在晶格中处于不同的位置[图5.37(c)]，导致X射线粉末衍射图谱具有细微差异，即形成不同的亚晶型[图5.37(d)]。不同结晶工艺的产品具有不同的亚晶型，并表现出不同的化学稳定性[37]。该结果提示，对于β-内酰胺抗生素水合物晶体，水分子在晶胞中排列方式的不同是产生晶体亚晶型的原因之一。而不同排列方式的水分子在晶格中结合的紧密程度不同，因而其失水特性不同；结晶水的丢失可导致晶格结构遭破坏，且游离出的水分子更易参与水解反应导致产品的稳定性变差。

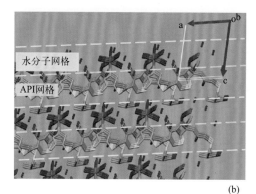

(a)

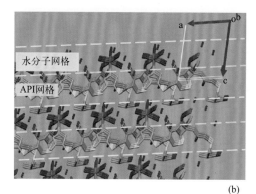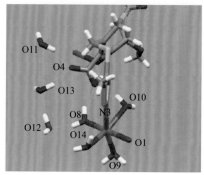

(b)

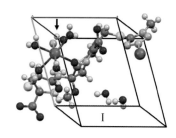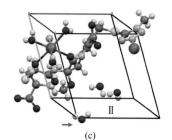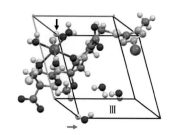

(c)

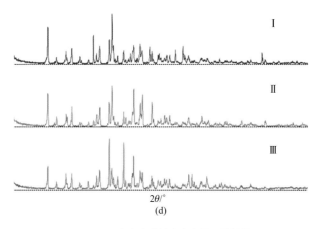

图 5.37　头孢米诺钠七水合物晶体结构

（a）头孢米诺钠结构式；（b）7 个水分子形成氢键网格结构[33]；（c）含 3 个游离态水分子的晶胞结构
（Ⅰ，正常位置；Ⅱ，缺失了黑色箭头的水分子，增加了蓝色箭头的水分子；Ⅲ，增加了黑色箭头的水分子）；
（d）游离态水分子在晶格不同位置时的 XRPD 图谱

5.3.1.2　头孢曲松钠亚晶型

　　采用 XRPD 技术结合聚类分析，对 75 批结晶型注射用头孢曲松钠样品进行分类表征。利用 XRPD 图谱中 22 个强衍射峰的平均衍射峰位（2θ）及对应的衍射峰强度（I），采用系统聚类法进行谱系分类，头孢曲松钠可分为 3 种亚晶型（Ⅰ、Ⅱ、Ⅲ），其中原研产品属于亚晶型Ⅱ；三个亚晶型的主要区别表现为特征衍射峰在 11°～13° 和 18°～23° 范围相对强度明显不同（图 5.38）；头孢曲松钠 3 种亚晶型（Ⅰ、Ⅱ、Ⅲ）的晶体形态完全不同（图 5.39），亚晶型Ⅰ为分层排列的片状结晶；亚晶型Ⅱ为密集排列的柱状结晶；亚晶型Ⅲ为疏松排列的圆球形结晶，提示它们是不同结晶工艺的产物[38]。扩充头孢曲松钠样品，发现头孢曲松钠晶体还存在亚晶型Ⅳ（图 5.38），其可能由亚晶型Ⅱ脱水产生。

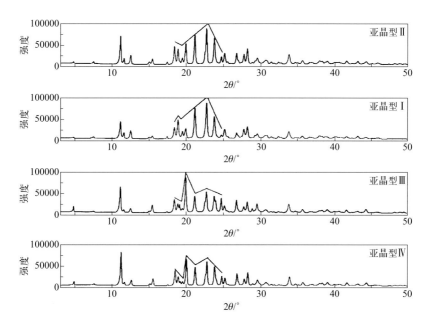

图 5.38　头孢曲松钠不同亚晶型 XRPD 特征谱图

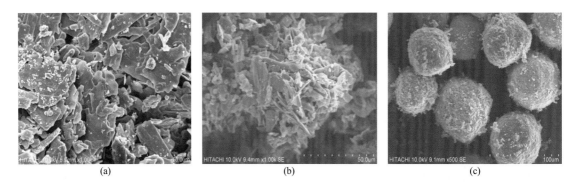

图 5.39   头孢曲松钠不同亚晶型样品的典型扫描电镜[38]

（a）亚晶型Ⅰ，×1000；（b）亚晶型Ⅱ，×1000；（c）亚晶型Ⅲ，×500

利用头孢曲松钠XRPD数据计算其晶胞参数，头孢曲松钠晶体为单斜晶系，空间群为P21/c；晶胞参数：a=9.25Å，b=0.158Å，c=0.206Å，β=121.34°；Z=4。晶胞中2分子的头孢曲松钠和7个水分子组成一个不对称单元［图5.40(b)］；钠离子（Na$^+$）与头孢曲松酸根离子［$(C_{18}H_{16}N_8O_7S_3)^{2-}$］之间存在强的离子键；每个晶胞中的水分子彼此间，以及和头孢曲松分子的—CO—和—NH基团形成氢键［图5.40(c)］[39]。

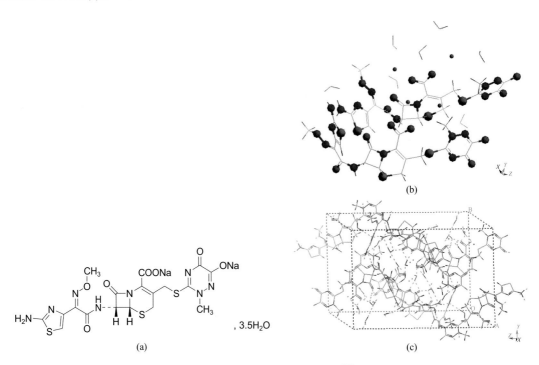

图 5.40   头孢曲松钠的晶体结构[39]

（a）头孢曲松钠结构式；（b）不对称单元结构；（c）晶胞投影图

头孢曲松钠的热重分析显示，在室温至200℃之间，头孢曲松钠分两步完成失水过程，推测其非等温脱水机理为：

第一步：$CTXN \cdot 3.5H_2O \xrightarrow{70.3℃} CTXN \cdot H_2O + 2.5H_2O$

第二步：$CTXN \cdot H_2O \xrightarrow{133.9℃} CTXN + H_2O$

按照上述脱水机理，第一步脱水的理论失重为6.80%，第二步脱水的理论失重为2.92%[39]。然而采用高解析热重分析，样品总失重约9.2%，与卡氏法测得的样品水分含量基本一致，且可清晰见到7个失水平台，提示7个结晶水在晶格中的结合强度不同，失水时将选择性地丢失。将样品分别在30℃、50℃、80℃、110℃和140℃先进行恒温处理90min，再启动程序升温程序，观测7个失水平台失水量的变化（图5.41），可见：①7个失水平台中平台5、6、7较为稳定，经80℃恒温处理后依然清晰可见，提示该部分水分子在晶格中较稳定，不易失去；平台5至恒重的失水总量约为2.9%，与非等温脱水机理中的第二步脱水反应失水量相吻合。②比较经30℃和50℃恒温处理后两条TG曲线的差异，二者仅表现出在第一和第二失水平台间的失重明显不同，后续的诸失水平台基本未发生变化；经30℃预处理的曲线在60～105℃范围失重约2.9%，而经50℃预处理的曲线在60～110℃范围的失重仅约0.9%，约为前者的三分之一，即该部分水分子在晶格中呈弱结合态，在失水时应当首先失去。提示当晶体中的水分含量略低于理论值时，晶格中水分子的排列状态与理想状态存在差异。

从晶体结构角度分析头孢曲松钠亚晶型的差异。头孢曲松钠的分子式为$C_{18}H_{16}N_8Na_2O_7S_3 \cdot 3.5H_2O$，$Na^+$与头孢曲松钠的理论摩尔比应为2:1，理论水分含量应为9.52%。分析发现，亚晶型Ⅱ样品的Na^+摩尔比与理论值接近，水分含量略高于理论值，提示晶体的结晶状态与理论值最接近；而亚晶型Ⅰ和亚晶型Ⅲ样品中Na^+的摩尔比均低于理论值，且二者的水分含量亦均略低于理论值，因而，晶胞内水分子及Na^+的排列方式与理想状态（亚晶型Ⅱ）存在差异，导致了XRPD图谱的细微差异。

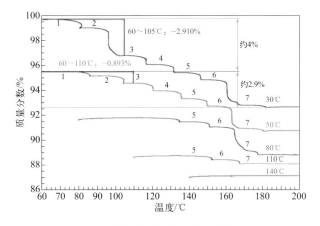

图5.41　头孢曲松钠晶体的热重分析结果

比较头孢曲松钠不同亚晶型样品理化特性的差异。头孢曲松钠可吸附丁基胶塞中释放的抗氧剂2,6-二叔丁基-4-甲基-苯酚（BHT），并导致样品溶液呈浑浊态[40]。将不同亚晶型的头孢曲松钠与丁基胶塞充分接触，至60℃放置5天，比较头孢曲松钠溶液浊度值的变化情况。发现，亚晶型Ⅱ样品溶液浊度值增加的比率最小，即对BHT的吸附量最少；亚晶型Ⅰ样品的吸附量居中；亚晶型Ⅲ样品对BHT的吸附量最大。同时测定加速试验前后上述样品结晶度的变化。3个亚晶型的样品在加速试验时的结晶度均在100%附近（99%～103%）；加速试验后，亚晶型Ⅱ样品的结晶度变化最小，仅降低了约0.5%；亚晶型Ⅰ样品的结晶度变化次之，降低了约1.8%；亚晶型Ⅲ样品的结晶度变化最大，降低了约5%；即亚晶型Ⅱ样品的晶格最稳定，亚晶型Ⅲ样品的晶格稳定性最差。晶格稳定性与晶体吸附BHT的量呈正相关，提示晶格结构破坏后，头孢曲松吸附BHT的位点暴露，导致二者的相互作用增强。

5.3.1.3　头孢哌酮钠亚晶型

头孢哌酮钠结构如图 5.42(a) 所示。利用 XRPD 图中的 10 强峰位（2θ）和峰强度值，对 24 批上市头孢哌酮钠 A 晶型样品进行聚类分析，A 晶型头孢哌酮钠可以被分为 4 个亚晶型［图 5.42(b)］[41]，每一个亚晶型的衍射峰位相同，仅表现为峰相对强度的不同［图 5.42(c)］。模拟生产过程，在丙酮-水［（1～2.5）：1］中加入头孢哌酮酸，搅拌，加入碳酸钠成盐；调节 pH 至 5.0～7.0，控制温度 20～40℃，搅拌 0.5～1h，再加入少量晶种及适量丙酮；搅拌，养晶 0.5～1.5h；滤过，用丙酮洗涤结晶，干燥。38 批头孢哌酮钠样品均属于 A 晶型，其中 19 批为亚晶型 Ⅰ，9 批为亚晶型 Ⅱ，10 批为亚晶型 Ⅲ；扫描电镜下观测，亚晶型 Ⅰ 为长针状的规则晶体，亚晶型 Ⅱ 为长针状晶体与短柱状晶体的混合结晶，亚晶型 Ⅲ 为相对致密的短柱状结晶［图 5.42(d)］，不同亚晶型的晶癖明显不同。该结果不仅证明不同的亚晶型由其生产工艺所决定，并证明通过加入晶种、控制结晶速率，可以在生产过程中实现对产品亚晶型的控制。

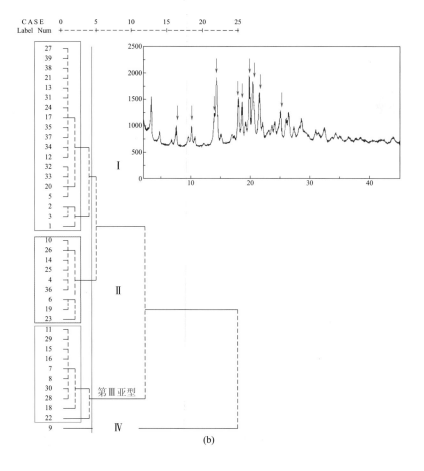

(a)

(b)

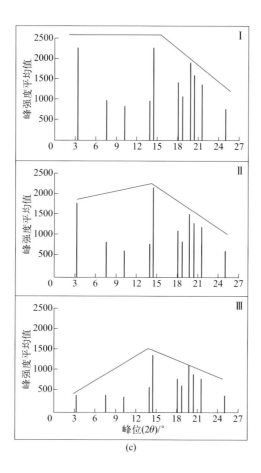

(c)

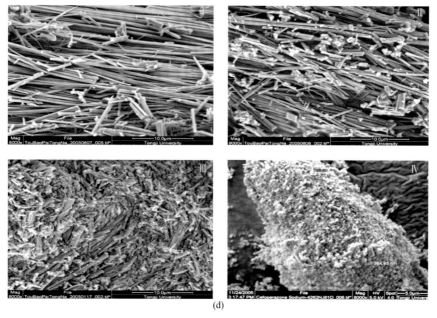

(d)

图 5.42　头孢哌酮钠亚晶型的特性

（a）头孢哌酮钠结构式；（b）聚类分析结果；（c）不同亚晶型的 XRPD 特征；（d）不同亚晶型的扫描电镜图

图中Ⅰ、Ⅱ、Ⅲ、Ⅳ分别为亚晶型Ⅰ、亚晶型Ⅱ、亚晶型Ⅲ和亚晶型Ⅳ

5.3.2   β–内酰胺水合物的脱水特性

药物水合物晶体脱水后对晶体的特性影响较大。利用晶体中水分子的分子间相互作用可以预测晶体水合物的脱水能力，进而评价晶型药物的稳定性等特性。通常采用TG实验中的脱水温度评价水分子在晶格中结合的紧密程度，然而，其他动力学因素如分子间相互作用、药物分子-水的摩尔比等也会影响水合物的脱水行为，因此，仅根据脱水温度不能准确预测特定水合物的脱水行为，更不能准确评价脱水对药物水合物稳定性等的影响。

采用差示扫描量热法（DSC）计算水合物的脱水活化能（E_a），利用水合物的脱水/水合活化能结合脱水后药物的再水合行为，可以将药物水合物分为3类（图5.43）[33]：属于第一类的β-内酰胺药物水合物有美罗培南三水合物、哌拉西林一水合物等，该类水合物脱水的E_a为67～91kJ/mol，脱水后RH增加时容易再水合恢复成原来的水合物；属于第二类的有阿莫西林三水合物、头孢米诺钠七水合物等，第二类水合物脱水的E_a值也较低（64～81kJ/mol），但脱水后晶体的晶格结构被破坏，形成非晶态相，当RH再升高时，非晶态相不能重新水合形成水合物；属于第三类的有他唑巴坦半水合物（单斜晶系）等，其脱水的E_a值为157～173kJ/mol，当RH再增加时，不能再水合恢复到原来的形态，而是重新结晶成新的无水物晶体。

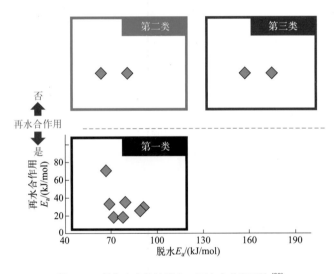

图5.43   药物水合物的脱水–再水合分类系统[33]

菱形分别代表不同的水合物。"是"和"否"分别代表引湿后是否可能发生再水合作用。方块表示脱水/水合活化能区域，第一类水合物（蓝色）、第二类水合物（绿色）和第三类水合物（红色）

由水合物的晶体结构可以较好地解释该分类结果。第一类水合物，药物分子通常排列成通道结构，如美罗培南三水合物沿c轴形成通道，哌拉西林一水合物沿b轴形成通道，水分子填充在空腔之内（图5.44），因而很容易被去除，且失水后晶格结构基本未发生改变，因而易发生再水合作用；第二类水合物如阿莫西林三水合物，其结晶水在晶格中沿ac轴在药物分子之间分布，形成层状水结构，层间氢键对晶格的形成和稳定起着关键作用，去除水分子将会导致部分晶格结构不可逆地坍塌（图5.45），如阿莫西林三水合物失水过程中伴随着晶格结构的坍塌，使得其侧链氨基更容易与另一分子的β-内酰胺环接触，继而发生亲核反应形成二聚体[42]；第三类水合物如他唑巴坦半水合物，水分子通过氢键与药物分子紧密连接构成晶胞的基本结构，因而水分子不易丢失，如失水，晶格结构则完全被摧毁，此时无法通过简单的吸水作用再恢复。

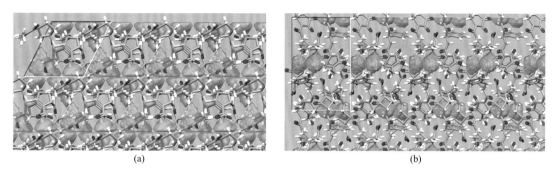

图 5.44　药物水合物晶体排列成的通道结构示意[33]
（a）美罗培南三水合物晶格结构示意；（b）哌拉西林一水合物晶格结构示意
蓝色球表示晶格中的通道

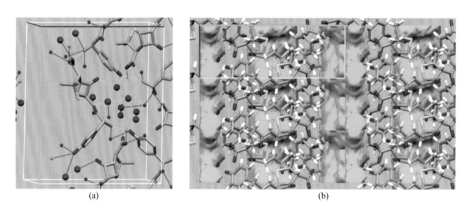

图 5.45　阿莫西林三水合物晶格结构示意[33]
（a）晶体结构图；（b）晶格中水分子排列示意（蓝色表示晶格中水分子的分布区域）

5.3.3　β-内酰胺晶体药物的水活度

固体药物中的水分对药物的理化特性有着重要的影响。生产中不同的生产工艺如冷冻干燥、喷雾干燥、湿法制粒、包衣、重结晶等过程均可导致药物水分含量的变化；在暴露的环境中，药物还可以吸收周围空气中环境中的水分。固体样品中水分子的状态虽然可分为包埋水（occluded water）、吸收水（imbibition water）、引湿水（hygroscopicity water）和结晶水（crystallization water）等，但通常按其与固体样品结合的紧密程度分为自由水（free water）和结合水（bound water）。二者的区别在于结合水与固体分子间存在较强的物理或化学吸附作用，而自由水与固体分子表面的吸附力较小，易于游离出来参加物理溶解或化学反应。通常采用水活度（water activity，a_w）表征样品中水的逸出能力，用相同温度下药品水蒸气压（P）与纯水蒸气压（P_0）的比值表示（图5.46），即水活度是一个物理化学术语，反映药物中水的能量状态，表示水与药物成分之间结合的紧密程度，数值介于 0 ～ 1。水活度和平衡相对湿度（ERH）之间的关系可表示为：

$$a_w = P/P_0, \quad ERH(\%) = a_w \times 100\%$$

药物水活度与水分含量的关系可用吸附-解吸附等温线（moisture sorption-desorption isotherm）表示。3种含克拉维酸钾药物25℃时的水分等温吸附曲线见图5.47(a)。克拉维酸钾对水分非常不稳定，比较30℃下水活度不同的克拉维酸钾-二氧化硅（1：1）样品的稳定性［图5.47(b)］，当样品

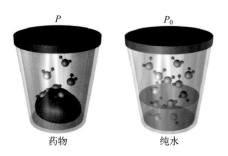

图 5.46   药物水活度示意

温度和压力不变的条件下两相达到平衡

中的水活度大于0.15（水分含量约大于5%）时，克拉维酸钾迅速降解；样品3与样品4中的水分含量仅差0.3%；但前者的水分活度值为0.335，后者为0.598，但样品4半天就降解了约50%，降解反应速率明显快于样品3，说明影响克拉维酸钾稳定性的关键因素是水活度。进一步分析水活度-降解反应的关系。某样品在加速试验（30℃）中水活度逐渐增大，在第5天时大于0.15（约为0.2）；在前5天的加速试验中，基本观测不到该样品的降解，但第5天后，样品发生明显的降解反应［图5.47(c)］；提示30℃时引起克拉维酸钾发生降解反应的水活度阈值约为0.15。上述结果提示，根据贮存温度引起药物降解反应的水活度阈值，可以确定药物中水分含量的限值。

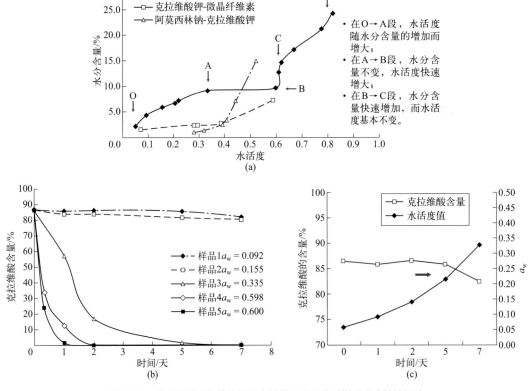

图 5.47   含克拉维酸钾药物的吸水特性及水活度对样品稳定性的影响

（a）25℃时含克拉维酸钾药物［克拉维酸钾-二氧化硅（1:1），克拉维酸钾-微晶纤维素（1:1），阿莫西林-克拉维酸钾（5:1）］的水分等温吸附曲线；（b）水活度不同的克拉维酸钾-二氧化硅（1:1）样品30℃条件下的稳定性；（c）克拉维酸钾-二氧化硅（1:1）样品水活度变化对降解反应的影响

样品中的水活度与其基质的特性有关，相同水分条件下，基质对水分的吸附作用越强，样品的水活度越低；水活度随温度的增加而增大，因此，对水分不稳定的品种，贮存温度越高，样品中的水分含量应控制得更低，才能保证其稳定性。25℃时，克拉维酸钾-微晶纤维素（1：1）样品的水活度为0.430，克拉维酸钾-二氧化硅（1：1）样品的水活度为0.327，阿莫西林-克拉维酸钾（5：1）样品的水活度为0.223；室温贮存时，阿莫西林-克拉维酸钾样品相对最稳定。

头孢唑林钠的水分等温吸附曲线见图5.48。无定型头孢唑林钠的稳定性与水分含量关系密切，其水分含量控制为"不得过2.5%"，此时，其水活度值约小于0.125；如要控制水活度为0，水分含量应在1%左右。而头孢唑林钠五水合物的水分含量为13%～16%，水活度值在0.5附近，但在室温条件下其较无定型样品更稳定，提示水活度是影响无定型β-内酰胺药物的关键因素。

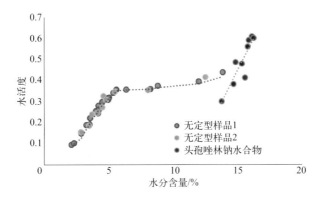

图5.48　25℃时头孢唑林钠的水分等温吸附曲线

5.3.4　β-内酰胺晶体药物的成盐反应

β-内酰胺药物为弱酸/弱碱类药物，与强碱/强酸成盐可以增加其水溶性，其注射剂通常需成盐后使用。β-内酰胺药物的成盐反应可以是经典的酸碱反应，如头孢替唑钠、盐酸头孢甲肟等；由β-内酰胺药物的单晶结构可知，药物的成盐反应也可能形成螯合结构，即成盐位点与经典的酸碱反应无关，如头孢唑林钠水合物、头孢米诺七水合物等。多数β-内酰胺药物成盐后更为稳定，但部分β-内酰胺药物成盐后稳定性变差。因此β-内酰胺药物粉针剂通常有两种形式：①药物与强碱/酸形成的盐，如青霉素钠/钾、头孢呋辛钠、硫酸头孢吡肟等；②药物与助溶剂的混合物，如头孢他啶/碳酸钠、美罗培南/碳酸钠等，在使用时溶解、成盐。

成盐后不稳定的β-内酰胺药物，采用药物/助溶剂混合物的形式有利于粉针剂的稳定性。如注射用头孢匹胺钠与注射用头孢匹胺，前者为头孢匹胺与苯甲酸钠在碳酸氢钠溶液中成盐，溶液直接冷冻干燥，再分装成的注射用无菌粉末；后者为头孢匹胺与无水碳酸钠物理混粉，以混合物形式分装成的注射用无菌粉末，使用时混粉溶解后得头孢匹胺钠。注射用头孢匹胺钠中的内容物为无定型粉末，而注射用头孢匹胺的内容物为结晶型粉末［图5.49(a)］。在40℃/75%RH和在60℃/75%RH条件下，比较注射用头孢匹胺钠（B-1、B-2和B-3）与注射用头孢匹胺（A-1和A-2）中杂质含量的变化，评价其固体稳定性[43]，可见，主要降解杂质为3位侧链的水解产物5-MMT，注射用头孢匹胺（头孢匹胺与无水碳酸钠混合物）更稳定，其原因可归结为：①头孢匹胺为结晶型粉末，较无定型的头孢匹胺钠更稳定；②以无定型状态存在的头孢匹胺钠具有较高的水活度。

成盐稳定的β-内酰胺药物，如成盐不完全，未成盐药物将首先发生降解，影响药物的整体特

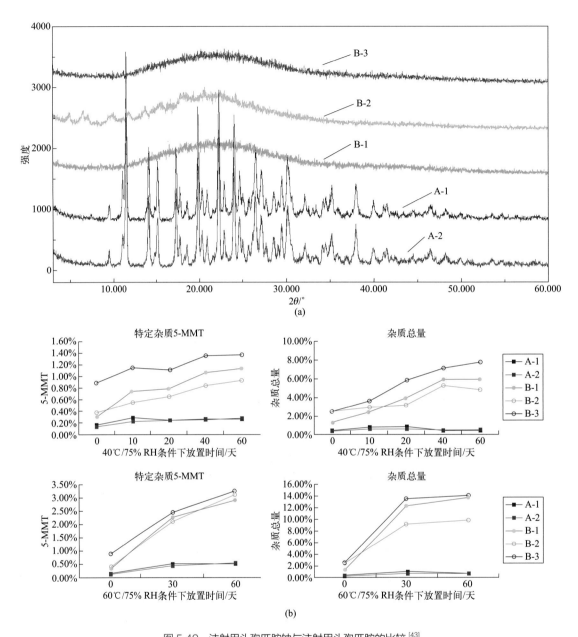

图 5.49　注射用头孢匹胺钠与注射用头孢匹胺的比较[43]

（a）XRPD 比较；（b）固体稳定性比较

其中 B-1、B-2 和 B-3 为注射用头孢匹胺钠（无定型粉末），A-1 和 A-2 为注射用头孢匹胺（结晶型粉末）

性。如头孢呋辛成盐后较头孢呋辛酸的稳定性大大提高 [图 5.50(a)]。头孢呋辛钠在贮存期色泽的变化是受生产工艺影响较大的指标。在加速稳定性试验（温度：50℃，RH：75%）中，不同来源的头孢呋辛钠放置不同时间后，溶解比较样品色泽的变化。结果显示，在试验的早期，色泽较浅的样品，溶液颜色的变化幅度较大；色泽较深的样品，溶液颜色的变化幅度较小；在试验的后期，溶液颜色的变化幅度变小，其不同来源产品的变化速率趋于一致 [图 5.50(b)]。其原因为头孢呋辛钠中残留的未成盐头孢呋辛酸更容易降解导致样品在贮存的早期变黄，提高头孢呋辛钠的成盐率是提高产品质量的关键。

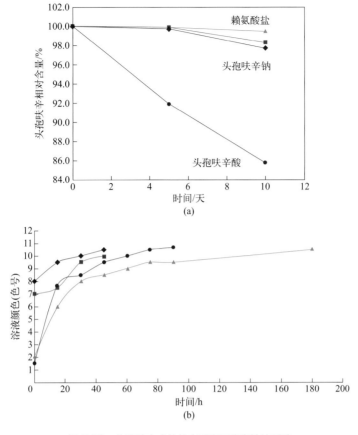

图 5.50　头孢呋辛成盐状态对产品稳定性的影响

（a）25℃、RH 为 90%±5% 条件下头孢呋辛酸与头孢呋辛盐的稳定性比较；（b）固态条件下不同头孢呋辛钠产品溶液颜色的变化

5.3.5　对影响 β－内酰胺晶体药物稳定性关键因素的分析

影响 β-内酰胺晶体药物稳定性的因素可以概括为生产因素和药品贮存因素两方面。前者主要与产品的晶型、亚晶型有关，后者与水合物药物的脱水/吸水及无定型药物的水活度有关。但对一个具体的品种，其影响因素通常是多方面的，准确把握其关键影响因素是提高产品质量的关键。对代表性药品的分析，有助于对上述诸影响 β-内酰胺晶体药物稳定性因素的理解。

5.3.5.1　影响头孢哌酮钠产品稳定性的关键因素

头孢哌酮钠可由冷冻干燥或溶剂结晶工艺生产，相应地形成无定型粉末或结晶型粉末。利用 XRPD 法可以快速确定头孢哌酮钠产品是无定型粉末或结晶型粉末。对实际产品的分析发现，结晶型样品包括两种不同晶型的晶体（晶型 A 和晶型 B）。利用 XRPD 数据经理论计算，认为晶型 A 为三斜晶系，可能的空间群为 P_{-1} 或 P_1，晶胞参数：a=15.888Å，b=13.070Å，c=11.007Å，α=115.98°，β=161.76°，γ=80.60°；晶体 B 为单斜晶系，可能的空间群为 P_2 或 P_{21}，晶胞参数：a=13.318Å，b=9.855Å，c=12.485Å，β=98.272°[41]。二者具有不同的热反应特性（图 5.51），头孢哌酮钠晶型 A 在升温过程中没有明显的失重平台，失重曲线较平缓，80～100℃时失重约为 2.1%；而晶型 B 在 80～100℃间有一较陡的失重平台，失重为 3.7%，提示晶型 B 中的分子中呈结晶水特征，当温度至 70℃时，可快速释放[41]。

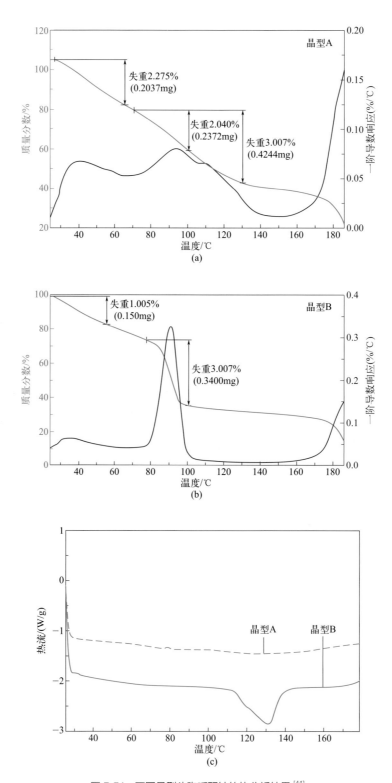

图 5.51　不同晶型头孢哌酮钠的热分析结果[41]

（a）晶型 A TG 及一阶导数曲线；（b）晶型 B TG 及一阶导数曲线；（c）晶型 A 与晶型 B DSC 曲线比较

利用XRPD在程序升温条件下比较头孢哌酮钠A、B两种晶型的晶格稳定性。晶型A样品加热至140℃，各衍射峰位置及强度的变化均不大，仅在120℃时，2θ为28.58°、28.30°的衍射峰从肩峰合成单峰，而后又分成两个强度较小的衍射峰；表明140℃时其晶格结构未发生明显的改变。晶型B样品加热至80℃时，2θ为7.2°的衍射峰已变得很弱，但其他衍射峰未发生明显改变；至100℃时，各衍射峰的位置发生明显改变，表明其晶格结构已遭破坏。该结果提示，头孢哌酮钠晶型A的晶格结构较B晶型更稳定。结合热分析结果，推测80℃时晶型B晶格中结晶水的释放导致了晶格结构的改变，表现为XRPD衍射峰的变化。

选择晶型A（亚晶型Ⅱ）、晶型B和无定型的头孢哌酮钠样品分别在40℃、60℃、70℃和80℃条件下放置5天，比较第5天时不同晶型样品的稳定性（图5.52）。结果显示，随温度的升高，头孢哌酮钠的降解速率变快，但温度对不同晶型头孢哌酮钠的影响不同；在较低温度下（60℃以下），结晶型样品较无定型样品稳定，表现为：晶型A≥晶型B＞无定型；而在高温条件下（70℃以上），三者的稳定性顺序为：晶型A＞晶型B≥无定型，且随着温度的升高，晶型B样品的降解速率明显变快。其可能原因为温度大于70℃时，样品中的结晶水集中释放，致使晶格结构遭破坏，释放的水分子参与并加速了其降解反应，导致产品的稳定性降低。

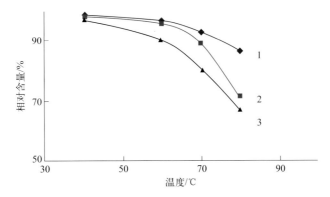

图 5.52　头孢哌酮钠在不同温度加速试验中含量的变化[41]

1—晶型 A；2—晶型 B；3—无定型

选取头孢哌酮钠晶型A各亚晶型的代表样品，在60℃放置10天，亚晶型Ⅰ、亚晶型Ⅱ和亚晶型Ⅲ样品的含量分别降低了8.7%、8.5%和8.9%，即其稳定性相似。将各亚晶型的代表性样品置室温（25～30℃）放置一年，结果显示，亚晶型Ⅰ、亚晶型Ⅱ样品的稳定性较好，而亚晶型Ⅲ和亚晶型Ⅳ样品的稳定性略差（表5.2）；亚晶型Ⅰ和亚晶型Ⅲ样品的70℃加速试验结果显示，亚晶型Ⅲ样品中的杂质增长速率较快（图5.53）。

表5.2　头孢哌酮钠晶型 A 亚晶型代表性样品的稳定性比较[41]

批号	亚晶型	含量 /%		
		放置前	1 年后	降低
K000402	Ⅰ	91.0	84.3	6.7
0004020		90.9	84.5	6.4
95835063	Ⅱ	90.3	83.9	6.4
95835064		89.6	83.1	6.5
000301	Ⅲ	91.1	81.8	9.3
991109		91.3	82.1	9.2
000206	Ⅳ	88.8	80.4	8.4

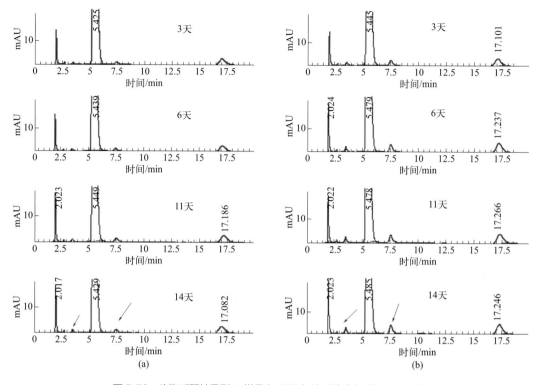

图 5.53　头孢哌酮钠晶型 A 样品在 70℃加速试验中杂质的变化比较

（a）亚晶型Ⅰ样品；（b）亚晶型Ⅲ样品
红色箭头表示变化较大的杂质

　　在程序升温条件下比较头孢哌酮钠晶型 A 诸亚晶型的晶格稳定性。当升温至 100℃时，亚晶型Ⅲ样品 2θ 在 18.0°和 18.6°处的衍射峰强度减弱，25.1°的衍射峰消失，其他衍射峰无明显改变；而亚晶型Ⅰ和亚晶型Ⅱ样品仅 2θ 在 25.1°处的衍射峰强度减弱，其他衍射峰均无明显改变；当继续升温至 120℃时，所有样品的大部分衍射峰消失。提示头孢哌酮钠 A 亚晶型Ⅲ样品的晶格稳定性较亚晶型Ⅰ和亚晶型Ⅱ样品高（图 5.54）。

　　综上，对于头孢哌酮钠，晶体的晶格稳定性是影响其稳定性的关键因素。通过选择结晶工艺生产稳定的头孢哌酮钠晶型 A 晶体，并通过控制工艺条件（晶种、结晶速率、养晶等）得到亚晶型Ⅰ和亚晶型Ⅱ结晶是保证产品稳定性的关键。

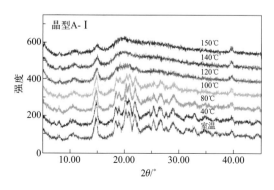

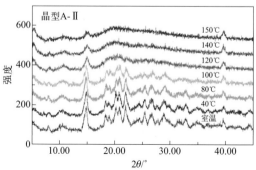

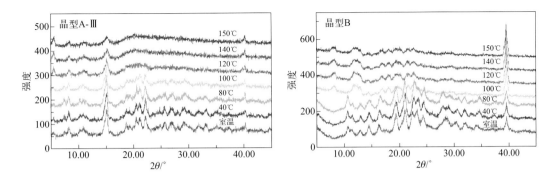

图 5.54　利用 XRPD 在程序升温条件下比较头孢哌酮钠晶体的晶格稳定性[41]

晶型 A、晶型 B 分别代表头孢哌酮钠晶型 A 和头孢哌酮钠晶型 B；Ⅰ、Ⅱ、Ⅲ分别代表亚晶型Ⅰ、亚晶型Ⅱ和亚晶型Ⅲ

5.3.5.2　影响头孢呋辛钠产品稳定性的关键因素

头孢呋辛钠（图5.55）为由结晶工艺生产的结晶性粉末。对市场中主要产品的 XRPD 图谱进行比较，所有样品的图谱相似：在 2θ 为 $2°\sim22°$ 范围内，均存在六个最强的衍射峰；仅在 2θ 为 $22°\sim50°$ 范围内的小衍射峰存在一定的差异［图5.56(a)］。如选取头孢呋辛钠最强的六个衍射峰作为特征峰，不同企业的产品晶型没有差异，但产品的结晶度存在较大差异。进一步采用程序升温X射线粉末衍射分析头孢呋辛钠晶格的稳定性，在温度 $25\sim150℃$ 范围内各产品的晶格均没有变化，当温度升至170℃时，样品均转变为无定型［图5.56(b)］。

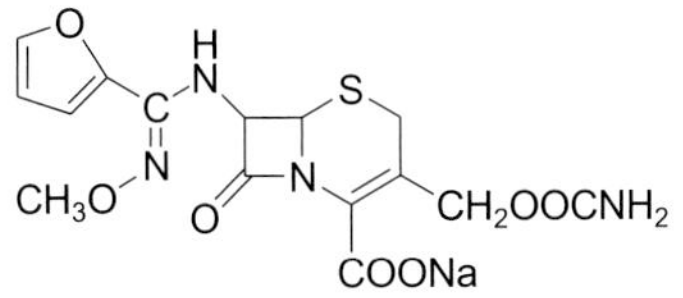

图 5.55　头孢呋辛钠结构

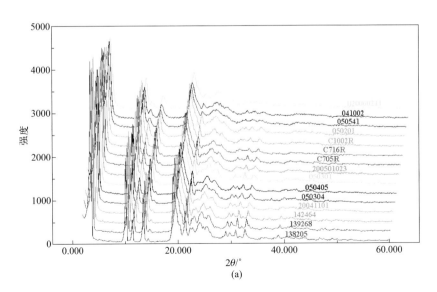

(a)

图 5.56

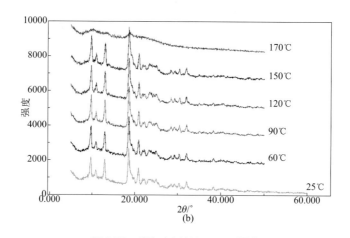

图 5.56　头孢呋辛钠的 XRPD 图谱

（a）不同产品 XRPD 图谱的比较；（b）程序升温条件下 XRPD 图谱的变化

选择9批结晶度不同的产品进行加速稳定性试验（温度：50℃，相对湿度：75%）。HPLC 分析显示，结晶度高的样品，含量变化小；结晶度低的样品，含量变化大。且发现样品在加速试验的初期含量变化较快，后期变化较慢（图 5.57），即样品的结晶度影响其稳定性。

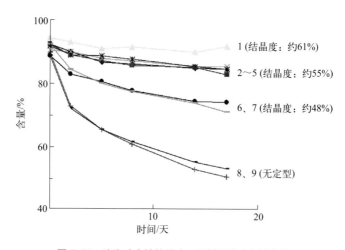

图 5.57　头孢呋辛钠结晶度不同样品的稳定性比较

鉴于头孢呋辛钠的成盐状态对其稳定性的影响较大，且头孢呋辛成盐前后红外光谱存在差异，采用傅里叶变换衰减全反射（ATR）的测样方式，分别采集30批注射用头孢呋辛钠和一批头孢呋辛酸样品的红外光谱，并对图谱进行"矢量归一化→基线校正→A-T 转换→局部放大（1800～1200cm^{-1}）"的处理［图 5.58(a)］；经对图谱进行矢量归一化预处理后，采用因子分析法（因子数：2）对样品进行聚类分析，全部头孢呋辛钠样品可以分为三类［图 5.58(b)］。分析 3 类样品的差异：红外光谱中 1625cm^{-1} 处的吸收峰为头孢呋辛钠羧基的非对称伸缩振动峰（v_{as}），可以表征其成盐状况。选择该特征峰作为区分参数，通过对图谱进行"矢量归一化→基线校正→A-T 转换→二阶导数（平滑点数：9）"处理，可见，第Ⅱ类样品在 1625cm^{-1} 处的峰强度均大于 0.20，明显强于其他两类样品，提示其成盐较为完全；在稳定性试验中，第Ⅱ类样品的色泽变化较其他两类样品的变化相对较小，进一步证明了成盐对头孢呋辛钠色泽的影响。

进一步分析头孢呋辛钠红外光谱的差异，发现三类样品在 1602cm^{-1} 处的吸收峰强度也明显存在差异，其顺序为第Ⅲ类>第Ⅱ类>第Ⅰ类。1602cm⁻¹处的吸收峰为头孢菌素母核氢化噻嗪环中的C═C伸缩振动峰，羧基的成盐状态将影响其所处的化学环境，使其表现出吸收峰的差异，故可作为辅助鉴别不同类成盐状态样品的依据。

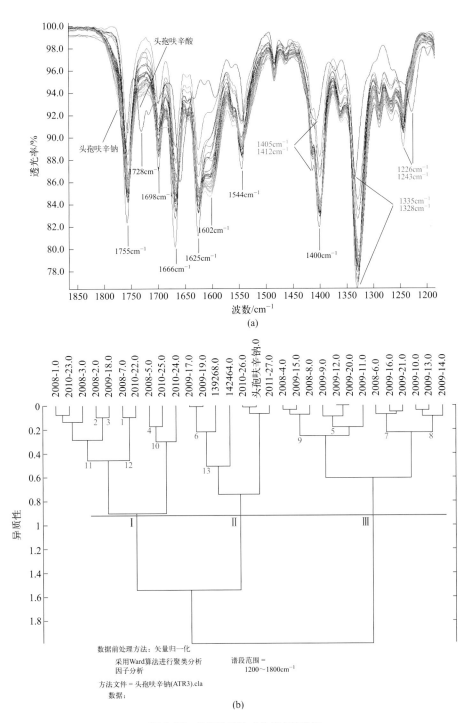

图 5.58　头孢呋辛钠成盐状态的分析

（a）红外光谱（1800～1200cm⁻¹）（图中第Ⅰ类为红色；第Ⅱ类为蓝色；第Ⅲ类为绿色）；（b）分类结果

不同企业的头孢呋辛钠样品结晶度不同，但温度-水活度关系曲线相似（图5.59），提示温度对头孢呋辛钠水活度的影响较其他品种小。25℃时水分含量（y）与水活度（x）的关系为$y=4.4095x+1.6459$（$R^2=0.9742$）；头孢呋辛钠样品的稳定性与水活度呈正相关；在水分含量小于6%时，水活度与水分含量基本呈正相关；由上述水分含量-水活度回归方程可知，水活度为0时，水分含量约为1.6%。

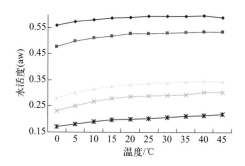

图5.59　头孢呋辛钠不同产品温度-水活度关系曲线（不同颜色为不同企业产品）

综上，对于头孢呋辛钠，在结晶过程控制成盐反应的成盐率，并提高产品的结晶度是保证产品稳定性的关键；同时控制产品中水分含量，降低其水活度值亦可提高产品的稳定性。

5.3.5.3　影响头孢替唑钠产品稳定性的关键因素

头孢替唑钠晶体为头孢替唑钠一水合物，其含有2种不同的晶型。对22批次市场收集到的产品进行XRPD分析，发现大部分产品的XRPD图谱基本一致，仅有个别批次的XRPD图谱差异较大［图5.60(a)］；经与晶型Ⅰ标准的XRPD图谱比较，认为大部分产品为头孢替唑钠一水合物晶型Ⅰ［图5.60(b)］；少量XRPD图谱差异较大的样品经TG分析证明是以头孢替唑钠一水合物晶型Ⅱ为主含少量晶型Ⅰ的混合物（图5.61）。

在40℃、RH为60%的条件下进行加速稳定性试验，37天后，大部分产品（头孢替唑钠一水合物晶型Ⅰ）的含量降幅介于1.3%～3.2%之间，仅其中一批结晶度较差的样品的含量降幅为5.14%；而以头孢替唑钠一水合物晶型Ⅱ为主的产品的降幅达5.29%。提示实际样品中晶型Ⅰ较晶型Ⅱ具有更好的稳定性，且结晶度是影响产品稳定性的重要因素。

采用HPLC分析头孢替唑钠的降解产物，证明降解过程中主要发生了3位侧链的水解，主要

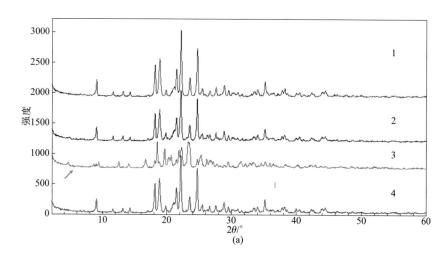

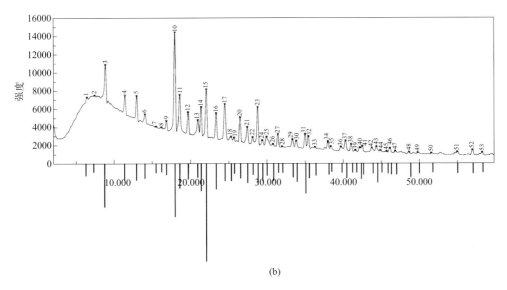

(b)

图 5.60 头孢替唑钠的 XRPD 图谱

（a）头孢替唑钠实际产品 XRPD 图谱的差异（箭头示差异较大图谱）；（b）头孢替唑钠一水合物晶型 I 标准的 XRPD 图；及头孢替唑钠一水合物晶型 I 单晶经计算模拟的 XRPD 图

降解杂质为2-巯基-1,3,4-噻唑（3位侧链水解物）。头孢替唑钠一水合物晶型Ⅱ中的结晶水在晶格中存在明显的氢键结构（图5.17），且在较低温度下即可释放。结晶水的丢失不仅可能导致晶格结构的破坏，更有利于释放出的水分子与头孢替唑钠发生水解反应，这可能是头孢替唑钠一水合物晶型Ⅱ更不稳定的原因。

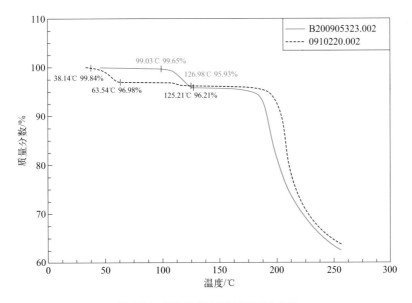

图 5.61 头孢替唑钠实际产品 TG 曲线

——，主要产品的 TG 曲线，表现出晶型 I 的失重特性；------，个别产品的失重曲线，
主要表现出晶型Ⅱ的失重特性和少量晶型 I 的失重特性

综上，对于头孢替唑钠，在结晶过程控制不出现一水合物晶型Ⅱ的混晶，并保证一水合物晶型 I 产品的结晶度是提高产品稳定性的关键。

5.3.5.4　影响头孢噻肟钠产品稳定性的关键因素

头孢噻肟钠（图5.62）为由结晶工艺生产的结晶性粉末。依据头孢噻肟钠的XRPD数据计算其晶胞参数，头孢噻肟钠晶体为单斜晶系，空间群为$P2_1$或$P2_1/m$；晶胞参数：a=13.063(2)Å，b=8.916(2)Å，c=9.726(2)Å，β=107.34(2)°；$Z=2$[44]。对头孢噻肟钠国内主要产品的XRPD图谱进行比较，样品的XRPD数据（十强峰2θ值和相对强度）与PDF卡片的理论值[44]基本一致，不同企业产品的图谱也基本一致［图5.63(a)］；且与头孢噻肟钠半水合物的XRPD图谱基本一致，分别在衍射角2θ为9.52°±0.2°、16.73°±0.2°、21.12°±0.2°、22.34°±0.2°和24.75°±0.2°处有特征衍射峰，相对衍射峰强度分别为100、19.64、18.37、42.93和54.42[45]；提示国内主要产品的晶型相同，为头孢噻肟钠半水合物；但不同产品的结晶度差异较大，仅57.1%的样品结晶度达到90%以上［图5.63(b)］。

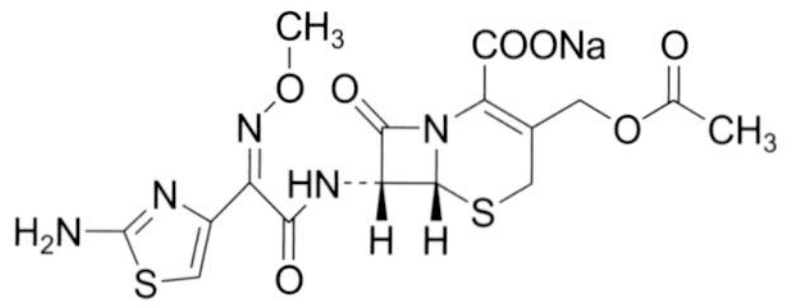

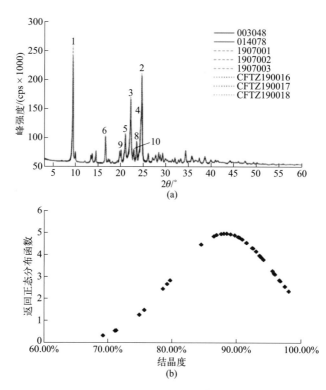

图5.62　头孢噻肟钠结构

图5.63　国内头孢噻肟钠 XRPD 分析

（a）主要产品的 XRPD 图谱 [46]；（b）不同产品结晶度分布情况

对35批头孢噻肟钠原料进行60℃、3个月的加速稳定性试验。可见，当水分含量大于3%时，样品的稳定性随水分含量的增加明显变差，当水分含量小于3%时，稳定性基本不再受水分的影响［图5.64(a)］；由头孢噻肟钠水活度-水分含量关系曲线可知，水分含量约为3%时，水活度为0［图5.64(b)］，提示，当控制产品的水活度为0时，水分对产品稳定性的影响基本可以忽略。此时，结晶度高的产品较结晶度低的产品更稳定。由头孢噻肟钠的TG曲线可知，头孢噻肟钠中的水分在较低温度下即可释放［图5.64(c)］，释放出的水分子参与了药物的降解反应，这可能是水分易导致头孢噻肟钠降解的原因。

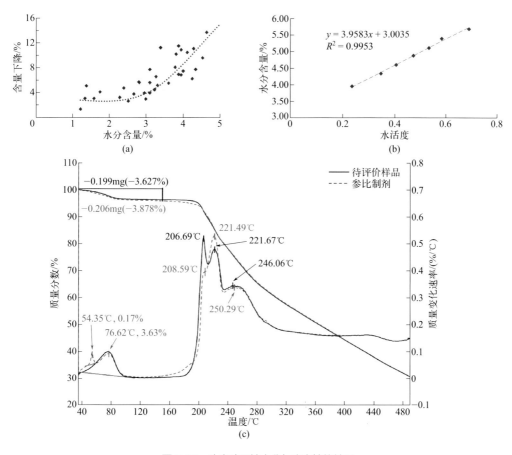

图5.64　头孢噻肟钠水分与稳定性的关系

（a）加速试验中水分含量对稳定性的影响；（b）水活度-水分含量关系曲线；（c）头孢噻肟钠TG曲线[46]

综上，对于头孢噻肟钠，提高产品的结晶度，降低产品的水分含量，控制其在3.0%以下（水活度为0），是提高产品稳定性的关键。

5.3.5.5　影响氨苄西林钠产品稳定性的关键因素

氨苄西林钠工业化生产有溶剂结晶法、冷冻干燥法和喷雾干燥法三种方法，溶剂结晶法和冷冻干燥法被普遍采用。选择12批分别来自4个不同厂家（LB、HY、LK和SY）的氨苄西林钠（图5.65），冷冻干燥产品（LK厂和SY厂）为不规则的片状物，为无定型产品；溶剂结晶（LB厂和HY厂）产品为规则的球形晶体或类球形颗粒，它们的XRPD特征衍射峰（2θ）基本相同，即晶型相同，但HY厂产品的衍射峰强度明显高于LB厂的产品，提示HY厂产品的结晶度更高，且二者的晶体形态不完全相同，HY厂的产品粒径较LB厂大且均匀，排列疏松。

40℃±2℃、75%±5%RH条件下比较不同产品的稳定性，结晶工艺产品的杂质含量一般较冷冻干燥产品低；但在加速稳定性试验中，HY的产品不管从杂质增加的角度还是含量降低的角

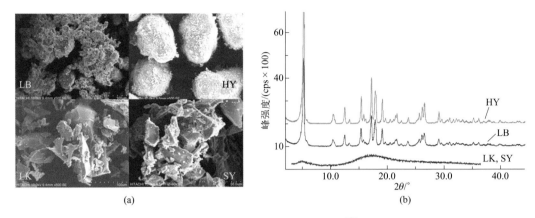

图 5.65　不同企业阿莫西林钠产品[47]

（a）扫描电镜照片比较；（b）XRPD 图谱比较

度均表现出较 LK 产品更不稳定，即结晶工艺产品并不一定较冷冻干燥产品具有更高的稳定性；同时具有较高结晶度的 HY 产品也较结晶度较低的 LB 产品更不稳定（图 5.66），即结晶度高的产品也不一定具有更高的稳定性[47]。

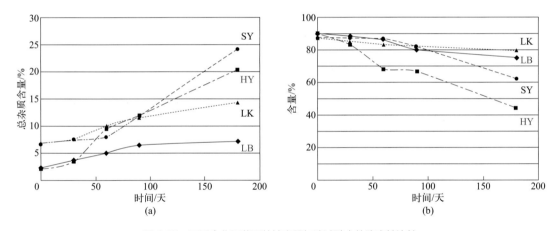

图 5.66　不同企业阿莫西林钠产品加速试验中的稳定性比较

（a）总杂质含量的变化；（b）含量的变化

分析不同工艺产品的杂质谱。喷雾干燥工艺产品中氨苄西林钠的杂质数目最多、杂质量也较大；冷冻干燥工艺产品中闭环二聚体含量最大；溶剂结晶工艺产品中的杂质个数最少、杂质量最低；但不同工艺产品中最大杂质均为氨苄西林闭环二聚体[48]。在加速稳定性试验中，氨苄西林闭环二聚体是不同工艺产品中含量变化最显著的杂质，其他主要降解杂质为氨苄西林噻唑酸；溶剂结晶工艺与冷冻干燥工艺产品在加速稳定性试验中的差异在于后者基本不产生开环二聚体，因此开环二聚体可作为溶剂结晶工艺产品的指针杂质。进一步比较样品的水活度值。4 个厂产品在加速稳定性试验开始时的水活度为：HY 厂最大（0.184），LB 厂其次（0.094），LK 厂和 SY 厂均低于 0.050。稳定性试验结束时，水活度分别为 0.364（HY 厂）、0.191（LB 厂），0.146（LK 厂）和 0.130（SY 厂）；提示影响氨苄西林钠产品稳定性的最关键因素是产品中的水活度。产品中的水活度影响特定降解反应如水解形成氨苄西林噻唑酸的发生，如在加速稳定性试验中，LB 厂和 HY 厂产品中开环二聚体的含量随着产品水活度的增加而增加（图 5.67）。

综上，对于氨苄西林钠，控制产品的水分含量、降低产品的水活度是提高产品稳定性的关键。

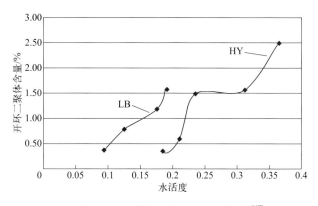

图 5.67　开环二聚体含量与水活度的关系 [47]

5.3.5.6　影响头孢哌酮钠舒巴坦钠产品稳定性的关键因素

头孢哌酮钠舒巴坦钠复方制剂可以由冷冻干燥工艺生产，产品为无定型粉末；也可以由无菌分装工艺生产，产品为无定型头孢哌酮钠/结晶型舒巴坦钠和结晶型头孢哌酮钠/结晶型舒巴坦钠；XRPD图谱中舒巴坦钠晶体的衍射峰较强，2θ小于15°的衍射峰提示有结晶型头孢哌酮钠的存在（图5.68）。实验显示，产品的稳定性主要由头孢哌酮钠的稳定性所决定，因而选择稳定性

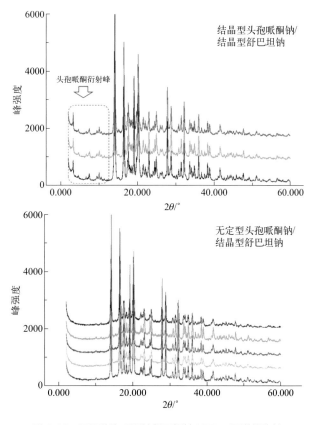

图 5.68　不同头孢哌酮钠舒巴坦钠 XRPD 图谱的比较

较理想的头孢哌酮钠晶型 A 产品（亚晶型 Ⅰ 和亚晶型 Ⅱ）作为原料是关键。此外，产品中的水分是影响稳定性的另一关键因素。样品中的水分主要来自头孢哌酮钠原料。对市场中样品进行检测，水分含量在 3.9%～1.2%；头孢哌酮钠舒巴坦钠配比为 1∶1 样品的均值为 2.39%，配比为 2∶1 的样品均值为 2.91%。

　　头孢菌素的稳定性主要受样品中水活度的影响。根据引起药物降解反应的水活度阈值，可以确定药物中水分含量的合理限值。分别分析复方制剂中头孢哌酮钠为结晶型样品和为无定型样品水活度与降解反应的关系：水活度增加时，头孢哌酮钠的降解速率明显加快；对结晶型样品，当水活度大于 0.41 时，降解速率急剧加快［图 5.69(a)］；对无定型产品，当水活度大于 0 时，降解速率急剧加快［图 5.69(b)］。因而，对头孢哌酮钠舒巴坦钠复方制剂，当头孢哌酮钠为结晶型样品时，水活度小于 0.4 时水分含量应不超过 3%，如要彻底消除水分的影响（水活度≈0），水分含量应控制为小于 2%［图 5.69(c)］；当头孢哌酮钠为无定型产品时，水活度应控制在 0 附近，即不应超过 2%［图 5.69(d)］。

　　综上，对于头孢哌酮钠舒巴坦钠，影响产品稳定性的关键是头孢哌酮钠的质量；选择理想的头孢哌酮晶体，同时根据产品的水活度特性控制产品中的水分含量是提高产品稳定性的关键。

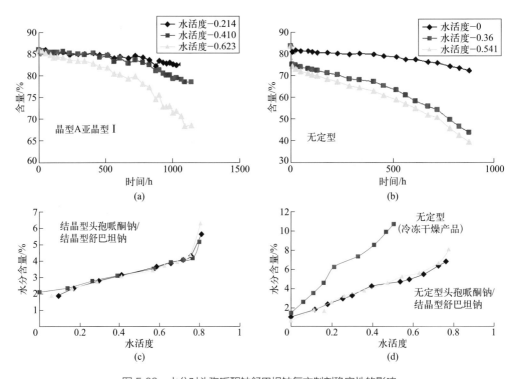

图 5.69　水分对头孢哌酮钠舒巴坦钠复方制剂稳定性的影响

水活度对结晶型头孢哌酮钠（a）、无定型头孢哌酮钠（b）稳定性的影响；25℃时，结晶型头孢哌酮钠/结晶型舒巴坦钠复方制剂（c）、无定型头孢哌酮钠/结晶型舒巴坦钠复方制剂（d）水活度-水分含量关系曲线

5.3.5.7　影响阿莫西林克拉维酸钾口服固体制剂稳定性的关键因素

　　阿莫西林克拉维酸钾口服固体制剂有片剂、分散片、颗粒和干混悬剂等，是由阿莫西林三水合物和克拉维酸钾按多种比例组方的复方制剂，其生产工艺均包括原料（阿莫西林三水合物和克拉维酸钾）与适当的辅料混合、制粒、干燥；通过对阿莫西林三水合物、克拉维酸钾、制粒后得到的中间体及颗粒、干混悬剂成品的 XRPD 分析，认为制剂过程中基本保留了阿莫西林三水合物

原有的晶格结构[49]，但干燥过程中阿莫西林三水合物的脱水可导致成品中阿莫西林二聚体的增加[42]。由于克拉维酸钾对水非常敏感，其自身的水解是影响含克拉维酸钾复方固体制剂稳定性的重要因素。

　　阿莫西林三水合物原料的水分含量约为12.7%。TG分析显示，随温度升高，样品逐步失去4.8%的结晶水；此时，阿莫西林三水合物的XRPD图谱未发生明显的改变；阿莫西林三水合物中一个结晶水的理论含量为4.3%，提示失去一分子结晶水后阿莫西林三水合物仍基本维持原有的晶格结构。但在红外光谱图中，可以清楚地看到波数1484cm^{-1}和1519cm^{-1}处的吸收峰规律性的变化（图5.70）；对该特征峰进行归属，吸收峰1519cm^{-1}可能与侧链仲酰胺N—H的弯曲振动有关，吸收峰1484cm^{-1}可能与羧酸根离子（—COO$^-$）的对称伸缩振动有关。由阿莫西林三水合物的单晶结构（图5.11）可知，上述位点均与结晶水以氢键的方式连接，结晶水的丢失导致了其化学环境的改变，进而引起其吸收强度的变化。1484cm^{-1}和1519cm^{-1}波数处吸收值的比值，不仅可

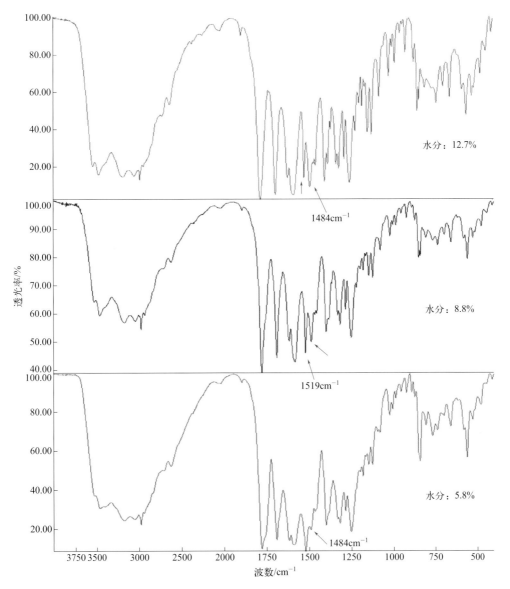

图5.70　阿莫西林三水合物结晶水丢失对其红外光谱的影响

箭头所示为1519cm^{-1}处的吸收峰逐渐增强，1484cm^{-1}处的吸收峰逐渐减弱

以反映阿莫西林三水合物丢失结晶水的个数，且可以表征制剂生产中干燥工艺水分的变化，制剂颗粒干燥过程中水分的减少与阿莫西林三水合物水分丢失的趋势相同，提示过度干燥主要导致阿莫西林三水合物结晶水的丢失。颗粒干燥过程中阿莫西林三水合物丢失的结晶水越少，1484cm^{-1}/1519cm^{-1}处峰强度的比值越小（图5.71）；进一步分析发现，其与成品的稳定性具有一定的相关性，该比值越小，成品的稳定性越好。

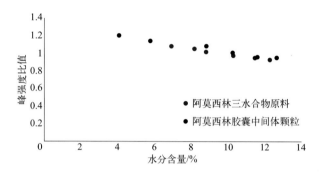

图5.71　1484cm^{-1}与1519cm^{-1}峰强度比值与水分含量关系

制剂颗粒干燥过程中水分的减少与阿莫西林三水合物水分丢失的趋势相同

由于克拉维酸钾对水非常敏感，因而样品中的自由水含量是影响制剂中克拉维酸钾稳定性的重要因素。分析阿莫西林克拉维酸钾颗粒样品的水分含量、水活度与其稳定性的关系，阿莫西林克拉维酸钾颗粒的水活度与水分含量呈良好的线性相关（$R>0.99$），且不同处方样品的等温吸附曲线并不重合，处方A水分含量的变化对水活度的影响较小，处方B、C水分含量的变化对水活度的影响较大，且水分含量相同时处方B较处方C的水活度更低［图5.72(a)］。由于30℃时引起克拉维酸钾发生降解反应的水活度阈值约为0.15。在25℃±2℃、相对湿度75%±5%条件下，比较水分含量相当、水活度明显不同的2批制剂中克拉维酸钾含量的变化。可见，样品A（处方B）较样品B（处方C）更稳定［图5.72(b)］，样品B的水活度明显大于克拉维酸钾发生降解反应的水活度阈值，虽然其水分含量略低于样品A，但其中的克拉维酸钾迅速降解，进一步证明制剂的稳定性与样品的水活度呈正相关，与样品的初始水分含量关系不大。

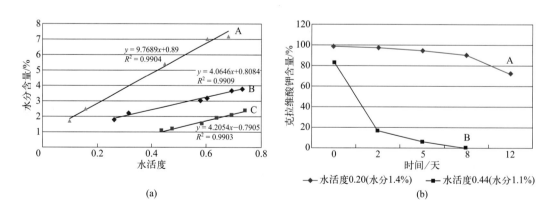

图5.72　水活度对阿莫西林克拉维酸钾颗粒中克拉维酸钾稳定性的影响

（a）不同处方的水分含量-水活度关系曲线[49]；（b）水活度对克拉维酸钾稳定性的影响

样品的水活度同样影响制剂中阿莫西林的降解反应。阿莫西林水解首先开环形成阿莫西林噻唑酸，并进一步形成阿莫西林脱羧噻唑酸和二酮哌嗪衍生物。以上述3个杂质为指针，比较不同制剂在上述稳定性试验中阿莫西林的降解情况（图5.73），可见，样品的水活度越大，上述3个指针杂质的增加量越大，即与水活度呈正相关。

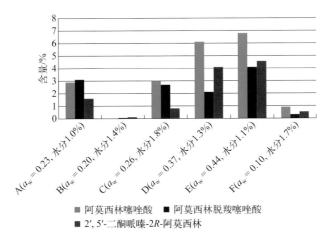

图 5.73　水活度对阿莫西林克拉维酸钾颗粒中阿莫西林稳定性的影响

25℃±2℃、相对湿度 75%±5% 条件下放置 2 天

综上，对于阿莫西林克拉维酸钾口服固体制剂，处方的选择是影响产品稳定性的关键，通过控制成品中的水分含量使其水活度低于克拉维酸钾水解反应的阈值（25℃时约0.2），是保证产品中克拉维酸钾稳定的关键；同时，制剂干燥过程中避免阿莫西林三水合物过度脱水，保证阿莫西林三水合物晶格结构的完整性，是提高制剂稳定性的另一重要因素。

5.3.6　小结：β-内酰胺晶体药物稳定性的关键影响因素

与β-内酰胺晶体药物原料生产相关的工艺包括结晶工艺、冷冻干燥工艺和喷雾干燥工艺。结晶工艺通常产生某种特定晶型的晶体，冷冻干燥工艺和喷雾干燥工艺通常产生无定型粉末。影响不同工艺产品稳定性的关键因素不完全相同。

① 对结晶工艺，通过选择合理的结晶条件产生具有稳定晶格结构的晶型/亚晶型，且同时应兼顾产品的结晶度（通常晶体较无定型更稳定）；对成盐后稳定性明显增强的品种还应关注其成盐率。对晶体药物，理想的结晶工艺是得到药物最佳晶型/亚晶型和药物成盐率的关键。

② 通过亚晶型表征结晶过程中产生的晶态结构不完全相同的晶体，利用X射线粉末衍射分析发现/描述不同的亚晶型，进而评价/控制结晶工艺的稳定性是较理想方法；β-内酰胺晶体药物不同的亚晶型可能源于水合物中结晶水位点及分布的差异，也可能源于不完整的晶格结构。

③ 对无定型产品或结晶度较低的晶体，水活度是影响稳定性的关键因素；对晶体药物，晶格的稳定性与水活度共同影响药物的稳定性。对水分敏感的药品，当水活度大于某特定阈值后，药物降解反应速率明显增加；为消除水分对稳定性的影响，可通过降低水分含量使得水活度≈0。

④ 水分等温吸附曲线可以揭示药物-水分子的相互作用特性；对无定型药物，药物分子对水分子的吸附特性决定其水分等温吸附曲线的特性；但不同生产工艺如喷雾干燥工艺与冷冻干燥工艺的产品，由于其产品粉体特性如粒度、比表面积等存在差异，其水分等温吸附曲线特性也不完全相同。

⑤ 对β-内酰胺晶体药物固体口服制剂，利用水活度，可以评价不同处方产品的稳定性，进而评价不同产品的优劣；对复方制剂，依据对水分敏感成分的水活度确定药物的水分限度更为合理。

⑥ 对部分 β- 内酰胺水合物类晶体药物，制剂过程中的过度脱水，将导致晶格结构的破坏，使得其稳定性变差。

参考文献

[1] Vippagunta S R, Brittain H G, Grant D J W. Crystalline solids[J]. Adv Drug Deliv Rev, 2001, 48(1): 3-26.

[2] Authelin J R. Thermodynamics of non-stoichiometric pharmaceutical hydrates[J]. Int J Pharm, 2005, 303(1/2):37-53.

[3] Gillon A L, Feeder N, Davey R J, et al. Hydration in molecular crystals a Cambridge Structural Database analysis[J]. Cryst Growth Des, 2003, 3(5): 663-673.

[4] Hickey M B, Peterson M L, Manas E S, et al. Hydrates and solid-state reactivity: a survey of β-lactam antibiotics[J]. J Pharm Sci, 2007, 96(5): 1090-1099.

[5] Yoon T S, Shin W. Penicillin V benzhydryl ester sulfoxide monohydrate[J]. Acta Cryst Sect C: Cryst Struct Commun, 1996, 52(12):3142-3144.

[6] Brown G A, Martel S R, Wisedale R, et al. The azomethine ylide strategy for β-lactam synthesis. An evaluation of alternative pathways for azomethine ylide generation[J]. J Chem Soc Perk T 1, 2001 (11): 1281-1289.

[7] Boles M O, Girven R J, Gane P A C. The structure of amoxycillin trihydrate and a comparison with the structures of ampicillin[J]. Acta Crystallogr Sect B, 1978, 34(2): 461-466.

[8] Burgi H B, Dunitz J D, Shefter E. Geometrical reaction coordinates. Ⅱ. Nucleophilic addition to a carbonyl group[J]. J Am Chem Soc, 1973, 95(15): 5065-5067.

[9] Lehto V P, Laine E. Assessment of physical stability of different forms of cefadroxil at high humidities[J]. Int J Pharm, 1998, 163(1/2): 49-62.

[10] Takeuchi Y, Takebayashi Y, Sunagawa M, et al. The stability of a novel carbapenem antibiotic, meropenem (SM-7338), in a solid state formulation for injection[J]. Chem Pharm Bull, 1993, 41(11): 1998-2002.

[11] Crowfoot D, Bunn C W, Rogers-Low B W, et al. XI. the x-ray crystallographic investigation of the structure of penicillin[M]// Chemistry of penicillin. Princeton University Press, 2015: 310-366.

[12] Abrahamsson S, Hodgkin D C, Maslen E N. The crystal structure of phenoxymethylpenicillin[J]. Biochem J, 1963, 86(3): 514-535.

[13] Baraldi C, Tinti A, Ottani S, et al. Characterization of polymorphic ampicillin forms[J]. J Pharm Biomed Anal, 2014, 100: 329-340.

[14] James M N G, Hall D, Hodgkin D C. Crystalline modifications of ampicillin I: the trihydrate[J]. Nature, 1968, 220(5163): 168-170.

[15] Boles M O, Girven R J. The structures of ampicillin: a comparison of the anhydrate and trihydrate forms[J]. Acta Crystallogr Sect B, 1976, 32(8): 2279-2284.

[16] Florey K. Cephradine[M]//Analytical profiles of drug substances. Academic Press, 1976, 5: 21-59.

[17] Otsuka M, Kaneniwa N. Dehydration of cephalexin hydrates[J]. Chem Pharm Bull, 1983, 31(3):1021-1029.

[18] Martinez H, Byrn S R, Pfeiffer R R. Solid-state chemistry and crystal structure of cefaclor dihydrate[J]. Pharm Res, 1990, 7(2): 147-153.

[19] Kennedy A R, Okoth M O, Sheen D B, et al. Cephalexin: A Channel Hydrate[J]. Acta Cryst Sect C: Cryst Struct Commun, 2003, 59(11):650-652.

[20] Kaduk J A, Gindhart A M, Blanton T N. Crystal structure of cephalexin monohydrate, $C_{16}H_{17}N_3O_4S$ (H_2O)[J]. Powder Diffr, 2020, 35(4): 293-300.

[21] Van de Streek J, Rantanen J, Bond A D. Structures of cefradine dihydrate and cefaclor dihydrate from DFT-D calculations[J]. Acta Cryst Sect C: Cryst Struct Commun, 2013, 69(11): 1229-1233.

[22] Stephenson G A, Groleau E G, Kleemann R L, et al. Formation of isomorphic desolvates: creating a molecular vacuum[J]. J Pharm Sc, 1998, 87(5): 536-542.

[23] 薛晶，余方键，刘颖，等. 头孢拉定二水合物的晶型及其特性 [J]. 中国抗生素杂志，2017, 42(1):40-45.

[24] 胡昌勤，成双红，陆璐. 头孢替唑钠的结晶性研究 [J]. 药学学报，2002，37(4):275-279.

[25] Kariyone K, Harada H, Kurita M, et al. Cefazolin, a new semisynthetic cephalosporin antibiotic. I synthesis and chemical properties of cefazolin[J]. J Antibiot, 1970, 23(3):131-136.

[26] 董继雄. 近红外光谱应用暨新型的质谱和核磁数据分析方法 [D]. 北京协和医学院中国医学科学院，2011.

[27] Stephenson G A, Diseroad B A. Structural relationship and desolvation behavior of cromolyn, cefazolin and fenoprofen sodium hydrates[J]. Int J Pharm, 2000, 198(2): 167-177.

[28] 胡昌勤，尹利辉，朗雅宁. 头孢唑林钠水合物新晶体及其理化特性的研究 [J]. 药学学报，2008, 43(8):868-872.

[29] 杨利红，胡昌勤. 固体状态下头孢唑林钠的晶体转变分析 [J]. 药物分析杂志，2005, 25(6):666-669.

[30] Schürmann C J, Pröpper K, Wagner T, et al. Invariom modeling of ceftazidime pentahydrate: molecular properties from a 200 second synchrotron microcrystal experiment[J]. Acta Crystallogr Sect B, 2012, 68(3): 313-317.

[31] 王琰, 张斗胜, 田冶, 等. 一种头孢他啶晶体制备方法及晶体结构测定 [J]. 中国新药杂志, 2020, 29(15):1764-1769.

[32] Toomer C A, Schwalbe C H, Ringan N S, et al. Structural studies on tazobactam[J]. J Med Chem, 1991, 34(7):1944-1947.

[33] Takahashi M, Uekusa H. Dehydration and rehydration mechanisms of pharmaceutical crystals: classification of hydrates by activation energy[J]. J Pharm Sci, 2021.

[34] 袁耀佐, 胡昌勤, 金少鸿. 他唑巴坦中结晶水的研究; 药学学报, 2002, 37(2):144-147.

[35] Ding Z, Su W, Huang X, et al. Understanding the role of water in different solid forms of avibactam sodium and its affecting mechanism[J]. Cryst Growth Des, 2020, 20(2): 1150-1161.

[36] 胡昌勤, 王晨, 冯艳春, 等. 一种头孢米诺钠晶体及其制备方法与应用 : CN103588787A[P].

[37] 张斗胜, 薛晶, 王晨, 等. 注射用头孢菌素的关键质量属性分析 [J]. 中国新药杂志, 2016, 25(22):2606-2613.

[38] 薛晶, 贾燕花, 李进, 等. 头孢曲松钠的亚晶型分类及对产品质量的影响 [J]. 药学学报, 2014, 49 (7): 1034-1038.

[39] 张春桃. 头孢曲松钠溶析结晶过程研究 [D]. 天津: 天津大学, 2007.

[40] Zhao X, Jin S H, Hu C Q. The effect of rubber closures on the haze state of ceftriaxone sodium for injection[J]. Drug Dev Ind Pharm, 2007, 33(1): 35-44.

[41] Xue J, Hu C Q, Yang L H, et al. Relationship between crystal form of cefoperazone sodium and its stability[J], J Addict Res Ther, 2011, 2(4):116.

[42] 崇小萌, 李进, 王琰, 等. 阿莫西林克拉维酸钾片剂的关键质量属性与控制 [J]. 药学学报, 2016, 51 (7): 1121-1124.

[43] Wang M J, Zou W B, Xue J,at al. Thermostability comparison of two solid states of Cefpiramide[J]. J Anal Bioanal Techniques, 2012, 3(4):142.

[44] de Armas H N, Pardillo-Fontdevila E, Hernández R P. Crystal and X-ray powder diffraction data for cefotaxime sodium salt, $C_{16}H_{16}N_5NaO_7S_2$[J]. Powder Diffr, 1999, 14(2): 142-144.

[45] 郝志艳. 一种 1/2 水头孢噻肟钠化合物 : CN109081847A[P]. 2018.

[46] 戚淑叶, 邹文博, 姚尚辰, 等. 注射用头孢噻肟钠晶型一致性评价研究 [J]. 药物分析杂志, 2021, 41(10):1836-1843.

[47] 薛晶, 尹利辉, 邹文博, 等. 生产工艺对氨苄西林钠质量的影响 [J]. 中国药学杂志, 2011, 46(23):45-51.

[48] 周晓溪, 郭景文, 郑台, 等. 国产注射用氨苄西林钠杂质谱与其生产工艺的相关性研究 [J]. 药物分析杂志, 2013, 33(3):486-489.

[49] 薛晶, 朱克旭, 崇小萌, 等. 水分对阿莫西林克拉维酸钾颗粒稳定性的影响 [J]. 中国药学杂志, 2016, 51(3):224-229.

第6章

β-内酰胺晶体药物的工艺控制与评价

质量源于设计（quality by design，QbD）的理念已被广泛应用于药品的研发、生产、监管等领域。按QbD理念，目标产品的性能可通过产品的关键质量属性（critical quality attribute，CQA）进行评估；通过对产品CQA的认知，确认生产过程中的关键原辅料属性（critical material attribute，CMA）和关键工艺参数（critical process parameter，CPP）、建立CMA、CPP和产品CQA的关系，再通过对CMA和CPP的控制实现对产品性能的控制；并在产品的生产过程中，伴随着对CQA的不断深入理解，持续对生产工艺进行优化，使得产品质量不断得以改善。

对具体β-内酰胺晶体药物的工艺控制，应建立在对产品的深入理解和对工艺的精准控制基础之上。首先应通过探讨生产工艺中每一个特定操作单元CMA、CPP和产品性能的关系，确定关键操作单元及其中的关键质控点，并将这些知识用于研发/完善可靠的生产工艺；其间，建立快速检测方法如近红外光谱法（NIR）等，通过对CQA的监控，结合对生产工艺稳定性的评估，明确关键操作单元允许的变化的范围，逐步优化工艺操作参数是关键。在此基础上，建立严谨的质量标准/过程控制标准，并使之能体现出对每一批产品的质量控制情况。理想的基于QbD理念的质量控制策略如图6.1所示。

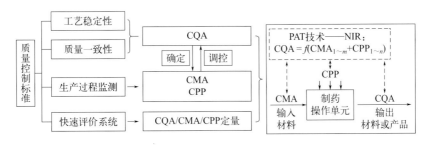

图6.1　晶体药物的工艺控制策略

对具体结晶工艺的过程控制，关键是发现影响形成理想药物晶体的因素；通过对关键环节的精准控制，不仅希望得到单一的最佳有效晶型，还要避免形成具有缺陷晶格（结晶过程中混入了杂质，杂原子占据了晶格中的某个位点或在某个应有原子的位点上形成了空位）的晶体及无定型产品，并使得产品的粉体特征满足后续工艺的需要。

对晶体药物制剂工艺的过程控制，关键是根据晶体药物的特征，结合制剂工艺的特点，通过对关键工艺点的控制，保证晶体药物在制剂过程中不发生改变。其中，对β-内酰胺水合物，防止其在制剂过程中的过度脱水是关键，而对于无定型产品，对制剂中水分含量的控制是关键。

此外，在评价策略方面，可以直接针对具体的生产工艺进行评价；对于上市后的产品，还采用基于回顾性数据的间接评价方法，对一定范围内同一品种的群体工艺进行评价，根据具体工艺在总体工艺水平中的分布状况，评价个体工艺的优劣。这种评价策略也称为群体质量评价（population quality evaluation，PQE）。该评价策略可以弥补在具体工艺研发时直接评价的不足，特别适合于在仿制药质量一致性评价中对具体生产工艺的评价。由于生产工艺特别是结晶工艺的特点与药物的杂质谱关系密切，因而，以药物杂质谱为指针评价晶体药物的工艺控制水平，是晶体药物制剂工艺控制与评价的有效途径之一。

6.1　对结晶工艺的控制与评价

结晶工艺中最常见的方法是溶析结晶（solventing-out），其通过加入某种溶剂，使溶解于水或其他有机溶剂中的溶质的溶解度降低，形成过饱和溶液而结晶。该过程的机制可概括为：溶质首先在一种溶剂中（称为主溶剂）形成饱和溶液，然后通过添加另一种能与主溶剂互溶而与溶质不互溶的第二溶剂（称为析出剂）来显著降低溶质的溶解度，使溶质晶析出来，达到分离纯化的目的。多数β-内酰胺晶体药物的结晶工艺均以溶析结晶为基础。其中，主溶剂的作用主要是选择性地溶解杂质，以提高产品的纯度；而适宜析出剂的作用，对多晶型药物不仅可以得到理想晶型的晶体，还具有降低产物的溶解度、提高其收率的作用。因而，在对结晶工艺的控制中，选择与优化结晶工艺是关键的第一步。

当结晶工艺确定后，利用XRPD、红外光谱、拉曼光谱、显微成像等技术表征晶体产品的变异，揭示生产工艺的稳定性，是结晶工艺控制的第二步。而固体核磁技术还可以帮助判断不同结晶条件下得到的产物差异的变异位点，进而有助于建立NIR等快速评价方法，用于对生产过程的稳定性进行监控。

最后，将产品工艺稳定性指标与终产品的质量标准相关联，使其不仅可以实现对上市产品的监控，并可及时发现产品的变异，有利于对工艺参数的逐步优化。

6.1.1　结晶工艺的优化

晶体的结晶过程由成核和晶体生长两步构成，因此，结晶工艺中成核与生长是影响晶体产品性能的关键因素。晶核是晶体生长必不可少的核心，其指在过饱和溶液中由溶质自发生成的微小晶体粒子。结晶工艺中根据晶核的形成模式和过程特性通常将其分为两大类：①在无晶种存在下的自发成核，被称为初级成核；②有晶种存在下的由各种流体力学和热力学因素所导致的成核，也称作二次成核。溶质的过饱和度作为结晶过程的驱动力是最重要的参数，它直接影响结晶过程中的初级成核与二级成核、晶体生长及聚结行为。过饱和度较低的溶液不可能自发地产生晶核；溶液能自发成核的浓度称为该溶质的超溶解度；结晶过程中物质的溶解度曲线与超溶解度曲线构成其介稳区（指溶解度曲线上的饱和点到能自发成核的极限过饱和点之间的浓度区域），介稳区的下界为溶解度曲线，上界为超溶解度曲线。一个特定的物系只存在一个明确的溶解度曲线，而超溶解度曲线在工业结晶过程中则受多种因素如搅拌强度、冷却速率等的影响。当浓度低于溶解度曲线值时，处于稳定区，不可能发生结晶；当溶液浓度大于超溶解度曲线值时，处于不稳区时，会自发地发生结晶。

在溶液结晶过程中结晶物系的物理化学性质（如溶解度、溶解热、介稳区等）对结晶操作、结晶收率、产品纯度和产品的粒度分布均有较大的影响。结晶物系的热力学性质是结晶动力学和结晶工艺研究的基础；而结晶过程中的众多操作参数，如溶液过饱和度、结晶时间、结晶温度、加料速率、流场分布等不仅会影响终产品的收率、纯度,还会影响产品的晶型/亚晶型、粒度等特性。一般来讲,较高的原料初始浓度、高过饱和度及较快的析出剂流加速率都会加剧晶体间的聚结。过饱和度越高,成核速率越快,形成的粒子越小,数量越多,也就越容易碰撞而粘连在一起。一般认为结晶过程中搅拌对聚结有两个方面的作用:一方面,增加搅拌速率,流场的能量耗散速率增加,导致碰撞频率增加,进而聚结程度增加;另一方面,增加搅拌速率,增加了流场对聚结体的剪切效应,使有效碰撞次数降低,进而会降低聚结程度;实际工作中,搅拌作用的具体效果往往取决于这两种效应的相对强弱,而这又与物系的特征密切相关。聚结不仅可影响产品的粒度分布,还容易导致母液包埋,降低产品的纯度;在结晶过程中,通常需通过各种手段来防止聚结的发生或降低聚结的程度。但是,对于某些特殊过程需要,也可能希望得到形貌、粒度均一的聚结产品。

对结晶过程的优化,其实质就是在特定的工业化结晶器中,通过调节工艺参数(结晶温度、搅拌强度、结晶液初始浓度、析出剂流加速率)及加晶种技术,控制晶体的成核和生长,进而得到理想的晶体药物。

6.1.1.1 头孢噻肟钠结晶工艺的优化[1]

头孢噻肟钠早期的结晶工艺采用头孢噻肟酸为结晶原料,在一定比例的溶剂与溶析剂构成的反应介质中与成盐剂反应得到结晶母液,再进行结晶操作[图6.2(a)]。成盐反应条件为成盐剂与头孢噻肟酸的摩尔比为1.1,反应温度为278.15K,反应时间为30min。这种通过向头孢噻肟酸与

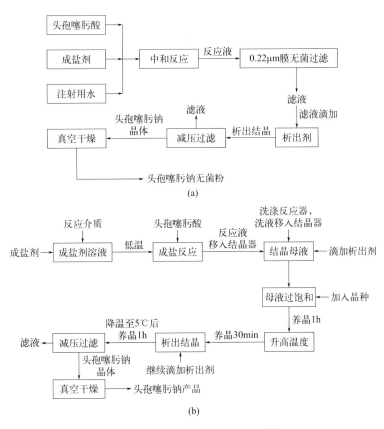

图 6.2 头孢噻肟钠结晶工艺流程[1]

(a) 传统的结晶工艺; (b) 改进的结晶工艺

成盐剂反应后的反应液中滴入析出剂的结晶工艺,容易导致爆发成核,使得产品迅速沉淀析出。因而,在此结晶过程的初期可能会出现"成胶现象",即伴随大量头孢噻肟钠晶体的析出,晶体颗粒团簇周围的液相出现分相,将析出的晶体颗粒团簇从液相主体中分离开来,并在液体作用下逐渐黏合,最后,围绕在晶体颗粒团簇周围的液相与溶液主体间的相界面消失,形成凝胶。胶状物黏附于结晶器壁及搅拌桨上,导致结晶过程无法进行。对干燥后的胶状物进行分析,SEM照片揭示胶状物为非晶玻璃态物质,XRPD谱图显示胶状物没有头孢噻肟钠晶体的特征衍射峰,为非晶态属性。这可能是导致早期头孢噻肟钠产品结晶度较低的原因。

对头孢噻肟钠溶析结晶过程中的结晶热力学和动力学研究可知,其结晶介稳区较宽;成核能垒高;初级成核受过饱和度的影响显著且不易控制;一旦到达最大过饱和度进入成核诱导期后,急剧成核。据此,提出了头孢噻肟钠结晶新工艺 [图6.2(b)]。在头孢噻肟钠析出结晶过程中:首先进行头孢噻肟酸与水合乙酸钠的成盐反应;该成盐反应为热力学不可逆反应,反应速率极快,因而认为该过程头孢噻肟酸可以完全转化为头孢噻肟钠。再利用得到的头孢噻肟钠溶液作为结晶母液。由于头孢噻肟钠结晶过程中无溶质进入结晶系统,也无产品取出,因此认为结晶过程中溶质的质量守恒;根据得到的头孢噻肟钠结晶过程模型可知,增加搅拌转速,平均粒度有所下降,但粒径的变异有所增加;随结晶温度的升高,平均粒度有所增大,粒径的变异也减小;因此,在头孢噻肟钠结晶过程中,通过调节搅拌速率、控制结晶温度,可控制产品的平均粒度。新工艺产品纯度可达95%以上,结晶平均收率超过90%,但其形态呈细长的片状晶体、粒度较小,堆密度较低,流动性及可压缩性较差,变异较大。

在上述研究的基础上,针对头孢噻肟钠晶体粒度过小的缺点,进一步发展了与溶析结晶技术相耦合的球形结晶技术。该过程主要由三步构成:第一步——形成乳液;第二步——成核与聚结;第三步——球形化。确定了球形结晶工艺优化操作时间表,制备出了主粒度超过400μm、粒度分布较窄、颗粒密实、球形度好、粉体性能优越的高质量球形结晶产品。由其扫描电镜(SEM)照片可见,聚结颗粒的表面仍可见由微小细长片状晶体构成的外壳(图6.3),但球形聚结产品的XRPD谱图与未经球聚产品的谱图一致,确认球形结晶过程中未出现多晶型及溶剂化现象(图6.4)。

6.1.1.2　头孢曲松钠结晶工艺的优化[2,3]

头孢曲松钠工业化生产中对合成的粗品进行精制是其最后一步单元操作,通常采用析出结晶方法进行分离纯化;结晶中通常以丙酮为析出剂,在水-丙酮体系中进行;该过程不仅关系到产品的收率,更是控制产品质量的关键步骤。通过对头孢曲松钠溶析结晶过程中的热力学、介稳区、动力学等研究,结合过程模拟实验,认为工业结晶过程中产品的平均粒度小、粒度分布不均一是普遍存在的问题,析出结晶过程中对粒度的控制是结晶工艺的关键。

结晶过程中对产品粒度的控制,除了应考虑结晶中的成核和晶体生长,注意聚集和破碎效应外,还要考虑工业生产的特殊性。工业结晶通常采用间歇结晶器,间歇结晶过程的特性决定了其是在时变条件且经常在高初始过饱和度条件下进行结晶,且工业结晶器内的混合可能不是很理想,致使过饱和度随时间和空间的变化而不同,因而结晶产品容易具有较宽的粒度分布(CSD),且质量不稳定。结晶器中各因素的相互作用如图6.5所示。

通过系统地考察结晶温度、搅拌强度、结晶液初始浓度、析出剂流加速率及加晶种技术对产品收率、粒度分布的影响,结合头孢曲松钠结晶过程模型可知,增加析出剂丙酮的量可使得介稳区变窄,升高温度可使得介稳区变宽;而介稳区较宽时,不易发生爆发成核现象,易于结晶操作。同时,根据聚结-破碎粒数衡算模型的结果,采用加晶种的方法控制体系中溶液的过饱和度,降低结晶溶液体系的热力学不稳定性,避免爆发成核现象的发生,使得结晶过程更容易被控制。据此,建立了头孢曲松钠溶析结晶的优化经验操作时间表,得到了收率高、粒度分布好、质量稳定的产品（图6.6）。此外，通过对干燥过程的优化，认为在35～40℃条件下干燥，有利于防止头孢曲松钠结晶水的丢失。

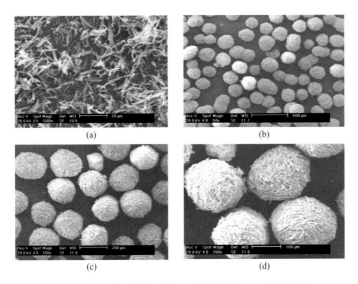

图 6.3　头孢噻肟钠球形结晶工艺产品的 SEM 照片比较

（a）未经球形化的产品；（b）、（c）、（d）球形化的产品

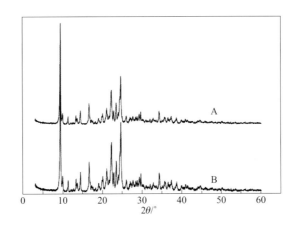

图 6.4　头孢噻肟钠球形结晶工艺产品的 XRPD 图谱比较

A—未经球形化的产品；B—球形化的产品

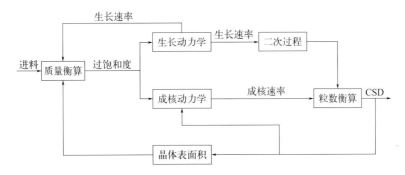

图 6.5　结晶过程中各因素相互作用示意

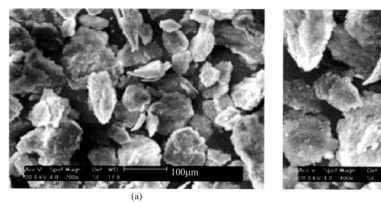
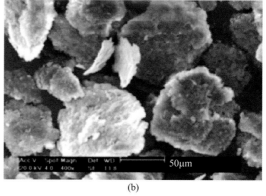

(a)   (b)

图 6.6　最优条件下头孢曲松钠产品的 SEM 照片

(a) 200 倍；(b) 400 倍

6.1.1.3　头孢唑林钠结晶工艺的优化[4]

对头孢唑林钠的结晶研究发现，采用单纯冷却结晶方法，产品的理论收率较低，而单纯的析出结晶方法得到的产品粒度较小。结合头孢唑林钠的热力学性质，选用冷却和析出结晶耦合结晶方式，可得到较理想的产品。通过探讨结晶操作条件（浓度、温度、搅拌、晶种）对产品质量的影响，优化了头孢唑林钠的结晶工艺（图 6.7）。通过对头孢唑林钠耦合结晶过程的理论分析和实验研究，证明在耦合结晶过程中，控制结晶溶液的过饱和度和温度有利于得到平均粒度较理想的头孢唑林钠晶体，进而确定了耦合结晶新工艺优化操作时间表。经 XRPD 等分析，产品为 α 晶型头孢唑林钠，与日本原研产品（头孢唑林钠水合物）的晶型一致（图 6.8）。

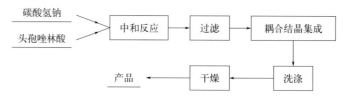

图 6.7　头孢唑林钠耦合结晶工艺

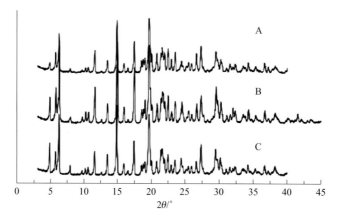

图 6.8　头孢唑林钠耦合结晶工艺产品 XRPD 的比较[4]

A—工业化产品；B—日本原研产品；C—实验室小试产品

6.1.2　结晶工艺稳定性评价

及时发现药物晶体在结晶过程的变异，是改进/评价结晶工艺操作时间表的重要环节；而针对性地开展工艺回顾性调查，可为生产过程的精准控制提供方向。

6.1.2.1　五水头孢唑林钠工艺稳定性评价

头孢唑林钠在水溶液中结晶通常得到五水合物，单晶X射线衍射分析揭示其结晶产物可以为正交晶系（α晶型），也可为单斜晶系（五水头孢唑林钠），它们的主要差异是水分子在晶格中的排列不同。目前上市的头孢唑林钠水合物产品，日本原研产品称为α-头孢唑林钠，国内产品称为五水头孢唑林钠（螯合头孢唑林钠），此外，还有韩国仿制产品。三者的XRPD图谱仅存在细微的差异（图6.9），但 ^{13}C固体核磁共振谱（^{13}C-ssNMR）比较发现，三者谱图的C14与C19峰的峰形略有不同 [图6.10(a)] [5]。理论计算表明，在水溶液中头孢唑林分子有三种较稳定的构象 [图6.10(b)]，由于三种构象的能量差异很小，提示它们在水溶液中均有可能存在[6]；其中构象1与头孢唑林钠水合物单晶结构中的头孢唑林分子构型较相似，提示工业化结晶产物中头孢唑林钠水合物中的头孢唑林分子可能以不同的构型存在。进一步理论计算认为，头孢唑林在头孢唑林钠水合物晶胞中至少可以以两种不同的构型存在：①头孢唑林分子呈伸展结构，与其在单晶结构中的分子构型一致，是理想的结晶形式，其晶格能为-817.8kcal/mol；②头孢唑林的7位侧链发生扭转，形成分子内氢键，其晶格能为-830.1kcal/mol [图6.10(c)] [5]，该构型与头孢唑林水溶液的构象2相似。在 ^{13}C-ssNMR中C19峰的肩峰可能与该分子内氢键有关（分子内氢键可使得C电子云密度降低，化学位移向低场移动形成肩峰）；而 ^{13}C-ssNMR中C14的差异提示晶体中头孢唑林还可能存在其他的构型。头孢唑林钠在不同晶胞内构型的差异可能与结晶过程中的结晶速率有关。而 ^{13}C-ssNMR的差异可以表征实际产品中理想晶胞（头孢唑林具有伸展结构构型）在晶体中的比例[7]。

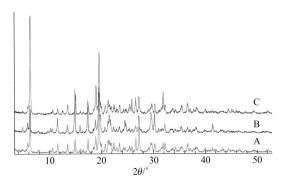

图6.9　不同工艺的头孢唑林钠水合物XRPD比较

A—中国产品；B—韩国产品；C—日本产品

采用变温红外技术进一步比较具有不同分子构型比例的头孢唑林钠晶体红外谱图随着温度的变化情况。当温度升至75℃附近，红外谱图发生明显变化（3431cm^{-1}处吸收峰蓝移至3448cm^{-1}；3291cm^{-1}处吸收峰蓝移至3303cm^{-1}；1761cm^{-1}处吸收峰红移至1752cm^{-1}；1183cm^{-1}处吸收峰红移至1177cm^{-1}；1064cm^{-1}处吸收峰蓝移至1073cm^{-1}；1689cm^{-1}处峰强度增高而1666cm^{-1}处峰强度减弱），提示结晶水已经开始丢失；仔细观测发现，当温度在50～80℃变化时，不同产品约1668cm^{-1}处峰强度（逐渐减弱）和约1687cm^{-1}处峰强度（逐渐增强）发生变化的起始温度略有差异；理想晶胞（头孢唑林为伸展结构构型）比例较高的产品峰强度发生变化的温度略高[5]。而稳定性加速试验发现，理想晶胞比例较高的产品在50℃条件下固体粉末性状未发生明显改变，而理想晶胞比例较低的产品（如韩国产品）在50℃条件下固体粉末性状明显变黄，而其不发生明显改变的最高耐受温度为40℃。

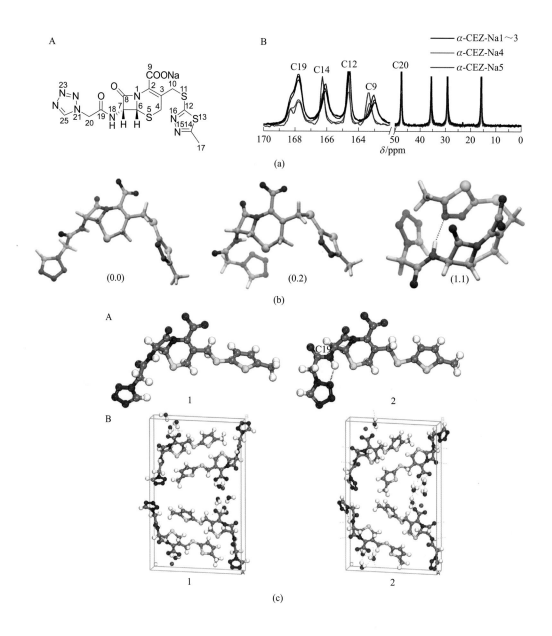

图6.10   不同头孢唑林钠水合物晶体的结构差异

（a）头孢唑林钠分子结构及固体核磁碳谱图（其中1～3为中国同一企业产品，4为日本产品，5为韩国产品）；（b）头孢唑林在水溶液中的三种最稳定构象［括号内数值为相对能量值（kcal/mol）；氢键用虚线表示[6]］；（c）头孢唑林钠分子的两种稳定构象及可能的两种晶胞结构（1为伸展结构，晶格能为 −817.8kcal/mol，2为形成分子内氢键，晶格能为 −830.1kcal/mol[5]）

根据上述结果，如何保证结晶过程中头孢唑林钠分子呈伸展结构（理想晶胞）是工艺控制的关键。虽然 ^{13}C-ssNMR图谱中的差异可作为结晶工艺的关键质量属性（CQA），用于表征/评价结晶工艺的稳定程度，然而，由于固体核磁技术设备、方法等的复杂性，其显然不适用于作为工艺过程控制的方法。

NIR光谱分析技术较固体核磁技术更适宜用于进行结晶工艺的变异控制，但需要将NIR光谱与^{13}C-ssNMR的差异进行关联。比较上述三种工艺产品NIR光谱的差异，可见，它们原始光谱主要表现在5500～4000cm^{-1}波段的响应强度不同［图6.11(a)］；采用一阶导数+矢量归一化对原始光谱进行预处理，排除了仪器噪声、基线漂移、药物粉末光散射、测量光程差异等的影响后，不仅凸显出5500～4000cm^{-1}波段光谱响应强度的差异，同时也提高了对该区段主要吸收谱带的分辨能力。为进一步比较不同样品对不同波数光的吸收差异，计算经预处理后光谱的标准偏差谱，结果显示，三种产品在5280cm^{-1}、4431cm^{-1}和4339cm^{-1}处（表征原始光谱波数为5164cm^{-1}、4405cm^{-1}和4335cm^{-1}处的吸收峰）的变异最大，可最大程度地反映出不同样品间的差异［图6.11(b)］；且发现相同企业不同批次产品间的光谱变异明显小于不同厂家产品的光谱变异，与上述^{13}C-ssNMR的分析结果相似。

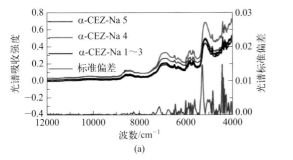 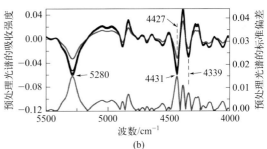

图6.11　三种工艺头孢唑林钠水合物产品的NIR光谱比较[7]

（a）NIR原始光谱（12000～4000cm^{-1}）和其标准偏差（SD）谱（其中1～3为中国同一企业产品，4为日本产品，5韩国为产品）；（b）预处理（一阶导数+矢量归一）光谱（5500～4000cm^{-1}）和其SD谱

将NIR光谱与^{13}C-ssNMR的差异相关联。通常NIR光谱5164cm^{-1}（预处理光谱5280cm^{-1}）附近的吸收峰归属于水分子O—H的伸缩和变形振动，4405cm^{-1}（预处理光谱4431cm^{-1}）附近的吸收峰归属于甲基C—H的伸缩和变形振动，4335cm^{-1}（预处理光谱4339cm^{-1}）附近的吸收峰为亚甲基C—H的伸缩和变形振动信息。头孢唑林钠水合物NIR光谱5164cm^{-1}（预处理光谱5280cm^{-1}）附近的吸收峰变化，可以反映产品中结晶水的变化。头孢唑林钠分子含有3个亚甲基，当其7位侧链通过折叠形成氢键，侧链的折叠不仅可能会通过C20影响到C19的振动状态，且N18的氢键也可影响C19的振动状态，因而NIR光谱4335cm^{-1}（预处理光谱4339cm^{-1}）附近处的变异可与^{13}C-ssNMR谱中C19峰的变异相关联。头孢唑林钠分子中的C17为甲基，其NIR光谱4405cm^{-1}（预处理光谱4431cm^{-1}）附近的吸收峰可反映其振动状态；由于甲基C17与C14相连，其振动特性可直接影响到C14电子云密度的变化，进而与^{13}C-ssNMR谱中C14峰的变异相关联。在图6.11(b)中，理想晶体比例较低的产品，NIR预处理光谱4431cm^{-1}处的吸收峰值位移到4427cm^{-1}，即甲基C17的化学环境发生了较大的改变；而在图6.10(a)中，该样品^{13}C-ssNMR谱中的C14峰变异最大；证明NIR光谱与^{13}C-ssNMR谱具有良好的相关性。上述结果提示，利用NIR预处理光谱在5280cm^{-1}、4431cm^{-1}和4339cm^{-1}处的变异，可以较好地表征头孢唑林钠晶体中具有不同分子构型的情况，进而表征结晶过程中头孢唑林钠水合物结晶产品的差异。

在评价某企业结晶工艺的稳定性时，可利用上述特征波数作为结晶工艺的CQA，以其吸收强度为指标，通过不同批次产品的变异，评价结晶工艺的稳定性。如对中国某企业五水头孢唑林钠原料结晶工艺的稳定性评价。采集该企业3个不同时间段在不同场地生产的150批原料（每一时间段50批样品，并按生产时间段分别称为样本1、样本2和样本3；样本1在场地1生产，样本2和样本3在场地2生产），分别计算3个样本经预处理后光谱的标准偏差谱［图6.12(a)］，可见，它们在3个特征波点（5280cm^{-1}、4431cm^{-1}和4339cm^{-1}）处的吸收强度变化明显，其中，样本2和样本3的平均光谱接近，明显区别于样本1。提示该企业的结晶工艺发生了某种改变，使得样本2、样本3（场地2）的产品特性与样本1相比有所不同，即不同场地的生产工艺存在明显的系统差异。

进一步评价不同生产时期结晶工艺的稳定性[6]。将样本1定义为Type1（赋值$Y=0$），样本2和样本3定义为Type2（赋值$Y=1$），以此来放大不同时期结晶工艺的变异。以近红外预处理光谱5280cm^{-1}、4431cm^{-1}和4339cm^{-1}处的吸收强度为自变量x_1、x_2、x_3，样本i对应为$X_i=[x_1, x_2, x_3]$，产品类别为因变量Y，建立多元线性回归判别模型（multiple linear regression for discriminant analysis，MLR-DA）：

$$Y = 314.44x_1 + 129.87x_2 - 769.12x_3 + 2.90 \qquad (6.1)$$

定义：$Y=0\pm0.5$，则属于Type1；$Y=1\pm0.5$，则属于Type2。对全部样本的判定结果可见，93.3%的样品被正确归属，只有2.7%的样品在分界线上需要重新判别［图6.12(b)］。此外，MLR-DA方程得到的Y值，还可以作为工艺一致性属性（process consistency attribute，PrCA）特征值，用于评价不同批次样品的一致性。样本1中50批样品判定值的标准偏差$\sigma_1=0.31$，样本2和样本3中100批样品判定值的标准偏差$\sigma_2=0.16$；$\sigma_2<\sigma_1$，提示后期产品的一致性得到明显改善，即结晶工艺的稳定性得到提高。

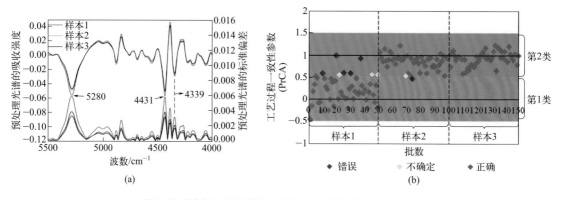

图6.12   某企业头孢唑林钠水合物3个不同时段产品的比较

（a）不同时段样本的NIR预处理谱和标准偏差谱；（b）样本的MLR-DA判别结果

6.1.2.2   头孢硫脒工艺稳定性评价

头孢硫脒为国内研发上市的头孢菌素，其原料由结晶工艺生产。对国内某企业不同时期生产的96批次产品的连续监测发现产品存在混晶情况。在拉曼显微镜下可观测到形状为扁平的片状晶体（图6.13中晶体a、b、c）和形状为相对细长的棍状晶体（图6.13中晶体d、e）。两种晶体的拉曼光谱分析显示，二者特征峰的比值（$I_{1644cm^{-1}}/I_{1658cm^{-1}}$）存在显著差异；棍状晶体一般$I_{1644cm^{-1}}>I_{1658cm^{-1}}$，片状晶体一般$I_{1644cm^{-1}}<I_{1658cm^{-1}}$（图6.13）。拉曼光谱1658cm^{-1}和1644cm^{-1}处的吸收峰一般表征头孢硫脒7位侧链酰胺键（C15）羰基C=O的特性，1658cm^{-1}提示其处于游离状态，1644cm^{-1}提示其处于某种缔合状态（如存在氢键）。证明头孢硫脒产品的混晶中至少存在两种不同的晶体，其中，片状晶体中头孢硫脒可能较少存在氢键等相互作用，而棍状晶体中头孢硫脒分子存在明显的氢键等相互作用。

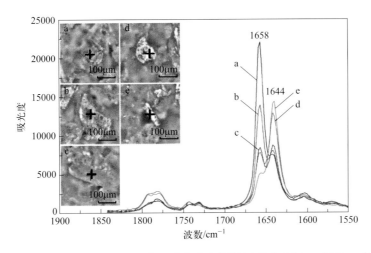

图6.13 头孢硫脒晶体原料不同形状晶体及"+"位点的拉曼光谱（1830～1550cm⁻¹）比较[7]

选择含不同片状和棍状晶体比例的代表性的产品，进一步比较不同批次头孢硫脒 ¹³C-ssNMR 谱的差异。可见，不同批次产品间的ssNMR谱基本一致，仅部分碳信号发生了裂分［图6.14(b)］；头孢硫脒的单晶X射线衍射结果提示，一个不对称单元（晶胞）中存在2个侧链构型不同的头孢硫脒分子，分子呈伸展结构，分子内无氢键联系，分子间以氢键作用力和范德华力维系其在空间的稳定排列［图6.14(c)］[8]；两个构型不同的分子在晶胞中共存，晶体中晶胞的堆积可使得ssNMR的碳信号发生裂分。此外，仔细比较不同产品（CETD 1～5）的ssNMR谱，发现C7和C23峰的形状（肩峰的强度）和C2和C18峰的略差异。其中，CETD1、2和3的光谱相似，它们的共同特征为：①C2和C18的化学位移分别为107.3和161.1；②C7肩峰弱，或不存在；③C23肩峰较清晰。而CETD4和CETD5的共同特征为C7峰具有明显的肩峰，而C23峰没有肩峰；该结果提示不对称单元中构型不同的2个分子中N22的NH_2^+基团或C15的CONH基团可能存在氢键。而CETD1～3和CETD4～5之间C2和C18的化学位移差值均约为0.4ppm($\Delta\delta$=107.3−106.9=0.4ppm和$\Delta\delta$=166.1−165.7=0.4ppm)，说明该变化可能反映出C9的COO^-残基与N22的NH_2^+残基之间的静电作用或氢键作用的不同。上述结果进一步表明，CETD晶体中头孢硫脒存在两种或两种以上不同的结构取向（晶格结构和/或分子构型），其比例在批次之间存在差异[7]。

分析头孢硫脒在水溶液中的稳定构象。头孢硫脒C7位侧链亚胺结构氮原子的pK_a值约7.8，在中性水溶液中亚胺上的氮可能结合一个质子，成为氮正离子，也可能为中性不带电荷；当其为中性时，C7位侧链折叠，侧链酰胺氮原子上氢与亚胺氮形成分子内氢键；当其结合质子带正电荷时，C7位侧链折叠，侧链亚胺氮上的氢可与母核C2位羧基的氧形成分子内氢键；两种情况下头孢硫脒的3位侧链均较伸展［图6.14(c)］[6]。结合上述 ¹³C-ssNMR谱的结果，提示在实际结晶产品中，头孢硫脒还可能以C7位侧链折叠，亚胺结构形成了某种分子内氢键的构型存在，其存在的比例应该与工业化结晶过程中的结晶参数有关。

利用上述差异作为控制头孢硫脒结晶过程的CQA，建立NIR光谱技术进行分析。通过计算头孢硫脒原料NIR光谱预处理（一阶导数+矢量归一化）光谱的标准偏差谱，可见5500～5000cm⁻¹谱段下光谱响应的变异较大（图6.15），特别是在5211cm⁻¹、5284cm⁻¹和5369cm⁻¹处（原始光谱对应波数为5168cm⁻¹、5238cm⁻¹和5273cm⁻¹），能够最大限度地区分不同头孢硫脒产品的差异。一般认为，5168cm⁻¹附近的振动峰为O—H伸缩和变形振动的信息，5238cm⁻¹附近的振动峰为酰氨基（—CONH—）C=O伸缩振动的第二倍频信息，5273cm⁻¹附近的振动峰为羧基（—COOH）

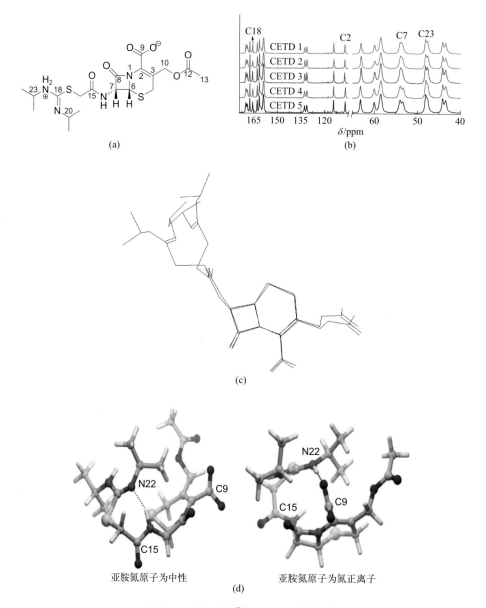

图 6.14　头孢硫脒 ^{13}C-ssNMR 谱的比较

（a）头孢硫脒结构式；（b）^{13}C-ssNMR 谱的比较，其中 CRTD 1～5 代表不同批次的样品；

（c）单晶中双分子头孢硫脒在晶胞中的叠合图；（d）中性水溶液中头孢硫脒的最稳定构象

C=O 伸缩振动的第二倍频信息。因而推测预处理光谱中 5284cm^{-1} 附近的变异反映了头孢硫脒 C7 位侧链酰胺键（—CONH—）的状态，5369cm^{-1} 附近的变异反映了母核 C2 位羧基（—COOH）的状态。

利用 NIR 预处理光谱 5211cm^{-1}、5284cm^{-1} 和 5369cm^{-1} 处的吸收值对 96 批次头孢硫脒实际产品进行分类，可将其明显分为两类；显微拉曼分析中片状晶体比例较高的 CETD 1～3（$I_{1644cm^{-1}} > I_{1658cm^{-1}}$）样本均在第一类，棍状晶体比例较高的 CETD 4、5 样本（$I_{1644cm^{-1}} < I_{1658cm^{-1}}$）均在第二类［图 6.16(a)］；并发现在依据光谱相似性选择的代表性样本 CPi（i=1～7）中，光谱的相似性与 ^{13}C-ssNMR 谱中 C7 的肩峰具有明显相关性（表 6.1）。以 CP7 作为基准，样品与 CP7 光谱的欧氏

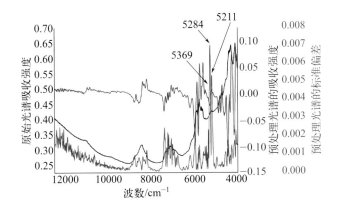

图 6.15 头孢硫脒近红外光谱分析结果

平均原始光谱（黑色）、平均预处理光谱（蓝色）和预处理光谱标准偏差谱（红色）

距离越小，吸收峰发生的迁移（5284cm⁻¹→5319cm⁻¹）越明显 ［图6.16(b)］，提示7位侧链酰胺键（—CONH—）状态的改变越大；同时，在 ¹³C-ssNMR 谱中 C7 的肩峰响应越明显，且向高场移动 ［图6.16(c)］，提示样品中的分子内氢键比例降低。上述不同分析方法之间较好的相关性，提示利用 NIR 特征波段的差异也可以表征同一结晶工艺过程中产品的变异情况，进而实现对其结晶工艺 CQA 的控制。

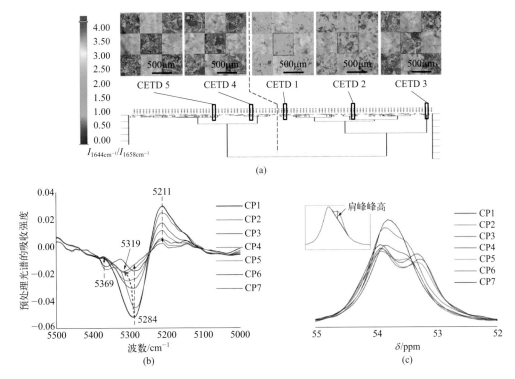

图 6.16 头孢硫脒工艺表征关键质量属性的相关性分析

（a）基于 NIR 预处理光谱 5211cm⁻¹、5284cm⁻¹ 和 5369cm⁻¹ 波数响应值的聚类分析结果 ［通过 CETD 1～5 样本与显微拉曼成像图结果进行了关联，图片中像素的色度值表征该点 1644cm⁻¹ 和 1658cm⁻¹ 的响应值比值（$I_{1644cm^{-1}}/I_{1658cm^{-1}}$）］；（b）代表性样本 NIR 预处理光谱（5500～5000cm⁻¹）的比较；（c）代表性样本 ¹³C-ssNMR 谱中 C7 肩峰的比较（其中，代表性样本 CETD 1～3 为 CP2～4，CETD 4、5 为 CP6、7）

表 6.1 头孢硫脒近红外光谱的相似性和固体核磁共振谱中特征峰的相关性

样品批次	欧氏距离[①]	C7 的肩峰高[②]
CP1	0.0472	0
CP2	0.0400	197
CP3	0.0231	235
CP4	0.0145	483
CP5	0.0088	657
CP6	0.0037	909
CP7	0.0000	945

① 近红外光谱 5500～5000cm^{-1} 谱段诸样本与 CP7 光谱的欧氏距离。

② 诸样品在 ^{13}C-ssNMR 谱中 C7 峰的肩峰高（肩峰响应值与基峰值的差值）。

利用头孢硫脒在 NIR 预处理光谱 5211cm^{-1}、5284cm^{-1} 和 5369cm^{-1} 处吸收值的差异，表征该企业结晶工艺的变异，评价其结晶工艺的稳定性。在 96 批样品中选择上述三个波数吸收值最小的样品（LM1702007）为基准，计算其他样品与其的欧式距离；由其分布图可见，仅有 4 批样品（约占 4%）超出 $\mu\pm2\sigma$ 范围（图 6.17）。该结果提示该企业的结晶工艺较为稳定，但产品为含有两种晶体结构的混合体。

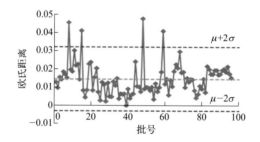

图 6.17 某企业头孢硫脒结晶工艺的稳定性分析

6.1.2.3 对结晶工艺稳定性评价的一般策略

由上述五水头孢唑林钠和头孢硫脒两个结晶工艺评价的案例可知，结晶工艺的变异通常可引起 β-内酰胺晶体药物晶体特征的改变，借助传统晶体分析技术对晶体结构进行表征，可以确定结晶工艺的 CQA。利用 NIR 方法快速检测结晶过程的 CQA，建立结晶工艺一致性 NIR 判别模型，是对生产过程精准控制的有效途径。该策略可概括为以下步骤（图 6.18）：

（1）结晶工艺 CQA 的理论分析 不同 β-内酰胺晶体药物通常具有不同的光谱学特征。常用的晶体分析技术有红外光谱、热重分析、XRPD 和 ssNMR 等，其中，XRPD、ssNMR、红外光谱和显微拉曼技术均具有较高的专属性，并能够给出固体药物微观结构的差异信息，特别是高分辨固体核磁共振技术结合理论计算，不仅可以揭示出晶体结构中药物构型的可能变化，还可以将其作为每种多晶型药物结晶工艺的 CQA，因而，它们在表征多晶型药物生产过程的 CQA 研究中具有重要的作用。

（2）结晶工艺 CQA 的 NIR 分析 NIR 技术具有简便、快速、可进行原位测定等特点，采用适宜的光谱预处理方法，如求导、归一化、多元散射校正等，消除仪器噪声、基线漂移、药物粉末光散射、测量光程差异等的影响，可以提高 NIR 光谱的谱带分辨能力。而根据其标准偏差谱可以较容易地发现样品NIR光谱的显著差异波数。将发现的NIR差异与ssNMR、红外/拉曼光谱的差异相关联，使其与药物晶体微观结构的变异相关联，进而利用上述特征波数采用MLR-DA或层次聚类分析（hierarchical cluster analysis, HCA）等建立NIR判别模型，通过分析结晶工艺CQA的变异，评价结晶工艺的稳定性。

（3）利用NIR模型评价结晶工艺的稳定性　利用所建立NIR判别模型，既可以实现对结晶过程的持续监测，通过设置警戒线，及时发现生产过程中的隐患；也可以周期性地开展针对性的工艺回顾性调查，实现对生产过程的持续改进与优化。

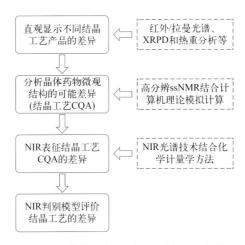

图6.18　晶体药物结晶工艺稳定性评价一般策略

6.1.3　结晶工艺产品质量一致性评价

药品的关键质量属性（CQA）可定义为其物理、化学、生物学或微生物特征应分布在适当的限度、范围内，以保证产品的安全与有效。而实践中，对具体产品的控制是通过药品质量标准来实现的。药品标准中的每一检验项目均规定有明确的限度，若超出所属范围即被认为"不符合规定"，表明产品存在某种质量问题，不能应用于临床。因而，严谨的药品质量标准中的控制项目、指标应能准确反映产品CQA的差异，并能够有效评估出每一批产品的质量风险。但药品标准中的质控项目并不能完全等同于CQA。如将产品质量标准中的检验项目定义为"质量属性（QA）"，而采用其他方法如XRPD等表征的产品工艺特性，包括粒度、晶型等定义为"工艺属性（PA）"，PA的变异可能影响到QA，也可能与QA无关。可见，在对每一个具体品种进行质量一致性评价时，QA与PA共同构成了一个质量评估体系，在此基础上提出了对产品质量一致性评估的策略（图6.19）：首先对质量符合规定的产品，采用多变量分析的方法识别出药品标准中对PA变异敏感的检验项目；同时，确定关键生产工艺，建立检测关键工艺变异的定量指标，评价其对产品QA的影响程度；在此基础上实现QA与PA的关联，并据此量化每一QA对产品质量的影响程度；最后，根据式（6.2）计算产品的QCA值，用于对产品质量的一致性进行评估[9]。

$$QCA = \sum_{i=1}^{N} W_i |CQA_i| = \sum_{i=1}^{N} \frac{RRC_i}{\sum_{i=1}^{N} RRC_i} |CQA_i| \qquad (6.2)$$

式中，W_i为权重，表征每一项质量指标对产品质量变异的贡献；RRC（recognition rate of

changes）为利用质量指标关联特定工艺类别的正确率。

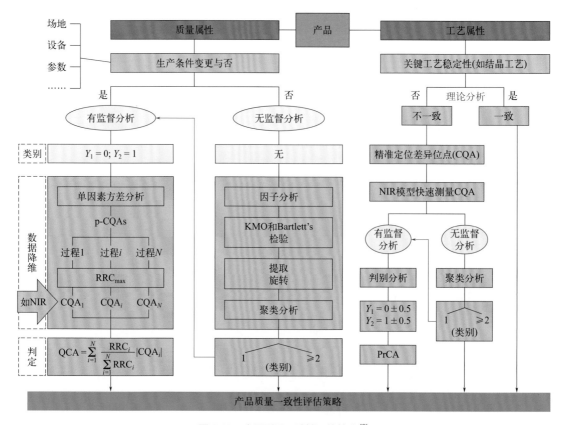

图 6.19   产品质量一致性评估策略[9]

6.1.3.1   五水头孢唑林钠质量一致性评价

五水头孢唑林钠企业内控质量标准中规定的检测项目包括：比旋度、吸收系数、pH、水分、有关物质（杂质 A、杂质 B、杂质 C、杂质 F、杂质 G、杂质 H、杂质 I、杂质 J、杂质 K、杂质 L、杂质 M、杂质 N、最大单个未知杂质、总杂质）、聚合物、残留溶剂（N,N-二甲基乙酰胺、丙酮、异丙醇、二氯甲烷）、不溶性微粒（≥10μm 微粒、≥25μm 微粒）、堆密度、振实密度和含量（以无水物计）等共 28 项，即共有 28 项"质量属性（QA）"。

共收集到国内某企业两个不同生产场地的 150 批次五水头孢唑林钠产品。由于认为不同生产场地的生产条件存在系统差异，故将全部产品可分为 2 类；场地 1 产品类别赋值为"0"，场地 2 产品类别赋值为"1"。采用有监督分析方法进行分析。首先采用 Z-score 法对上述质量属性的检验数值逐一进行标准化处理，消除不同指标量纲的影响，使其彼此间具有可比性。再通过单因素方差分析（one-way ANOVA）发现，28 个检验项目中有 10 项指标（比旋度、水分、杂质 H、杂质 I、杂质 M、杂质 N、总杂、丙酮、≥25μm 不溶性微粒、振实密度）受批次变化（类别）的影响显著（P 值 <0.01），初步认为它们可能是影响产品质量的重要 CQA。通过对五水头孢唑林钠生产工艺的了解（图 6.20），将上述 10 项指标分别与结晶过程、干燥过程和 GMP 厂房的洁净度控制环节相关联：①在结晶过程中，成盐、析晶、养晶过程所需的最适温度范围、时间等因素均可影响各种工艺杂质（杂质 H、杂质 I、杂质 M 和杂质 N）在成品中的含量，进而影响产品的比旋度、总杂质含量等质量属性；而结晶过程中异丙醇的添加速率和温度等的变异能够影响到晶体粒度的

大小，进而影响成品振实密度等质量属性；即在上述的10项指标中，7项（比旋度、杂质H、杂质I、杂质M、杂质N、总杂质、振实密度）与结晶工艺相关。②干燥过程中，首先采用丙酮洗涤晶体，去除产品中的异丙醇；再控制温度和压力除去丙酮和多余的水分。其中，温度和压力是干燥过程的关键控制点，若控制不当，容易造成不同批次产品中丙酮和水分含量的差异。即上述10项指标中的2项（水分、丙酮）与干燥工艺相关。③≥25μm不溶性微粒的量与GMP厂房洁净度的控制状况有关。在此基础上进一步量化每一QA对产品质量的影响程度：分别利用上述10项指标，对150批次的五水头孢唑林钠产品进行聚类分析。结果显示，7项与结晶工艺相关的指标，利用比旋度进行分类得到的结果与实际结果最接近，对不同场地（类）样品的识别率（RRC）约为94%；利用2项与干燥过程相关的指标（水分和丙酮）进行分类，二者的识别率均约80%；而利用表征厂房洁净程度的指标（≥25μm的不溶性微粒）进行分类的效果较差，提示该指标仅与不同场地的自身控制状况有关，与生产场地（类）无关。

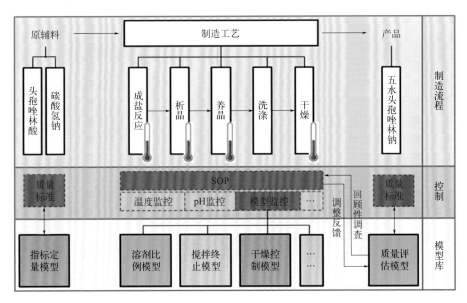

图6.20 头孢唑林钠耦合结晶工艺及工艺控制点

上述结果表明，以比旋度为指标可有效地反映出其结晶工艺的变异，结晶工艺是五水头孢唑林钠生产过程中的关键环节。此外，由于头孢唑林钠水合物中的结晶水范围为3.5～5mol/mol；脱水可破坏晶格中的氢键，当其中的结晶水低至4.25mol/mol以下时，稳定性变差[10]；因此干燥工艺对五水头孢唑林钠终产品的影响亦不能忽视。综上，比旋度和水分可作为表征五水头孢唑林钠质量一致性的关键质量属性（CQA），在此基础上利用式（6.3）计算产品的QCA值，即可对产品质量的一致性进行评估。

$$\text{QCA}_{五水头孢唑林钠} = 0.54 \times |比旋度| + 0.46 \times |水分| \tag{6.3}$$

式中，比旋度的权重 $W_{比旋度}$=94%/(94%+80%)=0.54，水分的权重 $W_{水分}$=80%/(94%+80%)=0.46。

利用不同批次产品的QCA值作图，通过 $\mu \pm N\delta(N=1,2,3)$ 原则进行评级，QCA值能够直观地反映产品的一致性，并可以及时发现产品是否存在质量风险及风险的严重程度。同一场地生产的目标产品的质量应具有一致性，当产品的QCA值分布于 $\mu \pm \delta$ 区间时，认为产品质量高度一致；当QCA值分布于 $[\mu-2\delta, \mu-\delta]$ 或 $[\mu+\delta, \mu+2\delta]$ 区间时，提示产品质量一致，风险较低；当QCA值超出 $\mu \pm 2\delta$ 警戒线，特别是超出 $\mu \pm 3\delta$ 警戒线时，提示产品存在较高的质量不一致风险，应对结晶或干燥工艺进行调查。

将QCA值与五水头孢唑林钠工艺稳定性评价中得到的工艺一致性属性特征值（PrCA）合并作图（图6.21）。可见，A区域（占场地1产品的82%）和B区域（占场地2产品的95%）分别为五水头孢唑林钠两个产地的产品质量稳定区，这两个区域的产品不管是利用质量属性或工艺属性进行评估，均可得到一致的结论。处于警戒域（C1～4区域）的产品存在质量不一致的风险：①C1区域，场地1的产品多出现在此区域，即QA指标比旋度或水分相对偏高，提示产品的结晶过程和干燥过程的操作过程出现偏差；②C3或C4区域，场地2的产品多出现在此区域，表明产品中的杂质组成发生了变化，提示结晶工艺的控制出现偏差。由于图6.21中，场地1产品QCA的警戒线（$\mu \pm N\delta$）宽于场地2产品（$\delta_1 = 0.215 > \delta_2 = 0.164$），提示场地2的工艺更稳定。生产过程越稳定，警戒线（$\mu \pm 3\delta$）越灵敏；一旦工艺过程出现偏差，更易引起QCA值的异动。

综上，利用质量属性和工艺属性的综合评估策略，不仅可更直观地显示出目标产品的质量变异情况，并可有效地分析引起质量变异的原因，进而有针对性地开展调查和改进工艺。

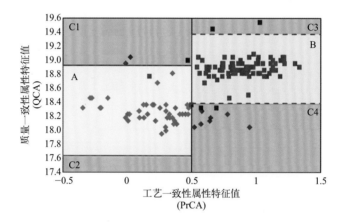

图6.21   五水头孢唑林钠 QCA 和 PrCA 值的分布图[9]

◆为来自场地1的 1～50 号样品；■为来自场地2的 51～150 号样品；红线为对应样品 QCA 的警戒线（$\mu \pm 3\delta$）；
A、B、C区域由 QCA 警戒线与 PrCA 警戒线（0 ± 0.5、1 ± 0.5）划分

6.1.3.2   头孢硫脒质量一致性评价[9]

头孢硫脒质量标准中规定的检测项目主要包括：比旋度、酸度、水分、有关物质（杂质A、杂质B、杂质C、杂质D，其他最大杂质和总杂质）、残留溶剂（甲醇、乙醇、丙酮、二氯甲烷）、细菌内毒素、不溶性微粒（≥10μm微粒、≥25μm微粒）、含量（按无水物计）等，共计有17项"质量属性（QA）"。

共收集到国内某企业的96批次头孢硫脒原料。由于原料的生产条件未发生变更，故采用无监督分析策略进行质量评估。首先，利用上述17项QA原始数据进行聚类分析，根据聚类树状图将其分为两类（图6.22），分别定义为"0"类和"1"类。再采用Z-score法对上述17项QA原始数据逐一进行标准化处理，消除不同指标量纲的影响后，通过单因素方差分析（one-way ANOVA），发现在不同批次中变化显著的质量属性。在此基础上，利用每一个"变化显著的质量属性"进行聚类分析，比较它们识别"0"类和"1"类产品的正确率。结果表明，以"总杂质含量"和"乙醇残留量"为指标进行聚类分析得到的识别正确率较高，前者为74.0%，后者为82.3%。由于总杂质含量可与头孢硫脒的结晶工艺相关联，乙醇残留量可与其干燥过程相关联，故二者被认定是头孢硫脒生产中的CQA。利用式（6.4）计算产品的QCA值，即可对产品质量的

一致性进行评估。

$$QCA_{头孢硫脒} = 0.47 \times |总杂质含量| + 0.53 \times |乙醇残留量| \tag{6.4}$$

式中，总杂质含量的权重 $W_{总杂质含量}$=74%/(74%+82.3%)=0.47，乙醇残留量的权重 $W_{乙醇}$=82.3%/(74%+82.3%)=0.53。根据 $\mu \pm 3\delta$ 原理，两类样本大部分重叠的（图6.22），说明头孢硫脒的质量一致性较理想。

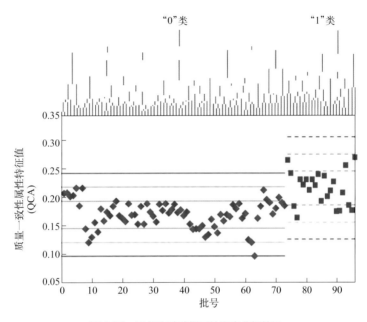

图 6.22　对头孢硫脒样品的聚类分析结果

所有样本分为"0"类（73 个）和"1"类（23 个）；根据各类样本的质量一致性属性（QCA）值，分别计算 $\mu \pm \delta$（绿线）、$\mu \pm 2\delta$（黄线）和 $\mu \pm 3\delta$（红线），分别以实线和虚线表示

由上述对产品质量一致性评估的结果可知，生产过程中结晶与干燥是头孢硫脒生产的关键环节。在 6.1.2.2 节对头孢硫脒的工艺稳定性评价研究中可知，头孢硫脒实际产品为片状晶体和棍状晶体的混合物；虽然该企业的结晶工艺较为稳定（图6.17），产品均是含有两种晶体结构的混合体，但按混合比例的不同仍可细分为两类，第一类中片状晶体的比例较高，第二类中棍状晶体的比例较高 [图6.16(a)]。如将第一类样品定义为"0"类，第二类产品定义为"1"类；利用样品 NIR 预处理光谱 5211cm^{-1}、5284cm^{-1}、5369cm^{-1} 处的吸收强度，仍可建立多元线性回归判别模型（MLR-DA）区分两类样品：

$$Y = 164.93x_{5211cm^{-1}} + 78.92x_{5284cm^{-1}} - 55.00x_{5369cm^{-1}} + 0.0756 \tag{6.5}$$

"0"类为 Y_1=0±0.5，"1"类为 Y_2=1±0.5 [图6.23(a)]。进一步以 MLR-DA 的预测值（工艺一致性属性特征值，PrCA）表征产品结晶工艺的变异，QCA 值表征产品质量一致性的差异，将工艺变异与产品质量一致性相关联 [图6.23(b)]，则可以更清楚地发现，混晶比例不同的两类样本，产品的质量一致性没有明显差异。该结果提示，现有质量标准中的检测项目（"质量属性"）不能有效表征结晶工艺的变异。由于目前对头孢硫脒两类不同形态晶体的特性如稳定性、溶解性及对制剂过程的影响等缺乏深入的研究，且目前国内不同企业的产品均为混晶[11]，因而有必要对此开展深入研究，以确定混晶产品在应用中的风险，进而明确是否需要对头孢硫脒的结晶形态进行必要的控制。

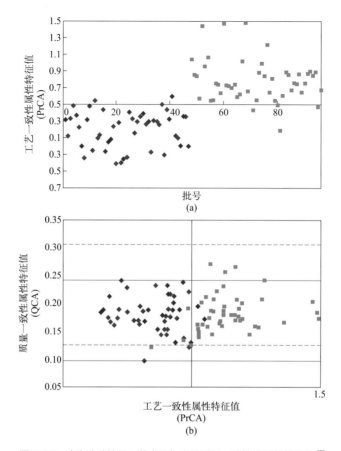

图 6.23   头孢硫脒结晶工艺变异与产品质量一致性的相关性分析[9]

（a）利用工艺一致性属性特征值（PrCA）对头孢硫脒产品进行分类［其中，1～47 批次为第一类样品（Y_1=0±0.5），48～96 批次为第二类样品（Y_2=1±0.5）］；（b）头孢硫脒产品 QCA 和 PrCA 值的分布图［其中，47 个样本属于第一类，49 个样本属于第二类，它们 QCA 值的警戒线（$\mu \pm 3\delta$）分别用红色实线和虚线表示］

6.2   基于药品群体质量的评价策略

　　基于药品群体质量数据的评价策略可概括为：建立表征药品群体质量的描述性分析方法，定义关键评估属性（critical evaluation attribute，CEA）和工艺表征指标（process indicator，PI）；建立表征群体质量的定量分析方法，确定个体工艺各 CEA 的 PI 值；建立风险评估方法，获得风险分布空间用于工艺评价。上述评价策略应用于药品质量一致性评价、工艺风险评估、药品质量趋势追踪等，对全面了解市场仿制药的工艺和质量状况具有重要作用。

　　利用国家评价性抽验数据形成的具体评价方法包括 CEA 的选择、CEA 的分类、PI 值的获取、风险分析以及策略应用等（图 6.24）。①CEA 的选择。为保证群体中个体工艺的代表性，通常每个生产企业应至少有 3 个批次的数据。CEA 既可以是从工艺评估中获得的已知 CQA，也可以是从质量标准中选择的质量属性（quality attribute，QA）指标，并通过交互作用检验确定。②CEA 的分类。CEA 的数据种类包括连续响应（如含量、水分、杂质含量等）和二分类响应（符合规定/不符合规定，如鉴别、热原、无菌等），其中，二分类质量属性只有在整体数据中出现正属性［FR（failed rate）≠0］时，才将其作为 CEA；此外，二分类响应的 CEA 仅计算异常产品概率。③通过基于质量源于设计（QbD）的描述性表征方法和基于统计过程控制（statistical process control，SPC）的定量表征方法对CEA进行工艺表征，获取个体工艺各CEA的PI的值，以及群体工艺控制限、批间差控制限等群体质量信息。④根据个体工艺各CEA的PI值和群体质量信息，按照定量风险评估方法进行风险评估，获得个体工艺的风险得分。⑤根据具体应用要求对工艺风险分布空间、异常批次分布、工艺风险等级分布等进行可视化表征和分析[12]。其中，当CEA少于3个时，用空间矢量在2维或3维空间的分布进行可视化表征。当CEA大于等于4时，可使用降维算法或雷达图进行可视化表征[13]。

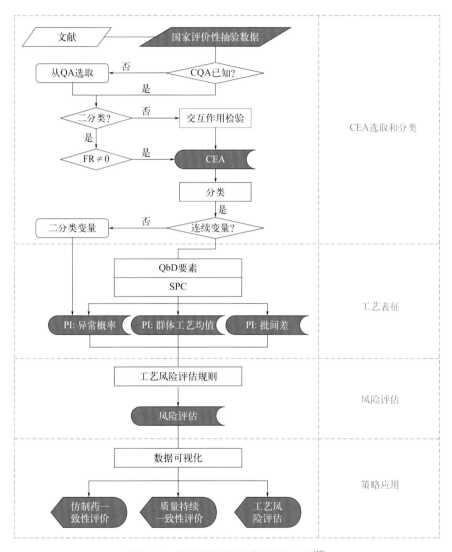

图 6.24 药物群体质量评价策略和应用[12]

6.2.1 注射用头孢曲松钠的质量风险评估

头孢曲松钠制剂1991年在国内仿制成功，但由于结晶工艺的差距，许多质量问题在药品上市后逐渐暴露出来。主要可概括为：①成盐率不足，导致早期的仿制药较原研药的起效慢。其可能原因是未成盐的头孢曲松较头孢曲松钠与血清蛋白具有更高的结合率，使得静脉注射初期更多的头孢曲松与血清蛋白结合，导致血液中游离的头孢曲松浓度较低[14]。②注射用头孢曲松钠在贮存过程中易与胶塞中释放出的抗氧剂等挥发性物质形成不溶性复合物，导致样品变浑浊（澄清度不符合规定）[15]。③国产仿制药与原研药的X射线粉末衍射图谱不完全相同，仿制药更易吸附胶塞中的挥发性成分使得产品更易变浑浊；提示国产头孢曲松钠的结晶工艺与原研工艺存在差异，理想的结晶工艺可以改善头孢曲松钠与胶塞的相容性[16]。④头孢曲松钠含有3.5个结晶水，理论含水量为9.52%。国家评价性抽验数据显示，国产头孢曲松钠中的结晶水明显偏多，进一步提示国内结晶工艺普遍不理想[12]。

头孢曲松钠为一分子头孢曲松与两分子的钠成盐，并含有3.5个结晶水，其含头孢曲松的理论值为83.8%（含头孢曲松钠的理论值为90.49%），理论含水量为9.52%；按无水物计，其含头孢曲松的理论值为92.7%。头孢曲松钠中含头孢曲松量与成盐工艺有关，结晶水的量与结晶工艺有关，因而选择水分和头孢曲松含量（按无水物计）这两个CQA作为CEA，利用上述群体质量评价策略，根据国家评价性抽验的结构，对国产注射用头孢曲松钠的质量风险进行评价，进而明确国产仿制药质量提升的方向。

《中国药典》（2020年版）中，注射用头孢曲松钠规定，按无水物计头孢曲松的含量不得少于84.0%，没有规定上限；而同期的国外药典如EP10.0等注射用头孢曲松钠的含量设置有上限；根据其理论值并参考EP10.0得到头孢曲松含量的药典控制限为[84.0%，94.6%]；根据《中国药典》对注射用头孢曲松钠水分的规定，药典控制限为[8.0%，11.0%]。

历年来共获得48个生产厂家的551批次注射用头孢曲松钠的抽验数据。计算国产注射用头孢曲松钠仿制药的群体工艺参数（表6.2），水分的平均水平（CL）为8.8%，总体工艺控制限（A_1）的下限略低于《中国药典》标准的下限；头孢曲松含量的平均水平为91.2%，其A_1的上限远远超出了《中国药典》控制限的上限；此外，两个CEA的批间差水平（R^q）适中，边缘产品概率（P^{ac}）均在10%附近[12]。

表6.2　国产注射用头孢曲松钠的群体工艺参数 [12]

群体工艺参数[①]	关键评价属性（CEA）	
	结晶工艺 （水分含量）	成盐工艺 （以无水物计头孢曲松含量）
平均水平（CL）/%	8.8	91.2
良好工艺控制限（3σ 水平）（A_0）/%	[8.10, 9.39]	[88.22, 94.27]
总体工艺控制限 （6σ 水平）（A_1）/%	[7.46, 10.04]	[85.20, 97.30]
药典限度（U）/%	[8.0, 11.0]	[84.0, 94.6]
批间差（R^q）	0.214	1.01
批间差控制限（B_0）/%	[0.173, 0.254]	[0.773, 1.26]
边缘产品概率（P^{ac}）/%	10.34	11.80

①具体计算方法见文献 [12]。其中，用每一工艺样本的中位数作为该工艺的特征值（CL），计算总体工艺均值 μ；用平均绝对偏差的中位数估计总体工艺标准差 σ；用半四分位数间距（semi-interqualtile range）的均值及其95%置信区间表征该产品的批间差（R^q）及离散性（B_0）；分别以良好工艺分布区间 A_0 和药典限度 U 为参考，异常产品可分为两类：超出良好工艺区间但在药典控制限内的边缘产品（around-comer products）和超出药典控制限的不合格产品（substandard products）；前者的概率记为 P^{ac}，后者的概率记为 P^{ss}，异常产品概率（P^{ab}）为 P^{ac} 和 P^{ss} 之和；分别计算边缘产品的概率（P_i^{ac}）和不合格产品的概率（P_i^{ss}）。

$P_i^{ac} = \mathrm{probit}\,(X_{ij} \in C_{U}A_0 \mid n_i, U = A_1, j = 1, 2, \cdots, n_i)$；$P_i^{ss} = \mathrm{probit}\,(X_{ij} \notin U \mid n_i, U = A_1, j = 1, 2, \cdots, n_i)$

　　头孢曲松钠含量和水分几乎没有交互作用，进而在正交空间中对其群体工艺参数和风险分布进行可视化表征（图6.25）。可见，国产仿制药工艺控制水平与原研药（Rocephin®）（紫色二维箱线图）存在明显差距。含量和水分的总体工艺控制限A_1均分别超出了《中国药典》控制限的上限和下限，提示国产制剂的主要质量差距与头孢曲松钠原料的成盐工艺和结晶工艺有关，同时也提示目前《中国药典》标准不能完全满足对产品控制的需要。

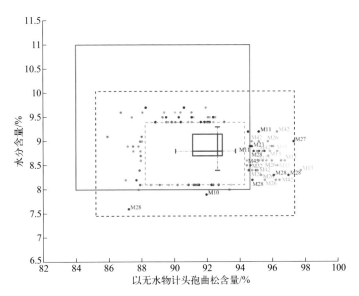

图6.25　国产注射用头孢曲松含量和水分的群体工艺参数区间以及异常质量批次分布[12]

红色矩形是 U，蓝色虚线矩形是 A_1，绿色虚线矩形是 A_0，紫色的二维箱线图为 Rocephin® 的工艺分布，彩色标记是来自不同厂家的异常批次，对超出 U 的批次标记了厂家，提示相应工艺存在较大的产品质量风险

　　进一步计算每一个生产企业产品的工艺表征指标（PI）值，并依据表6.3计算其工艺风险评分，其中含量的风险评分可揭示成盐工艺的风险，水分的风险评分可揭示结晶工艺的风险。依据工艺风险评分，注射用头孢曲松钠的生产工艺分布空间可分为3个风险等级：风险得分低于1为低风险，介于1和2之间为中风险，大于2为高风险。每一个具体工艺（每一个企业的产品）的风险由原点到评估参数坐标的向量描述（图6.26）。可见，国内大多数企业的生产工艺处于中低风险区；向量的大小可反映工艺控制水平，向量越小工艺控制水平越优；向量的方向可提示生产中的主要关注方向，如M24在成盐工艺风险方向的分量为0，而在结晶工艺风险方向的分量为1，提示其应关注对原料结晶工艺的控制；M26在结晶工艺风险方向的分量为0.5，而在成盐工艺风险方向的分量为2，即M26应重点关注对成盐工艺的控制；对于那些处于高风险区的产品如M28，应重点关注结晶工艺和成盐工艺。

表6.3　风险评分规则表

项目	判断规则	风险得分
总体工艺水平	$X_i^{med} \in A_0$	0
	$X_i^{med} \in {}_1U \mid X_i^{med} \notin A_0$	0.5
	$X_i^{med} \notin U$	1
批间差	$R_i^q \in B_0$	0
	$R_i^q \in B_1 \mid R_i^q \notin B_0$	0.5

项目	判断规则	风险得分
批间差	$R_i^q \notin B_1$	1
边缘产品概率	$P_i^{ac}=0 \& P_i^{ss}=0$	0
	$P_i^{ac} \neq 0 \& P_i^{ss}=0$	0.5
	$P_i^{ss} \neq 0$	1

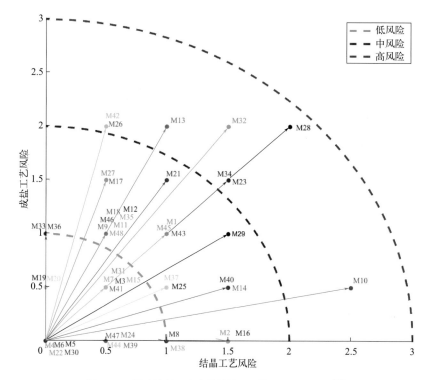

图 6.26　国产注射用头孢曲松钠的工艺风险分布空间[12]

风险得分 0.05 和 1 分别表示每一个项目处于 3σ 以内、3σ 至 6σ 之间和 6σ 以外的概率。
风险空间中的彩色向量代表 40 个生产厂家的个体工艺

　　综上，采用群体质量评价策略评价注射用头孢曲松钠的质量一致性，较好地揭示出国产仿制药在结晶工艺和成盐工艺普遍存在一定的质量风险，并发现国内不同企业的工艺情况各异；而《中国药典》质量控制标准的缺陷，使得国内企业未能及时地发现产品的风险。

6.2.2　注射用头孢唑肟钠的质量风险评估

　　头孢唑肟钠在《中国药典》（2015 年版）中收载的质控项目包括：性状、比旋度、吸收系数、鉴别、结晶性、酸碱度、溶液澄清度与颜色、有关物质、聚合物、水分、可见异物、不溶性微粒、细菌内毒素、无菌和含量。其中为二分类属性（符合规定/不符合规定）的项目有鉴别、无菌、可见异物、结晶性、溶液澄清度与颜色、细菌内毒素；为连续质量属性的项目有比旋度、吸收系数、酸碱度、有关物质（最大杂质、总杂质）、聚合物、水分、不溶性微粒（≥10μm 微粒、≥25μm 微粒）和含量（按无水物计、按平均装量计）。

对注射用头孢唑肟钠的质量属性进行交互作用检验，总杂质、水分和标识含量（按平均装量计）呈近似正交关系，三者交互作用弱；它们的变异分别主要与原料的结晶工艺、干燥过程和制剂的分装过程有关，可作为注射用头孢唑肟钠生产工艺评价的CEA。利用国家评价性抽验数据，选择上述3个CEA建立群体工艺评价模型，可用于对某企业的产品生产工艺的风险进行评估。

以2013年国家评价性抽验数据为基础建立的群体工艺评价模型，定义的良好工艺控制限包含了约70%的群体工艺信息，总体工艺控制限包含了约95%的群体工艺信息（表6.4）。该模型可以用于对群体中具体个体工艺水平的评价。由于三个CEA为近似正交关系，可以用此构建总体工艺风险的三维空间分布图［图6.27(a)］，具体产品的风险可由向量分布表示［图6.27(b)］。

表6.4　由2013年注射用头孢唑肟钠国家评价性抽验数据得到的群体工艺参数

群体工艺参数[①]	关键评价属性（CEA）		
	水分	含量（以平均装量计）	总杂质
平均水平（CL）/%	7.0	99.3	0.24
良好工艺控制限（3σ水平）（A_0）/%	[6.5, 7.6]	[97.0, 101.7]	[0, 0.33]
3σ分布概率	63.98%	69.25%	78.11%
总体工艺控制限（6σ水平）（A_1）/%	[5.9, 8.2]	[94.6, 104.0]	[0, 0.42]
6σ分布概率	93.28%	95.88%	98.61%
药典限度（U）/%	[0, 8.5]	[90.0, 110.0]	[0, 1.0]
批间差（R^q）	0.186	0.784	0.029
批间控制差限（B_0）/%	[0, 0.27]	[0, 1.12]	[0, 0.045]
总体批间控制差限（B_1）/%	[0, 0.36]	[0, 1.45]	[0, 0.062]
边缘产品概率（P^{ac}）/%	19.80	29.21	14.36
不合格产品概率（P^{ss}）/%	0	0	0

① 具体计算方法同表6.2。

用所建立的总体工艺评价模型，对某企业的产品进行风险评估。收集到该企业的注射用头孢唑肟钠（0.5g）产品共226批次，其中2014年33批次、2015年45批次、2016年51批次、2017年31批次、2018年66批次；注射用头孢唑肟钠（1.0g）产品共204批次，其中2014年37批次、2015年36批次、2016年39批次、2017年35批次、2018年57批次。计算产品的群体工艺参数，两规格产品的具体工艺参数虽略有差异，但风险评估结果基本一致（表6.5）。三个CEA的平均水平（CL）均处于良好工艺控制限内，但含量接近上限；含量和总杂质处于良好批间差控制限内，水分的批间差略超过良好批间差控制限；水分和总杂质的边缘产品概率低于总体水平，含量的边缘产品概率高于总体水平；不合格产品概率为0。分别计算产品的风险评估得分：3个CEA平均水平的得分均为0；含量和总杂质批间差得分也为0，水分批间差得分为0.5；3个CEA的异常产品概率得分均为0.5。综上，水分风险的总得分为1，总杂质风险的总得分为0.5，含量风险的总得分为0.5；即该企业工艺处于中等风险区域；总杂质和含量的风险处于低风险区，水分的风险略超低风险临界线，处于中等风险区。

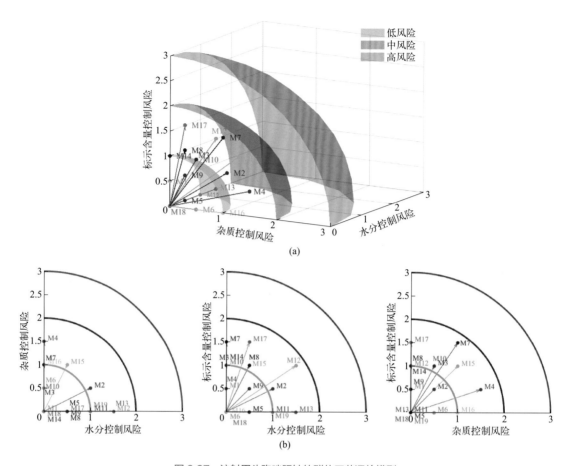

图 6.27　注射用头孢唑肟钠的群体工艺评价模型

（a）总体工艺的风险分布空间；（b）具体产品的风险分布向量图

其中，绿色线为低风险临界线，区域内为低风险区；蓝色线为中等风险临界线，至低风险临界线之间区域为中等风险区；红色线为高风险临界线，至中等风险临界线区域为较高风险区；超出红色临界线的区域为极高风险区

表 6.5　某企业 2014—2018 年产品的群体工艺参数和风险评估结果

规格	CEA	n	工艺表征参数[①]				风险评估			
			平均水平（CL）	批间差（R^q）	边缘产品概率（P^{ac}）	不合格产品概率（P^{ss}）	平均水平得分	批间差得分	异常产品概率得分	总分
0.5g	水分 /%	226	7.10	0.300	7.52%	0	0	0.5	0.5	1
	总杂质 /%		0.09	0.021	1.75%	0	0	0	0.5	0.5
	含量（以平均装量计）/%		100.9	1.05	27.43%	0	0	0	0.5	0.5
1.0g	水分 /%	204	7.00	0.275	3.92%	0	0	0.5	0.5	1
	总杂质 /%		0.10	0.021	2.00%	0	0	0	0.5	0.5
	含量（以平均装量计）/%		101.0	1.05	38.73%	0	0	0	0.5	0.5

① 具体计算方法同表 6.2。

进一步用可视化方式表征该企业产品CEA的具体分布情况，以增加对其工艺现状的理解。可见，在2014—2018年间，尽管0.5g和1.0g两个规格的产品均满足《中国药典》限度，但有个别批次的总杂质异常偏高，具体为94.53%的产品的总杂质在良好工艺控制限（A_0）[0, 0.33] 范围之内，批间差也处于良好批间差控制限（B_0）[0,0.045] 范围，总杂质的离散性基本接近2σ水平，即95%处于A_0范围，边缘产品概率约为2%；水分的批间差略大；含量整体偏高，贡献了大部分的异常产品概率（图6.28）。

上述结果说明，该企业注射用头孢唑肟钠的生产工艺与其他企业相比较处于较理想状态；其总杂质常出现离群数据，可能主要与产品原料的结晶工艺有关，因此，应进一步关注并监控结晶工艺的稳定性。

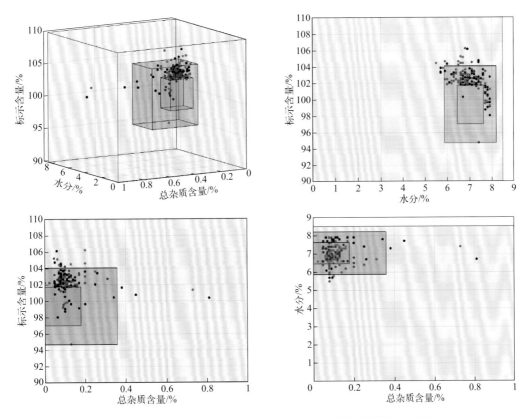

图 6.28　2014—2018 年期间某企业注射用头孢唑肟钠异常批次分布情况

其中绿色区域为优质工艺区间 A_0，紫色区域为总体工艺区间 A_1，粉色区域为药典限度 U

6.2.3　注射用氨曲南的质量风险评估

注射用氨曲南为含氨曲南和精氨酸的无菌粉针剂，由混粉分装和冷冻干燥两种工艺生产。对混粉分装工艺产品，可以利用产品的氨曲南纯度（按无水、无精氨酸计的含量）表征其物料混合的一致性（consistency of the mixed material，MC）；以含量（按平均装量计）表征制剂生产工艺的稳定性（stability of preparation process，PS）；用其总杂质含量表征氨曲南原料质量的一致性（consistency of the API raw material，RC）；以这三个CQA作为CEA，利用不同年份的国家评价性抽样数据，评价国产注射用氨曲南生产工艺的变化趋势。

　　按《中国药典》（2015年版）标准，注射用氨曲南的纯度应为91.0%～103.0%，含量应为标示量的90.0%～115.0%，总杂质含量不得高于5.0%。据此得到上述3个CEA的药典控制限（U）：$^{MC}U_{纯度}$为[91.0%，103.0%]，$^{PS}U_{含量}$为[90.0%，105.0%]，$^{RC}U_{总杂质}$为[0%，5.0%]；并依据2012年和2018年的评价性抽样数据，分别计算其群体工艺参数（表6.6）。

表 6.6　国产注射用氨曲南仿制药 2012 年和 2018 年度群体工艺参数比较

年份	群体参数[①]	物料混合一致性（MC）（纯度）	制剂生产稳定性（PS）（含量）	原料质量一致性（RC）（总杂质）
2012	CL/%	96.7	99.6	1.98
	A_0/%	[94.82, 98.61]	[96.01, 103.22]	[1.30, 2.67]
	A_1/%	[92.92, 100.50]	[92.40, 106.83]	[0.61, 3,35]
	U/%	[91.0, 103.0]	[95.0, 105.0]	[0, 5.0]
	R^q	0.650	1.165	0.228
	B_0/%	[0.442, 0.858]	[0.842, 1.49]	[0.141, 0.315]
	P^{ab}/%	19.2	18.1	8.2
2018	CL/%	96.5	98.4	1.64
	A_0/%	[92.17, 100.92]	[95.57, 101.31]	[1.20, 2.07]
	A_1/%	[87.79, 105.30]	[92.70, 104.18]	[0.76, 2.51]
	U/%	[91.0, 103.0]	[95.0, 105.0]	[0, 5.0]
	R^q	1.540	0.980	0.144
	B_0/%	[1.101, 1.979]	[0.653, 1.306]	[0.082, 0.206]
	P^{ab}/%	10.1	21.9	16.6

① 具体计算方法同表 6.2。

　　对两个年度的群体工艺参数进行比较，在物料混合一致性（MC）方面，虽然两个年度的CL处于同一水平，但2018年的控制限（A_0和A_1）显著增宽，批间差显著增大，表明2012年至2018年间，国产仿制药中有某些企业的配方或混合工艺可能发生了某种变化；在制剂生产工艺稳定性（PS）方面，两年度的CL略有变化，但2018年的控制限显著缩窄，提示2012年至2018年间制剂的工艺稳定性得到普遍改善；在API原料一致性（RC）方面，无论从CL、控制限或批间差角度，均可以看出2012年至2018年间API原料的杂质得到了更好的控制，但2018年的异常概率P^{ab}显著增大，提示仍需持续关注API原料质量的波动。

　　以2018年的群体工艺参数构建工艺空间，进一步比较两个年度CEA分布的变化（图6.29）。可见，2018年所有的CEA均较2012年呈明显改善。2018年的异常批次主要来自M2、M4、M5和M24这4个生产厂家及M1、M7、M26的个别批次。其中M2和M24的问题主要表现在API原料一致性（RC）方面，M4的问题主要表现在制剂生产工艺稳定性（PS）上，M5的问题主要体现API原料一致性（RC）和制剂生产工艺稳定性（PS）两方面。

　　进一步分别对2012年和2018年的产品进行风险评估。由具体企业两年度产品在总体工艺风险分布空间位置的变化，可以评价该企业产品质量的变化趋势（图6.30）。例如M7虽然在制剂生

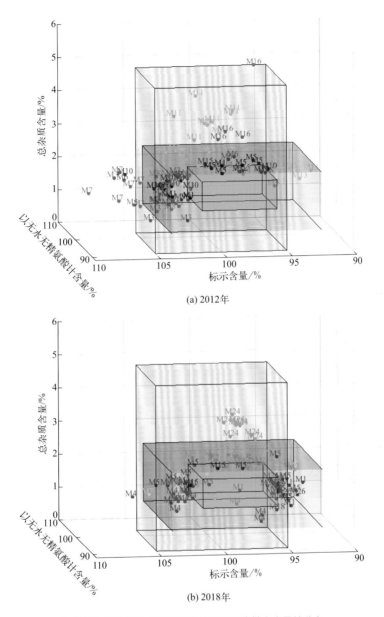

图6.29 注射用氨曲南的工艺空间和异常批次产品的分布

粉色区域为U；蓝色区域为A_1；绿色区域为A_0；彩色标记为A_0之外的批次及对应生产厂家产品

产工艺稳定性（PS）方面得以改善，但对API原料一致性（RC）的控制上却呈负面趋势；而M5对API原料一致性（RC）的风险有所降低，但在制剂生产工艺稳定性（PS）和物料混合一致性（MC）方面的风险显著增加。

综上，对国产注射用氨曲南的质量持续一致性评价结果显示，在制剂生产工艺的稳定性和API原料质量一致性方面呈好转趋势；但仍需加强对物料混合一致性的控制。

6.2.4 药品群体质量评价的特点

上述药品群体质量评价的优势在于：①用群体样本（所有厂家）的代表性替代传统统计过程

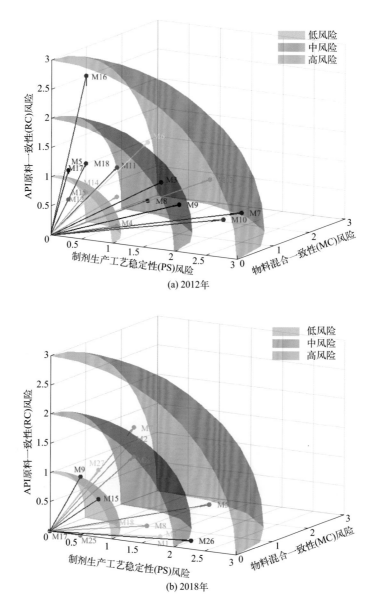

图 6.30   注射用氨曲南不同年度产品的风险比较
风险空间中的彩色向量代表不同生产厂家的产品

监控（单个厂家）对大样本量需求，且方法稳健性好，个体样本量对群体样本的影响小；②本方法中，单个厂家的样本量不少于3个批次则能够代表该厂家的质量特征，与审评审批、评价性抽验等的样本量规模保持一致，方法可行性好；③方法具有通用性，能够拓展应用于其他制剂的质量和工艺评价。

　　本节建立了基于群体工艺参数的风险评估规则和评价策略，应用于示范品种的仿制药一致性评价、工艺风险评估和药品质量持续一致性评价等，可挖掘与群体质量相关的工艺信息，研究QbD要素之间的内在联系，不仅反映了不同工艺的共性，还反映了示范品种近年国内仿制药工艺的发展状况，为客观、全面评价国产仿制药质量一致性和提升监管现状提供了科学工具。从监管角度来看，它还揭示了当前工艺水平与质量目标（原研药）之间的差距；通过信息和数据的持续更新，群体药物质量的动态趋势在应急事件和基于QbD理念的药品监管决策中将发挥重要作用。

6.3 基于药品杂质谱的生产工艺控制与评价

药物杂质谱与药物生产的工艺路线、原辅料属性、工艺参数等密切相关。以杂质谱为指针，结合药品生产工艺发现药品的CQA，并通过研究回溯到CMA和CPP，将有助于评价药品工艺设计和过程控制的合理性。

6.3.1 阿莫西林克拉维酸钾片的工艺评价模型

阿莫西林克拉维酸钾片为阿莫西林三水合物和克拉维酸钾按多种比例（如2∶1、4∶1、7∶1和14∶1等）组方的β-内酰胺类复方制剂。在国家评价性抽验中，对17个厂家的152批阿莫西林克拉维酸钾片剂的杂质谱分析发现，其共存在13个含量大于0.1%的杂质（图6.31），全部来自于阿莫西林，大部分样品的杂质谱相似，其中阿莫西林闭环二聚体（杂质10）为最大单一杂质，且其在全部样品中的标准偏差也最大。

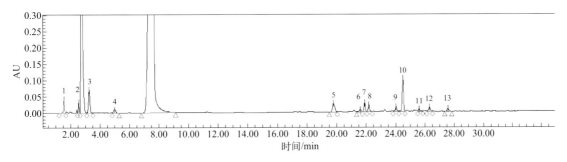

图6.31　阿莫西林克拉维酸钾片剂杂质谱分析典型色谱图

通过对诸杂质的来源分析，结合加速稳定性试验和其生产工艺，确定生产中制粒工艺的干燥参数为关键工艺参数，如果干燥过程中阿莫西林三水合物的结晶水丢失，将产生阿莫西林闭环二聚体；而不合理的处方会使得样品的水活度值偏高，有利于阿莫西林水解形成噻唑酸，因而处方的合理性也是影响产品中杂质的关键因素[17]。上述结果揭示，制剂生产过程中首先要防止阿莫西林的聚合，其次是抑制阿莫西林的水解。

以诸杂质的含量为指针，通过聚类分析的方法，阿莫西林克拉维酸钾片的杂质谱可分成5类：第Ⅴ类样品中诸杂质的含量均较低，为该制剂的理想情况；其他4类样品中阿莫西林闭环二聚体（杂质10）的含量均较高，提示制粒干燥工艺可能存在不合理性。此外，第Ⅳ类样品中阿莫西林噻唑酸（杂质3）和阿莫西林脱羧青霉噻唑酸（杂质5和杂质8）的含量较高，提示制剂工艺中还伴随有阿莫西林水解并受热脱羧现象的发生；而工艺杂质（杂质9、杂质13）的含量相对较高，提示该类产品制剂使用的阿莫西林原料的质量相对较差。将上述分类适当合并及可视化处理（图6.32），即可构成评价阿莫西林克拉维酸钾片仿制工艺优劣的模型[18]。应用时通过比较仿制品的杂质谱与模型中每类杂质谱的差异，可以初步判断生产工艺是否理想。

6.3.2 头孢拉定颗粒的生产工艺评价

头孢拉定颗粒为头孢拉定原料与多种辅料经混合、制粒、干燥、整粒等过程而成。在国家评

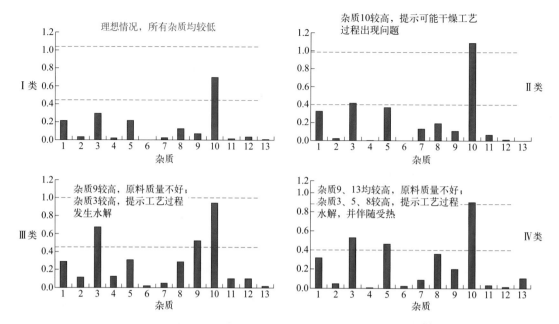

图 6.32 基于阿莫西林克拉维酸钾片杂质谱的制剂工艺评价模型[18]

杂质 10—闭环二聚体；杂质 3—噻唑酸；杂质 5，8—脱羧噻唑酸；杂质 9，B—工艺杂质

价性抽验中，通过对 17 个厂家 65 批头孢拉定颗粒的分析，总结出其特征杂质谱，并以杂质谱为指针，结合对中间产物稳定性考察，探讨了制剂生产中的 CQA 和 CPP，为规范生产、进行产品控制与评价提供了数据支持[19]。

在头孢拉定颗粒的典型杂质谱色谱图中，杂质 9（EP C）、杂质 13（EP D）、杂质 18（EP E）和杂质 25 为与原料共有的杂质，其中，杂质 18 的含量最高，杂质 25 的含量偏差（RSD）最大；杂质 2、5、6、8、10、12、14、15、17、19、20、21、22、23、24 为制剂中的特有杂质，其中杂质 23 的含量相对较高，而其他杂质的含量均小于 2%（图 6.33）。上述结果提示，头孢拉定颗粒中的杂质主要来源于原料，杂质 18 和 25 可作为头孢拉定原料的关键质控杂质，杂质 23 可作为头孢拉定颗粒制剂过程的关键质控杂质。

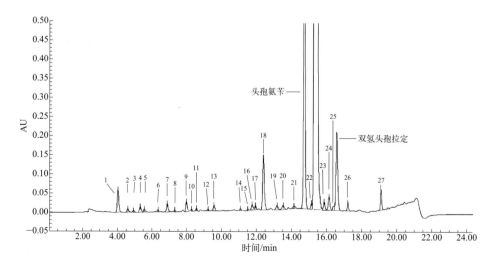

图 6.33 头孢拉定颗粒有关物质典型色谱图[19]

以上述27个杂质为指针，采用对65批颗粒剂进行聚类分析，全部样品可分成5类（图6.34），其中，第Ⅰ类样品（18批，占总批数的28%）中主要含有杂质7、9、11、13和18，均为降解杂质，除杂质18外，其他各杂质含量均较低。第Ⅱ类样品（27批，占总批数的42%）中主要含有杂质13、18和25，杂质含量低于第Ⅰ类样品；由于杂质25为源于原料的工艺杂质，提示该类产品与第Ⅰ类样品所采用的原料不同。第Ⅲ类样品（5批，占总批数的8%）中主要杂质为杂质23和24，其他杂质含量均较低；由于杂质23为头孢拉定的水解开环产物，提示这类样品虽然在制剂生产的某一环节中湿度控制不理想，但温度等其他环节的控制仍较好，故并没有导致过多其他杂质的产生。第Ⅳ类样品（11批，占总批数的17%）中杂质种类较多，主要杂质为杂质7、9、13、18和25；杂质18和25的含量较高，提示该类产品选用的原料较差；由于杂质9和杂质13为头孢拉定的氧化产物，头孢氨苄在受热条件下可进一步氧化成杂质7和杂质18，说明该类样品在制剂生产过程中头孢拉定发生了较明显的氧化反应。第Ⅴ类样品（4批，占总批数的6%）中各杂质的含

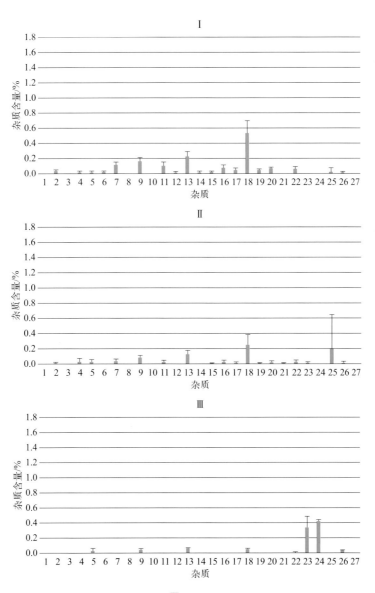

图6.34

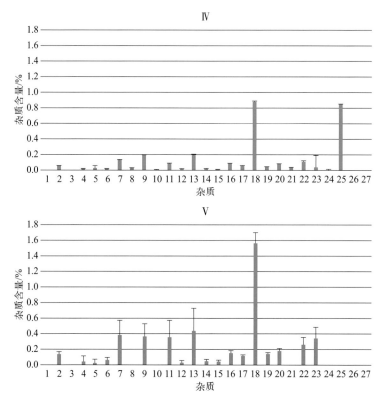

图 6.34　基于头孢拉定颗粒杂质谱的产品分类结果[19]

量均较高，其中主要杂质为杂质 7、9、11、13、18、22 和 23，说明第 V 类样品在生产过程中温湿度控制均不合理，既氧化产生了头孢氨苄及其降解杂质，又产了头孢拉定水解开环物。

　　头孢拉定颗粒的生产主要包括以下步骤：原辅料按处方要求混合均匀；再逐渐加入黏合剂和湿润剂，制成适宜软材，湿法制粒；干燥；在适宜的温湿度条件下过筛整粒；与调味剂等辅料再混合；分装。进一步通过对关键指针性杂质的确认，分析头孢拉定颗粒生产中的 QCA。

　　头孢拉定杂质 18（EP 中的杂质 E）通常是头孢拉定颗粒中的最大单个杂质，其可由头孢氨苄在多种条件下氧化降解产生[20]；考察杂质 18 与头孢氨苄含量的相关性，二者呈较好的线性关系（R^2=0.9774）；进一步分析头孢氨苄的另一氧化杂质（杂质 7）与头孢氨苄含量的相关性，二者也呈较好的线性关系（R^2=0.9495）（图 6.35）。头孢氨苄为头孢拉定的氧化产物，上述结果提示，生

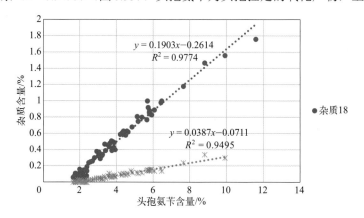

图 6.35　头孢拉定颗粒中杂质 18、杂质 7 与头孢氨苄含量的相关性[19]

产过程中控制头孢拉定的氧化是关键质控点。如生产中温度控制过高，头孢拉定则易发生氧化反应形成头孢氨苄，而头孢氨苄进一步氧化则形成杂质18。故杂质18可作为表征头孢拉定颗粒整体工艺控制优劣的关键指针性杂质。

头孢拉定杂质23为头孢拉定的水解开环物。由于在制软材过程中需以水为湿润剂，此过程中如控制不当，可使头孢拉定水解产生杂质23；故其可作为表征头孢拉定制粒过程控制优劣的关键指针性杂质。

头孢拉定杂质25是原料生产中形成的工艺杂质，该杂质含量偏高，提示合成过程中形成了过多的反应副产物。通常在头孢拉定颗粒中，杂质25的含量均低于0.5%，故杂质25可作为表征头孢拉定颗粒原料质量优劣的关键指针性杂质。

依据上述对头孢拉定颗粒杂质谱的分类，还可以评价不同企业对生产过程控制能力的差异。产品的杂质谱为第Ⅰ类或第Ⅱ类时为较理想状态，杂质谱的差异为原料所致；第Ⅲ类提示产品生产中发生了水解反应；第Ⅳ类提示产品生产中发生了较明显的氧化反应；第Ⅴ类提示产品同时发生了较明显的氧化反应和水解反应。此结果可构成评价头孢拉定颗粒生产工艺优劣的模型，通过比较特定工艺产品杂质谱与模型中每类杂质谱的差异，可初步判断生产工艺是否理想。而通过对头孢拉定颗粒关键指针性杂质的分析，还可将其与制剂的特定生产环节相关联，可以快速发现产品质量差异的原因。

6.3.3　阿莫西林胶囊关键工艺过程的控制

对阿莫西林口服制剂的杂质谱研究揭示，生产过程中阿莫西林三水合物失水，形成闭环二聚体是影响产品质量的关键[17]。阿莫西林胶囊的生产过程为：原料投入（生产环节1）→干法制粒、辅料混合（生产环节2）→胶囊填充（生产环节3）→铝塑包装（生产环节4）→制剂成品。以阿莫西林闭环二聚体为指针性杂质，通过多元线性回归（multiple linear regression，MLR）对某企业的生产过程进行考察，发现原料中闭环二聚体的含量（CMA）、制剂过程的失水量（CPP）与制剂成品中闭环二聚体的增长量（CQA）之间存在明显相关性（$R=0.91$）：

$$CQA_{增长量} = -0.7994 \times CMA + 0.0087 \times CPP + 0.2449 \tag{6.6}$$

其中，CPP与$CQA_{增长量}$呈正相关，即制粒过程中失水量增加，制剂成品中闭环二聚体的增长量上升。对不同批次产品的分析表明，$CQA_{增长量}$的真实值与预测值的变化趋势基本一致（图6.36）。由于干法制粒中产品的失水主要在过筛整粒（干燥）环节，提示该工艺的加料速率、挤压压力、轧片辊轮间距、筛网目数等参数的合理性是控制产品质量的关键。针对阿莫西林胶囊的工艺特点，采用NIR（在线/线旁）快速分析技术，通过监测制粒过程中样品水分的变化，可以预测制剂过程中阿莫西林闭环二聚体的变化，及时发现生产过程中的质量风险。

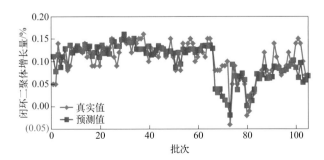

图6.36　阿莫西林胶囊生产过程中闭环二聚体真实值与预测值的统计结果比较[21]

　　为实现生产过程中快速监测干法制粒前后药物失水量的变化，可以通过采集制粒前原料的NIR光谱和制粒后中间体颗粒的NIR光谱，分别建立对制粒前原料水分含量进行测定的NIR预测模型和对中间体颗粒水分含量进行测定的NIR预测模型，应用时通过计算预测值的差值得到具体的失水量（CPP）结果。也可以采用下面的两种方式，建立更简便的NIR定量模型，直接预测制粒过程中的CPP[21]。

　　（1）方式1：利用中间体颗粒的NIR光谱直接预测制粒过程中水分的变化　对采集的制粒后中间体颗粒的NIR光谱，用标准正态变量变换（standard normal variate, SNV）+一阶导数方法进行光谱预处理，消除粒径差异对光谱的影响；由NIR预处理光谱图与失水量的相关系数图和对应的标准偏差谱可见，波数为5272.43cm^{-1}、5145.15cm^{-1}和4427.76cm^{-1}处的响应值与失水量呈最大负相关且变异最大（图6.37）；其中，波数5272.43cm^{-1}表征羧基（—COOH）的C=O二倍频振动；波数5145.15cm^{-1}表征水（H_2O）的O—H伸缩和弯曲振动；而波数4427.76cm^{-1}为羟基（—OH）的O—H伸缩和弯曲振动。运用多元线性回归（MLR）建立NIR预处理光谱中波数5272.43cm^{-1}、5145.15cm^{-1}和4427.76cm^{-1}的响应值与CPP的联系：

$$CPP_1 = -319.4223 \times A_{5272.43cm^{-1}} - 232.5250 \times A_{5145.15cm^{-1}} + 323.7393 \times A_{4427.76cm^{-1}} - 5.2461 \qquad (6.7)$$

　　其对CPP的预测结果为，相关系数R=0.872，偏差bias=0.001，预测标准偏差SEP=0.101，拟合效果良好。

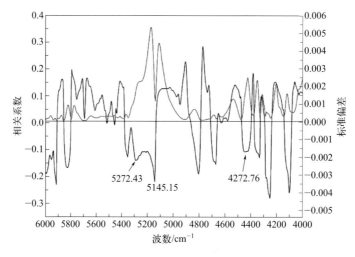

图6.37　制粒后中间体NIR预处理光谱响应值与失水量的相关系数谱及对应的光谱标准偏差谱

　　（2）方式2：利用中间体颗粒与制粒前原料NIR光谱的差谱预测制粒过程中水分的变化　首先分别对采集的中间体颗粒NIR光谱与对应的制粒前原料NIR光谱进行差谱计算；再采用正态变量变换+一阶导数方法对得到的NIR差谱进行预处理；由转换后的谱图与CPP的相关性分析图中可见，差谱预处理光谱图中波数为5349.57cm^{-1}处的响应值与CPP的相关系数最强（图6.38）。运用多元线性回归（MLR）建立NIR差谱预处理光谱波数5349.57cm^{-1}的响应值（$\Delta A_{5349.57cm^{-1}}$）与CPP的联系：

$$CPP_2 = -35.5249 \times \Delta A_{5349.57cm^{-1}} - 0.1185 \qquad (6.8)$$

　　其对CPP的预测结果为，相关系数R=0.707，bias=0.002，SEP=0.210；拟合效果虽然较方式1略差，但仍能满足预测的目的。且理论上通过样本量的不断积累，该方法可以得到更好的预测结果。

上述结果提示，通过方式1或方式2均可更方便地实现对CPP的实时监测。企业可以基于实际工艺控制的需要，采用适宜的方式对关键生产过程进行监控，并定期对生产过程进行评估，以达到促使产品质量不断提高的目的。

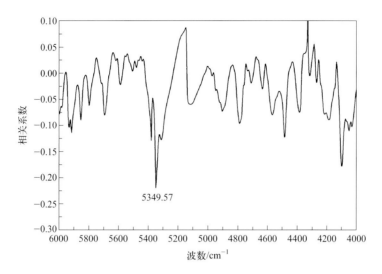

图6.38　制粒后中间体与原料NIR差谱（预处理光谱）的响应值与失水量的相关性分析

综上，阿莫西林胶囊过程控制策略（图6.39）可概括为：当获得阿莫西林胶囊终产品的关键质量属性（CQA）为阿莫西林闭环二聚体含量后，通过对产品CQA的认知和各生产环节中间体的比较，确定了制粒过程为生产过程中的关键控制点，其过程失水量（CPP）可用来监控该工艺参数的合理性。通过多元线性回归（MLR）拟合原料闭环二聚体含量（CMA）、关键工艺过程失水量（CPP）和全生产过程闭环二聚体增长量（CQA）之间的定量关系，可建立质控函数［式（6.6）］。通过NIR监测CPP，将结果带入质控函数，结合制剂成品CQA的控制界限，可实现对产品质量异动的提前预知，并能将其信息实时反馈给生产线，提示及时采取补救措施，将制剂成品的质量风险控制点由终端前移至生产过程。

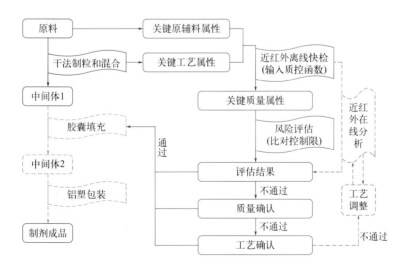

图6.39　阿莫西林胶囊生产过程质量控制方案[21]

——主要工艺过程；——质控策略；……质控过程

参考文献

[1]   张海涛. 头孢噻肟钠结晶技术研究 [D]. 天津：天津大学，2008.

[2]   张春桃. 头孢曲松钠溶析结晶过程研究 [D]. 天津：天津大学，2007.

[3]   潘杰. 头孢曲松钠结晶过程研究 [D]. 天津：天津大学，2004.

[4]   武洁花. 头孢唑林钠结晶过程研究 [D]. 天津：天津大学，2007.

[5]   Tian Y, Wang W D, Zou W B, et al. Application of solid-state NMR to reveal structural differences in cefazolin sodium pentahydrate from different manufacturing processes[J]. Front Chem, 2018, 6:113.

[6]   钱建钦. β- 内酰胺类抗生素及其杂质的质谱裂解规律研究和毒性预测与评价 [D]. 北京：北京协和医学院，2014.

[7]   Qi S Y, Tian Y, Zou W B, et al. Characterization of solid-state drug polymorphs and real-time evaluation of crystallization process consistency by near-infrared spectroscopy[J]. Front Chem, 2018, 6:506.

[8]   刘书妤. 抗生素标准物质的溯源性研究 [D]. 北京：中国协和医科大学，2008.

[9]   Qi S Y, Yao S C, Yin L H, et al. A strategy to assess quality consistency of drug products[J]. Front Chem, 2019, 7:171.

[10]   Mimura H , Gato K , Kitamura S , et al. Effect of water content on the solid-state stability in two isomorphic clathrates of cephalosporin: cefazolin sodium pentahydrate (alpha form) and FK041 hydrate.[J]. Chem Pharm Bull, 2002, 50(6):766-770.

[11]   赵瑜，秦晓东，朱俐，等. 注射用头孢硫脒多晶型表征方法的研究 [J]. 中国抗生素杂志，2020, 45(3):286-292.

[12]   Zhao Y, Hu C Q, Yao S C, et al. A strategy for population pharmaceutical quality assessment based on quality by design[J]. J Pham Anal, 2021, 11(5):588-595.

[13]   赵瑜，胡昌勤，姚尚辰，等. 多变量数据分析方法在抗生素注射剂工艺评价中的应用 [J]. 中国新药杂志，2020, 29(12): 1355-1362.

[14]   涂林. 国产注射用头孢曲松钠质量评价 [D]. 南京：中国药科大学，2001.

[15]   Zhao X, Jin SH , Hu C Q. The effect of rubber closures on the haze state of ceftriaxone sodium for injection[J]. Drug Dev Ind Pharm, 2007, 33(1):35-44.

[16]   薛晶，贾燕花，李进，等. 头孢曲松钠的亚晶型分类及对产品质量的影响 [J]. 药学学报，2014, 49 (7): 1034-1038.

[17]   崇小萌，李进，王琰，等. 阿莫西林克拉维酸钾片剂的关键质量属性与控制 [J]. 药学学报，2016, 51 (7): 1121-1124.

[18]   胡昌勤，成双红. 大数据时代药品质量监管体系发展趋势 [J]. 中国新药杂志，2016, 25(20):2281-2286.

[19]   崇小萌，王立新，王晨，等. 头孢拉定颗粒有关物质分析及关键质量控制 [J]. 中国新药杂志，2018, 27(22):74-82.

[20]   刘颖，孙筱，田冶，等. 头孢拉定二水合物杂质谱研究 [J]. 中国药学杂志，2017,52（18）: 1639-1643.

[21]   戚淑叶，黄伟明，王德刚，等. 阿莫西林胶囊生产过程质量控制方案初探 [J]. 中国抗生素杂志，2022, 47(6): 575-580.

第**7**章

β–内酰胺抗生素杂质谱及控制策略

药品中的杂质通常被定义为"影响药物纯度的物质"。药品中的杂质可概括为有机杂质、无机杂质和残留溶剂三类，按其来源可分为工艺杂质（合成起始物、中间体、副产物等）和降解杂质两类。在药典中，杂质也被称为有关物质（related substance）。追溯人们对药品中杂质控制理念的变迁，可概括为三个主要阶段：纯度控制、限度控制和杂质谱控制[1]。通常将药物有机杂质的种类与含量称为杂质谱（impurity profile）。理想的杂质谱控制策略应依据药品中每一个杂质的生理活性制定相应的质控限度。

对杂质谱的控制是当前药品质量控制的热点。由杂质谱的控制理念可知，实现杂质谱控制的关键包括：药品中的所有杂质被有效地分离，每一个杂质的来源与结构清晰，每一个杂质的生理活性清楚，且质控分析方法具有良好的粗放性。涉及的科学问题可概括为：复杂体系样本的分离分析、微量组分的结构分析和微量组分的毒性评价三方面问题。实施杂质谱控制的基本策略汇总于图7.1。

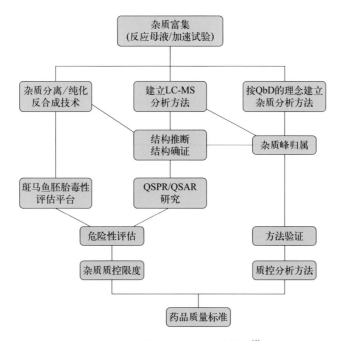

图 7.1　实施杂质谱控制的基本策略[1]

7.1 β-内酰胺抗生素杂质谱分析

在药物杂质谱分析中，如何快速、理性地发现药物中的微量有机杂质，如何按照质量源于设计（quality by design, QbD）的指导思想建立有效的分析方法，并保证分析方法的耐用性是杂质谱分析的关键。从分析技术角度，反相高效液相色谱（RP-HPLC）依然是最常用的药物杂质谱分析方法。而以合成/降解反应机理为导向，分析药品生产中可能出现的各类杂质，系统地归纳与总结每一类药物杂质的来源和分析方法，有助于指导对同类药物的杂质谱分析。

7.1.1 对复杂体系杂质的分析策略

按人用药品注册技术要求国际协调会（ICH）的规定，需要对药品中所有大于0.1%的杂质进行结构确证。按杂质谱控制的理念，理想的杂质分离方法不仅能够分离出样品中实际存在的杂质，且能够分离出各类潜在的杂质，并能对分离出的主要杂质进行定性，以便根据其来源和生理活性制定不同的质控限度。

在实际进行分离方法的开发，特别是针对复杂药物杂质的分离分析中，会经常遇到以下问题：药物中究竟存在多少种杂质？这些杂质是什么？这些杂质是否能全部在HPLC分离体系中被检出？它们在什么位置出峰？这些问题可简单地概括为"有多少""是什么""在哪儿"。为回答上述问题，基于风险分析的原理，可以将杂质分离方法与对杂质谱的认知相关联，进而提出评价复杂样品HPLC分析体系的新策略——"四象限"策略（图7.2）[2]。

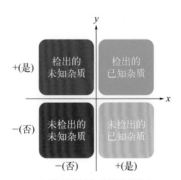

x = 杂质在药品中是否已被认知？
y = 杂质在HPLC系统是否被检出？

图 7.2 评价 HPLC 分析方法的"四象限"策略

处于不同象限中的杂质具有不同的意义。第一象限表征方法对已知杂质的检测能力，理想的HPLC方法应使得所有的已知杂质都出现在第一象限。如果已知杂质在HPLC系统中未被检出，就构成了第四象限，应进一步探寻杂质未被检出的具体原因，即该杂质是在样品中不存在还是方法自身存在缺陷。第二象限表征分析方法对未知杂质的检出能力，理想的HPLC方法不仅要保证所有已知杂质均被有效地分离和检出，还应最大化地检测到未知杂质，进而不断完善对杂质谱的认知。而第三象限表征的是人们认知的盲点，包括目前样品中不存在的新杂质和目前在样品中客观存在但人们尚未发现的新杂质；前者体现出人们对杂质谱的认知盲点，后者体现人们对分析方法认知的盲点；第三象限杂质是杂质谱控制中的风险点。

基于"四象限"策略建立HPLC分析方法，具体包括以下部分。

第一，主动认知分离对象的杂质谱。作为"四象限"策略的第一步，要求清楚药物主成分的结构、来源、合成工艺、降解反应特性等理化性质信息，明确杂质的可能产生途径、紫外光谱、质谱、色谱保留规律、稳定性等信息，作为后续评价工作的基础。对已经有杂质谱数据的药物，可直接构建该药物的已知杂质库；否则，可根据同类药物杂质的产生途径，结合药物合成工艺对可能的潜在杂质进行推测，构建潜在杂质库。同时，希望获取包含尽可能多的杂质的样品，也可根据杂质的来源制备混合杂质样品，如对于降解反应机理已知的药物，可设计特定的加速试验获得混合杂质样品。

第二，选择、优化HPLC分析系统，使复杂样品中的所有杂质都能达到有效的分离，也就是通过增大第一、二象限的杂质数量，降低第三象限的风险。分析对象的复杂性，决定了HPLC分离条件优化的困难性。基于实验设计（design of experiment, DoE）理念的色谱优化方法近年来在色谱条件的优化中被广泛应用，其可以对色谱分离的化学过程赋予数学和统计学上的解释，有助于开发人员理解影响色谱分离行为的关键因素及其变化趋势，进而得到高选择性的HPLC方法。同时，DoE作为QbD的工具，其倡导的"设计空间"理念也有助于对分析方法的验证和粗放性评价。

第三，采用LC-MS方法结合对已认知杂质质谱裂解规律的认识，尽可能归属第一象限杂质，推测第二象限杂质的结构，并结合对杂质降解规律、紫外光谱、保留规律等其他理化特性，对新推断的杂质结构进行进一步的验证，完善对杂质谱的认知。色谱和质谱的联用是解决复杂样品分析的强有力的手段。色谱的优势在于分离，对色谱峰的定性分析还需依赖于其他分析手段；质谱具有的灵敏度高且能提供结构信息的特点，对化合物进行定性的功能强大，在没有标准品的情况下也可能实现对色谱峰的定性分析；而柱切换除盐技术，很好地解决了质谱不能使用非挥发性缓冲盐的缺点，有利于对含非挥发盐流动性色谱方法的评价。

第四，探索药物杂质的定量结构-保留关系（QSRR），预测方法对第四象限杂质的分析能力，一旦该杂质出现，就可迅速进行判断。此外，QSRR还有助于判断推测的第二象限杂质结构的正确性。借助于计算机强大的计算能力，人们可以模拟原子、分子的静态及动态行为，进而更加深刻地理解分子的微观性能，使得可以用各种电子、量测、计算、拓扑分子描述符表征分子结构，并和其色谱保留行为相关联，寻找影响同系物分子色谱保留值的微观结构因素，并用于对同系物保留值的预测。

第五，开发与现行方法分离机制差别较大的互补分析方法，验证分析对象中包含的全部杂质在现行方法中是否都已经被分离，进而对是否存在第三象限杂质的风险进行评估。对复杂样品的分离，一种分离模式往往不能提供足够的分辨率，应同时开发选择性完全不同的互补分析方法，全面评价分析对象中含有的所有杂质。这些方法既可以是基于不同分离机制的方法，如高效薄层色谱法（HPTLC）、高效毛细管电泳（HPCE）、亲水作用色谱法（HILIC）等，也可以是选择性差异较大的RP-HPLC方法，如采用柱参数变化较大的色谱柱，或选择不同原理的检测器等。

7.1.1.1　青霉素杂质谱分析方法的优化[3]

青霉素中的有机杂质几乎全部由降解产生。人们对青霉素类抗生素的降解反应机理已经有较清楚的认知。根据各国药典和相关文献，青霉素中的已知杂质主要有以下四种类型（图7.3）：①侧链相关杂质；②聚合物；③具有β-内酰胺环结构的杂质；④β-内酰胺环开环降解物。

以青霉素降解10%～15%为标准，分别制备强酸降解溶液、强碱降解溶液、弱酸降解溶液和水解溶液，将上述强酸、强碱、弱酸和水解溶液按2∶1∶1∶2的比例混匀，制备青霉素混合降解溶液，其中包含了几乎所有的已知降解杂质（表7.1），可用于对HPLC方法的优化与评价。

采用《中华人民共和国药典》（2010年版）[简称"《中国药典》（2010年版）"或ChP 2010]青霉素有关物质HPLC方法分析该混合降解溶液（图7.4），可见，诸杂质峰主要集中在青霉素主峰之前，部分杂质峰未能完全分离；青霉烯酸二硫化物峰（54.21min）与梯度基线漂移重合，难

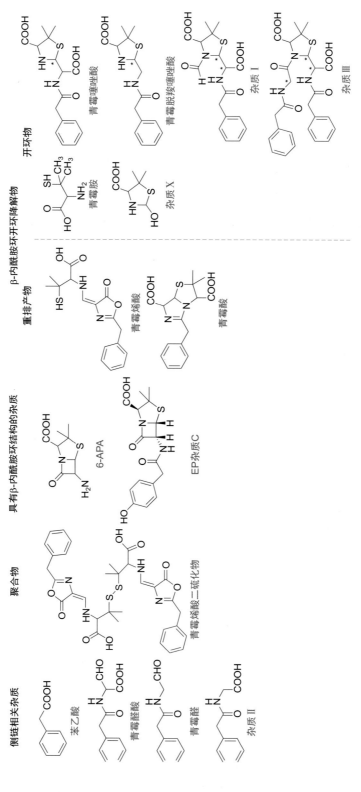

图 7.3　青霉素中的已知杂质

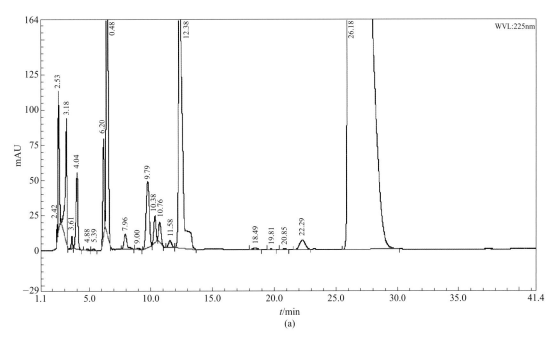

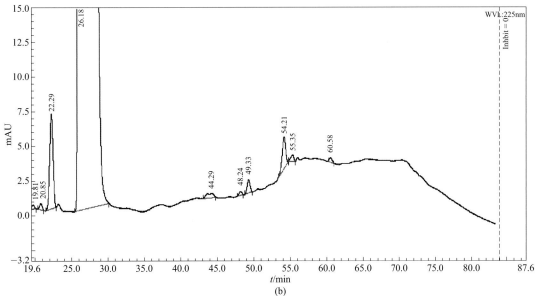

图 7.4 《中国药典》（2010 年版）HPLC 方法分析青霉素有关物质的色谱图

（a）等度洗脱部分（t_R 1.1 ～ 41.4min）；（b）梯度洗脱部分（t_R 19.6 ～ 82min）

柱温：30℃，色谱柱：Capcell Pak C18 MGII，5μm，4.6mm×250mm；流动相 A：0.5mol/L 磷酸二氢钾溶液（用磷酸调节 pH 至 3.5）- 甲醇 - 水（10：30：60），流动相 B：0.5mol/L 磷酸二氢钾溶液（用磷酸调节 pH 至 3.5）- 甲醇 - 水（10：50：40）；先以流动相 A- 流动相 B（70：30）等度洗脱，待青霉素峰洗脱后（t_G），梯度洗脱

以辨认；主峰拖尾较严重（峰不对称因子 A_s 为 4.39），分析时间较长（82min）；提示该方法有必要进行优化。

　　进一步分析强溶剂比例和强溶剂种类对分离效果的影响。①将甲醇 - 缓冲盐流动相中的甲醇比例降低至 30%，虽然青霉素峰的保留时间大大增加，但难分离杂质对仍未达到基线分离，且主峰拖尾更严重；②维持溶剂强度和其他色谱条件不变，采用乙腈-缓冲盐体系作为流动相，并改变乙腈在流动相中的比例，依然无法实现对难分离杂质的完全分离，但主峰拖尾得到明显改善。上述结果提示，二元流动相体系不能实现对所有杂质的满意分离。

采用甲醇-乙腈-缓冲盐三元流动相改善色谱系统的选择性。利用响应曲面法的中心组合设计进行色谱系统的优化。将青霉素主峰保留时间（t_R）、青霉烯酸与相邻峰的分离度（R_s）、主峰不对称因子（A_s）和分离出的杂质个数（N_{imp}）作为优化目标（因变量）。根据预实验确定影响因子（自变量），4个影响因子和其变化范围分别为：F_1（流动相中乙腈和甲醇的体积比，A/B），范围为0.6～1.2；F_2（流动相中有机相的比例，B%），范围为18%～32%；F_3（柱温，Temp），范围为25～45℃；F_4（流速，Speed），范围为0.8～1.4mL/min。利用实验设计软件（Design Expert Version8.0.5b）设计实验运行表，根据实验结果分别对上述4个优化目标进行拟合，拟合方程（优化模型）分别为：

$$\sqrt{t_R+0.50}=55.05-9.42F_1-1.73F_2-0.34F_3-15.19F_4+0.13F_1F_2$$
$$+0.04F_1F_3+0.01F_2F_3+0.19F_2F_4+0.05F_3F_4+1.69\times F_{12} \qquad (7.1)$$
$$+0.02F_{22}+0.0007F_{32}+2.59F_{42}$$

$$\lg10(R_s)=0.144+0.201F_1-0.006F_3 \qquad (7.2)$$

$$\lg10(A_s)=1.045-0.109F_1-0.014F_2-0.004F_3-0.153F_4 \qquad (7.3)$$

$$N_{imp}=4.140+5.878F_1+0.595F_2+0.071F_3-0.694F_4+0.104F_1F_3-6.448F_{12}$$
$$-0.014F_{22}-0.002F_{32} \qquad (7.4)$$

利用软件中的满意度函数法确定最优色谱条件。即将每一个优化目标的响应值y_i转换为满意度函数d_i，$0\leqslant d_i\leqslant1$。如果目标值（T）位于下限（L）和上限（U）之间，则

$$d=\begin{cases} 0 & y<L \\ \left(\dfrac{y-L}{T-L}\right)^{r1} & L\leqslant y<T \\ \left(\dfrac{U-y}{U-T}\right)^{r2} & T\leqslant y\leqslant U \\ 0 & y>U \end{cases} \qquad (7.5)$$

式中，r为权重；本例中$r=1$，即满意度函数呈线性。

当T是最大值时，则

$$d=\begin{cases} 0 & y<L \\ \left(\dfrac{y-L}{T-L}\right)^{r} & L\leqslant y\leqslant T \\ 1 & y>T \end{cases} \qquad (7.6)$$

当T是最小值时，则

$$d=\begin{cases} 1 & y<T \\ \left(\dfrac{U-y}{U-T}\right)^{r} & T\leqslant y\leqslant U \\ 0 & y>U \end{cases} \qquad (7.7)$$

然后选择设计变量，使 m 个优化目标响应值的总满意度最大，即

$$D = (d_1 \times d_2 \times \cdots \times d_m)^{1/m} \tag{7.8}$$

本例中，以优化目标 R_s 和 N_{imp} 的目标值为最大值，求解上述优化目标的总满意函数，绘制满意度响应面（图7.5）；再以 $R_s > 1.5$、N_{imp} 不少于12为限定条件，共得到38个解；对38个解进行筛选，确定最优值为乙腈/甲醇体积比为1.0，有机相比例为25.6%，柱温为30.3℃，流速为0.95mL/min。采用优化的色谱条件分析青霉素混合降解溶液（图7.6），与图7.4(a)比较，可见分离效果明显提高。

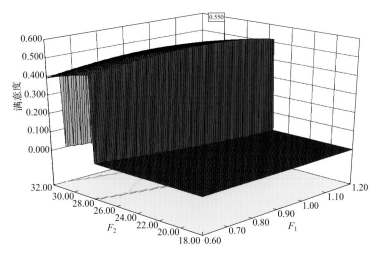

图 7.5 青霉素杂质分析色谱条件的满意度响应面

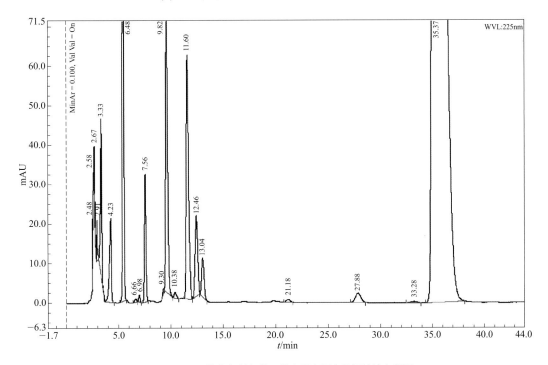

图 7.6 CCD优化色谱条件下的青霉素混合降解溶液色谱图

色谱条件：色谱柱为 Capcell Pak C18 MGII；流动相为磷酸盐缓冲液:有机相（乙腈:甲醇 =1：1）=74：25；柱温为30℃；流速为1.0mL/min

　　根据拟合方程还可以绘制因素−响应扰动图（perturbation plot），进一步说明诸因变量对优化目标的影响（图7.7）。图中的曲线斜率表示因素对响应的灵敏度。可见，F_2（有机相比例）对t_R的影响显著［图7.7(a)］；F_1（乙腈和甲醇的体积比）、F_3（柱温）对R_s影响显著［图7.7(b)］；F_2对A_s影响显著［图7.7(c)］；F_1、F_2对N_{imp}影响显著［图7.7(d)］；而F_4（流速）对诸因素的影响均不显著。

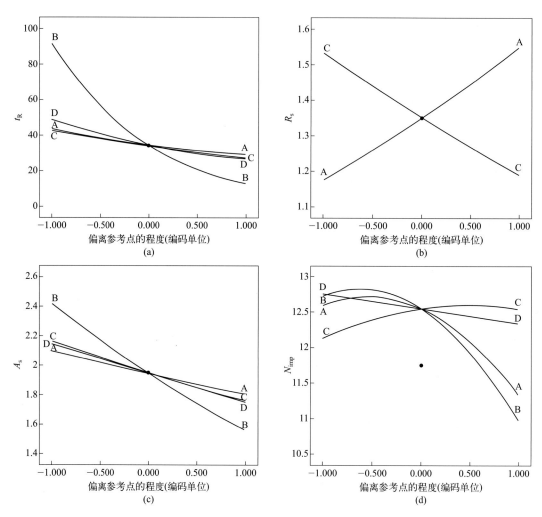

图 7.7　因素−响应关系扰动图

图中的 A、B、C、D 分别为 $F_1 \sim F_4$

　　通过响应面（response surface）可进一步揭示因素间的交互作用，曲面的曲率越大，两因素间的交互作用越大（图7.8）。F_1和F_2增大，t_R曲面升高［图7.8(a)］；F_1增大，R_s曲面升高，F_2对曲面无影响［图7.8(b)］；F_1和F_2增大，A_s曲面降低［图7.8(c)］；F_1和F_2增大，N_{imp}曲面先升高后下降，提示F_1和F_2交互作用显著［图7.8(d)］；即流动相中乙腈/甲醇的比例是影响色谱分离的最关键因素。

　　由色谱图7.6可见，14min至青霉素主峰之间仅有少数色谱峰，主峰的对称性（A_s=2.07）也不十分理想，保持14min前杂质峰的分离能力不变，利用梯度洗脱，通过增加流动相中乙腈的比例，可以改善主峰的拖尾并缩短分析时间。

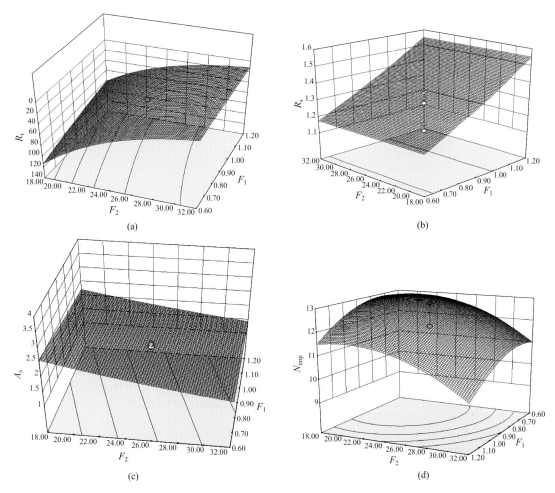

图 7.8 F_1（乙腈和甲醇的体积比）和 F_2（有机相比例）对各优化目标的响应面

比较新方法与《中国药典》（2010年版）方法对青霉素混合降解溶液的分析结果（图7.9），可见，青霉素主峰提前至约12min、拖尾明显改善（$A_s \leqslant 1.5$），且新方法可分离出40个杂质，明显多于《中国药典》（2010年版）方法的28个，杂质峰在色谱图中的分布更均匀，分析时间缩短。该方法即为《中国药典》（2015年版）青霉素有关物质的分析方法。青霉素混合降解溶液色谱峰在其中的归属见表7.1。

表 7.1　青霉素有关物质分析色谱图中杂质的归属

杂质	名称	特征	来源				保留时间 /min	
			强酸	强碱	弱酸	水浴	ChP 2010 方法	ChP 2015 方法
1	6-APA	弱保留			++		3.18	3.32
2	未知杂质 1	240nm 有吸收	+			+	3.61	4.07
3	未知杂质 2	240nm 有吸收	+			+	4.04	4.90
4	未知杂质 3	—				+	6.20	7.40
5	青霉酸	240nm 有吸收	++			++	6.48	5.39
6	未知杂质 5	234nm 有吸收	+			+	—	6.46
7	未知杂质 4	277nm 有吸收	++		+	+	7.96	6.92

杂质	名称	特征	来源				保留时间 /min	
			强酸	强碱	弱酸	水浴	ChP 2010 方法	ChP 2015 方法
8	青霉烯酸	320nm 有吸收	+		+	++	9.79	12.32
9	噻唑酸峰组 1	结构相似，光谱、色谱行为相近，呈现峰组而非单一色谱峰	+	++		+	10.38	8.63
10	噻唑酸峰组 2		+	++		+	10.76	9.38
11	噻唑酸峰组 3		+	++		+	11.58	10.22
12	噻唑酸峰组 4		+	++		+	12.38	11.36
13	未知杂质 6	280nm 有吸收				+	—	13.03
14	高聚物 A2	—	+	++	+	+	22.29	22.11
15	聚合物	—				+	> 22.29	> 24.92

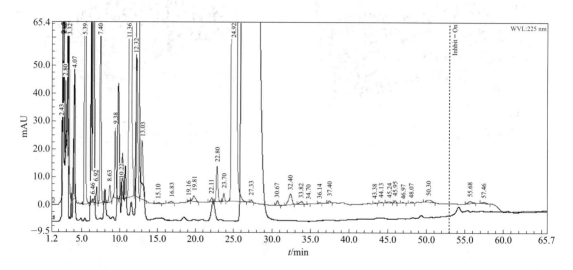

图 7.9　青霉素混合降解溶液色谱图

黑色为《中国药典》（2010 年版）方法，蓝色为优化后的《中国药典》（2015 年版）方法。以磷酸盐缓冲液：有机相（乙腈：甲醇 =1：1）=74：25 为流动相 A，乙腈为流动相 B；0 → 12min 为等度洗脱（至青霉素脱羧噻唑酸被洗脱）；12 → 22mim 为梯度洗脱 1，流动相 B 在流动相中的比例逐渐增加至 10%，并等度维持至主峰被洗脱（约 4min）；再启动梯度洗脱 2，流动相 B 在流动相中的比例由 15min 内逐渐再增加至 22%，并等度维持 4min，平衡色谱柱

7.1.1.2　氯唑西林钠杂质谱 HPLC 分析方法的优化 [4]

ChP 2010 氯唑西林钠有关物质 HPLC 分析方法的流动相系统与 EP 8.0 相同，均为含有乙腈-甲醇-缓冲盐的三元流动相体系，故以此作为初始方法进行优化。

按前面的思路，依据青霉素类抗生素的降解反应原理，以氯唑西林降解约 15% 为标准，分别制备强酸降解溶液、强碱降解溶液、弱酸（乙酸）降解溶液、水解溶液和固体高温（150℃放置6h）降解溶液，将上述降解溶液按等比例混匀，制成约 0.5mg/mL 的混合降解溶液。

利用混合降解溶液，以分离出的杂质数目为指标，采用 Plackett-Burman 设计，对流动相 pH（A）、有机相种类（B）、有机相浓度（C）、缓冲液浓度（D）和柱温（E）5 个因素进行筛选，确定关键影响因素。由于氯唑西林的杂质极性相差较大，筛选实验中将整个色谱图分为2部分，对保留值较小的氯唑西林杂质峰和保留值较大的氯唑西林杂质峰作为2组独立的因变量进行统计。通过风险评估和筛选设计，确定了进行进一步优化的3个关键影响因素（A、B、C），并设定缓冲液浓度（D）为20mmol/L，柱温（E）为30℃。

优化过程中，如三个影响因素之间几乎无相关性，可以采用响应曲面（RSM）设计中的三因素中心组合（CCD）设计进行优化；如诸因素之间具有相关性，可设计甲醇-缓冲盐体系和乙腈-缓冲盐体系两种流动相，采用两因素混料设计，通过探讨二者的混合比例优化色谱系统。在对氯唑西林的优化中，将缓冲液作为有机溶剂的稀释剂，流动相中有机溶剂的浓度即可作为两个独立的混合变量（MP），缓冲液pH作为过程变量（PV），通过同时对混料因素（甲醇-乙腈的比例）和过程因素（缓冲盐pH）的优化，实现对色谱系统的优化。由于缓冲盐pH对混料因素有影响，因而采用了一种新型的设计模式——混合设计（MPV）[2]。

根据影响因素实验和相关预实验确定实验设计各因素的变化范围。根据筛选实验，发现流动相A为乙腈∶缓冲液=25∶75(体积比)，流动相B为甲醇∶缓冲液=45∶55(体积比)时，溶质保留范围、分离情况和色谱时间相对均较理想，故以此为基础采用拉丁方设计确定实验点。考虑到混合变量与过程变量之间存在明显的交互作用，且当流动相强溶剂发生明显改变时，可导致分离选择性发生较大的变化，使得对色谱峰的跟踪难度增加，因此，选择混料模型（5×5）进行优化，希望通过增加实验点，确保对色谱峰的正确跟踪。流动相缓冲液pH的范围确定为pH 5.0～7.0。

选择8对难分离杂质对作为目标参数进行优化。由于流动相pH和有机溶剂种类对保留值小于氯唑西林的杂质峰（第一组）和保留值大于氯唑西林杂质峰（第二组）的影响相反［图7.10(a)］，无法在一个条件下同时满足8个目标参数的要求，因此采用不同的条件分别满足2组目标参数的要求［图7.10(b)］。

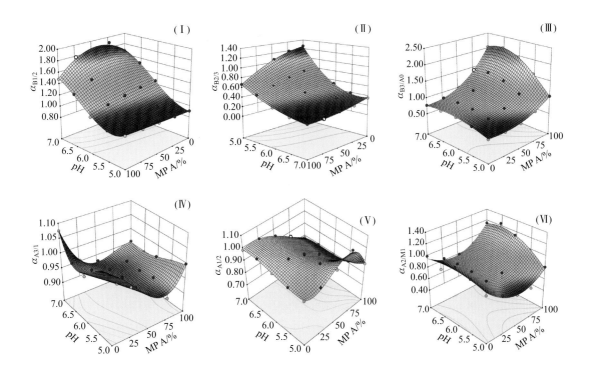

图7.10

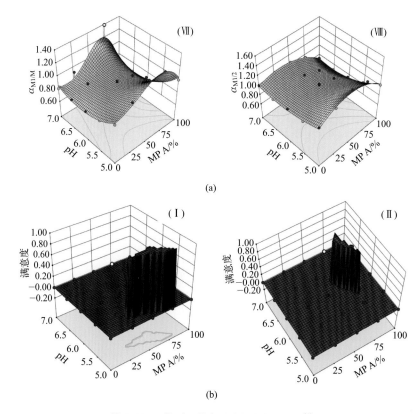

图 7.10　对氯唑西林杂质分析方法的优化[4]

（a）混合设计得到的诸优化目标的响应面；（b）色谱系统的满意度响应面，[（Ⅰ）第一组杂质（B_1/B_2，B_2/B_3，B_3/A_0），（Ⅱ）第二组杂质（A_3/A_1，A_1/A_2，A_2/M_1，M_1/M，M_1/M_2）]

对氯唑西林色谱方法的整个优化过程可概括为图 7.11。首先，采用混料模型对梯度洗脱方法进行优化，使得保留值较氯唑西林小的杂质较好分离；再采用响应面法（RSM）获得双梯度洗脱的最佳实验参数[4]。通过对氯唑西林钠混合降解溶液分离情况的比较（图 7.12），可见优化后的色谱方法较原方法具有更好的杂质分离能力，约 15 种降解杂质均可以得到较好分离。

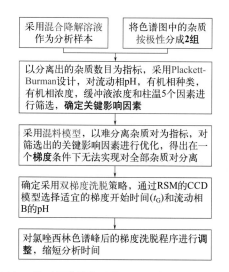

图 7.11　对氯唑西林钠杂质谱 HPLC 分析方法的优化过程

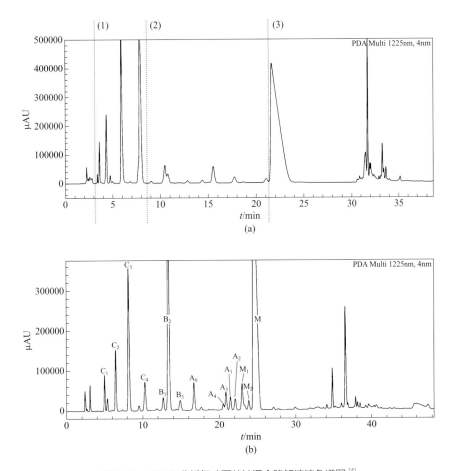

图 7.12　HPLC 分析氯唑西林钠混合降解溶液色谱图 [4]

(a)《中国药典》(2010 年版) 方法 [色谱系统: 流动相为乙腈 - 磷酸二氢钾缓冲液 (20mmol/L, pH 5.0)=25 : 76 (体积比); 流速为 1.0mL/min; 色谱柱为 Capcell Pak MGII C18(5μm,250mm×4.6mm); 30min 后, 增加乙腈浓度至 50%]; (b) 优化后方法 [流动相 A: 磷酸二氢钾缓冲液 (20mmol/L, pH 5.3) - 乙腈 - 甲醇 =66 : 14 : 20; 流动相 B: 磷酸二氢钾缓冲液 (20mmol/L, pH 6.9) - 乙腈 =50 : 50; 梯度洗脱: 0 ~ 5min, 100%A; 5 ~ 25min, 100%A → 60%A; 25 ~ 33min, 60% A → 20% A; 33 ~ 50min, 20% A; 50 ~ 51min, 20% A → 100% A; 51 ~ 65min, 100% A; 色谱柱为 Capcell Pak MGII C18 (5μm, 250mm×4.6mm); 柱温: 30℃]

7.1.1.3　依据杂质形成机制建立青霉素 V 钾杂质谱分析

AQbD (analytical quality by design) 理念作为一种面向风险管理的方法论, 与传统的 QbT (quality by testing) 方法相比较, 其根据分析目标 (analytical target profile, ATP) 的不同, 利用 DoE 的方法, 同时考虑管理与分析方法的风险来确定设计空间 (DS), 可最大限度地保证方法的有效性[5]。本例中, 首先根据青霉素的降解反应机理推测青霉素 V 钾中可能出现的各种降解杂质, 再采用 LC-MS 方法对诸降解杂质逐一进行结构分析, 采用 QSRR 方法评价色谱系统对 LC-MS 未能发现的降解杂质的分离能力, 最后采用 DoE 方法对色谱系统进行优化[6]。进而探讨基于 AQbD 理念结合杂质形成机制, 建立青霉素类药物杂质谱分析方法的一般过程[7]。

根据青霉素的降解反应机理推测青霉素 V 钾中可能出现的各种降解杂质。①β- 内酰胺环在酸、碱及中性环境开环形成的系列降解产物, 包括对羟基取代产物 (D)、噻唑酸 (E)、脱羧噻唑酸 (F)、青霉烯酸 (G)、青霉烯酸二硫化物 (L)、烯酸开环产物 (H)、青霉醛酸 (I)、青霉醛 (J) 和甘氨酸 (K) [图 7.13(a)]; ②含羧基的降解物与 β- 内酰胺环反应形成的 N- 酰化产物,包括乙酸的反应产物杂质M和氨基乙酸的反应产物杂质N［图7.13(b)］；③青霉素V二聚体，包括二聚体Ⅰ、Ⅱ、Ⅲ和Ⅳ［图7.13(c)］；上述杂质基本涵盖了青霉素V钾中可能产生的各类主要降解杂质。

以青霉素V降解约20%为标准，依据其降解反应原理，分别制备强酸降解溶液、强碱降解溶液、弱酸（乙酸）降解溶液、水解溶液、高温高湿（温度60℃，湿度75%）固体降解溶液和高浓度样品聚合溶液，将上述降解溶液按1∶1∶2∶1∶1∶1的比例混匀，制备青霉素V混合降解溶液，用于对HPLC方法的优化与评价。

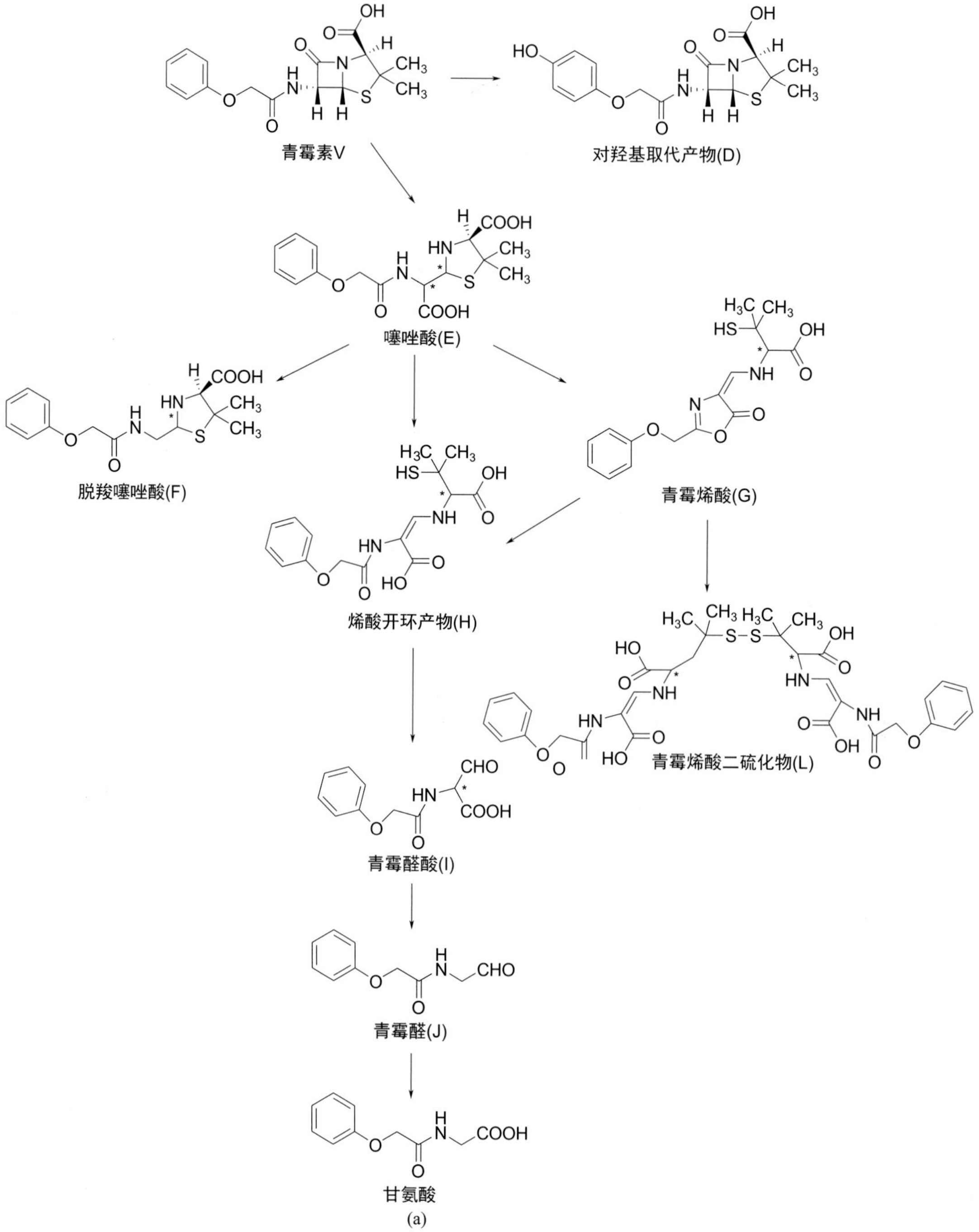

青霉素V

对羟基取代产物(D)

噻唑酸(E)

脱羧噻唑酸(F)

烯酸开环产物(H)

青霉烯酸(G)

青霉烯酸二硫化物(L)

青霉醛酸(I)

青霉醛(J)

甘氨酸

(a)

M

N

(b)

Ⅰ

Ⅱ

Ⅲ

Ⅳ

(c)

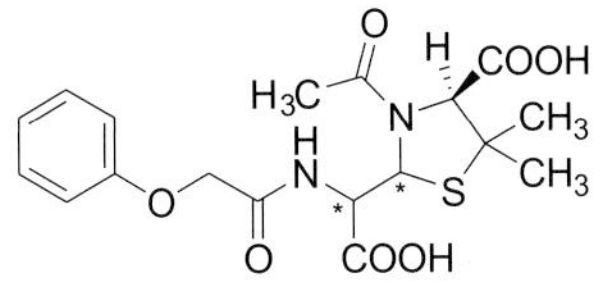

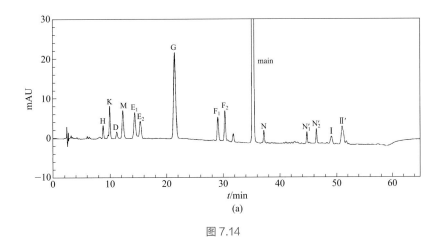

图 7.13 青霉素V的降解反应机理及可能形成的各类杂质

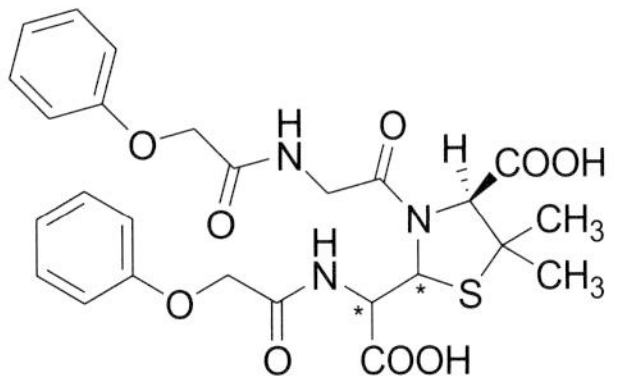

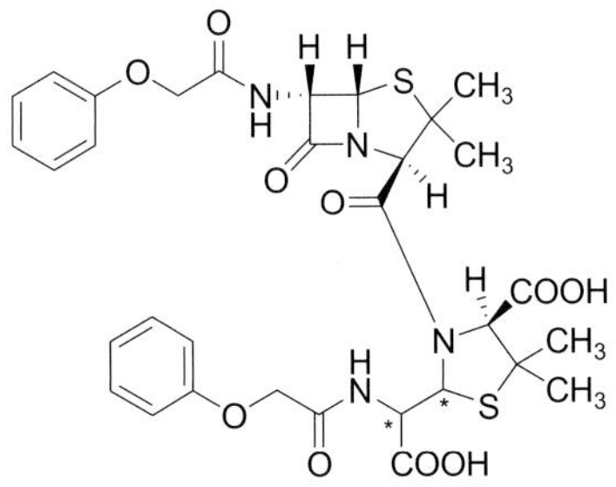

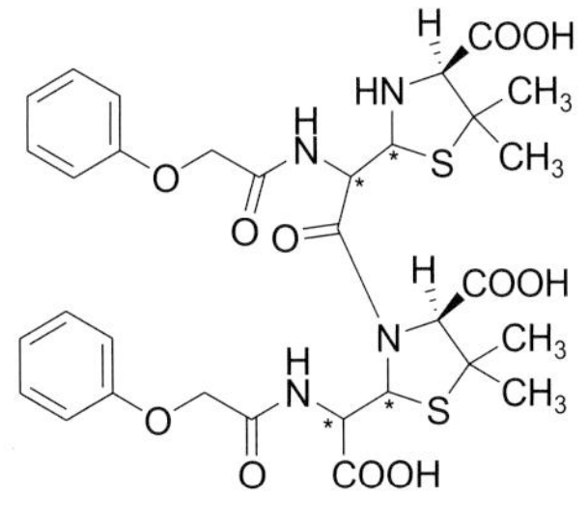

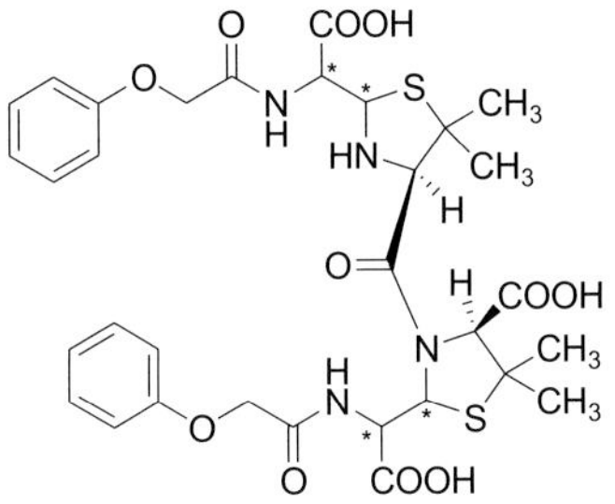

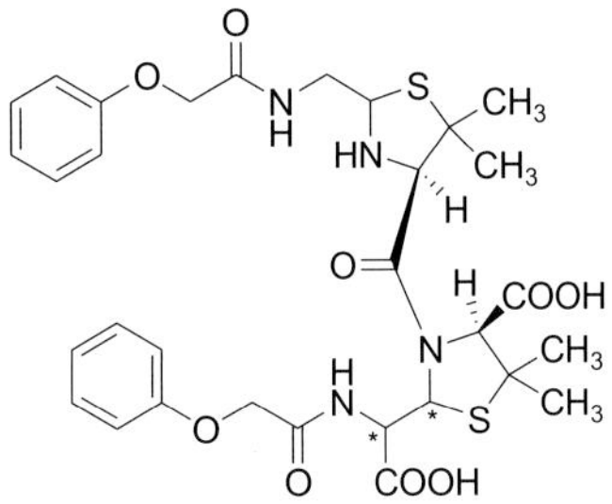

（a）β- 内酰胺环开环产生的系列降解杂质；（b）可能的 *N*- 乙酰化杂质；（c）可能产生的青霉素 V 二聚体

利用青霉素V钾混合降解溶液进行实验。由于青霉素V与青霉素的分子结构相似，经简单的实验比较发现，ChP 2015中的甲醇-乙腈-缓冲液三元HPLC流动相体系更适用于青霉素V钾杂质谱的分析方法，从青霉素V钾混合降解溶液可以分离出多个降解杂质［图7.14(a)］。根据杂

(a)

图 7.14

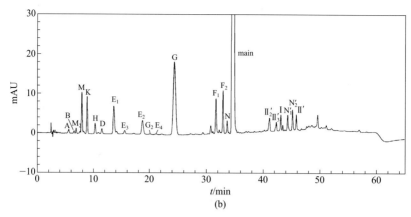

图 7.14　HPLC 分析青霉素 V 钾混合降解溶液色谱图[6]

（a）《中国药典》（2015 年版）青霉素三元流动相系统；（b）优化后色谱系统

质的分子量，结合质谱裂解规律和 UV 光谱特征，逐一推断色谱图 7.14(a) 中诸杂质峰的结构，并与图 7.13 中的可能降解产物进行比较，发现多数的青霉素 V 降解杂质均可在色谱图中定位，仅有青霉素烯酸二硫化物（L）、青霉醛酸（I）和青霉醛（J）未被发现。

　　建立 QSRR 模型预测未发现的杂质在色谱系统中的保留值。由于杂质的性质（极性、电荷等）差异较大，在建立青霉素 V 杂质 QSRR 模型时，选择 23 个样本包括 8 种不同结构的青霉素、8 种其他青霉素降解物和 7 种青霉素 V 降解物，使得训练集能较全面地涵盖各类降解杂质的性质。采用 GFA 方法筛选关键分子描述符作为自变量，以 R^2 为指标，得到模型：

$$\lg k = -0.80663 - 0.026454 \times Dipole\_X - 0.50227 \times JX + 2.6634 \times Jurs\_RASA \\ + 1.133 \times Shadow\_Xyfrac \tag{7.9}$$

　　其中，$n=18$，$R^2=0.9365$，$R^2adj=0.9170$，RMSE$=0.06978$，$P=1.165 \times 10^7$，$Q^2=0.941$，RMSE-CV$=0.093$。式中分子描述符的含义见表 7.2。模型的交叉验证和外部验证结果均较理想，方程的预测 $\lg k$ 与实测 $\lg k$ 具有较好的相关性（图 7.15）。

表 7.2　QSRR 模型中的分子描述符与含义

分子描述符	含义
Dipole_X	利用部分原子的电荷和坐标估算的偶极矩的大小和方向（X，Y，Z）（Debyes），是表示分子在静电场中强度和取向行为的三维电子描述符。如果原子电荷不存在，则采用加斯泰格（Gasteiger）算法。偶极子的特性与配体 - 受体的远程识别和结合相关
JX	巴拉班（Balaban）指数
Jurs_RASA	总疏水表面积除以总分子溶剂可及表面积
Shadow_Xyfrac	分子在 xz 平面上的投影面积

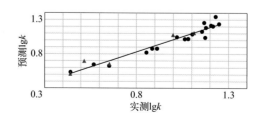

图 7.15　QSRR 方程预测 lgk 与实测 lgk 的相关性[6]

黑色为训练集；红色为验证集

利用QSRR模型［式（7.9）］预测LC-MS分析未能发现的青霉素V降解杂质在色谱系统中的保留值（表7.3），结果提示杂质L、杂质I和杂质J在色谱系统中应均能检出，但保留时间在10～20min区间的色谱峰可能存在共出峰，应进行进一步的优化；对样品中可能存在的4种二聚体，聚合物Ⅰ的实测值与预测值基本接近，其他三种二聚体的预测值均较聚合物Ⅰ的保留时间短，提示它们在色谱系统中也应能够被检出。

表7.3　LC-MS分析未发现的降解杂质在色谱系统中的保留值

杂质	lg$k$ 预测值	t_R 预测值 /min
I	0.4293	10.16
J	0.7224	17.29
L	0.7730	19.09
二聚体Ⅰ	1.230	49.55
二聚体Ⅱ	1.204	46.81
二聚体Ⅲ	1.190	45.44
二聚体Ⅳ	1.222	48.72

对初始分析方法进行优化。根据预实验结果，杂质E_1、E_2的分离度较差，且和一些小峰有共流出的现象，所以选择分离度（$R_{s\,E_1/E_2}$）为第一个CQA；主成分色谱峰随着实验条件的改变，会出现严重的拖尾现象，所以选择主成分拖尾因子（T_F）作为第二个CQA；主峰后的Ⅱ'峰是包括Ⅱ'$_1$、Ⅱ'$_2$、Ⅱ'$_3$三个杂质峰的共流出峰，将杂质峰Ⅱ'$_1$和Ⅱ'$_2$的分离度（$R_{s\,Ⅱ'_1/Ⅱ'_2}$）作为第三个CQA；当pH大于6时，杂质Ⅱ'$_1$与N'_2成为难分离物质对，所以将杂质峰Ⅱ'$_1$与N'_2分离度（$R_{s\,Ⅱ'_1/N2}$）作为第四个CQA。影响杂质色谱峰分离度的关键因素被认为是流动相的pH和强溶剂乙腈的浓度。将流动相pH、乙腈比例和缓冲盐浓度作为CPP，按三水平CCF（face-centered design）设计，每个CPP分高、中、低三个实验水平，对流动相（pH 4.5～6.5、乙腈浓度8%～13.5%、缓冲盐浓度：20～78mmol/L）进行优化，用多元线性回归以及偏最小二乘法建立CAQ-CPP关系模型。可见，对难分离物质对分离度影响最大的因素是pH，磷酸盐的浓度仅影响主峰拖尾因子，且呈负相关［图7.16(a)］。

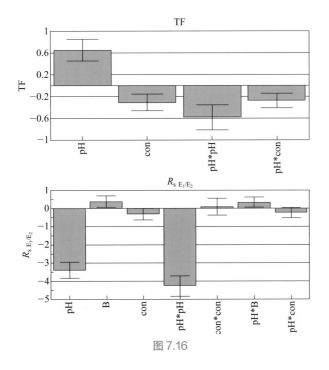

图 7.16

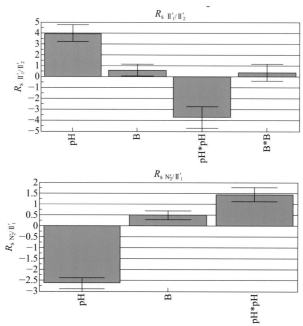

$$TF(N = 17; DF = 12; R_2 = 0, 96), R_{s\,E_1/E_2}(N = 17; DF = 9; R_2 = 0, 98),$$
$$R_{s\,II_1'/II_2'}(N = 17; DF = 12; R_2 = 0, 98), R_{s\,N_2'/II_1'}(N = 16; DF = 12; R_2 = 0, 99),$$
$$Confidence = 0.95$$

(a)

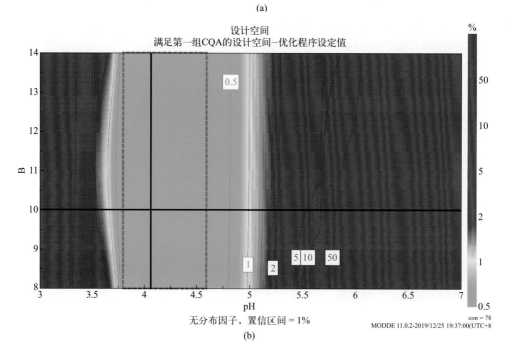

(b)

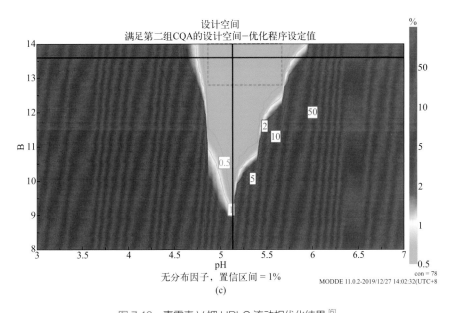

图 7.16　青霉素 V 钾 HPLC 流动相优化结果[6]

（a）系数直方图；（b）满足第一组 CQA 的设计空间；（c）满足第二组 CQA 的设计空间

　　进一步确定 CPP 的最优范围。由于 pH 与 $R_{s\,E_1/E_2}$ 呈负相关，而与 $R_{s\,II'_1/II'_2}$ 呈正相关，在同一 pH 条件下无法满足这两个难分离物质对的分离度同时达到要求。故将 CQA 分成两组：R_{sE_1/E_2} 和 T_F 为第一组，其流动相的最佳 DS 为 pH 3.8 ～ 4.3，B% 8.5% ～ 12.5%［图 7.16(b)］；$R_{s\,II'_1/II'_2}$ 和 $R_{s\,N'_2/II'_1}$（主峰后的难分离物质对）为第二组，其流动相的最佳 DS 为 pH 5.0 ～ 5.5，B% 12.5% ～ 14%［图 7.16(c)］。在两个 DS 区间内选取实验点，采用双梯度的方式，通过改变洗脱过程中的 pH，可满足主峰前后难分离物质对的分离要求。用优化后的色谱方法分离青霉素 V 钾混合降解溶液，可分离出更多杂质峰［图 7.16(b)］，且方法具有较好的粗放性。

　　采用优化后的方法对青霉素 V 钾实际样品进样分析（图 7.17）。可见，优化后的方法对青霉

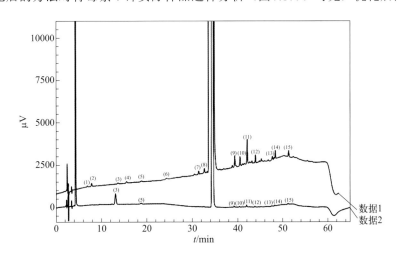

图 7.17　优化后 HPLC 方法分析青霉素 V 钾实际样品

数据 1—原料；数据 2—干混悬剂

流动相 A：磷酸二氢钾缓冲液（pH4.1；78mmol/L）- 甲醇 - 乙腈（74.5：14.5：11）；流动相 B：磷酸二氢钾缓冲液（pH5.5；78mmol/L）- 甲醇 - 乙腈（53.5：10.5：36）；柱温：34℃；流速：1mL/min；梯度洗脱：0 ～ 17min，100%A；17 ～ 45min，100%A → 0% A；45 ～ 55min，0% A；55 ～ 56min，0% A → 100% A；56 ～ 65min，100% A

素V钾实际样品同样可以取得较好的分离效果。青霉素V钾原料药中存在较多杂质，干混悬剂中的杂质与原料药基本一致。实际样品中主峰前的杂质峰［编号(1)～(8)］均为降解杂质，分别为杂质M［(1),(2)］、杂质E［(3),(4),(5)］、杂质G［(6)］和杂质F［(7),(8)］；主峰后的杂质峰(11)、(12)分别为聚合物Ⅰ和聚合物Ⅱ'，但杂质峰(9)、(10)、(13)、(14)和(15)为混合降解溶液中不存在的新杂质，LC-MS初步分析证明它们不是降解杂质而可能为工艺杂质，进而丰富了对青霉素V钾杂质谱的认知。

7.1.2　普适性杂质谱分析方法的理念及应用

从上面的3个案例可见，对具体的青霉素品种，理想地建立杂质谱分析方法的过程包括：通过强制降解试验获得丰富的降解杂质；然后选择初筛方法，通常以《中国药典》收载的分析方法作为初筛方法；以难分离杂质对等作为分析过程的CQA，采用DoE方法对色谱条件进行优化。

由色谱分析理论可知，结构相近的化合物具有相似的色谱保留行为。青霉素类药物均含有6-氨基青霉烷酸（6-APA）母核结构，仅侧链的取代基结构不同；由于其相似的降解反应机理，使得不同品种中的杂质种类具有相似性（图7.18），并在相同色谱系统下可能表现出相似的分离行为。如果一个分析方法能够同时对结构相似的同类药物具有相似的分离能力，该分析方法即可作为一种普适性的初筛方法，用于对该类药物杂质谱的进一步优化。

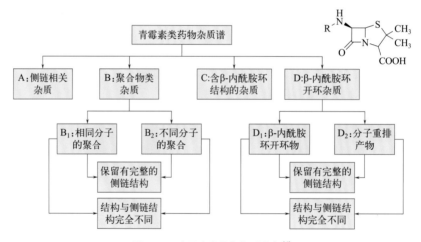

图7.18　青霉素类药物杂质分类[4]

7.1.2.1　建立 β-内酰胺抗生素普适性分析方法的可行性探讨

适用于β-内酰胺抗生素杂质谱分析的普适性方法，不仅应满足于对多数品种的分析要求，且其色谱系统应具有较灵活的可调节性，以适合对具体品种的优化，满足其特殊的分析要求。

《中国药典》（2015年版）青霉素有关物质分析方法，采用C18色谱柱和甲醇-乙腈-缓冲盐三元流动相体系，可以较好地对青霉素中的诸杂质进行分离。由于在色谱系统的优化中，甲醇-乙腈-缓冲盐三元流动相体系较二元流动相体系对难分离杂质对具有更灵活的选择性，因而用该方法分析其他青霉素品种，探讨利用普适性分析方法作为建立具体药物品种杂质谱分析方法初筛方法的可能性。

采用ChP 2015青霉素有关物质HPLC方法分析不同结构的青霉素，发现阿莫西林、羧苄西林、替卡西林、磺苄西林、氨苄西林5种侧链含氨基、羧基、磺酸基等极性较大基团的品种，在该色谱条件下的保留时间过短，而青霉素、哌拉西林、美洛西林、青霉素 V、舒他西林、苯唑西林、氯唑西林、氟氯西林、双氯西林 9 种青霉素在该色谱条件下的保留时间适宜 [图 7.19(a)]；通

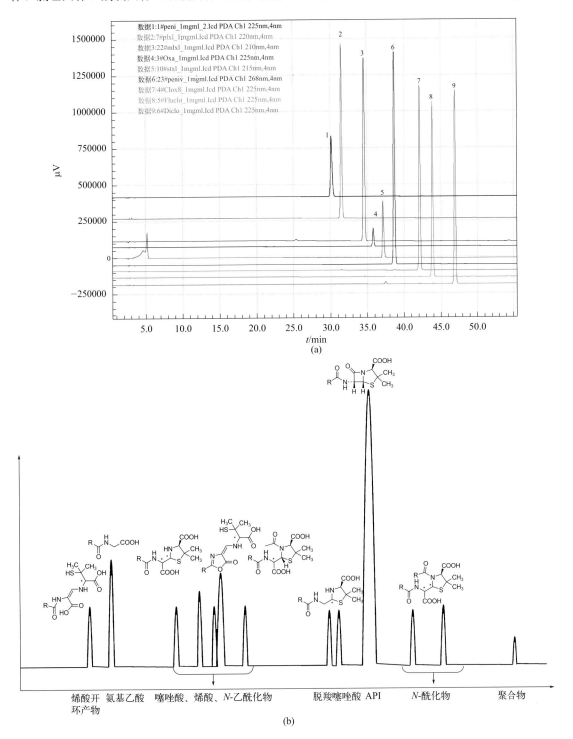

(a)

(b)

图 7.19 ChP 2015 青霉素有关物质 HPLC 方法分析青霉素类药物杂质

（a）不同结构的青霉素色谱图（1—青霉素；2—哌拉西林；3—美洛西林；4—苯唑西林；5—舒他西林；6—青霉素 V；7—氯唑西林；8—氟氯西林；9—双氯西林）[8]；（b）各类杂质出峰位置的模拟色谱图 [7]

过对混合强制降解溶液的分析，发现不同品种中的各类降解杂质在该色谱条件下的色谱图中的分布情况具有相似性［图7.19(b)］。利用该方法作为建立苯唑西林杂质谱分析方法的初筛方法，在此基础上进行优化，采用双梯度的方式，通过改变洗脱过程中的pH，得到了较理想的分析结果法（图7.20）。上述结果提示，以该色谱系统为基础，扩大其适用范围，建立β-内酰胺类药物的普适性初筛方法是可行的。

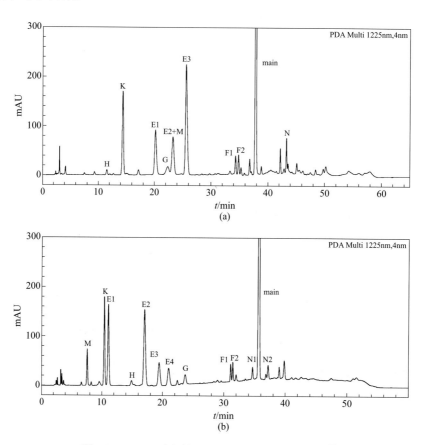

图 7.20　HPLC 分析苯唑西林钠混合降解溶液色谱图[7]

（a）ChP 2015 青霉素三元流动相系统；（b）优化后色谱系统［流动相 A：磷酸二氢钾缓冲液（pH5.5；78mmol/L）- 甲醇 - 乙腈（75：15：10），流动相 B：磷酸二氢钾缓冲液（pH2.5；78mmol/L）- 甲醇 - 乙腈（53.5：10.5：36）柱温：34℃；流速：1mL/min；梯度洗脱：0 ～ 12min，100%A；12 ～ 32min，100%A → 0%A；32 ～ 48min，0%A；48 ～ 49min，0%A → 100%A，49 ～ 65min，100%A］

7.1.2.2　建立 β - 内酰胺类药物的普适性初筛方法

　　β- 内酰胺类药物主要包括青霉素和头孢菌素两大类，普适性初筛方法应适合对这两大类主要品种的分析。选择适宜的色谱流动相和适宜的色谱柱是关键。

　　（1）选择磷酸盐缓冲液 - 甲醇 - 乙腈组成的三元体系作为普适性方法的流动相　多数头孢菌素在 RP-HPLC 中较青霉素更不易保留。以上述分析青霉素类药物所采用的甲醇 - 乙腈 - 缓冲盐三元流动相体系为基础，通过调节流动相强溶剂的比例和梯度洗脱程序，保证多数 β- 内酰胺类药物在该色谱系统中有适宜的保留值。最终确定的普适性方法为采用 C18 色谱柱；流动相 A 为磷酸盐缓冲液（取磷酸二氢钾 10.6g，加水至 1000mL，用磷酸调节 pH 至 3.4）- 甲醇（72：14）；流动相 B 为乙腈；检测波长 254nm，流速为 1.0mL/min，柱温 34℃；根据头孢菌素主成分的保留值，设计梯度洗脱程序：0～17min，96% A；17～32min，96% A→36% A；32～50min，64% A；50～51min，64% A→96% A，51～60min，96% A。对40余种不同结构的头孢菌素（包括异构体）的测定表明，多数头孢菌素的保留时间在5～40min之间［图7.21(a)］，色谱峰的对称因子在0.8～1.2之间［图7.21(b)］。

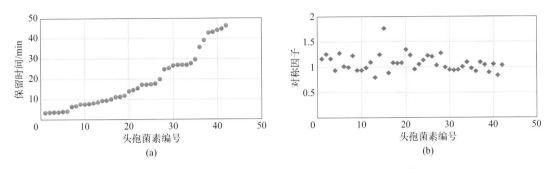

图7.21　不同结构的头孢菌素在普适性方法中的保留特性[9]

（2）选择普适性方法适宜的色谱柱　β-内酰胺类抗生素在RP-HPLC中的保留行为除受疏水相互作用的影响外，还主要与次级相互作用——氢键有关[10]。在偏酸性流动相条件下，主要与柱参数A有关；在偏碱性流动相条件下，主要与柱参数B有关。市售的500余种色谱柱按疏水消除模型中柱参数的差异，可以大致分为三类：第一类为H型色谱柱，以Capcell Pak C18 MGII色谱柱为代表，该类色谱柱的柱参数S、A、B均接近0，柱参数H是影响溶质分离的关键参数；第二类为H&A型色谱柱，以XSelect CSH C18、ODS Hypersil柱为代表，该类色谱柱的柱参数S和B均接近0，对溶质的分离主要与疏水相互作用（参数H）和氢键相互作用（参数A）有关；第三类为H&S型色谱柱，以Zorbax SB-AQ、Venusil ABS C8柱为代表，该类色谱柱的柱参数A和B均接近0，对溶质分离主要与参数H和空间选择作用（参数S）有关。

从疏水消除模型数据库中选择18支典型的C18柱，使其柱参数尽可能地覆盖各参数的变化范围，并选择10对β-内酰胺抗生素难分离物质考察色谱柱对它们的分离能力（图7.22），其中，5min之前的难分离物质对有4对，5～15min之间的有3对，15min之后的难分离物质对有3对。每支色谱柱对多对难分离物质的分离情况引入指标总分离度（R_T）进行评价。当每对难分离物质（x/x^-）的分离度（R）大于1.5时，令$R_{x/x^-}=1$；当分离度小于1.5时，$R_{x/x^-}=R/1.5$；物质共流出时，$R_{x/x^-}=0$；则

$$R_T = R_{A/A^-} \times R_{B/B^-} \times R_{C/C^-\cdots} \tag{7.10}$$

R_T值越接近于1，表明色谱柱的分离效果越好，当R_T值等于1时，表明所有难分离物质对均能实现完全分离。

18支色谱柱中，有8支色谱柱没有出现难分离物质对共流出现象，分别为色谱柱6（XSelect CSH C18）、色谱柱8（Venusil ABS C8）、色谱柱9（Zorbax SB-AQ）、色谱柱13（ODS Hypersil）、色谱柱7（Allure Organic Acids）、色谱柱14（Inertsil ODS-EP）、色谱柱17（Spursil C18-EP）和色谱柱18（Nucleodur POLARTEC C18）；但部分物质在色谱柱7、14、17、18中的峰形不理想，柱效较低，故不适宜作为普适性方法的色谱柱。有6支色谱柱仅有1～2对难分离物质对出现共流出，分别为色谱柱3（Apex C18）、色谱柱11（Ultisil XB-C8）、色谱柱4（InertSustain C18）、色谱柱15（XBridge Shield RP18）、色谱柱5（Sphereclone ODS 2）和色谱柱14（Inertsil ODS-EP）。有4支色谱柱出现3对难分离物质对共流出，分别为色谱柱1（Capcell Pak C18 MGII）、色谱柱2（HSS T3）、色谱柱10（Hypersil GOLD）和色谱柱12（Ultimate AQ-C18）。综上，认为色谱柱XSelect CSH C18、

色谱柱 Venusil ABS C8、色谱柱 Zorbax SB-AQ 和色谱柱 ODS Hypersil 更适宜作为普适性方法的色谱柱。据此，可以认为第二类 H&A 型色谱柱和第三类 H&S 型色谱柱更适合用于对 β-内酰胺抗生素杂质谱的分析。

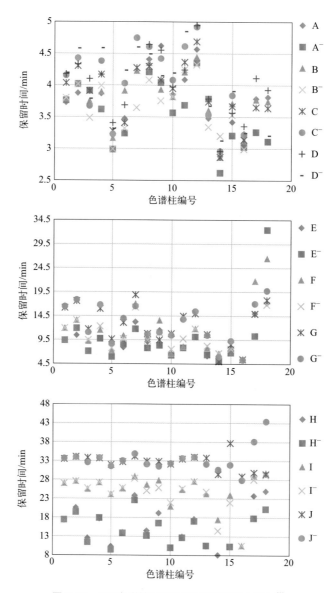

图 7.22   不同色谱柱对难分离物质对的分离能力 [9]

A/A⁻—头孢唑兰 / 头孢替安；B/B⁻—阿莫西林 / 头孢曲松杂质 C；C/C⁻—头孢羟氨苄 / 他唑巴坦；D/D⁻—头孢吡肟 / 舒巴坦；E/E⁻—头孢替唑 / 头孢克肟；F/F⁻—头孢曲松 / 头孢他美；G/G⁻—羧苄西林 / 头孢硫脒杂质 C；H/H⁻—头孢唑林 / 头孢甲肟；I/I⁻—头孢哌酮 S 异构体 / 反式头孢噻肟；J/J⁻—舒他西林 / 青霉素 V

利用普适性色谱方法，采用头孢替唑混合降解溶液进一步比较不同类型的色谱柱对头孢菌素杂质的分离效果（图 7.23）。可见，在第三类色谱柱（H&S 型）中，杂质 D 与主峰形成难分离物质对，主峰之后的杂质 E 和杂质 F 能够完全分离；在第二类色谱柱（H&A 型）中，杂质 D 与主峰可以完全分离，但主峰之后的杂质 E 和杂质 F 成为难分离物质对；而在第一类色谱柱（H 型）中，杂质 E 和杂质 F、杂质 B 和杂质 C 均成为难分离物质对。提示，第二类 H&A 型色谱柱的氢键相互作用和第三类H&S型色谱柱的空间选择作用有助于对头孢菌素特定杂质的分离。

　　由于普适性色谱方法的流动相pH为3.4，故可以忽略色谱柱参数B（碱性氢键）和参数C（离子交换作用）对分离的影响。以上述4支适宜的色谱柱作为参比色谱柱，利用式（7.11）从疏水消除模型数据库中筛选适合于β-内酰胺抗生素分离的色谱柱。

$$F_s = \{[12.5(H_2-H_1)]^2 + [100(S_2-S_1)]^2 + [30(A_2-A_1)]^2\}^{1/2} \tag{7.11}$$

　　式中，F_s为2根色谱柱间的相似系数；F_s小于3，溶质在两根色谱柱上的保留差异可忽略；F_s在3～6之间，说明两支色谱柱的选择性具有中等相似性；F_s大于6，则两支色谱柱的选择性差异较大[11]；H、S和A为色谱柱参数，分别表征色谱柱中疏水作用力、立体选择性和酸性条件下氢键的强弱。以F_s小于3为标准，与色谱柱 XSelect CSH C18 相似的色谱柱共选择出118支；与色谱柱 ODS Hypersil 相似的色谱柱有87支；与色谱柱 Venusil ABS C8 相似的色谱柱为14支；与色谱柱 Zorbax SB-AQ 相似的色谱柱仅有3支；即实际应用中色谱柱具有广泛的选择空间。

7.1.2.3　建立基于普适性分析方法的 QSRR 模型

　　β-内酰胺抗生素普适性初筛HPLC方法，更适合于根据"四象限"策略建立具体品种的杂质谱分析方法。由于普适性方法中色谱的流动相和固定相相同，溶质的保留值仅与其结构有关，因而更适宜建立该类化合物的QSRR模型。此时，通过主动认知该品种的各类已知杂质，利用QSRR模型不仅可推测出已知杂质在普适性色谱系统中的保留值，且可以初步判断哪些已知杂质可能成为难分离杂质对，进而帮助选择适宜的色谱柱，并明确DoE优化的方向。此外，QSRR模型还可以帮助预测第四象限杂质（实验中无法确定具体出峰位置的已知杂质）在普适性色谱系统中的保留值，进而评价该色谱方法对第四象限杂质的分析能力。

　　（1）建立普适性方法的整体QSRR模型　选择76种不同结构的β-内酰胺环化合物及相关杂质，其中59为头孢菌素，17为青霉素，建立QSRR模型；用于建模的溶质应尽可能包括6-APA不同结构的C2位、C6位取代基和7-ACA不同结构的C2位、C3位、C7位取代基，以保证QSRR模型具有广泛的适用性。选择三支典型色谱柱，H&S型色谱柱（Zorbax SB-AQ）、H&A型色谱柱（XSelect CSH C18）和H型色谱柱（Capcell Pak C18 MGII），以表征溶质保留值的容量因子（k）作为因变量，利用GFA-MLR算法，分别建立QSRR模型[9]：

$$\begin{aligned} k_{H\&S} = &\ 5.4034 + 0.95052 \times ALogP - 0.28142 \times Dipole\_mag + 0.021755 \times Jurs\_TASA \\ &- 15.086 \times Molecular\_Fractional\ Polar\ Surface\ Area - 0.45975 \times Num\text{-}H\_Donors \end{aligned} \tag{7.12}$$

$$\begin{aligned} k_{H\&A} = &\ 3.0798 + 1.2386 \times ALogP - 0.3181 \times Dipole\_mag + 0.020471 \times Jurs\_TASA \\ &- 18.081 \times Molecular\_Fractional\ Polar\ Surface\ Area + 5.9759 \times Shadow\_Xyfrac \end{aligned} \tag{7.13}$$

$$\begin{aligned} k_{H} = &\ 0.0175 + 1.3149 \times ALogP - 0.50014 \times Dipole\_mag - 1.3593 \times Num\_H\_Donors \\ &- 0.20596 \times Dipole\_X + 0.033217 \times Jurs\_PPSA\_1 \end{aligned} \tag{7.14}$$

　　式中的分子描述符，ALogP为分子辛醇/水分配系数的lg值；Dipole_mag表征分子偶极矩的大小；Jurs_TASA代表溶质分子的总疏水表面积；Molecular_Fractional Polar Surface Area为分子极性表面积占总表面积的比率；Num_H_Donors为分子氢键供体的数量；Shadow_Xyfrac为描述分子形状的几何描述符；Dipole_X表征分子在x轴偶极矩的大小，是与构象相关的电荷描述子；Jurs_PPSA_1为分子中所有带正电原子可接触溶剂的表面积总和。

　　诸模型的调整R^2均在0.85以上，内部留一法交叉验证的R^2均大于0.8，RMSE值在1.3～1.7之间；外部验证的Q^2大于0.8，RMSE值在1.3～3.0之间，MAE在1.1～1.3之间，说明模型具有较好预测性；模型内部验证R^2_{pred}与外部验证Q^2接近，说明模型均有良好的稳健性。

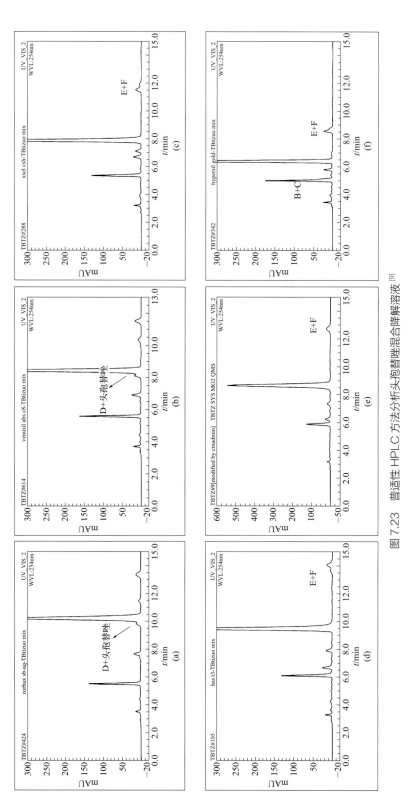

图 7.23　普适性 HPLC 方法分析头孢替唑混合降解溶液 [9]

（a）H&S 型色谱柱 Zorbax SB-AQ；（b）H&S 型色谱柱 Venusil ABS C8；（c）H&A 型色谱柱 XSelect CSH C18；（d）H&A 型色谱柱 Ultisil XB-C8；（e）H 型色谱柱 Capcell Pak C18 MGII；（f）H 型色谱柱 Hypersil Gold

采用10种头孢唑林杂质（图7.24）和18种头孢菌素反式异构体杂质，验证所建立的三类典型色谱柱整体QSRR模型的预测准确性（图7.25），进而评价其实际应用能力。一个具有较好预测能力的QSRR模型，过原点的线性回归斜率应在0.85～1.15之间，且确定系数之间的归一化差（ΔR）应小于0.1，

$$\Delta R = (R^2 - R_0^2)/R_0^2 \tag{7.15}$$

式中，R_0^2 和 R^2 分别为强制过原点回归和非强制过原点回归时预测值与实际值的确定系数[12]。H&S 型色谱柱实际值与预测值的过原点的线性回归斜率为0.94，相关系数 R^2 为0.94，R_0^2 为0.92，$\Delta R<0.1$；H&A 型色谱柱的线性回归斜率为0.95，相关系数 R^2 为0.93，R_0^2 为0.91，$\Delta R<0.1$；H 型色谱柱的线性回归斜率为1.16，相关系数 R^2 为0.96，R_0^2 为0.95，$\Delta R<0.1$；提示3类色谱柱的整体QSRR模型具有较好的应用价值。

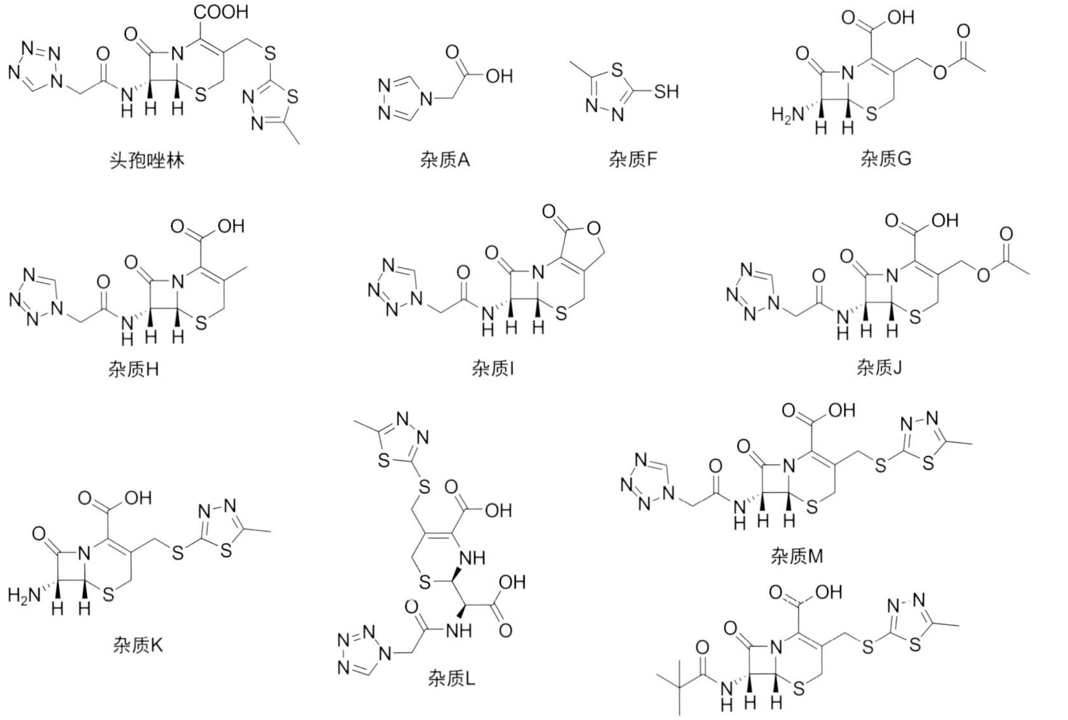

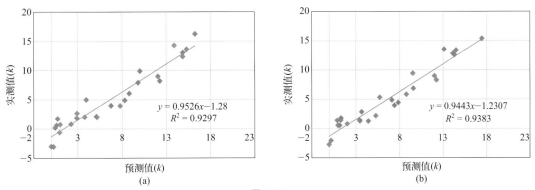

图 7.24　用于验证 QSRR 模型准确性的 10 种头孢唑林杂质结构

图 7.25

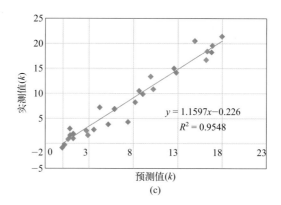

$$y = 1.1597x - 0.226$$
$$R^2 = 0.9548$$

图 7.25   三类典型色谱柱整体 QSRR 模型的预测准确性

（a）H&S 型色谱柱（Zorbax SB-AQ）；（b）H&A 型色谱柱（XSelect CSH C18）；（c）H 型色谱柱（Capcell Pak C18 MGII）

（2）建立普适性方法的局部QSRR模型   为提高QSRR模型预测准确度，在整体QSRR模型的基础上，按溶质k值的相似性建立局部QSRR模型，可以进一步降低预测的误差。故以上述QSRR整体模型为基础，分别建立3类色谱柱的局部QSRR模型（表7.4）。所有局部模型的调整R^2值都在0.9以上，除H&S的模型2和H&A的模型3之外，其余局部模型内部验证R^2_{pred}均大于0.9，外部验证Q^2值大多在0.88以上，同时，RMSE、MAE值均小于0.8。

与整体QSRR模型相比，H&S型色谱柱71%的溶质、H&A型色谱柱64%的溶质、H型色谱柱79%的溶质，采用局部模型预测k值的准确性得以提高。如以预测k值的绝对误差为1.0为标准，H&S型色谱柱整体模型中有32%的溶质能够满足预测标准，局部模型中71%的溶质能够满足预测标准；H&A型色谱柱整体模型中有29%的溶质能够满足预测标准，局部模型中有57%的溶质能够满足预测标准；H型色谱柱整体模型中有43%的溶质能够满足预测标准，局部模型中有68%的溶质能够满足预测标准。即与各自的整体模型相比，模型的预测误差得到明显降低。

表7.4   不同类色谱柱的局部 QSRR 模型

色谱柱	类型	k值范围	样本数（n）训练集	样本数（n）验证集	QSRR 模型
Capcell Pak C18 MGII	H	$0.0 < k < 1.0$	12	5	$k_{H1} = 4.4335 - 0.73175 \times$ IAC_Mean $+ 0.44136 \times$ JX $- 4.8529 \times$ Jurs_RNCG $- 0.0065781 \times$ Jurs_RNCS $- 3.699 \times$ Shadow_YZfrac
		$1.0 < k < 2.5$	10	2	$k_{H2} = -1.7143 + 0.010023 \times$ Dipole_X $+ 1.9309 \times$ Jurs_RPCS $+ 0.010692 \times$ Jurs_TPSA $- 0.0074192 \times$ Jurs_WNSA_3 $+ 0.0023019 \times$ PMI_X
		$2.5 < k < 5.0$	9	3	$k_{H3} = 25.19 - 15.436 \times$ Average Bond Length $+ 0.8323 \times$ CHI_2 $- 0.65845 \times$ CHI_3_P $- 1.0047 \times$ Num_H_Donors $- 0.3299 \times$ Shadow_Z length
		$5.0 < k < 8.0$	7	2	$k_{H4} = -8.2089 + 8.5824 \times$ Average Bond Length $+ 1.006 \times$ Jurs_FPSA_2 $- 0.0034573 \times$ Jurs_TASA $+ 5.0447 \times$ Molecular_Fractional Polar Surface Area $- 0.2605 \times$ Shadow_XYfrac
		$8.0 < k < 10.5$	6	3	$k_{H5} = 20.691 - 3.9303 \times$ IC $+ 0.033682 \times$ Jurs_DPSA_3 $- 0.078351 \times$ Jurs_FPSA_2 $+ 0.14772 \times$ Jurs_RNCS
		$10.5 < k < 20.0$	11	5	$k_{H6} = -2.5818 - 1.1037 \times$ CHI_V_3_C $+ 0.81208 \times$ CHI_V_3_P $+ 6.3559 \times$ IAC_Mean $- 0.028981 \times$ Jurs_TPSA $+ 0.34838 \times$ Shadow_Xlength

续表

色谱柱	类型	k 值范围	样本数（n）		QSRR 模型
			训练集	验证集	
XSelect CSH C18	H&A	$0.0 < k < 0.9$	12	4	$k_{H\&A1} = 0.7092 - 0.93091 \times BIC - 0.0014275 \times Energy - 1.6882 \times Jurs\_FNSA\_3 - 0.0003669 * Jurs\_PPSA\_1 + 0.036619 \times SC\_3\_C$
		$0.9 < k < 2.0$	9	3	$k_{H\&A2} = -37.596 + 26.022 \times Average\ Bond\ Length + 0.00041255 \times Jurs\_PPSA\_2 - 0.00090246 \times PMI\_Y + 7.56 \times Shadow\_XYfrac + 1.0388 \times Shadow\_XZfrac$
		$2.1 < k < 4.0$	13	3	$k_{H\&A3} = 20.561 + 0.10529 \times Dipole\_Z - 1.9071 \times Kappa\_2 - 0.096486 \times Minimized\_Energy + 1.0793 * Num\_Rotatable\ Bonds + 0.004503 \times PMI\_Y$
		$4.0 < k < 8.0$	6	2	$k_{H\&A4} = 172.96 - 140.23 \times Average\ Bond\ Length + 0.67406 \times Dipole\_Z + 0.038116 \times Molecular\ 3D\ Polar\ SASA - 0.020304 \times PMI\_X + 1.5823 \times Shadow\_Zlength$
		$8.0 < k < 10.5$	9	3	$k_{H\&A5} = -0.1014 + 0.94241 \times CHI\_V\_2 - 3.1271 \times CIC - 0.53371 \times Kappa\_3\_AM - 0.0070384 \times Molecular\ 3D\ Polar\ SASA + 11.38 \times Shadow\_YZfrac$
		$10.5 < k < 15.0$	10	3	$k_{H\&A6} = -2.4853 + 1.0453 \times CHI\_V\_0 + 0.79249 \times CHI\_V\_3\_C + 0.14096 \times Dipole\_Z - 0.0020523 \times E\_DIST\_equ + 0.26747 \times Num\_H\_Acceptors$
Zorbax SB-AQ	H&S	$0.0 < k < 1.0$	12	4	$k_{H\&S1} = 0.66931 + 0.040834 \times ALogP - 1.895 \times BIC + 0.39234 \times IAC\_Mean + 0.29531 \times Jurs\_FPSA\_2 + 0.32377 \times Jurs\_RPCG$
		$1.0 < k < 2.5$	15	4	$k_{H\&S2} = 10.503 - 2.0068 \times IAC\_Mean - 0.72331 \times Kappa\_2 + 0.62307 \times Num\_Rotatable\ Bonds + 0.0032546 \times PMI\_X - 4.1886 \times Shadow\_YZfrac$
		$2.5 < k < 4.0$	7	3	$k_{H\&S3} = -3.1522 + 0.39526 \times CHI\_3\_P + 0.59168 \times CIC + 0.5548 \times Num\_Aromatic\ Rings - 0.74991 \times Num\_Rings + 6.4419 \times Shadow\_XYfrac$
		$4.0 < k < 8.0$	—	—	$k_{H\&S4} = 6.7049 + 0.082579 \times CHI\_V\_1 + 1.5608 \times CIC + 0.16924 \times Dipole\_X + 1.3269 \times Jurs\_FNSA\_3 - 0.0004591 \times Jurs\_TASA$
		$8.0 < k < 9.0$	7	2	$k_{H\&S5} = -10.508 + 9.9378 \times IAC\_Mean + 0.015171 \times Jurs\_DPSA\_1 - 1.7546 \times Jurs\_FPSA\_2 + 18.507 \times Jurs\_RNCG + 0.048984 \times Strain\_Energy$
		$9.0 < k < 14.0$	14	4	$k_{H\&S6} = 0.66931 + 0.040834 \times ALogP - 1.895 \times BIC + 0.39234 \times IAC\_Mean + 0.29531 \times Jurs\_FPSA\_2 + 0.32377 \times Jurs\_RPCG$

分子描述符可用于描述溶质分子的形状、大小、电荷分布等。如同属拓扑结构系列的JX、CHI、IC、IAC_Mean分子描述符，可根据分子的大小、分支程度、灵活性和整体形状来表征溶质分子的差异；Shadow系列表征分子形状的几何描述符由分子在3个相互垂直平面（xy，yz，xz）的投影模型计算获得，其数值不仅取决于分子构象，还与模型的方向有关；Jurs系列分子描述符多为分子中特定带电部分（正/负电荷可接触溶剂的表面积）占溶剂可及表面积的比，如Jurs_RNCG描述的是溶质分子中最具负电性的原子可接触溶剂的表面积占所有带负电荷原子可接触溶剂表面积的比。对β-内酰胺抗生素及杂质，溶质最具负电性的原子一般为—OH中的氧原子，因此该分子描述符在一定程度上反映了溶质作为氢键受体时所能提供的结合氢离子的能力，即溶

质的氢键碱性强度；Jurs_RPCG、Num_H_Donors 则与之相反，反映溶质作为氢键供体时所能提供氢离子的能力，即溶质的氢键酸性强度。

在不同的局部 QSRR 模型中，所用的主要分子描述符具有明显差异：在保留值较小的高极性溶质区域（$0 < k < 2.5$），模型中，使用频率较高的分子描述符为 Jurs 系列参数（主要表征溶质分子中所带特定电荷的分布情况）；随保留值的增大（$2.5 < k < 8.0$），溶质极性降低，表征空间选择作用的分子描述符（如 Average Bond Length、Shadow、CHI 等）所占的比重逐渐增加；而在保留值较高的低极性溶质区域，模型中使用频率较高的分子描述符变为 IAC_Mean、CHI 系列参数。

比较整体 QSRR 方程和局部 QSRR 方程所选分子描述符。RP-HPLC 中与溶质保留最具相关性的参数为溶质分子的疏水性，因而，整体 QSRR 方程所用的分子描述符也多为表征溶质疏水性和极性的参数。而局部 QSRR 方程表征色谱过程中保留时间相近区域的溶质结构-保留关系，溶质与色谱柱之间的空间选择性、氢键等次级相互作用可能成为特定区域影响溶质保留的关键因素。因此，不同局部 QSRR 方程中分子描述符的差异大都与表征分子的这两种性质有关。

7.1.2.4　普适性分析方法在建立 β-内酰胺抗生素杂质谱中的应用

基于普适性分析方法建立 β-内酰胺抗生素杂质谱分析方法的一般流程见图7.26。该流程的关键可概括为：①选择适宜于对多种 β-内酰胺抗生素均具有一定分离能力的普适性色谱方法；②选择若干结构已知的头孢菌素、青霉素、各类已知降解杂质等，根据它们在普适性色谱方法中的保留值建立 QSRR 模型；③当需要建立某种 β-内酰胺抗生素的杂质谱分析方法时，利用该 QSRR 模型，通过预测该品种各种已知杂质的保留值，明确普适性色谱方法的分析难点，进而确定方法的优化方向；④针对性地对普适性色谱方法进行系统优化，确定适宜的色谱系统；⑤对方法进行评价，并对分离出的杂质分别进行鉴别。

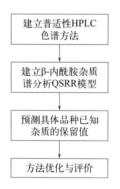

图 7.26　建立 β-内酰胺抗生素杂质谱分析方法的一般流程

7.1.3　采用互补的分析策略分析/评价第三象限杂质

当基于上述原则建立了一个相对理想的 HP-HPLC 杂质谱分析方法后，确定产品中是否存在未被检出的未知杂质（第三象限杂质）是风险控制之必需。实践中，人们已经认识到采用单一的分析方法非常难以实现对复杂体系中全部杂质的完全检出。在"四象限"策略中，体现在无法通过现有的 HPLC 系统验证是否有第三象限杂质的存在。采用互补的分析方法是保证对复杂体系中诸杂质完全分离的有效手段。如果两个分析方法基于完全不同的分离机制，它们的结果之间就具有互补性。具体的应用原则可概括为：①通过选择具有不同特性的色谱固定相、改变色谱流动相（有机相-水相比例，pH 范围）和不同的检测器，得到具有不同选择性的 RP-HPLC 系统；

②选择具有完全不同分离机制的色谱方法，如毛细管电泳（CE）、超临界色谱（SFC）、薄层色谱（TLC）或亲水作用色谱（HILIC）等（图7.27）。

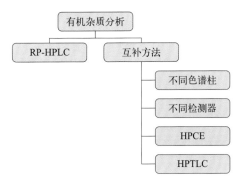

图 7.27 药物有机杂质的互补分析策略

7.1.3.1 头孢噻吩钠杂质谱互补分析方法的选择

采用《英国药典》（BP）2012中的HPLC方法分析头孢噻吩钠杂质谱，发现不同的色谱柱分离结果不同：Diamonsil C18柱、LiChrospher RP-18e柱、Luna C18柱、Diamonsil C18(2)柱或Alltima C18柱对头孢噻吩与杂质A几乎没有分离能力；Kromasil 100-5 C18柱只有在柱效较高时可将头孢噻吩与杂质A部分分离，但其杂质B色谱峰中有未知杂质共同洗脱［图7.28(a)］；采用Symmetry C18柱和Gemini 5μ C18 110A柱虽然可以将头孢噻吩与杂质A完全分离，但杂质B和其之后的一个未知杂质不能完全分离［图7.28(b)］。对该色谱系统进行优化，当流动相pH在2.0～3.0范围变

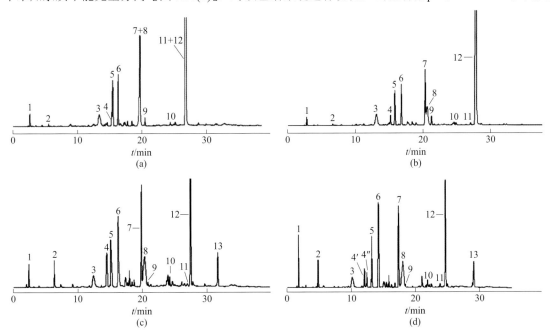

图 7.28 头孢噻吩钠强制降解溶液的 HPLC 图 [13]

（a）、（b）《英国药典》（BP）2012 HPLC 方法［（a）Kromasil 100-5 C18；（b）Symmetry C18］；（c）、（d）优化后色谱系统［流动相 pH 为 2.3，Kromasil 100-5 C18；（c）40mmol/L 磷酸盐缓冲液；（d）30mmol/L 磷酸盐缓冲液］
1—未知杂质 1；2—7-ACA；3—未知杂质 2；4—未知杂质 3；5—未知杂质 4；6—未知杂质 5；7—杂质 B；8—未知杂质 6；
9—2-噻吩乙酰氯；10—杂质 D；11—杂质 A；12—头孢噻吩；13—未知杂质 7

化时，可显著影响头孢噻吩与杂质 A 的分离情况，但对杂质 B 和杂质 D 的分离几乎没有影响。将流动相中磷酸盐缓冲液的 pH 由 2.5 调节至 2.7，头孢噻吩与杂质 A 可以完全分离，但杂质 A 在头孢噻吩之后被洗脱；将流动相 pH 调节至 2.3，杂质 A 在头孢噻吩之前洗脱，并可与头孢噻吩完全分离，此时，杂质 B 与紧邻的未知杂质也可以较好地分离［图 7.28(c)］；保持流动相的 pH 为 2.3，将磷酸盐缓冲液的浓度由 40mmol/L 降至 30mmol/L，未知杂质 3 可被分离成 2 个峰，且二者之间的分离度随着缓冲液浓度的进一步降低而增加［图 7.28(d)］[13]。

　　由头孢噻吩钠的合成工艺可知，由于中间体 2-噻吩乙酰氯中含有杂质 3-噻吩乙酰氯，当其与 7-氨基头孢烷酸（7-ACA）缩合时，可以形成副产物——3-位置异构体（图 7.29）。但采用上述 RP-HPLC 杂质谱分析方法或其他药典/文献中的分析方法，均不能检出该副产物[14]。考虑到头孢噻吩与该副产物的差异在于噻吩中乙酰基的取代位置不同，故选择以苯基为键合相的不同类型的色谱柱进行分析（流动相水相为醋酸铵或甲酸铵缓冲液，有机相为乙腈和/或甲醇）。结果显示，以苯己基三键键合亚乙基桥杂化颗粒为填充剂的色谱柱（XBridge Phenyl）可以有效分离头孢噻吩与该副产物，但分析时间长达 240min［图 7.30(a)］。改用 UPLC 分析，采用相同类型填料的 UPLC 色谱柱（ACQUITY UPLC BEH Phenyl），流动相为 0.05mol/L 甲酸铵缓冲液（用甲酸调节 pH 值至 3.0）-乙腈-甲醇（85：9：6），可实现头孢噻吩与该 3-位置异构体的完全分离，分析时间约为 22min［图 7.30(b)］[14]。

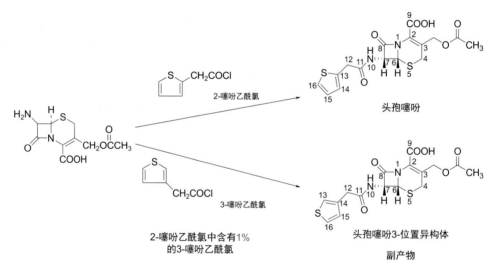

图 7.29　头孢噻吩钠中副产物——3-位置异构体的形成机理

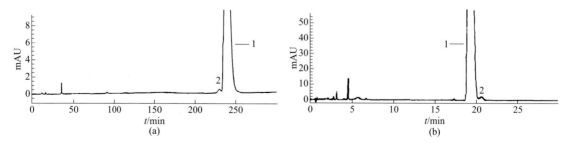

图 7.30　头孢噻吩钠中副产物——3-位置异构体分析的 HPLC 图[14]

（a）XBridge Phenyl（5μm，250mm×4.6mm）色谱柱；（b）ACQUITY UPLC BEH Phenyl（1.7μm，100mm×2.1mm）UPLC 色谱柱

　　毛细管胶束电动色谱（MEKC）分析可作为HPLC分析的互补方法[13,14]。在优化RP-HPLC条件下，头孢噻吩中的主要杂质（图7.29）在MEKC中也基本能得以分离，但迁移顺序与HPLC系统中的洗脱顺序明显不同（图7.31）；其中，未知杂质4在MEKC中被分离成2个峰，未知杂质8为MEKC中新分离出的杂质，未知杂质2与未知杂质3中的一个杂质峰在MEKC中合并成一个色谱峰[13]。

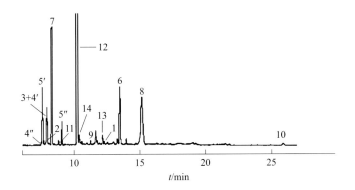

图7.31　头孢噻吩钠强制降解溶液的MEKC图[13]

1～12—同图7.28；13—未知杂质7；14—未知杂质8

实验条件：非涂层弹性石英毛细管（内径50μm，有效柱长为56cm）；背景电解质（BGE）为含0.2mol/L SDS的硼酸盐缓冲液（25mmol/L四硼酸钠溶液，pH 9.2）；操作电压为30kV；毛细管温度为20℃；检测波长为220nm。进样方法：进样端加压（25mbar❶，6s）；样品溶液进样完毕再立刻进样适量的水或BGE（25mbar，1s）。两次进样中间依次用0.1mol/L氢氧化钠溶液和BGE分别冲洗毛细管1.5min和2.5min

　　在MEKC分析的背景电解质（BGE）中添加13mmol/L的18-冠-6，其他条件不变，即可实现对头孢噻吩与其副产物（3-位置异构体）的完全分离（图7.32）；同批供试品采用MEKC法和UPLC法得到的结果基本相同[14]。

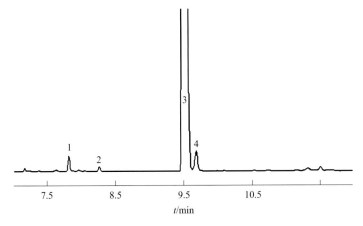

图7.32　头孢噻吩钠中副产物——3-位置异构体分析的MEKC图

1—杂质B；2—杂质A；3—头孢噻吩；4—3-位置异构体

实验条件：背景电解质（BGE）为含13mmol/L 18-冠-6和0.2mol/L SDS的硼酸盐缓冲液（25mmol/L四硼酸钠溶液，pH 9.2）；检测波长为254nm；其他同图7.31

❶ 1bar=10^5Pa。

7.1.3.2　采用混合模式色谱柱系统验证 RP-HPLC 系统的有效性

混合模式色谱柱的填料上键合有不同功能的官能团，分离过程中可通过不同的分离机制，实现对性质差异较大的溶质的分离。常见的混合模式色谱柱包括：反相/阴离子交换色谱柱、反相/阳离子交换色谱柱、反相/亲水作用色谱柱、两性离子交换色谱柱、两性离子交换/亲水性色谱柱、两性离子交换/反相色谱柱/亲水作用色谱柱等。相较单一分离模式的色谱柱，混合模式色谱柱在分离复杂化合物和特殊化合物方面有更优的选择性和可操作性。

两性离子交换-反相-亲水作用（ZIC-RP-HILIC）混合模式色谱柱具有阴、阳离子交换、反相和亲水作用分离模式。不同的化合物在不同的分离模式下保留特性差异较大；在分离过程中，不同的分离机制相互作用，使其选择性与单一分离模式的色谱系统有较大的差异；这种选择性差异除了与色谱柱的性质有关外，还与化合物的性质有关。ZIC-RP-HILIC色谱柱的分离特性可概括为：①在分离无机离子时，以离子交换机制为主；当有机相比例大于80%时，离子交换机制减弱，亲水性较弱的离子（钠、钾等一价阳离子）表现出疏水作用机制，而亲水性较强的离子表现出亲水作用机制。②在分离弱极性有机离子时，存在离子交换机制；当水相较高时，以反相作用机制为主，当有机相较高时，以亲水作用机制为主。③在分离强极性有机离子时，同时存在离子交换机制和亲水作用机制，即使在水相较高的情况下，亲水作用机制依然为主导。④分离有机化合物时，离子交换作用较弱，依据化合物的极性和有机相的比例，以亲水或者反相作用机制为主。上述特性使得其与RP-HPLC具有较好的互补性。

利用ZIC-RP-HILIC混合模式色谱柱分析青霉素 V 钾、苯唑西林钠和头孢曲松钠降解溶液，并通过LC-MS对其主要色谱峰进行鉴定[15]。在ZIC-RP-HILIC图中，青霉素 V 钾和苯唑西林钠的碱降解溶液中均可见3个主要色谱峰（图7.33），其中最先流出的组分均为未降解的活性成分（色谱峰A），其水解开环物（色谱峰B和色谱峰C）的保留值大于各自的活性成分，与它们在RP-HPLC中的出峰顺序相反。提示采用ZIC-RP-HILIC色谱柱更易发现RP-HPLC中不易保留的杂质组分。

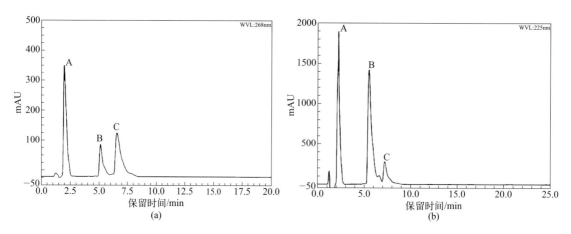

图 7.33　ZIC-RP-HILIC 色谱柱分析青霉素 V 钾（a）和苯唑西林钠（b）碱降解溶液[15]

头孢曲松钠弱酸降解溶液的ZIC-RP-HILIC图中可见4个主要色谱峰 [图7.34(a)]，LC-MS分析提示组分B和组分C均与头孢曲松的分子量相同，为同分异构体；组分D为三嗪环，组分A为侧链降解物 [图7.34(c)]。采用《中国药典》的RP-HPLC方法分析该降解溶液，色谱图中三嗪环（色谱峰1）的保留值最小，头孢曲松（色谱峰4）的保留值最大；头孢曲松异构体为色谱峰2，在实际分析中与色谱峰1非常容易重合，故常被误认为三嗪环 [图7.34(b)]。经分离纯化，证明该同分异构体是头孢曲松在弱酸性溶液中的一个互变异构体[16]。该案例进一步说明了ZIC-RP-HILIC分离模式与RP-HPLC的互补性。

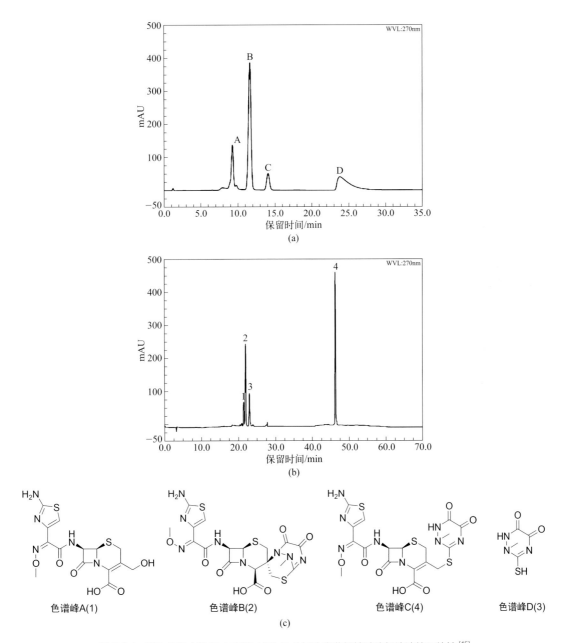

图7.34　ZIC-RP-HILIC与RP-HPLC分析头孢曲松钠酸降解溶液的互补性[15]

（a）ZIC-RP-HILIC；（b）RP-HPLC；（c）色谱图中诸组分结构

7.2　β-内酰胺抗生素杂质结构的识别与确认

传统的药物杂质结构确证方法是采用色谱等方法首先将杂质富集、分离纯化制备后，再运用多种波谱学方法，包括紫外光谱法、红外光谱法、质谱法、核磁共振波谱法等，对其结构进行确证。但由于整个研究过程费时、复杂，通常不适宜于对结构不稳定杂质的确认。运用高效液相色谱-质谱联用技术、柱切换技术和相关色谱技术等，在线快速确证β-内酰胺抗生素中的微量不稳定已知杂质是快速、便捷的方法。

7.2.1 常用杂质在线结构分析及辅助技术

7.2.1.1 柱切换-质谱分析技术

HPLC-MS技术是在线分析β-内酰胺抗生素杂质的有效工具，然而，当HPLC的流动相中含有较高浓度的不挥发性无机盐时，无法与质谱（MS）系统直接联用，而柱切换-质谱分析技术可有效解决这一难题。柱切换-质谱分析技术的实质是二维色谱分析技术，最基本的HPLC-柱切换-质谱分析系统可由3台色谱泵通过一个六通阀连接构成（图7.35）[17]，其实验步骤可概括如下。

步骤1　将切换阀1和切换阀2置于位置A；样品通过泵1（流动相Ⅰ）经自动进样器送入色谱柱1，经分离后，由UV检测器检测；此时，泵2（流动相Ⅱ）通过定量环，平衡色谱柱2；泵3（流动相Ⅲ）清洗质谱仪。

步骤2　当检测器检测到目标杂质时，切换阀1从位置A切换至位置B，保持0.5min，然后再切换回位置A；切换阀2保持在位置A不变；此时，$t_R \pm 0.25$min的目标杂质峰被切换到定量环中。

步骤3　切换阀1和切换阀2保持在位置A，目标杂质由泵2（流动相Ⅱ）通过定量环送入色谱柱2，持续约5min进行脱盐；同时目标杂质在色谱柱2中被富集。

步骤4　脱盐结束后，切换阀2从位置A切换至位置B，切换阀1保持在位置A，此时，保留在色谱柱2中的目标杂质由泵3（流动相Ⅲ）被送至质谱仪采集质谱数据。

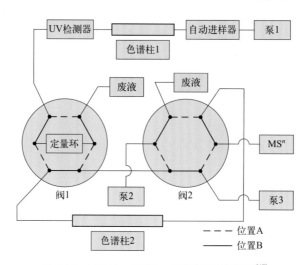

图7.35　HPLC-柱切换-质谱分析系统原理[17]

由凝胶色谱-柱切换-质谱组成的二维色谱系统，不仅具有脱盐、富集功能，且与适宜的流动相Ⅲ配合还兼有对凝胶色谱组分进一步分离的作用，已经广泛用于β-内酰胺抗生素聚合物的分析[18]。此时，一维色谱中的色谱柱1为凝胶色谱柱，通过流动相Ⅰ对杂质进行分离；二维色谱中的色谱柱2采用C18脱盐短柱，通过流动相Ⅱ对目标杂质进行脱盐与富集；流动相Ⅲ不仅用于洗脱目标杂质，其还有利于目标杂质在MS分析中的电离。以对注射用哌拉西林钠他唑巴坦钠的聚合物杂质分析为例，采用TSK凝胶色谱系统分析其强制聚合溶液，在药品主成分之前明显可见4个杂质峰［图7.36(a)］，采用柱切换-质谱分析技术对凝胶色谱系统中分离到的每一个组分进行质谱分析，共可鉴别出 7 种不同结构的杂质，其中 6 个为聚合物杂质[19]。以对凝胶色谱中 Polymer-2 组分的分析为例，经凝胶色谱（一维色谱）分离后，Polymer-2 组分被切换到二维色谱的色谱柱 2 上，经脱盐后，由流动相Ⅲ洗脱到质谱系统；总离子流质谱图提示 Polymer-2 中含有 2 个组分 [图7.36(b)、(c)]，分别对这 2 个组分进行质谱分析，二者在一级质谱图中均存在 m/z 为 1071.4 的准分子离子峰，二级质谱图中的裂解碎片相似 [图7.36(b)、(c)]，根据对质谱碎片的解析，推测它们均为哌拉西林开环二聚体哌嗪开环物 [图7.36(d)]。

　　此外，借助于柱切换技术和文献，还可以扩展 LC-MS 的应用范围。如头孢地尼在水解中可形成 4 个 γ-内酯同分异构体 [图7.37(a)]；在 HPLC 分析中呈不同的色谱峰 [图7.37(b)]；采用柱切换 -LC/MS 方法逐一分析每一个杂质峰，发现杂质峰 5、6、7a、8 的 EMS 图和 EPI 图基本一致 [图7.37(c)]，提示它们互为同分异构体，均为 β-内酰胺开环形成的 γ-内酯；但仅根据 MS 结果无法确定杂质的绝对构型。通过文献检索可知，头孢地尼 4 个 γ-内酯在特定 HPLC 色谱系统中的保留特性已经有报道。采用柱切换技术，二维色谱采用文献中特定的 HPLC 色谱系统，将图7.37(b)

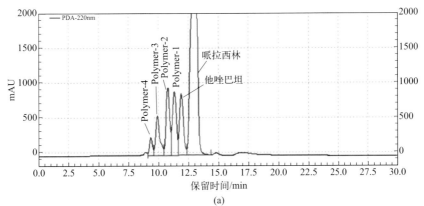

(a)

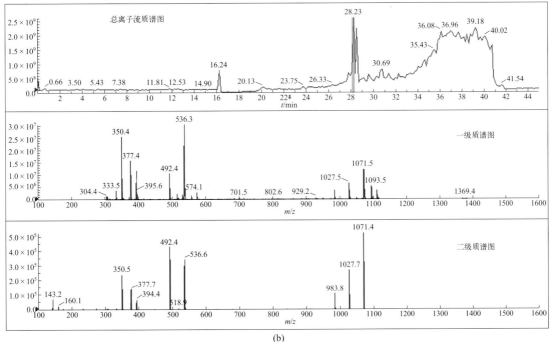

(b)

图 7.36

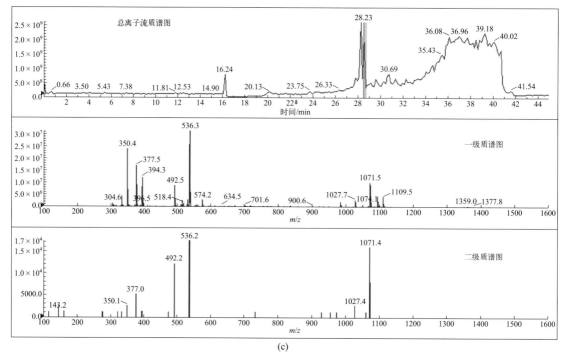

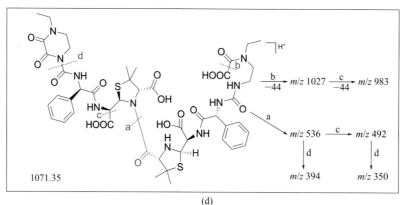

图 7.36   凝胶色谱-柱切换-质谱分析技术分析哌拉西林钠他唑巴坦钠聚合物杂质 [20]

（a）强制聚合溶液的凝胶分离色谱图；（b）Polymer-2 中组分 1 的质谱图；
（c）Polymer-2 中组分 2 的质谱图；（d）哌拉西林开环二聚体哌嗪开环物的质谱裂解途径

中的四个异构体峰逐一切换到文献的色谱系统中［图7.37(d)］，杂质5、6、7a 和8的保留时间分别为15.6min、18.3min、18.9min 和20.3min；与文献中不同结构的异构体的出峰顺序进行比较，即可确定四个异构体的绝对构型 [17]。

7.2.1.2　质谱谱图准确度校正技术

对未知杂质的鉴别，首先需确定杂质的分子量和元素组成，即确定分子式。对元素组成的分析通常依赖于高分辨质谱。在低分辨率的液质联用仪上，利用同位素峰形校正检索技术（calibrated lineshape isotope profile search，CLIPS），可以实现对未知杂质元素组成的分析，进而可以快速推断出降解杂质结构。

同位素峰形校正检索技术可以同时对质谱峰的精确质量数（质量准确度，mass accuracy）和

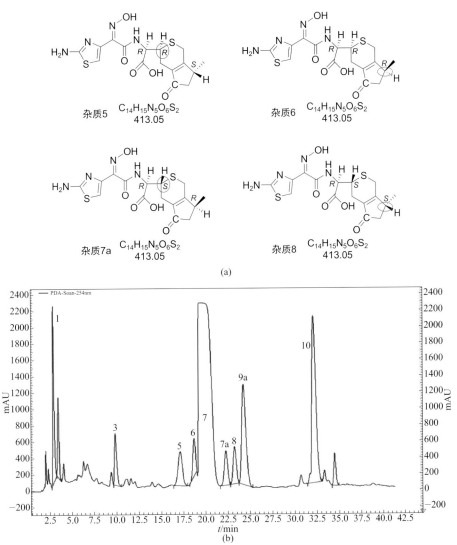

(a)

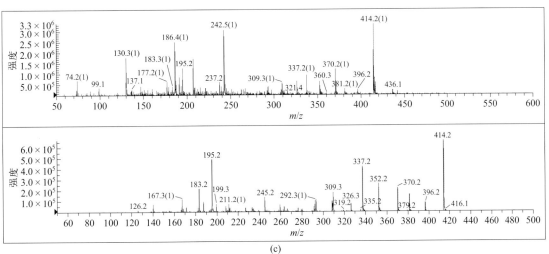

(b)

(c)

图 7.37

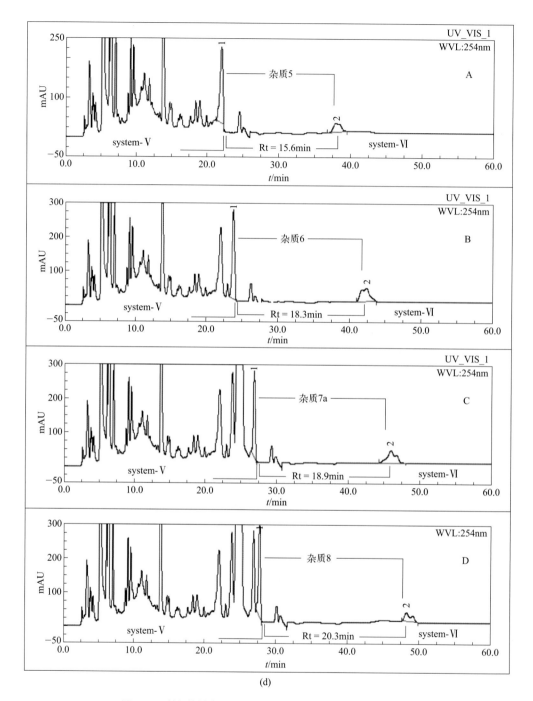

(d)

图 7.37   柱切换技术结合文献分析头孢地尼 γ- 内酯同分异构体

（a）头孢地尼水解产生 4 个同分异构体（USP 杂质 D）；（b）头孢地尼水解液的典型色谱图 [《中国药典》（2015 年版）方法]；
（c）杂质 5、6、7a、8 的 EMS 图和 EPI 图；（d）柱切换分析 4 个异构体在文献色谱系统中的保留值

同位素峰形（谱图准确度，spectral accuracy）进行校正匹配[21]，在低分辨率质谱上实现对分子式的识别[22]。借助于 Cerno Bioscience 公司的 MassWorksTM 软件，可对质谱峰的质量数和同位素峰形同时进行校正，在一定程度上可拓展低分辨质谱的应用范围。如利用 MassWorks™ 软件的同位素峰形校正检索技术，在低分辨率单四级杆质谱仪上可快速确定头孢呋辛钠水溶液中未知降解杂

质的元素组成，进而确定其结构[23]。

　　MassWorks™ 软件中的 CLIPS 方法，首先需要选取一个元素组成已知的离子生成校正函数，再利用该校正函数校正其他离子的精确质量数和同位素峰形[24]。通常选择元素组成已知的同位素峰作为校正离子，校正离子的同位素峰形应清晰、完整，没有其他离子的干扰，且与待测离子的质荷比应相差在 ±50 之内。对于降解杂质，可选取元素组成已知的主成分或已知杂质的某一离子进行内部校正，使得分离分析和校正可在一次分析中完成。采用 LC-MS 分析头孢呋辛钠经水浴降解得到混合杂质溶液（图 7.38），其中杂质 7 的含量最高，碎片离子丰度大；利用 MSQ 单四级杆质谱仪、ESI 离子源、正离子全扫描方式，分别获得诸降解产物的准分子离子和碎片离子的同位素峰形；选取头孢呋辛的碎片离子 m/z 364 对杂质 7 的准分子离子 $[M+H]^+$（m/z 382）和加合离子 $[M+NH_4]^+$（m/z 399）分别做校正。

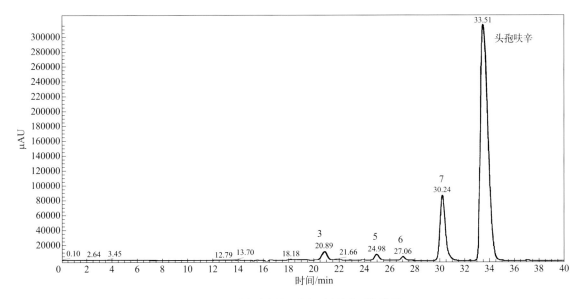

图 7.38　头孢呋辛钠混合杂质溶液典型色谱图

　　头孢呋辛的元素组成为 $C_{16}H_{16}N_4O_8S$，分子量 424.4，不饱和度（DBE）为 11.0。7 个杂质的分子量均小于头孢呋辛，水溶液条件下不可能引入其他的杂原子，故降解杂质的元素组成种类不可能多于头孢呋辛。因此，可以设定杂质可能包含的元素种类为 C、H、N、O 和 S，原子个数的范围分别设定为 $C_{0\sim20}$、$H_{0\sim30}$、$N_{0\sim10}$、$O_{0\sim15}$、$S_{0\sim1}$，允许的质量误差为 ±10mDa，DBE 范围为 0.0 ～ 15.0。采用上述限定条件对杂质的分子式以及碎片离子的元素组成进行检索和识别；利用谱图准确度（spectral accuracy）排序，对排序前 5 位的分子式进行分析，逐步排除不可靠的分子式。

　　杂质 7 的准分子离子（$[M+H]^+$）和加合离子（$[M+NH_4]^+$）按谱图准确度排序，排名前 5 位的分子式见表 7.5。准分子离子和加合离子的元素组成差应为 NH_3，故可直接排除分子式 $C_{14}H_{16}N_5O_6S$、$C_{15}H_{12}N_9O_2S$；此外，水溶液降解条件下，氮原子的数目不会增加，不可能超过头孢呋辛，可排除 $C_{16}H_{12}N_7O_3S$、$C_{11}H_{12}N_9O_5S$，因此只有排第一位的 $C_{15}H_{16}N_3O_7S$ 符合要求，进而确定加合离子 $[M+NH_4]^+$ 的分子式为排第一位的 $C_{15}H_{19}N_4O_7S$。根据头孢菌素的质谱裂解规律，对比杂质 7 与头孢呋辛的碎片离子信息，推测杂质 7 保留了头孢呋辛的母核结构；再根据头孢菌素的水解反应机理，结合碎片离子 m/z 209、m/z 174，可初步确定该杂质为头孢呋辛 3 位侧链发生降解形成的去氨甲酰头孢呋辛（decarbamoyl cefuroxime），其结构和裂解途径见图 7.39。

表 7.5　杂质 7 的 CLIPS 检索匹配结果

可能的分子式	同位素单峰质量	质量误差 /mDa	谱图准确性 /%	DBE	排序
$C_{15}H_{19}N_4O_7S$	399.0974	0.6447	98.4407	8.5	1
$C_{11}H_{15}N_{10}O_5S$	399.0948	−2.0407	97.6249	9.5	2
$C_{14}H_{23}O_{11}S$	399.0961	−0.6927	97.5352	3.5	3
$C_{16}H_{15}N_8O_3S$	399.0988	1.9821	97.2263	13.5	4
$C_{17}H_{15}N_6O_4S$	399.0875	−9.2513	97.0519	13.5	5
$C_{15}H_{16}N_3O_7S$	382.0709	−7.2044	98.7155	9.5	1
$C_{14}H_{16}N_5O_6S$	382.0821	4.0290	98.5558	9.5	2
$C_{15}H_{12}N_9O_2S$	382.0835	5.3664	98.0812	14.5	3
$C_{16}H_{12}N_7O_3S$	382.0722	−5.8670	97.9498	14.5	4
$C_{11}H_{12}N_9O_5S$	382.0682	−9.8898	97.3943	10.5	5

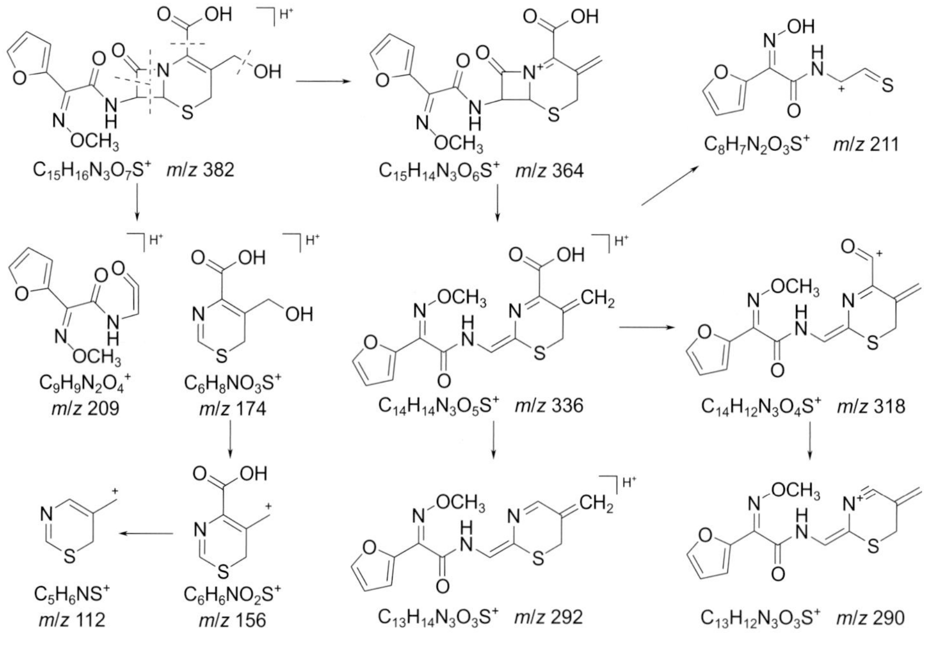

图 7.39　去氨甲酰头孢呋辛（杂质 7）的正离子裂解途径[23]

鉴于杂质 3～6 的分子量与去氨甲酰头孢呋辛（DCC）相同，其余杂质分子量也与 DCC 相近，因此本文分别选取经校正得到的 DCC 准分子离子 m/z 382（$C_{15}H_{16}N_3O_7S^+$）和碎片离子 m/z 209（$C_9H_9N_2O_4^+$）对杂质 1～6 的 m/z 332～432 和 m/z 159～259 之间的离子进行校正。这种将未知离子校正后，用于校正其他的离子的方法称为逐级校正。

杂质 6 的加合离子 m/z 399 和准分子离子 m/z 382 按谱图准确度排序前 5 位的分子式见表 7.6。同样，加合离子 $[M+NH_4]^+$ 与准分子离子 $[M+H]^+$ 的元素组成差应为 NH_3，可排除 $C_{16}H_{16}NO_{10}$（缺少硫元素）和 $C_{13}H_{20}NO_{10}S$。对于水溶液的降解反应，碳、氮原子的数目和头孢呋辛相比，不会有很大的变化，且杂质 6 具有与去氨甲酰头孢呋辛相同的碎片离子 m/z 209 和 m/z 174。因此初步确定杂质 6 的分子式为排序第一位的 $C_{15}H_{16}N_3O_7S$，与去氨甲酰头孢呋辛相同，可能为去氨甲酰头孢呋辛的同分异构体。CLIPS的校正示意图见图7.40，校正前的同位素峰形存在明显的质量偏差，峰形不对称；CLIPS通过同时对精确质量数和同位素峰形进行校正，使峰形接近于理论上的高斯函数分布，从而达到正确识别分子式的目标。对杂质6存在的m/z 236、m/z 209、m/z 174的特征性碎片离子，亦可通过CLIPS方法确定其分子式，m/z 236的分子式为$C_{10}H_{10}N_3O_4$，m/z 209和m/z 174碎片离子的元素组成与DCC的特征性碎片离子相同。综合推测杂质6为DCC的双键异构产物，即Δ3-异构体。杂质6的结构式和裂解途径见图7.41，和DCC相比，由于双键位置发生变化，导致六元环内的Retro Diels-Alder反应裂解位点发生改变，产生了m/z 236，而m/z 211消失。

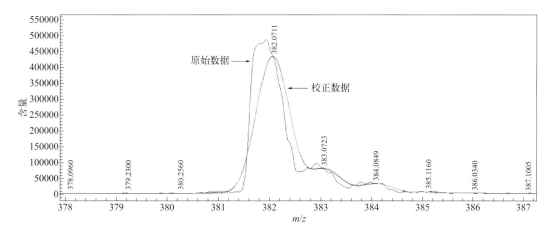

图7.40 杂质6同位素峰形校正结果的示意图[23]

表7.6 杂质6的CLIPS检索匹配结果

可能的分子式	同位素单峰质量	质量误差 /mDa	谱图准确性 /%	DBE	排序
$C_{16}H_{19}N_2O_8S$	399.0862	−8.0887	99.1515	8.5	1
$C_{15}H_{19}N_4O_7S$	399.0974	3.1447	99.1051	8.5	2
$C_{16}H_{15}N_8O_3S$	399.0988	4.4821	97.9394	13.5	3
$C_{11}H_{15}N_{10}O_5S$	399.0948	0.4593	97.7391	9.5	4
$C_{17}H_{15}N_6O_4S$	399.0875	−6.7513	97.7376	13.5	5
$C_{15}H_{16}N_3O_7S$	382.0709	−0.2044	98.8561	9.5	1
$C_{11}H_{12}N_9O_5S$	382.0682	−2.8898	98.8096	10.5	2
$C_{13}H_{20}NO_{10}S$	382.0808	9.6916	98.0850	4.5	3
$C_{16}H_{16}NO_{10}$	382.0774	6.3207	97.1564	9.5	4
$C_{16}H_{12}N_7O_3S$	382.0722	1.1330	97.1139	14.5	5

综合上述头孢呋辛降解杂质的分析流程和方法，可以看出HPLC-MS结合CLIPS可快速确定未知杂质的分子式和碎片离子的元素组成，并与主成分或已知杂质的裂解规律相比较，可以推断出未知杂质的分子片段，进而帮助结构解析。据此，得到利用LC-MS结合CLIPS快速推断杂质结构的一般流程（图7.42）。采用CLIPS技术，质量误差基本可控制在±10mDa以内，谱图准确度均在96%以上，具有较高的可信度。

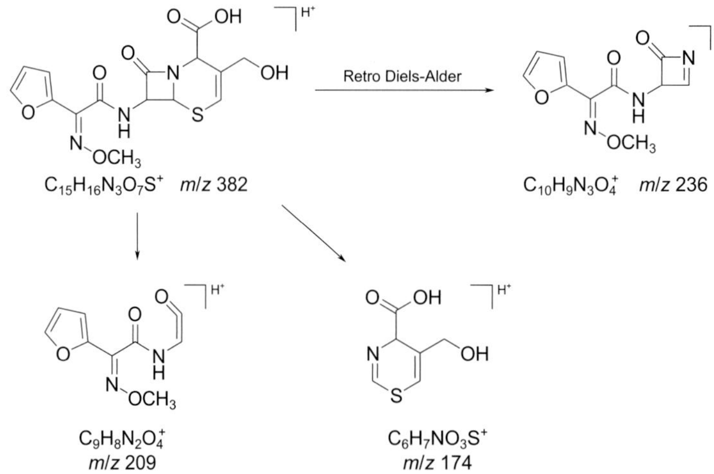

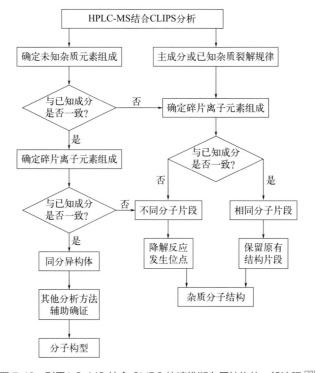

图 7.41   去氨甲酰头孢呋辛 Δ3-异构体（杂质 6）的正离子裂解途径[23]

图 7.42   利用 LC-MS 结合 CLIPS 快速推断杂质结构的一般流程[23]

7.2.1.3   异构体鉴别技术

对 β-内酰胺抗生素异构体杂质的快速鉴别是杂质谱分析中的难点。青霉素和头孢菌素中常见的异构化位点见图7.43。异构体之间在紫外、MS和NMR的差异已经在第4章"β-内酰胺抗生素的波谱学特征"中进行过比较，这些差异特征可用于对β-内酰胺药物异构体杂质的快速识别。此外，对于由青霉素6位侧链手性中心形成的L、D异构体，如阿莫西林、阿洛西林、呋布西林等，借助于色谱-圆二色谱联用（LC-CD）技术亦可实现对其快速识别。

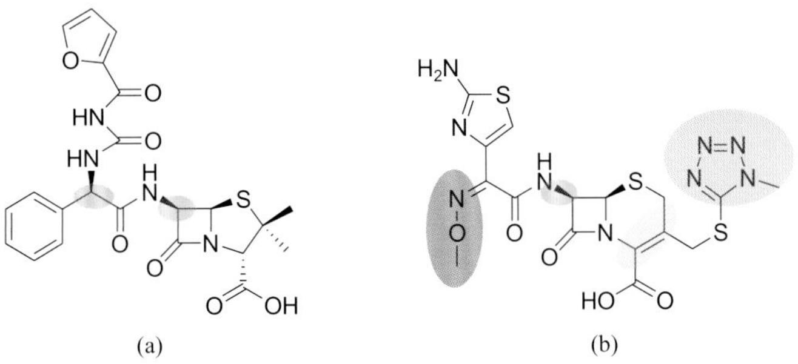

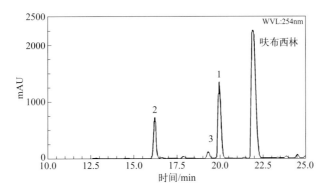

图 7.43　β-内酰胺抗生素的常见异构化位点

（a）青霉素（以呋布西林表示）；（b）头孢菌素（以头孢甲肟表示）

在呋布西林钠的HPLC图中有3个含量较高的杂质（图7.44）。LC-MS分析发现，杂质1与呋布西林钠的分子量相同，裂解行为无明显差异，提示杂质1为呋布西林钠的同分异构体杂质。杂质2为呋布西林的开环水解产物，杂质3为呋布西林的6位侧链水解产物[25]。

图 7.44　呋布西林钠的典型色谱图[25]

采用圆二色（CD）谱分析呋布西林，青霉素母核呈典型的Cotton效应：β-内酰胺环的n→π*跃迁表现为在约207nm具有负的Cotton效应，约230nm具有正的Cotton效应；6位侧链共轭基团的n→π*跃迁表现为约272nm处具有负的Cotton效应（图7.45）。杂质1与呋布西林相比，青霉素母核的Cotton效应均向长波方向移动了约20nm（207nm→226nm；231nm→251nm），且约272nm处的Cotton效应变为正值；由于约272nm波长处的Cotton效应是由6位侧链共轭基团的n→π*跃迁所致，进而推断杂质1是与呋布西林绝对构型相反的L-异构体。

此外，还可以通过在酸性条件下水解青霉素，获得6位侧链中的苯甘氨酸片段，再利用Marfey反应，以1-氟-2,4-二硝基苯基-5-L-丙氨酰胺（FDAA）为手性衍生化剂，利用HPLC分析衍生化产物，通过鉴定不同构型的苯甘氨酸判断L-、D-异构体[26]。如分别水解呋布西林和杂质1，呋布西林水解得到的苯甘氨酸的Marfey反应产物与D-苯甘氨酸的衍生化产物具有相同的保留时间；杂质1水解得到的苯甘氨酸的Marfey反应产物与L-苯甘氨酸的衍生化产物具有相同的保留时间（图7.46）。即杂质1的绝对构型为2S、5R、6R和10S（L-异构体）。

7.2.2　β-内酰胺抗生素杂质结构确认的一般原则

β-内酰胺抗生素中的杂质按其来源，可分为工艺杂质和降解杂质两类；按对其结构的认知，可以分为结构已知杂质和结构未知杂质；按其结构特性，还可分为普通杂质、异构体杂质和聚合

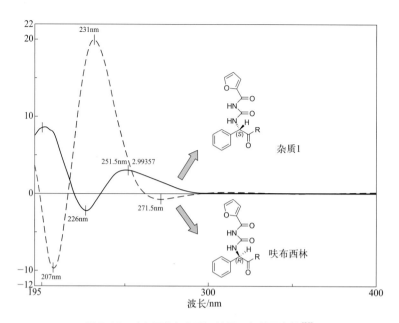

图 7.45　呋布西林与杂质 1 的圆二色谱图比较[25]

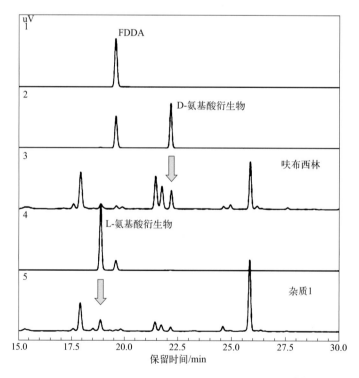

图 7.46　Marfey 反应鉴别呋布西林 L-、D- 异构体[25]

物杂质等。以头孢菌素为例，根据头孢菌素的合成工艺及降解反应机理，头孢菌素中的杂质可分为含有 β- 内酰胺结构和不含 β- 内酰胺结构两大类，并可进一步分为工艺杂质、降解杂质和异构体杂质、聚合杂质等（图 7.47）。

　　已知杂质通常指在药品质量标准或公开发表的文献资料中已经收载/报道的杂质，其结构与来源已经比较清晰。此外，由于 β- 内酰胺抗生素具有相似的降解反应特性，因此，依据其降解反

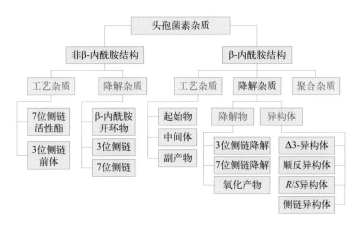

图 7.47 头孢菌素杂质分类

应机理推断出的降解杂质结构，也属于已知杂质范畴。在利用"四象限"策略评价 HPLC 杂质谱分析方法时，它们均属于第一象限杂质。

在对多种 β-内酰胺抗生素不稳定杂质进行系统研究的基础上，建立了在线推定各类微量杂质结构的决策树（图 7.48）。在对杂质谱分析中发现的诸杂质进行结构鉴别时，首先应确定其是属于工艺杂质还是降解杂质；之后，根据是否可以获得杂质对照品，采用不同的策略进行鉴别。

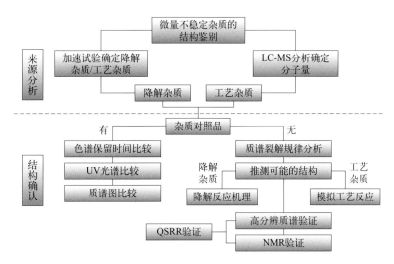

图 7.48 对微量不稳定杂质结构分析的决策树

根据上述决策树，通过头孢菌素杂质的结构确认，完善了对已知杂质的确认规则[27]。

规则 1　如果杂质峰的保留时间、UV 光谱和 MS 信息（分子量和二级质谱碎片）与对照品相同，则认为杂质与对照品结构一致。

规则 2　对工艺杂质（反应前体、起始物、中间体），如可以获得实物，可参照规则 1 确认结构；如无法获得实物，应结合 MS 裂解规律和高分辨质谱（HRMS）数据对结构进行确证。

规则 3　对降解杂质，如降解反应机理明确，如 β-内酰胺开环、3 位侧链水解等，可根据反应机理设计加速试验，验证降解物是否符合已知的降解机理，并参照规则 2 对结构进行确证。

规则 4　对异构体杂质，Δ3-异构体和 7 位具有氨噻肟结构的反式异构体，可结合紫外光谱和质谱结果推测其结构，必要时采用 NMR 进行确证；对 R/S 异构体至少需要利用 ^{1}H-NMR 数据来确证异构位点；对其他异构体通常需要结合 NMR 等数据进行结构确认。

规则5 对聚合物杂质，首先应根据具体头孢菌素的结构确定其最可能的聚合反应途径；再根据对头孢菌素降解反应的认知和LC-MS的分子量信息，推测聚合物的可能结构，并结合聚合物质谱裂解规律由LC/MS/MS^{n}技术推断聚合物的可能结构；必要时利用HRMS对其结构进行验证。

7.2.2.1 对普通已知杂质的确认

依据上述规则，对于已知杂质，最简便的方法是利用杂质对照品，通过在线比较目标杂质与相应对照品的色谱保留时间，并结合其紫外光谱和/或质谱特征，即可实现对其结构的确认。当没有杂质对照品时，则应首先通过LC-MS技术获得目标杂质的分子量及碎片信息，结合质谱裂解规律推测杂质的可能来源和结构，最后通过高分辨质谱确证杂质的元素组成和结构式，验证推测结果的正确性。

在进行具体的研究过程中，可以将已知普通杂质分为三类进行研究。

① 具有杂质对照品的杂质。各国药典均收载有部分头孢菌素的杂质信息，并提供有杂质对照品，可用以对相应的杂质进行定性或定量分析。

② 机理明确的降解杂质。在第3章"β-内酰胺抗生素的理化特性"中，已经对各类药物的降解反应机理及可能的降解产物进行了详细的介绍。利用各种在线分析技术推测出降解杂质的可能结构，再根据反应机理设计特定的加速试验，通过检测该杂质的量是否发生相应的变化，验证所推测结构的正确性是快速简便的方法。

③ 工艺杂质。工艺杂质是生产过程中产生的杂质，包括合成中未反应完全的反应物、中间体、副产物等。结合具体的生产工艺，利用各种在线分析技术通常可推测出可能的杂质结构，但通常应对推测的结构进行必要的验证。

以头孢孟多酯钠杂质谱的分析为例。采用《中国药典》（2010年版）方法共可检出15种杂质（图7.49），在各类强制降解试验中，杂质7、杂质11、杂质12、杂质14和杂质15的含量均未增加，提示它们可能为工艺杂质，其他10种杂质均为降解杂质。

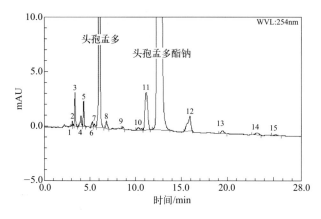

图7.49 头孢孟多酯钠杂质谱分析

（1）对具有杂质对照品的已知杂质的确认 头孢孟多酯钠杂质3在各种强制降解实验中均明显增加；LC-MS分析显示其在负离子模式下具有m/z 115.0的准分子离子峰，推测杂质3的分子量为116.0；头孢孟多酯钠的3位侧链易水解形成5-巯基-1-甲基四氮唑（杂质C）；杂质C对照品在负离子模式下具有m/z 115.0的准分子离子峰；在HPLC色谱图中杂质C对照品的保留值与杂质3相同（图7.50）；因而可以确认杂质3即为5-巯基-1-甲基四氮唑（杂质C）。

（2）对机理明确的降解杂质的确认 头孢孟多酯钠杂质4和杂质5均为其水浴降解产物；杂质4与杂质5的LC-MS分析提示它们的分子量相同，二者为同分异构体；高分辨质谱结果显示，

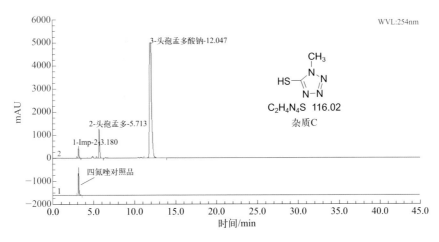

WVL:254nm

3-头孢孟多酸钠-12.047

2-头孢孟多-5.713

1-Imp-2-3.180

四氮唑对照品

mAU

时间/min

$C_2H_4N_4S$ 116.02
杂质C

图 7.50　头孢孟多酯钠杂质 3 的确认

二者的元素组成为 $C_{19}H_{20}O_7N_6S_2$。头孢菌素水解过程中 β-内酰胺环易发生开环反应，头孢孟多酯钠开环物的分子量约为 508，与杂质 4 和杂质 5 相同，故可初步推测它们为头孢孟多酯钠开环物。

　　LC-MS 分析显示，在正离子模式下，杂质 4/杂质 5 的 EMS 质谱图中分别给出了（m/z 508.9）/（m/z 509.2）、（m/z 531.4）/（m/z 531.1）和（m/z 547.1）/（m/z 547.2）的准分子离子峰，推测它们分别为特征峰 [M+H]⁺、[M+Na]⁺ 和 [M+K]⁺，即杂质 4 和杂质 5 的分子量均为 508.2。在 EPI 图中，杂质 4 和杂质 5[M+H] 峰的二级质谱中均存在 m/z 393.0 和 m/z 365.1 特征碎片，分别比头孢孟多酯相应的特征碎片 m/z 375.06 和 m/z 347.07 多 18，提示它们均为头孢孟多酯母核的开环产物，二者的分子式均与高分辨质谱得到的元素组成（$C_{19}H_{20}O_7N_6S_2$）一致。

　　比较二者的紫外光谱 [图 7.51(b)]，杂质 4 的最大吸收波长为 216nm，杂质 5 的最大吸收波长为 241nm；头孢菌素开环产物的最大吸收波长通常约为 240nm，故推测杂质 5 为母核的开环产物，杂质 4 为开环过程中 2 位双键移位形成的 Δ3-异构体 [图 7.51(a)]。由强制降解实验可知，降解过程中杂质 5 较杂质 4 更易产生，也间接证明杂质 5 是头孢孟多酯的直接水解开环产物。比较杂质 5 和杂质 4 的质谱图，二者存在细微的差异 [图 7.52(a)、(b)]，分别对二者的碎片进行解析，均符合其各自的裂解规律 [图 7.52(c)、(d)]，证明了结构推断的正确性。

　　（3）对工艺杂质的确认　强制降解实验中确认杂质 11 为头孢孟多酯钠中的工艺杂质。LC-MS 分析显示，在正离子模式下，杂质 11 在质谱图中分别给出了 m/z 399.1 和 m/z 415.1 的准分子离子峰 [图 7.53(b)]，推测它们分别为特征峰 [M+Na]⁺ 和 [M+K]⁺，即杂质 11 的分子量为 376.1，与《欧洲药典》收载的头孢孟多酯钠杂质 A [图 7.53(a)] 的分子量相同；在 EPI 图中，由杂质 11 [M+Na]⁺ 产生的主要碎片峰符合杂质 A 的质谱裂解规律 [图 7.53(c)]；高分辨质谱分析提示，杂质 11 的元素组成为 $C_{17}H_{16}O_6N_2S$，进一步验证了杂质 11 是杂质 A 的结论。

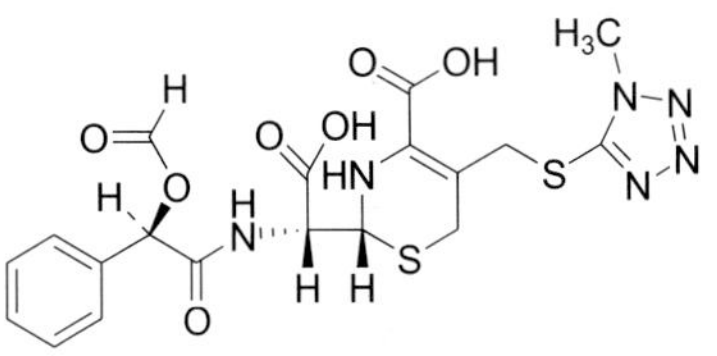

$C_{19}H_{20}N_6O_7S_2$　508.08
杂质5

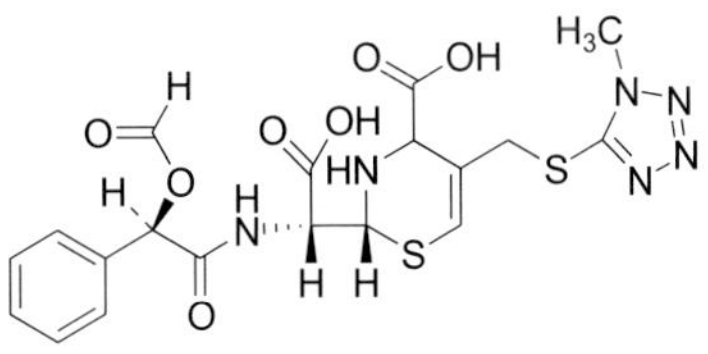

$C_{19}H_{20}N_6O_7S_2$　508.08
杂质4

(a)

图 7.51

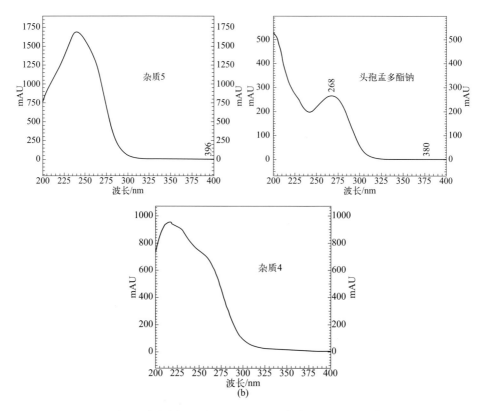

图7.51　头孢孟多酯钠杂质4与杂质5的结构（a）及紫外光谱图（b）比较

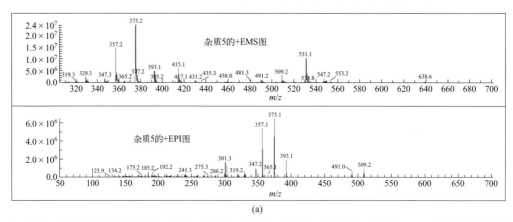

(a)

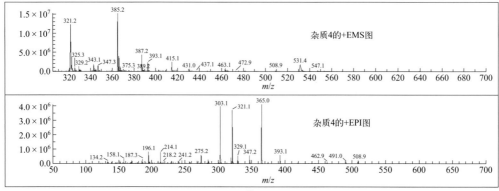

(b)

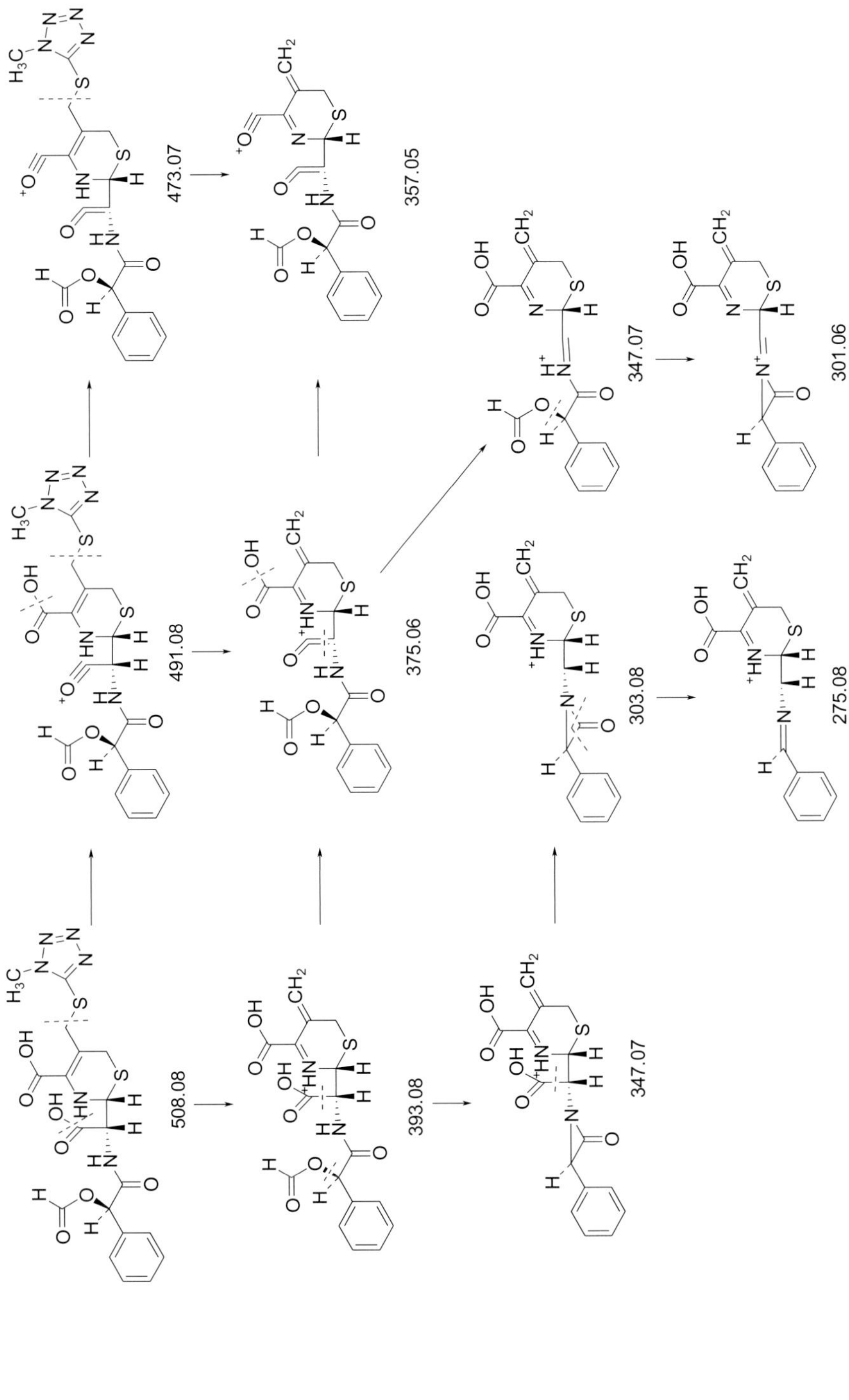

图 7.52（c）

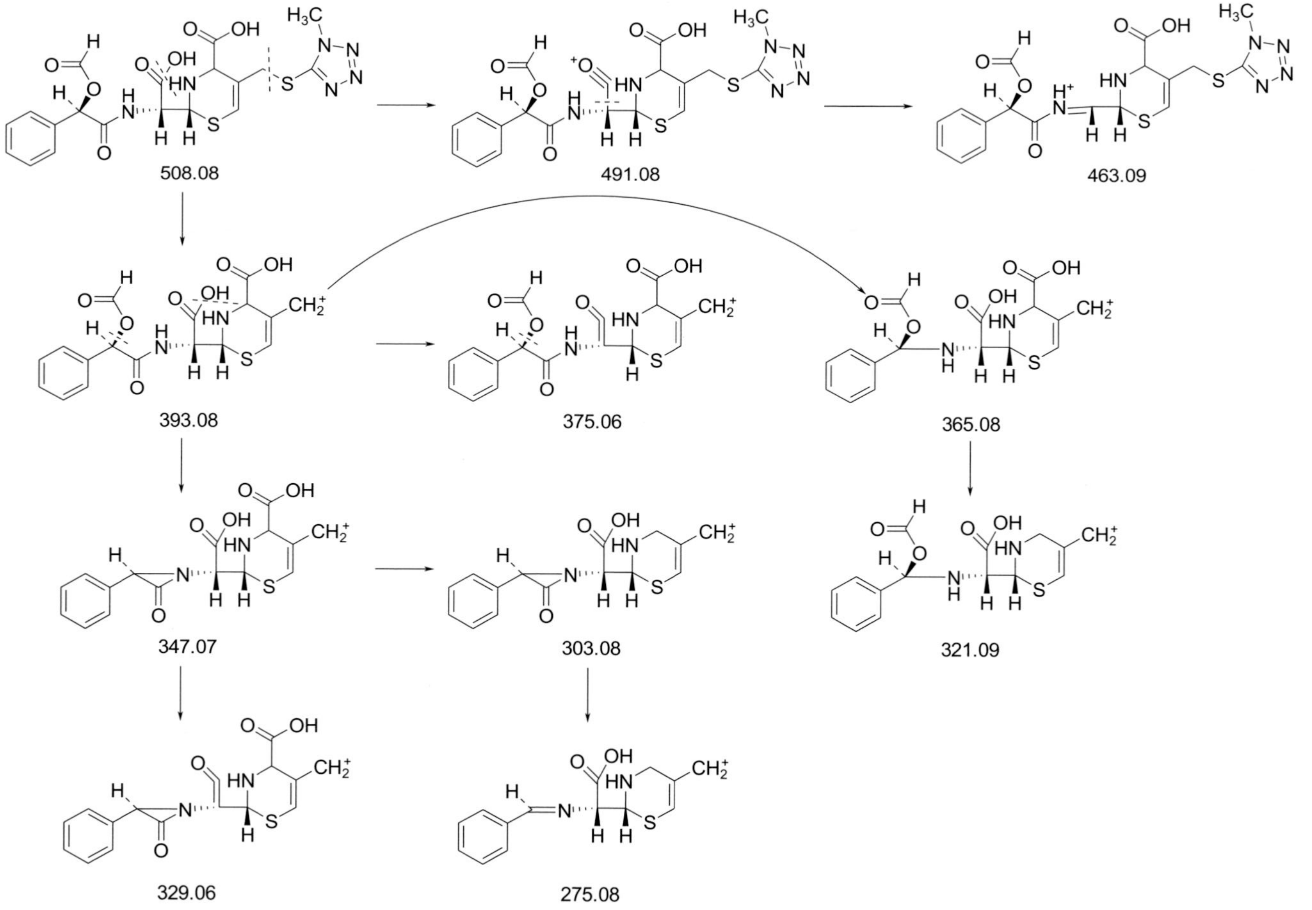

图 7.52 杂质 5 和杂质 4 的质谱分析结果

（a）杂质 5 的质谱图；（b）杂质 4 的质谱图；（c）杂质 5 的质谱裂解规律；（d）杂质 4 的质谱裂解规律

　　头孢孟多酯钠的合成中以7-ACA为起始原料。7-ACA为发酵产物，7-ADCA是发酵中常见的杂质；因而，伴随着头孢孟多酯钠的合成，7-ADCA即可形成杂质A。这不仅从合成工艺的角度可以较好地解释杂质A（杂质11）的来源，也间接证明了对杂质11结构推断的正确性。

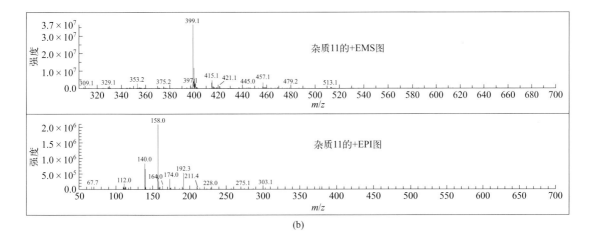

图 7.53　对头孢孟多酯钠工艺杂质 11 的解析

（a）头孢孟多酯钠杂质 A 的结构；（b）杂质 11 的质谱图；（c）杂质 11 的质谱裂解规律

杂质 14 和杂质 15 也为头孢孟多酯钠中的工艺杂质。LC-MS 分析显示，在正离子模式下，杂质 14 和杂质 15 的 EMS 质谱图中均分别给出了 m/z 481.0、m/z 502.9 和 m/z 519.0 的准分子离子峰，推测它们分别为特征峰 $[M+H]^+$、$[M+Na]^+$ 和 $[M+K]^+$，即杂质 14 和杂质 15 的分子量均为 480.0。在 EPI 图中，杂质 14 和杂质 15[M+H] 峰的二级质谱也基本一致；二者的紫外光谱图也基本一致，均在 266nm 处有最大吸收，提示其 β- 内酰胺环未发生改变；上述结果提示，杂质 14 和杂质 15 为同分异构体。

高分辨质谱分析提示，二者的元素组成均为 $C_{18}H_{17}ClO_4N_6S_2$，其中 m/z 481.0 和 m/z 483.0 的同位素峰的峰强度比约为 3∶1（图 7.54），提示分子中均存在一个氯原子。

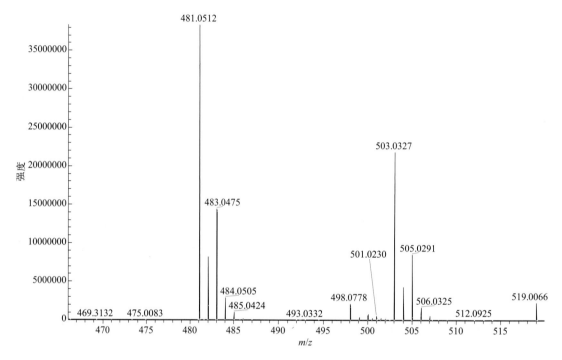

图 7.54　头孢孟多酯钠杂质 14 的高分辨质谱图

在 EPI 图中，杂质 14 和杂质 15[M+H] 峰的二级质谱中均存在 m/z 365.5 和 m/z 337.6 的特征碎片［图 7.55(a)、(b)］，裂解途径分析提示它们可能是典型的脱 3 位侧链产物［图 7.55(c)］，说明

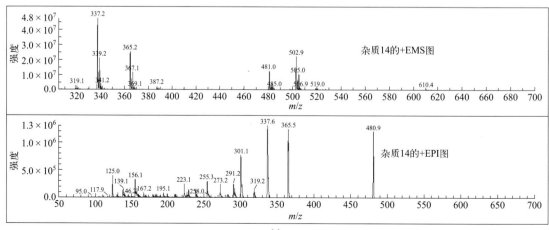

(a)

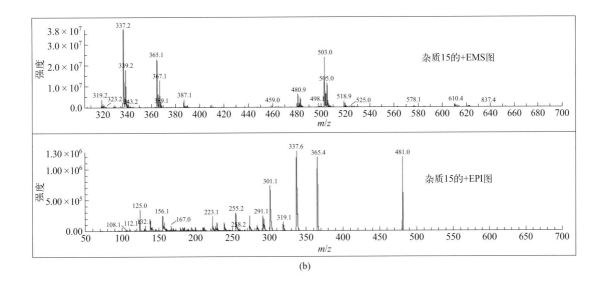

(b)

(c)

图 7.55　头孢孟多酯钠杂质 14 和杂质 15 的质谱解析
（a）杂质 14 的二级质谱图；（b）杂质 15 的二级质谱图；（c）可能的质谱裂解途径

二者的结构改变应发生于 7 位侧链。杂质 14/杂质 15 的分子量较头孢孟多大 18，较头孢孟多酯大 10；由于分子中多出一个氯原子，故二者的分子中应较头孢孟多酯少一个 45 的基团，较头孢孟多少一个 17 的基团；结合裂解途径的分析，可初步推测它们是 7 位侧链的甲酰氧基被氯原子取代而形成的一对同分异构体 ［图 7.55(c)］。但应结合具体生产工艺，必要时利用 NMR 对其进行再确证。

7.2.2.2 对异构体杂质的确认

头孢菌素的同分异构体杂质按其异构化位点可概括为4类：①Δ3-异构体；②7位侧链含有(Z)-亚胺结构头孢菌素的顺反异构体；③7位碳差向异构化形成的S-异构体；④侧链构造异构体，包括起始原料引入或降解等原因形成的同分异构体，如头孢菌素7位侧链含手性结构的头孢菌素（如头孢氨苄等）中的差向异构体，合成中间体或降解引入的7位/3位侧链同分异构体等。

（1）对Δ3-异构体的确认 头孢菌素的Δ3-异构体既可能由合成过程中作为副产物引入，也可能由降解反应如在碱性条件下加热产生。头孢菌素Δ3-异构体的结构特点［图7.56(a)］提示：①母核双键移位到C3和C4之间，其发色团共轭结构发生了改变，紫外光谱最大吸收波长发生蓝移。②头孢菌素与其对应的Δ3-异构体的质谱裂解途径存在差异：当头孢菌素的C3位无侧链或侧链为氯原子、甲基、乙烯基、丙烯基等简单结构时，正离子模式下，Δ3-异构体仅发生头孢菌素典型的A裂解反应，不发生典型的B裂解反应［图7.56(b)］；当头孢菌素的C3位为其他侧链结构时，正离子模式下，头孢菌素与其对应的Δ3-异构体的质谱裂解途径相同；但二者在负离子模式下的质谱裂解途径不同，通常Δ3-异构体易产生特征的B_3^-碎片离子［图7.56(c)］。③Δ3-异构体的^{1}H-NMR谱中，2位氢信号（化学位移δ_H 4.5～5.0）和4位烯氢信号（化学位移δ_H 6.0以上）取代了对应头孢菌素结构中4位亚甲基（化学位移δ_H 3.2～3.7）的氢信号；同时，Δ3-异构体的^{13}C-NMR谱中，2个叔碳信号取代了对应头孢菌素的1个仲碳和季碳信号。利用上述差异，可以逐步快速确认头孢菌素Δ3-异构体。

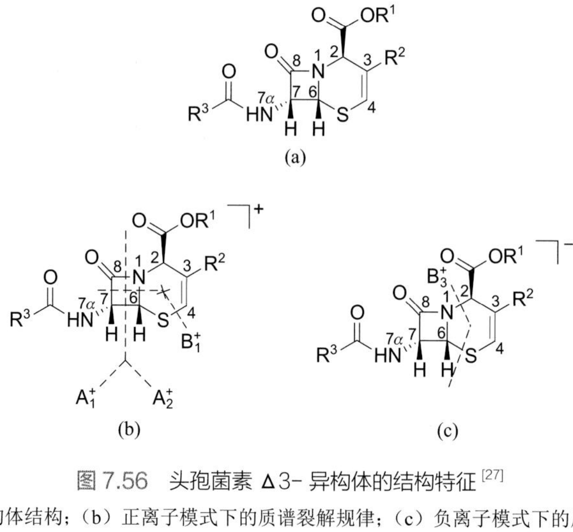

图7.56 头孢菌素Δ3-异构体的结构特征[27]

（a）Δ3-异构体结构；（b）正离子模式下的质谱裂解规律；（c）负离子模式下的质谱裂解规律

案例1 头孢替唑杂质C的结构确认

LC-MS分析提示头孢替唑与杂质C互为同分异构体。①比较二者的紫外光谱，头孢替唑在269nm处具有最大吸收，杂质C在255nm处具有最大吸收；最大吸收波长蓝移，提示杂质C母核中的双键位置发生了改变。②进一步比较二者质谱裂解途径的差异：在正离子模式下，头孢替唑与杂质C产生的碎片离子基本一致，提示二者的裂解途径相同；但在负离子模式下二者的裂解途径不同，头孢替唑易脱3位侧链形成m/z 321.2的碎片离子，且明显可见头孢菌素典型A裂解反应形成的A₁⁻特征碎片离子，而杂质C产生的 *m/z* 395.2的碎片离子（[M−H−CO₂]⁻）的丰度最大，且不发生A裂解反应；即杂质C更易失去羧基，可能与母核六元环双键位置的改变有关（图7.57）。③通过制备HPLC得到杂质C纯品，比较头孢替唑与杂质C的¹H-NMR谱数据，最主要的差异是杂质C的2位（δ 5.06,1H,s）和4位（δ 6.72,1H,s）两个次甲基氢信号取代了头孢替唑的4位亚甲基（δ 3.42,1H,d,*J*=17.3Hz；δ 3.64,1H,d,*J*=17.3Hz）氢信号；比较¹³C-NMR谱及DEPT谱数据，头孢替唑的4位仲碳（δ 26.99）和2位季碳（δ 134.62）信号分别变为杂质C的烯碳信号（δ 120.69）和叔碳信号（δ 50.12）；综合HMBC谱、HSQC谱数据，可确证杂质C为头孢替唑的Δ3-异构体[27]。

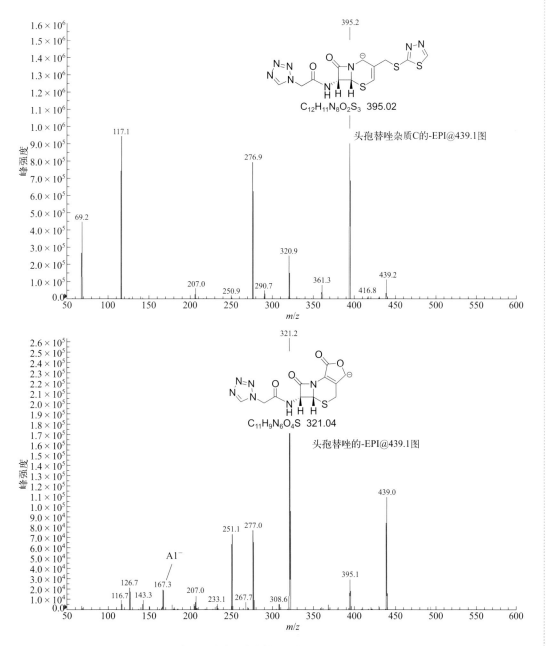

图7.57　负离子模式下头孢替唑和杂质C的二级质谱图比较

案例2　头孢唑肟杂质D的结构确认

　　LC-MS分析提示头孢唑肟与杂质D互为同分异构体。①比较二者的紫外光谱，头孢唑肟在261nm处具有最大吸收，杂质D在227nm处具有最大吸收；最大吸收波长蓝移，提示杂质D母核中的双键位置发生了改变。②比较二者质谱裂解途径的差异：头孢唑肟的C3位没有侧链，在正离子模式下，头孢唑肟的质谱图中存在m/z 241.2的A_1^+碎片离子和m/z 284.9的B_1^+、m/z 257.0的B_2^+碎片离子，即发生了头孢菌素的典型A裂解和B裂解反应；但杂质D的质谱图中仅可见m/z 241.2的A_1^+碎片离子，未见B裂解碎片离子；提示杂质D为头孢唑肟的Δ3-异构体。③制备杂质D，利用NMR谱确证杂质D的结构：比较头孢唑肟与杂质D的^{1}H-NMR谱数据，最主要的差异是杂质D的2位（δ 4.63,1H,s）和4位（δ 5.93,1H, dd, J=10.2, 4.1Hz）两个次甲基氢信号取代了头孢唑肟的4位亚甲基（δ 3.51,2H,s）氢信号，3位（δ 6.38, 1H, dd, J=10.2, 1Hz）的次甲基信号向低场移动；比较^{13}C-NMR谱及DEPT谱数据，头孢替唑的4位仲碳（δ 24.35）和2位季碳（δ 134.49）信号分别变为杂质D的烯碳信号（δ 117.99）和叔碳信号（δ 55.96）；进而可以确证杂质D为头孢唑肟的Δ3-异构体[27]。

　　总结上述两个案例，头孢菌素Δ3-异构体与对应的头孢菌素相比较，最明显的特征是Δ3-异构体的紫外光谱蓝移，最大吸收波长变小。此外，二者的质谱裂解规律也呈一定的规律性。紫外光谱结合LC-MS分析基本可以区别Δ3-异构体和其他同分异构体。只有作为未知杂质进行鉴别时，才需要采用NMR数据进行最终的确认。

　　利用上述原则，可以快速识别头孢孟多酯钠杂质典型色谱图（图7.49）中的Δ3-异构体。

　　① 在柱切换LC-MS二维色谱系统中，杂质峰9被分离成9a和9b两个杂质峰；杂质9a的分子量为462.0，与头孢孟多为同分异构体；杂质9b和杂质13的分子量分别为490.0和490.2，与头孢孟多酯为同分异构体；高分辨质谱分析证明，杂质9a的元素组成为$C_{18}H_{18}O_5N_6S_2$（与理论值的误差为−0.833ppm）；杂质9b和杂质13的元素组成为均$C_{19}H_{18}O_6N_6S_2$（与理论值的误差分别为−1.426ppm和−2.424ppm）。

　　② 比较杂质9a与头孢孟多酯的UV光谱，杂质9a的UV光谱与头孢孟多酯相似，未发生蓝移，提示其不是头孢孟多酯Δ3-异构体；而杂质9b和杂质13与头孢孟多酯的UV光谱相比较，二者紫外光谱的最大吸收波长均变小［图7.58(a)、(b)］，推测它们的母核双键均发生了移位，即可能是头孢孟多酯Δ3-异构体。

　　③ 进一步比较杂质9a、杂质13和头孢孟多酯钠质谱裂解途径的差异［图7.58(c)、(d)、(e)］，

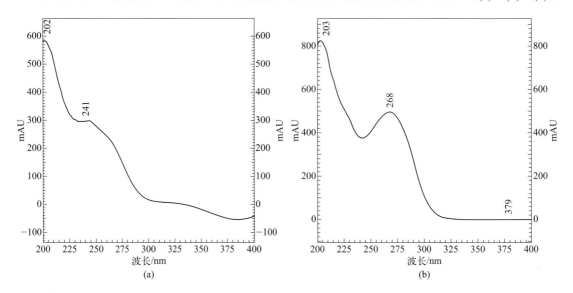

(a)　　　　　　　　　　　　　　　　　　　(b)

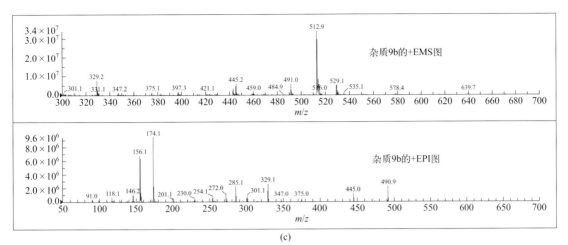

(c)

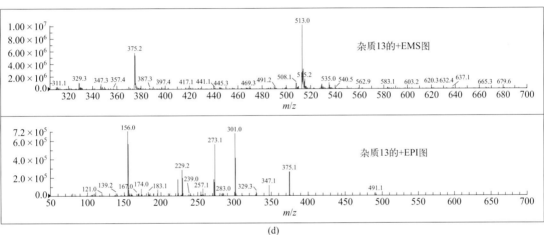

(d)

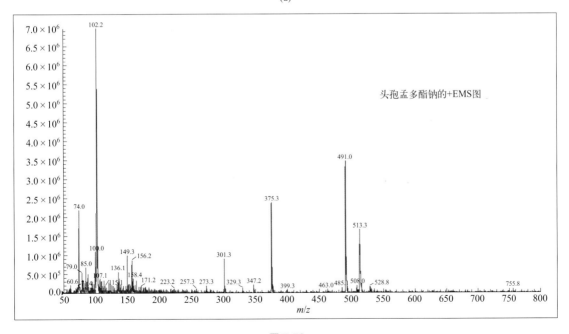

图 7.58

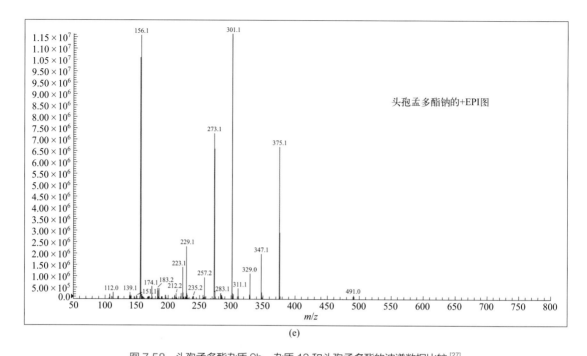

图 7.58   头孢孟多酯杂质 9b、杂质 13 和头孢孟多酯的波谱数据比较[27]
（a）杂质 9b 的 UV 光谱；（b）头孢孟多酯的 UV 光谱；（c）杂质 9b 的质谱图；（d）杂质 13 的质谱图；
（e）头孢孟多酯钠的质谱图

在它们的 EPI 质谱图中，[M+H]⁺ 峰（m/z 491.0）产生的主要碎片离子基本一致，均存在 m/z 445.0、m/z 375.0 等特征碎片离子，仅峰丰度存在差异，提示三者的质谱裂解途径基本一致；由于头孢孟多酯的 3 位侧链具有易解离基团，杂质 9a、杂质 13 的裂解行为符合头孢菌素 Δ-3 异构体的裂解规律。

综合上述结果，杂质 9b 和杂质 13 均可能是头孢孟多酯的 Δ3- 异构体；鉴于头孢孟多酯在强制降解实验中可发生 7 位侧链的异构化，推测它们可能是一对 7 位侧链异构化的 Δ3- 头孢孟多酯，其具体结构需通过 NMR 技术进行进一步的确证。

（2）对 C7 位侧链含有（Z）-亚胺结构头孢菌素顺反异构体的确认   C7 位侧链含有亚胺醚结构的头孢菌素如头孢呋辛、头孢噻肟、头孢地尼和头孢他啶等的亚胺醚构型均为 Z 构型，即顺式（syn）构型，对它们反式异构体的快速识别，通常从以下角度开展实验。

① 对头孢菌素顺反异构体在水溶液中的构象分析揭示，反式异构体的 7 位侧链整体上更接近于平面结构，其中存在两个分子内氢键，而 3 位侧链倾向朝 7 位侧链方向折叠；顺式异构体的构象更舒展，其中 3 位侧链更加伸展并远离 7 位侧链[28]。由于头孢菌素的 3 位和 7 位侧链通常为极性基团，因而在 RP-HPLC 中，反式异构体的保留值均大于顺式结构。

② 7 位亚胺结构的改变不会对头孢菌素的共轭体系造成较大的影响，因而，反式异构体的最大吸收波长通常不发生改变；但受空间构型的影响，反式异构体母核头孢烯环的吸收强度通常减弱（详见第 4 章"β- 内酰胺抗生素的波谱学特征"）。

③ 头孢菌素顺反异构体的质谱裂解行为受 3 位侧链的影响：当 7 位侧链为氨噻肟结构，3 位侧链含 C—N、C—O、C—S 键等易发生断裂的基团时，在正离子模式下，3 位侧链断裂后，顺式结构产生特征的 m/z 277 碎片离子，反式异构体具有不同的裂解途径，产生特征性的 m/z 293 和 m/z 265 等碎片离子（详见第 4 章"β- 内酰胺抗生素的波谱学特征"）；当 7 位侧链为呋喃环如头孢呋辛时，顺反异构体的裂解途径亦不相同 [图 7.59(a)、(b)]：顺式异构体产生特征的 m/z 243、m/z 211 碎片离子

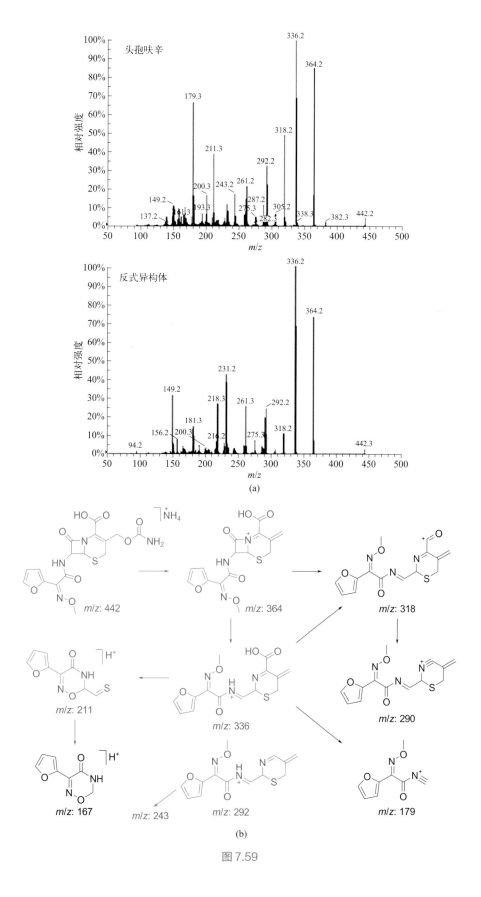

图 7.59

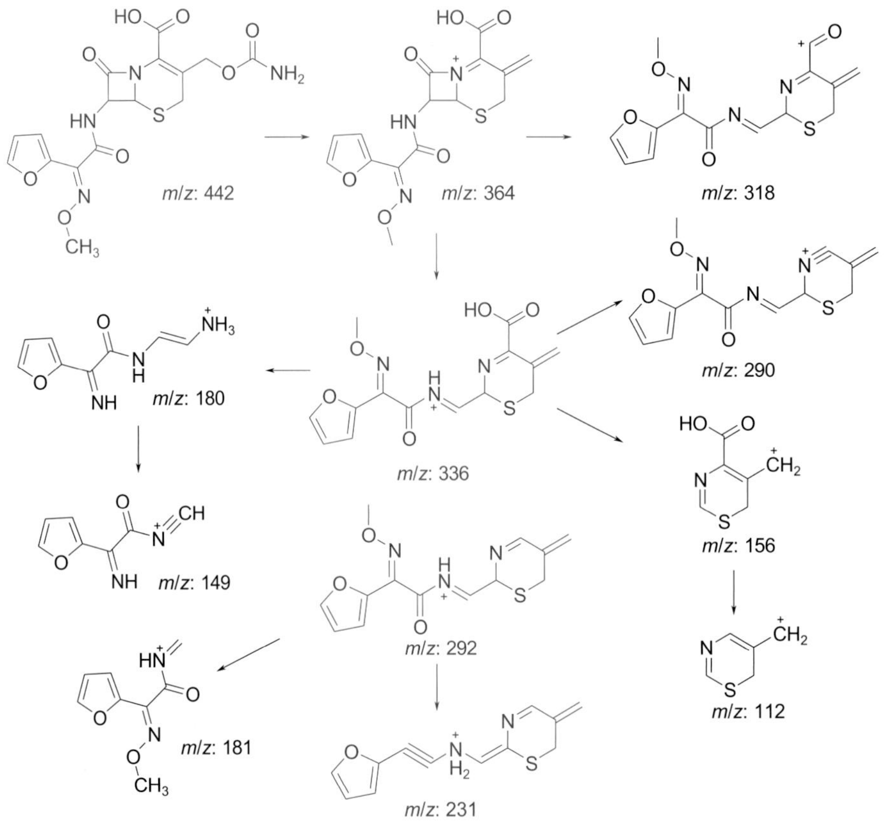

图 7.59　头孢呋辛钠顺反异构体的质谱分析比较[7]

（a）正离子模式质谱图的比较；（b）头孢呋辛的质谱裂解途径；（c）反式头孢呋辛的质谱裂解途径

［图7.59(b)］，反式异构体产生特征的 m/z 231 碎片离子 ［图7.59(c)］；当3位侧链不发生裂解反应时，顺反异构体的裂解途径相同（详见第4章"β-内酰胺抗生素的波谱学特征"）。

④ 在紫外光照条件，Z 构型化合物易发生顺反异构化反应，变成 E 构型，即反式（$anti$）构型，因而，采用紫外强制降解实验是验证 HPLC 分析中的反式异构体的快捷途径。

⑤ 必要时，可采用 NMR 进行进一步的确证。以氨噻肟顺反异构体为例，在 ^{1}H-NMR 谱中，顺式结构中7位侧链噻唑环上的6′位氢信号的化学位移值（δ）在 7.0 左右；在对应的反式异构体中，其化学位移向低场移动（δ在 7.5 左右），其他信号基本未见变化；^{13}C-NMR 谱中，反式异构体氨噻肟结构中的碳信号均发生变化，其余信号未见改变。

案例 1　头孢曲松反式异构体的确证[27]

　　采用《中国药典》（2015年版）头孢曲松钠有关物质 HPLC 色谱系统，分析头孢曲松钠紫外强制降解溶液，主峰后（相对保留时间约为1.5）出现了一个新的色谱峰（杂质H）［图7.60(a)］；利用 PDA 检测器采集头孢曲松与杂质H的紫外光谱图 ［图7.60(c)］，二者均在241nm和270nm处有最大吸收，提示杂质H的母核结构未发生改变；进一步比较二者正离子模式下二级质谱数据的差异，杂质H存在 m/z 265.3 和 m/z 293.3 的特征碎片离子，而头孢曲松中存在特征的 m/z 277.0 碎片离子，这种差异符合头孢菌素顺反异构体的质谱裂解规律（详见第4章"β-内酰胺抗生素的波谱学特征"），进而可基本确认杂质H为头孢曲松反式异构体；由于头孢曲松钠紫外强制降解溶液中的杂质H明显增加，也可辅助证明所推测结果的正确性。

制备头孢曲松杂质H，参考第4章"β-内酰胺抗生素的波谱学特征"中顺反异构体NMR数据的差异，可对反式异构体的结构进行最终的确证。在^{1}H-NMR谱数据中，杂质H的4'α位氨基氢原子的化学位移值（δ7.11，2H，s）较头孢曲松向高场移动，6'位氢原子的化学位移值（δ7.44，1H，s）较头孢曲松向低场移动，其余质子信号未发生明显改变；在^{13}C-NMR谱中，杂质H的氨噻肟结构中，1'位、2'位、4'位、6'位碳原子的化学位移值较头孢曲松均发生了改变。NMR数据可确证杂质H为头孢曲松反式异构体。

案例2　头孢唑肟反式异构体的确证[27]

采用《中国药典》（2015年版）头孢唑肟钠有关物质HPLC色谱系统，分析头孢唑肟钠紫外强制降解溶液，主峰后（相对保留时间约为2.3）出现了一个新的色谱峰（杂质H）[图7.60(b)]；利用PDA检测器采集杂质H与头孢唑肟的紫外光谱图[图7.60(d)]，二者均在240nm和260nm处有最大吸收，但杂质H在260nm处的吸收峰强度降低，提示它们的母核结构未发生改变；进一步比较它们正离子模式下二级质谱数据的差异，二者的主要碎片离子一致，均存在m/z 241.2的A_1^+特征碎片离子和m/z 284.9的B_1^+、m/z 257.0的B_2^+特征碎片离子；由于头孢唑肟钠没有3位侧链，根据头孢菌素顺反异构体的质谱裂解规律（详见第4章"β-内酰胺抗生素的波谱学特征"），它们顺反异构体的质谱裂解途径应相同；由于头孢唑肟钠样品经紫外强制降解后，HPLC分析杂质H含量明显增加；支持头孢唑肟杂质H为头孢唑肟反式异构体的推测。

制备头孢唑肟杂质H，参考第4章"β-内酰胺抗生素的波谱学特征"中顺反异构体NMR数据的差异，对杂质H的结构进行最终的确证。在^{1}H-NMR谱数据中，杂质H的4'α位氨基氢原子的化学位移值（δ7.12，2H，s）较头孢唑肟向高场移动，6'位氢原子的化学位移值（δ7.48，1H，s）较头孢唑肟向低场移动，其余质子信号未发生明显改变；在^{13}C-NMR谱中，杂质H的氨噻肟结构中，1'位、2'位、4'位、6'位碳原子的化学位移值较头孢唑肟均发生了改变。综合HSQC谱和HMBC谱数据，可确证杂质H为头孢唑肟反式异构体。

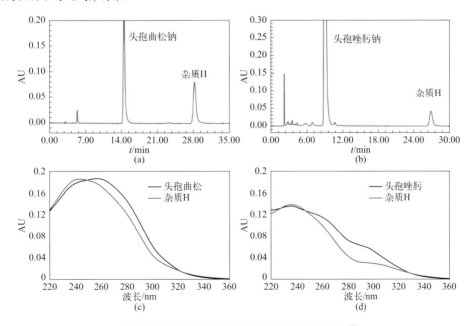

图 7.60　HPLC 分析头孢菌素紫外强制降解溶液[9]

（a）头孢曲松钠降解溶液色谱图；（b）头孢唑肟钠降解溶液色谱图；（c）头孢曲松与杂质H的紫外光谱比较；
（d）头孢唑肟与杂质H的紫外光谱比较

　　总结上述两个案例，头孢菌素反式异构体与对应的头孢菌素相比较，最明显的特征是样品经紫外强制降解后，反式异构体的含量明显增加，据此在HPLC图中可以非常容易地发现可能的异构体色谱峰。此外，二者的质谱裂解也呈一定的规律性，特别是3位侧链含C—N、C—O、C—S键等易发生断裂基团的头孢菌素，顺反异构体产生的不同特征碎片离子可以用于鉴别反式异构体；而NMR数据只有在通过质谱难以确认的特殊情况下，才用于对反式异构体杂质的最终确定。

　　（3）对头孢菌素S-异构体的确认　头孢菌素的6位、7位碳为6R、7R构型，但多数头孢菌素在碱性环境下C7位可以发生差向异构化，形成构型为6R、7S的差向异构体（也称S-异构体）[29]，其可能的异构化反应机理可参见第3章"β-内酰胺抗生素的理化特性"。

　　对头孢菌素7S-异构体的确认主要依据NMR数据。与对应的头孢菌素（7R-异构体）相比较，在 ^{1}H-NMR谱中，7S-异构体H6和H7的化学位移向高场移动，且偶合常数由约4.8Hz移至约1.8Hz；在 ^{13}C-NMR谱中，其C6和C7的化学位移值发生较大的改变，其他NMR信号基本未变[27]。

　　通常采用排除法对头孢菌素7S-异构体进行快速识别。即首先依据其分子量确定其是否为头孢菌素的同分异构体；再依据UV光谱的特征，判断母核的双键位置是否发生了改变，排除是否可能为Δ3-异构体；依据头孢菌素的结构结合质谱裂解规律分析，进一步排除是否可能为顺反异构体或其他同分异构体；最后，通过碱性降解制备杂质，利用 ^{1}H-NMR谱确证异构位点。

案例1　头孢唑肟S-异构体的确证[27]

　　采用LC-MS分析头孢唑肟钠混合降解溶液，杂质F与头孢唑肟分子量相同，高分辨质谱确证二者的结构式均为 $C_{13}H_{13}N_5O_5S_2$，互为同分异构体。利用PDA检测器采集头孢唑肟和杂质F的UV光谱，未发现杂质F的最大吸收波长明显改变，提示其母核结构未发生改变。在正离子模式下，比较二者质谱裂解途径是否存在差异：头孢唑肟二级质谱图中的特征 A_1^+ 碎片离子（m/z 241.2）和 B_1^+（m/z 284.9）、 B_2^+（m/z 257.0）碎片离子，提示其发生了头孢菌素典型的A裂解和B裂解反应；杂质F的二级质谱图中仅见 A_1^+ 特征碎片离子（m/z 241.2），未见B裂解反应的特征碎片；提示杂质F不易发生RDA裂解反应，但据此不能确定杂质F为头孢唑肟S-异构体。

　　制备头孢唑肟杂质F，参考第4章"β-内酰胺抗生素的波谱学特征"中R/S-异构体NMR数据的差异，对杂质F的结构进行最终的确证。在 ^{1}H-NMR谱中，杂质F的6位氢原子的化学位移（δ 4.61，d，J=1.8Hz）和7位氢原子的化学位移（δ 4.75，dd，J=7.5,1.8Hz）较头孢唑肟的6位氢原子（δ 4.98,1H，d，J=4.8Hz）和7位氢原子（δ 5.66，1H，dd，J=7.7,4.8Hz）向低场移动，其余质子信号未发生明显改变；在 ^{13}C-NMR谱中，仅C6和C7的化学位移值较头孢唑肟发生了较大变化，其余未见明显改变。因而，可确证杂质F为7S-头孢唑肟。

案例2　头孢替唑S-异构体的确证[27]

　　采用LC-MS分析头孢替唑钠混合降解溶液，杂质E与头孢替唑分子量相同；高分辨质谱确证二者的结构式均为 $C_{13}H_{12}N_8O_4S_3$，互为同分异构体。利用PDA检测器采集头孢替唑和杂质E的UV光谱，二者均在270nm处有最大吸收，提示杂质E的母核结构未发生改变。在正离子模式下，进一步比较二者质谱裂解途径的异同，发现二者质谱图中的特征碎片离子基本一致，仅部分碎片的强度存在差异，质谱不能区分二者的结构差异。

　　制备头孢替唑杂质E，参考第4章"β-内酰胺抗生素的波谱学特征"中R/S-异构体NMR数据的差异，对杂质E的结构进行最终的确证。在 ^{1}H-NMR谱中，杂质E的6位氢原子的化学位移（δ 4.69，s）和7位氢原子的化学位移（δ 4.79，d，J=4.7Hz）较头孢替唑的6位氢原子（δ 5.01，1H，d，J=4.8Hz）和7位氢原子（δ 5.56，1H，dd，J=8.4,4.8Hz）发生了较大的变化，其余质子信号未发生明显改变；在

^{13}C-NMR谱中，仅C6和C7的化学位移值较头孢替唑发生了较大变化，其余未见明显改变。核磁数据结果结合文献，可以确证杂质E为7S-头孢替唑。

总结上述两个案例，利用紫外光谱和质谱不能确认头孢菌素S-异构体；用制备液相获得杂质单体，通过^{1}H-NMR谱比较6位、7位质子信号的变化（S-异构体的偶合常数减小、化学位移向高场移动），是确认头孢菌素S-异构体所必需的。

（4）对头孢菌素侧链构造异构体的确认　头孢菌素的7位侧链和3位侧链均可能形成不同的构造异构体，如头孢氨苄、头孢拉定等7位侧链形成的差向异构体，头孢噻吩钠7位侧链噻吩环引入的3位置异构体[14]，头孢替安3位侧链降解形成的位置异构体[30]，头孢曲松3位侧链的互变异构体[16]等。这些构造异构体的共同特征是具有相同的UV光谱和质谱特征，通常需要利用LC-MS首先确定其为同分异构体，再利用NMR确定其具体结构。

案例1　头孢孟多酯杂质11a的结构确证[27]

头孢孟多酯杂质11a和头孢孟多酯互为同分异构体，它们具有相同的紫外光谱图和二级质谱图（图7.61）。

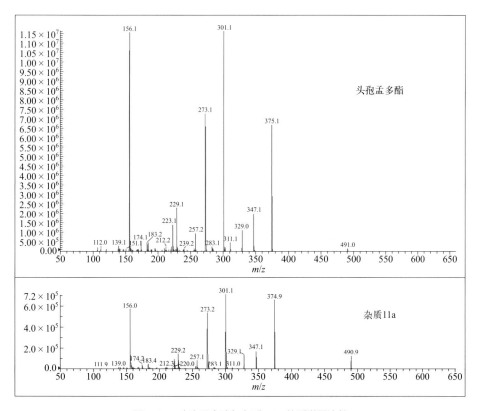

图 7.61　头孢孟多酯与杂质 11a 的质谱图比较

头孢孟多酯杂质11a的结构式为 $C_{19}H_{18}N_6O_6S_2$，由于其7位侧链存在手性碳位点，推测杂质11a的7位侧链构型发生了改变。制备杂质11a，采用NMR技术测定杂质11a的氢谱数据和碳谱数据，与头孢孟多酯的NMR数据进行比较（表7.7），确定杂质11a的结构（图7.62）。

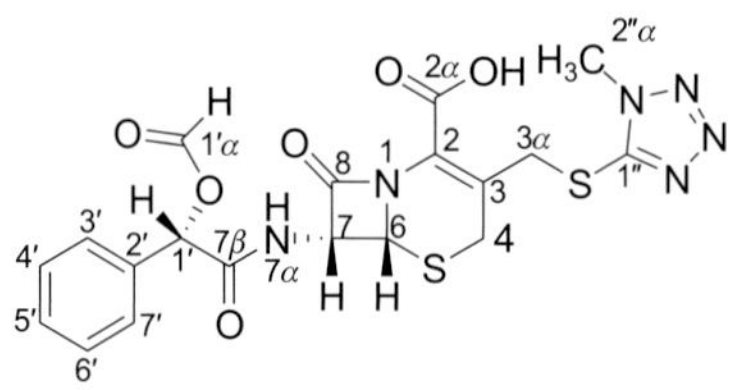

图 7.62　头孢孟多酯杂质 11a 的结构

表 7.7　头孢孟多酯与杂质 11a 的 NMR 数据比较（DMSO-d$_6$）

信号归属	^{1}H-NMR 谱信号		^{13}C-NMR 谱化学位移 /ppm	
	头孢孟多酯	杂质 11a	头孢孟多酯	杂质 11a
2	—	—	130.13	125.28
3	—	—	119.14	125.95
4	3.27,1H, d, J=17.5 Hz 3.47,1H, d, J=17.5 Hz	3.64,1H, d, J=18.0 Hz 3.76,1H, d, J=18.0 Hz	26.63	26.89
6	4.85,1H, d, J=4.7 Hz	5.08,1H, d, J=4.8 Hz	57.73	57.53
7	5.49,1H, dd, J=8.1,4.7 Hz	5.60,1H, dd, J=8.1,4.8 Hz	58.46	59.00
8	—	—	164.38	163.75
2α	—	—	162.88	162.79
3α	4.19,1H, d, J=12.2 Hz 4.38,1H, d, J=12.2 Hz	4.24, 1H, d, J=13.4 Hz 4.35, 1H, d, J=13.4 Hz	37.19	35.55
7α	9.30,1H, d, J=8.1 Hz	9.44, 1H, d, J=8.1 Hz	—	—
7β	—	—	168.81	168.46
1′	6.11, 1H, s	6.06, 1H, s	74.03	73.79
2′	—	—	135.38	134.91
3′	7.50,1H, d, J=7.4 Hz	7.45～7.36, 3H, m	127.84	127.62
7′	7.50,1H, d, J=7.4 Hz		127.84	127.62
4′	7.50,1H, dd, J=7.4,1.7 Hz	7.54～7.48, 2H, m	128.85	128.53
5′	7.50,1H, d , J=7.4 Hz		129.25	128.96
6′	7.50,1H, dd, J=7.4,1.7 Hz		128.85	128.53
1′α	8.35,1H, s	8.34, 1H, s	161.62	160.98
1″	—		156.16	153.08
2″α	3.90,3H, s	3.94, 3H, s	34.05	33.80

　　杂质 11a 的 ^{1}H-NMR 和 ^{13}C-NMR 数据与头孢孟多酯非常相似，提示杂质 11a 的平面结构未发生改变，但 ^{1}H-NMR 谱中 7 位侧链苯环中氢信号的变化相对较大，提示杂质 11a 的结构改变对 7 位侧链苯环的影响较大。UV 光谱图提示杂质 11a 的母核共轭结构未发生变化；质谱分析表明，杂质 11a 的 3 位与 7 位侧链结构与头孢孟多酯相同；综合上述结果，根据头孢孟多酯的结构特点，确定杂质 11a 与头孢孟多酯的差异为 7 位侧链手性碳的构型发生了改变。杂质 11a 化学名为 (6R,7R)-7-((S)-2-(甲酰氧基)-2-(苯乙酰氨基))-3-(((1- 甲基 -1H- 四氮唑 -5- 基) 硫代) 甲基)-8- 氧代 -5- 硫杂 -1- 氮杂双环 [4.2.0] 辛 -2-烯 -2- 甲酸（图 7.62）。

案例 2　头孢替唑杂质 F 的确证[27]

　　头孢替唑杂质 F 和头孢替唑互为同分异构体。比较二者的 UV 光谱图，虽然二者存在明显差异（图 7.63），但头孢替唑与杂质均在 270nm 处有最大吸收，提示母核结构未发生改变。在正离子模式下，比较二者质谱裂解途径的异同，发现二者质谱图中的特征碎片离子基本一致，质谱不能区分二者的结构差异。制备头孢替唑杂质 F，采用 NMR 技术测定杂质 F 的氢谱数据和碳谱数据，与头孢替唑的 NMR 数据进行比较（表 7.8），确定杂质 F 的结构。

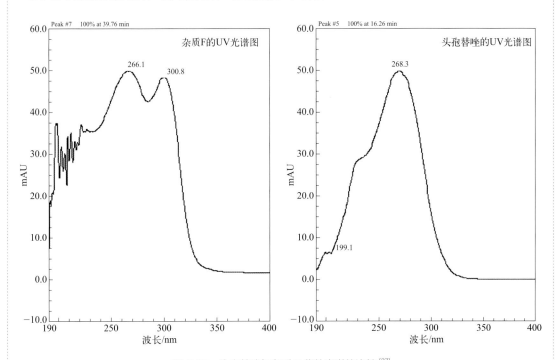

图 7.63　头孢替唑与杂质 F 紫外光谱的比较[27]

表 7.8　头孢替唑与杂质 F 的 NMR 数据比较（DMSO-d_6）

信号归属	^{1}H-NMR 谱信号		^{13}C-NMR 谱化学位移 /ppm	
	头孢替唑	杂质 F	头孢替唑	杂质 F
2	—	—	134.62	117.46
3	—	—	115.14	130.90
4	3.42,1H, d, J=17.3 Hz 3.64,1H ,d, J=17.3 Hz	3.26,1H, d, J=17.5 Hz 3.35,1H, d, J=17.5 Hz	26.99	25.59
6	5.01,1H, d, J=4.8 Hz	5.04,1H, d, J=4.8 Hz	57.44	56.97
7	5.56,1H, dd, J=8.4,4.8 Hz	5.66,1H, dd, J=8.2,4.8 Hz	58.83	58.71
8	—	—	163.06	163.31
2α	—	—	166.85	
3α	4.43,1H, d, J=12.2 Hz 4.60,1H, d, J=12.2 Hz	5.50 ～ 5.24,4H, m	37.60	51.46
7α	9.62 ～ 9.46, 2H, m	9.50,1H, d, J = 8.2 Hz	—	—

信号归属	¹H-NMR 谱信号		¹³C-NMR 谱化学位移 /ppm	
	头孢替唑	杂质 F	头孢替唑	杂质 F
7β	—	—	166.13	165.68
1′	—	—	164.60	185.60
4′	9.39,1H, s	8.95, 1H, s	154.53	147.23
1″	5.39, 2H, d, *J*=16.9 Hz	5.50 ～ 5.24, 4H, m	49.36	49.12
6″	9.62 ～ 9.46, 2H, m	9.37,1H, s	145.66	145.20

比较杂质F及头孢替唑的¹H-NMR谱数据，杂质F的3α位氢质子信号（δ 5.50 ～ 5.24, 4H, m）较头孢替唑向低场移动，4′位氢质子信号（δ 8.95,1H,s）较头孢替唑向高场移动，其余质子化学位移基本未发生改变，提示杂质F的3位侧链结构发生了改变。比较¹³C-NMR谱，仅3α位、1′位和4′位的碳信号化学位移发生了较大变化，亦提示3位侧链的结构发生了改变；因而可确定杂质F为3位侧链为巯基噻二唑的同分异构体。

头孢替唑杂质F为降解杂质。3位侧链结构为四氮唑结构的头孢菌素，侧链降解形成构造异构体的反应机理已经被阐明［图7.64(a)］[30]，因而认为头孢唑肟杂质F的形成机理与此相似，进而可确定杂质F的最终结构［图7.64(b)］，其化学名为(6R,7R)-3-[2-巯代-(1,3,4-噻唑-3-基)甲基]-7-[(1H-四唑-1-基)乙酰氨基]-8-氧代-5-硫杂-1-氮杂双环[4.2.0]辛-2-烯-2-甲酸。

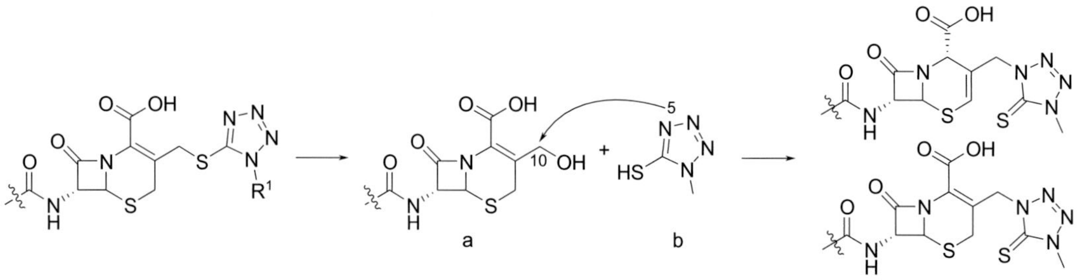

图 7.64　头孢替唑杂质 F 可能的形成机理及结构

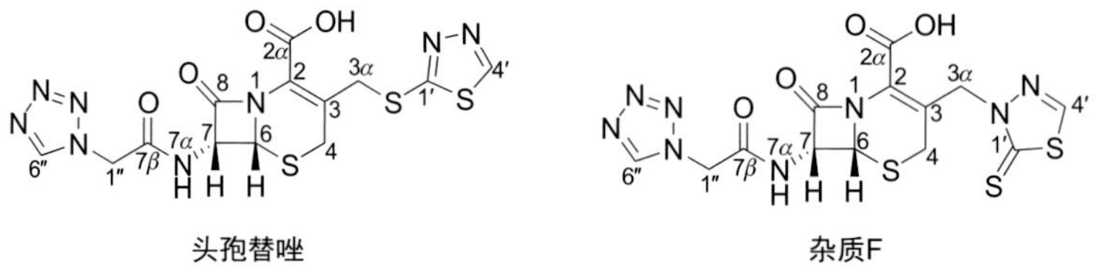

（a）含四氮唑结构头孢菌素形成侧链构造异构体的机理[30]；（b）头孢替唑和杂质 F 的结构

按上述案例的思路，通过质谱和各种1D NMR和2D NMR技术，已经对盐酸头孢替安中头孢替安的两个构造异构体的结构及热异构化机理进行了研究[30]；对溶液中头孢曲松钠3位侧链三嗪环的互变异构现象进行了分析，确定了头孢曲松互变异构体的结构[16]。

（5）总结：头孢菌素同分异构体杂质分析决策树　通过对上述4类头孢菌素异构体杂质的分析，可以形成头孢菌素类药物同分异构体杂质分析的决策树（图7.65）：①利用LC-MS方法确定杂质为同分异构体；②结合紫外光谱数据，判断最大吸收波长是否发生蓝移，可推测Δ3-异构体；③根据头孢菌素的结构特点和降解实验来推断可能的异构体杂质是简便有效的方法，光降解实验易产生顺反异构体，碱性降解实验易产生 *R/S* 异构体，其他降解实验可产生侧链异构体；④部分头孢菌素的异构体如 Δ3- 异构体、顺反异构体，可以通过二级质谱的特征碎片离子进行确认；⑤利用光谱和质谱技术不能确认的异构体杂质，可通过制备型高效液相富集纯化目标杂质，利用核磁技术进行结构确证；对 *R/S* 异构体至少需要 ^{1}H-NMR 数据确证异构位点。

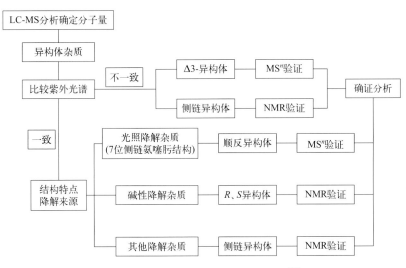

图 7.65 头孢菌素异构体杂质的决策树[27]

7.2.2.3 对聚合物杂质的确认

β- 内酰胺抗生素聚合物作为一类重要的过敏性杂质，其聚合反应机理、聚合物的可能结构等特性已经在第 3 章 "β- 内酰胺抗生素的理化特性" 中进行了介绍。在β- 内酰胺抗生素杂质谱控制中，对聚合物杂质的分析仍是相对较薄弱的环节。伴随着科学技术的进步，人们对β- 内酰胺抗生素聚合物的认知不断深入，对β- 内酰胺抗生素聚合物的控制理念也逐渐成熟。采用专属的 RP-HPLC 方法，利用聚合物谱（polymer profile）评价药品生产工艺；同时，利用指针性聚合物控制聚合物的总量和工艺的稳定性，是控制β- 内酰胺抗生素聚合物的理想方案。利用强制聚合样品，通过二维色谱 -MS 联用技术，可以快速建立 RP-HPLC 聚合物谱分析方法，从技术上解决了聚合物谱控制的难题。

虽然利用 LC-MS 技术发现β- 内酰胺抗生素的聚合物是较理想的方案，但由于无法预测样品中聚合物杂质在 RP-HPLC 系统的出峰位置，使得 LC-MS 分析存在较大的盲目性。为此，可以结合强制聚合实验，首先采用凝胶色谱法分离杂质，再通过柱切换 -LC/MS 技术确定凝胶色谱分离出的每一个杂质峰是否含有聚合物，并推测其可能的结构；通过柱切换技术将凝胶色谱法分离出的含有聚合物的杂质峰切换至 RP-HPLC，确定聚合物峰在 RP-HPLC 色谱图中的可能保留值；最后，再利用二维色谱 -MS 联用法，对 RP-HPLC 中的聚合物峰进行再确证（图 7.66），这也使得对产品聚合物谱的控制成为可能。

（1）聚合物分析中质谱参数的选择 在对β- 内酰胺抗生素聚合物进行在线分析时，利用一级质谱确定目标杂质的分子量，利用二级质谱分析其裂解规律，推测聚合物的可能结构是常用的分析策略。对药物活性成分（API）分子质谱裂解规律的系统解析有助于推测聚合物的结构，而确定聚合物的聚合位点是推测聚合物结构的关键。

正确地设定质谱参数有助于对聚合位点的判断。正离子模式下比较不同碰撞能量对阿莫西林闭环二聚体（杂质 J）和开环二聚体（杂质 K）裂解途径的影响[31]，可见，发现阿莫西林二聚体产生

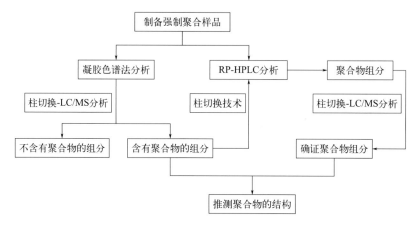

图 7.66   建立 β-内酰胺抗生素聚合物 RP-HPLC 分析方法的策略[18]

的a、b、c特征裂解碎片，有助于推测聚合物的结构（图7.67），但质谱参数影响聚合物的特征裂解。

对于闭环二聚体，在碰撞能量为5V时，二级质谱图中m/z 731（分子离子峰）与m/z 366（a裂解产生的阿莫西林分子离子峰）的离子丰度相对较强，且出现m/z 572（b裂解产物）的特征离子；碰撞能量为15V时，出现m/z 396（m/z 572碎片的c裂解脱氨产物）、m/z 498和m/z 349的特征离子，提示阿莫西林6位侧链的氨基易丢失；碰撞能量为25V时，m/z 498离子消失，m/z 311离子出现，且m/z 311离子是高碰撞能量下唯一能观测到的聚合物特征碎片［图7.67(a)］。由上述结果可知，当碰撞能量为5～15V时，易于对阿莫西林闭环二聚体的裂解途径进行分析。

对于开环二聚体，在碰撞能量为5V时，二级质谱图中m/z 749（分子离子峰）与m/z 705（脱氨基后形成的分子离子峰）的离子丰度相对较强，m/z 546（b或c裂解产物）的特征离子峰较弱，未见m/z 366的特征离子（a裂解产生的阿莫西林分子离子峰）；碰撞能量为15V时，高丰度特征碎片离子有m/z 688、m/z 556、m/z 546和m/z 529；碰撞能量为25V时，出现m/z 366，且可见m/z 399和m/z 323的特征离子。提示开环二聚体的聚合位点（a裂解途径）不易发生断裂，而易发生脱羧、脱氨、6位侧链酰胺键的断裂和脱四氢噻唑环的反应［图7.67(b)］，进而形成一系列有别于闭环二聚体的特征碎片离子。上述结果提示，当碰撞能量为15～25V时，易于对阿莫西林开环二聚体的裂解途径进行分析。

（2）对青霉素聚合物的确认   虽然青霉素类抗生素可能发生三类四种不同的聚合反应（详见第3章"β-内酰胺抗生素的理化特性"），但不同聚合物具有不同的质谱裂解途径，因此依据其分子量和二级质谱对裂解规律的解析可以予以鉴别。

LC-MS分析青霉素强制聚合溶液中的二聚体Ⅰ、二聚体Ⅱ和二聚体Ⅰ开环物。三者的二级质谱图明显不同［图7.68(a)］；二聚体Ⅰ分子中由于存在完整的青霉素结构和青霉素开环物结构，其不仅易发生脱羧等青霉素开环物常见的裂解反应，还能发生青霉素的特有裂解反应，如e裂解（脱C=O）等，出现独特的m/z 552、m/z 506和m/z 477等特征离子［图7.68(b)］；而二聚体Ⅰ开环物和二聚体Ⅱ的分子量虽然相同，但前者更易在聚合位点a处发生裂解，形成m/z 353和m/z 309等特征离子［图7.68(b)］，进而有别于二聚体Ⅱ[32]。

利用不同聚合物质谱裂解途径的差异，在LC-MS分析中对不同的杂质峰进行解析。如分析苯唑西林钠强制聚合溶液[33]，色谱峰1、色谱峰2和色谱峰3一级质谱图中的准分子离子峰均提示三者的分子量为820，但色谱峰1和色谱峰3的质谱图基本相同，与色谱峰2的质谱图明显不同［图7.69(a)］，提示色谱峰1和色谱峰3为同分异构体；色谱峰1和色谱峰3二级质谱中的主要裂解碎片m/z 402、m/z 376、m/z 384、m/z 243等符合聚合物Ⅱ的质谱裂解规律［图7.69(b)］，提

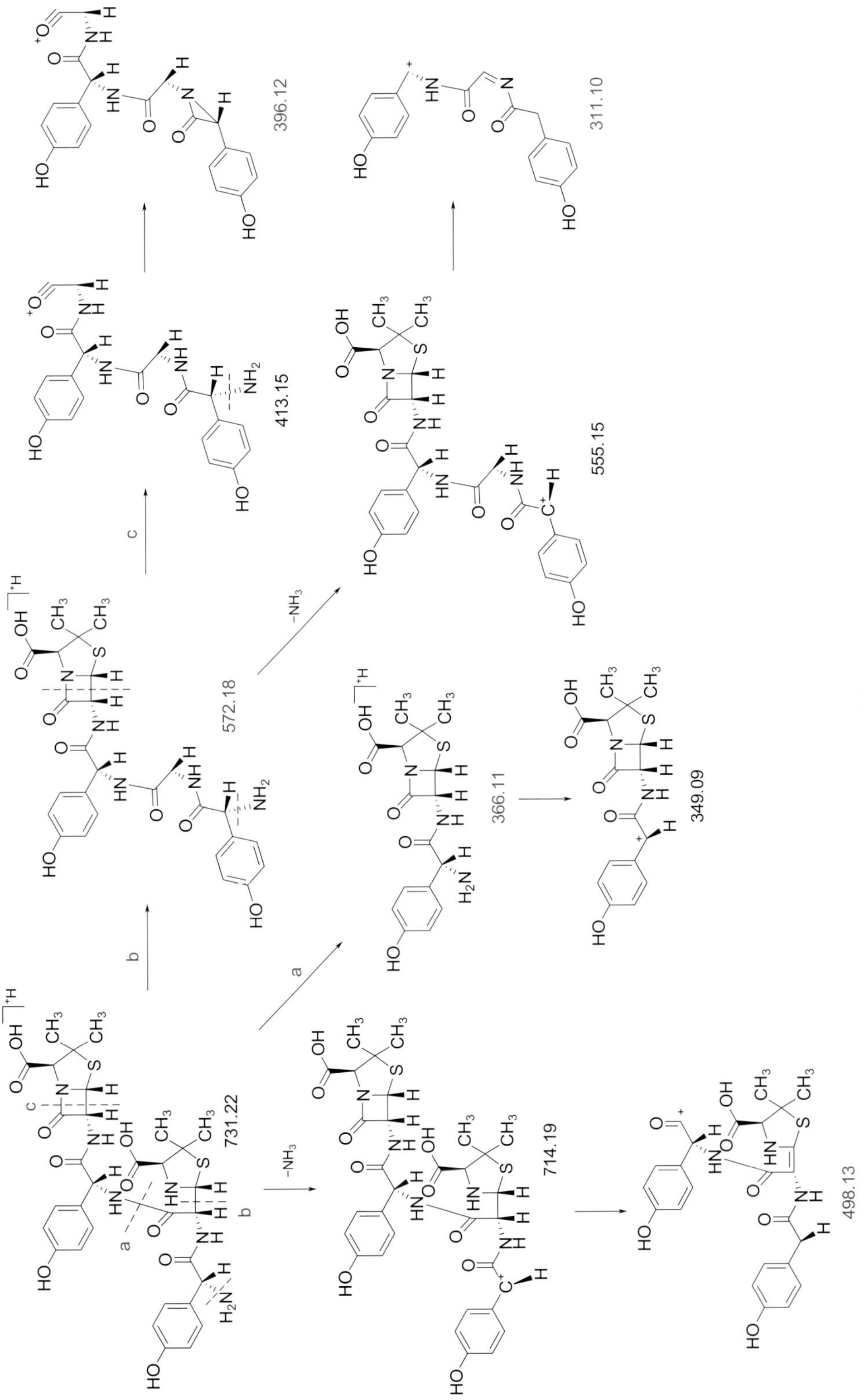
731.22
714.19
498.13
572.18
413.15
396.12
555.15
311.10
366.11
349.09
$-NH_3$
a
b
c

(a)

图 7.67

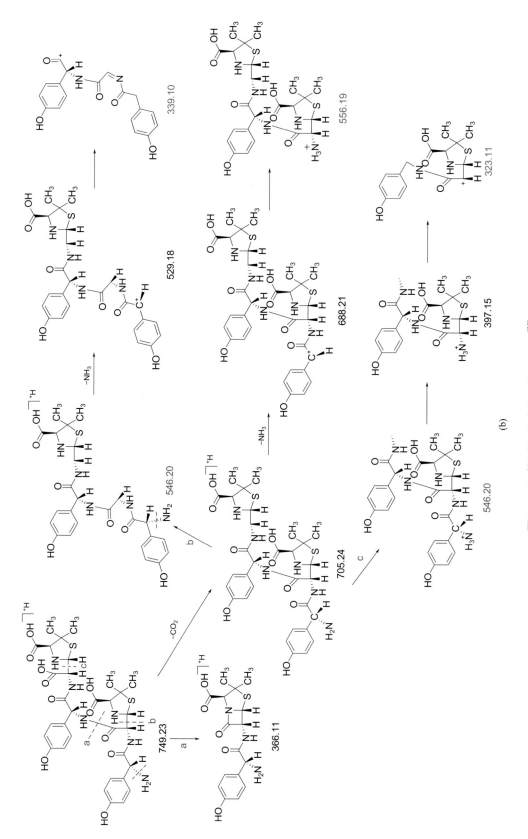

图 7.67　阿莫西林二聚体的质谱裂解规律[20]

（a）闭环二聚体；（b）开环二聚体

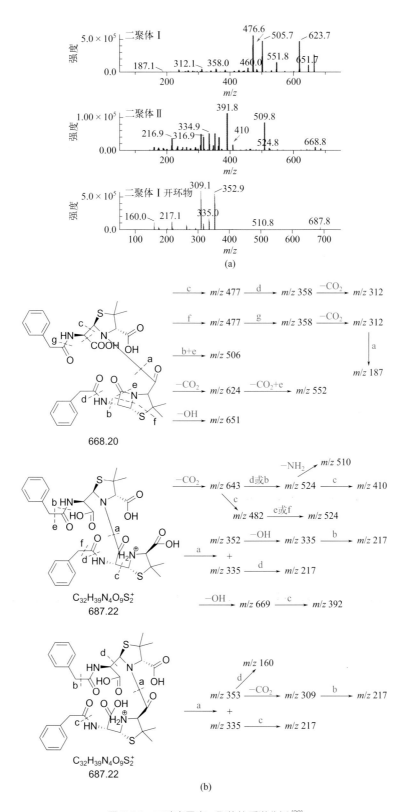

图7.68 三种青霉素二聚体的质谱分析[20]

（a）二级质谱图；（b）可能的质谱裂解途径

示二者为苯唑西林二聚体 II 的一对差向异构体；色谱峰2二级质谱图中的主要裂解碎片 *m/z* 402、*m/z* 643、*m/z* 579、*m/z* 287、*m/z* 243等符合聚合物 I 开环物的裂解规律［图7.69(c)］，提示其为苯唑西林二聚体 I 开环物。

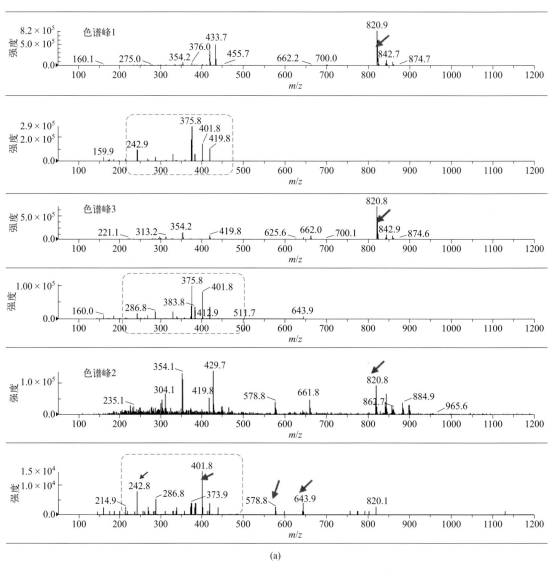

(a)

(b)

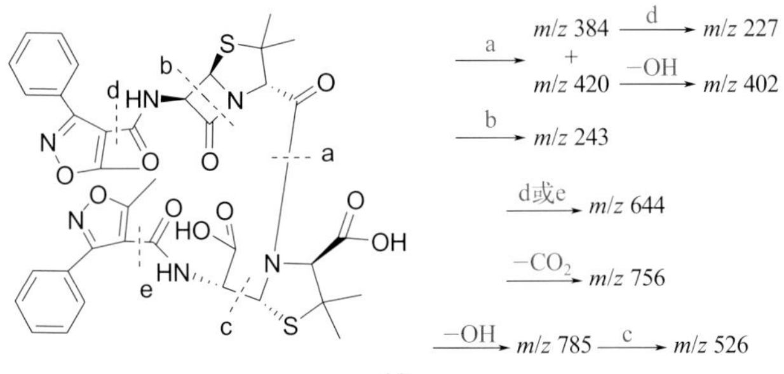

$$\xrightarrow{a} \quad \begin{array}{l} m/z\ 384 \xrightarrow{d} m/z\ 227 \\ + \\ m/z\ 420 \xrightarrow{-OH} m/z\ 402 \end{array}$$

$$\xrightarrow{b} \quad m/z\ 243$$

$$\xrightarrow{d\,或\,e} \quad m/z\ 644$$

$$\xrightarrow{-CO_2} \quad m/z\ 756$$

$$\xrightarrow{-OH} m/z\ 785 \xrightarrow{c} m/z\ 526$$

(c)

图7.69　苯唑西林钠二聚体的质谱分析[20]

（a）三个二聚体色谱峰的二级质谱图比较；（b）色谱峰1和色谱峰3的可能质谱裂解途径；（c）色谱峰2的可能质谱裂解途径

青霉素聚合物自身结构不稳定性，易发生各种不同的降解，因而增加了聚合物分析的难度。如采用LC-MS分析青霉素V钾中的聚合物时，杂质峰Ⅱ′的分子量为674；虽然依据其分子量结合青霉素的聚合/降解反应机理可推测出3种可能的结构［图7.70(a)］，但在二级质谱分析中出现的m/z 516和m/z 174特征碎片［图7.70(b)］，最大可能产生于二聚体Ⅱ脱羧降解物［图7.70(c)］，故推测其为二聚体Ⅱ脱羧物。

对青霉素聚合物各类常见降解反应的总结，将有助于对聚合物结构的解析。以哌拉西林聚合物为例[19]，按不同的聚合反应途径，哌拉西林可形成不同结构的聚合物，聚合物经水解、脱羧可形成不同的开环物和脱羧物；采用TSK凝胶色谱系统分析哌拉西林钠他唑巴坦钠强制聚合溶

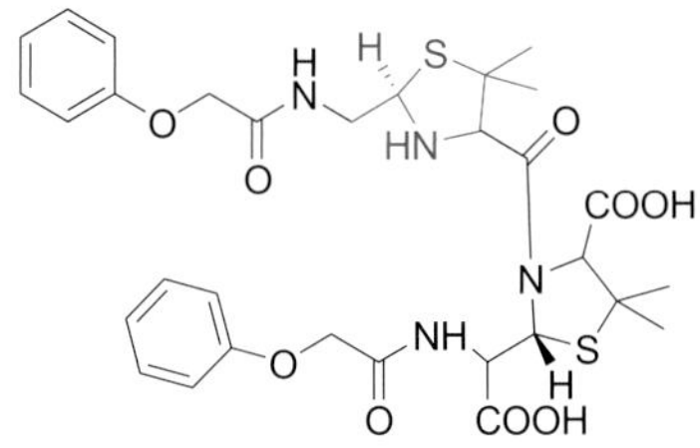

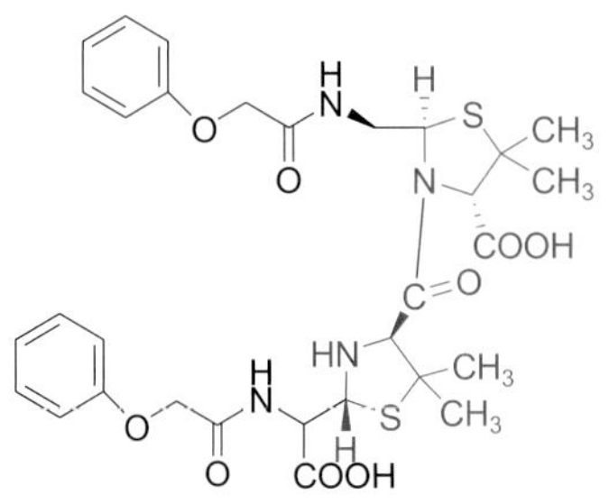

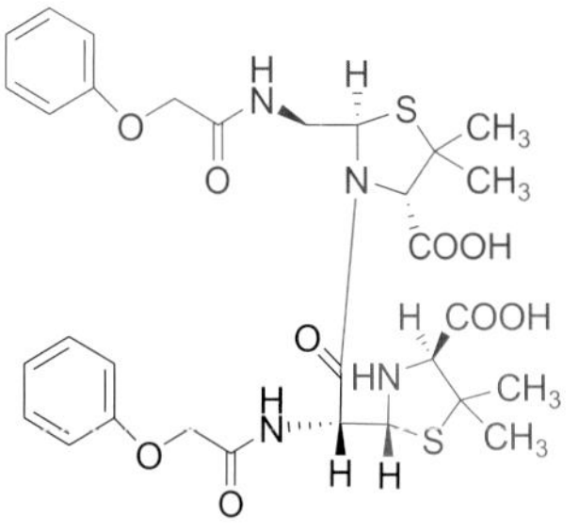

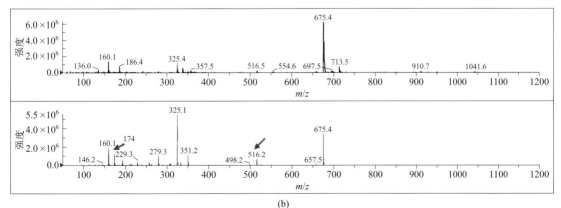

图7.70

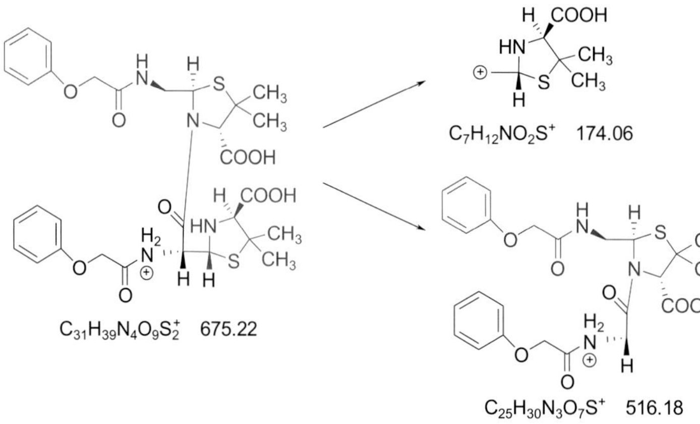

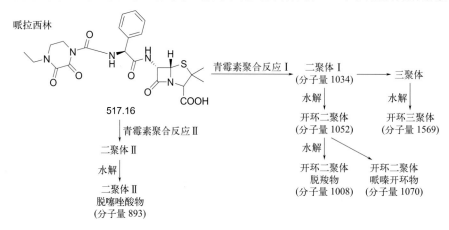

图 7.70   青霉素 Ⅴ 二聚体 Ⅱ 脱羧降解物的解析 [20]

（a）分子量为 674 杂质的可能结构；（b）杂质的二级质谱图；（c）对杂质结构的解析

液时［图 7.36(a)］，从主成分前的 4 个杂质峰中共鉴别出 7 个杂质。其中，HPSEC-1 含有哌拉西林开环物（分子量 535）、哌拉西林二聚体 Ⅱ 脱噻唑酸物（分子量 893）、哌拉西林二聚体 Ⅰ（分子量 1034）和哌拉西林开环二聚体脱羧物（分子量 1008）；HPSEC-2 中含有一对哌拉西林开环二聚体哌嗪开环物（分子量 1070）差向异构体；HPSEC-3 中含有哌拉西林开环二聚体（分子量 1052，USP 41 中的杂质 n）；HPSEC-4 中含有哌拉西林开环三聚体（分子量 1569）。所有聚合物类杂质不仅包括优势聚合产物二聚体 Ⅰ、三聚体及其水解形成的开环物、脱羧物和哌嗪开环物，还包括少量的二聚体 Ⅱ 脱噻唑酸物。诸杂质的形成过程可概括为图 7.71。但采用二维色谱技术分析该强制聚合溶液时，其 RP-HPLC 图中并没有检出哌拉西林二聚体 Ⅱ 脱噻唑酸物和哌拉西林开环二聚体哌嗪开环物色谱峰（图 7.72），提示其在样品中的含量较低，仅在二维色谱中被富集后才能被 MS检出。此外，在对阿莫西林胶囊热降解聚合物杂质的分析中，发现各类聚合物的降解物主要为脱羧物 [31]，提示各类青霉素聚合物的开环和脱羧是其主要的降解反应途径。

　　利用 LC-MS 进行青霉素三聚体、四聚体等杂质的解析时，首先应根据分子量和聚合反应机理推测出其可能的结构；再通过分析二聚体的裂解规律，寻找代表青霉素母核分子的特征裂解碎片，用于判断高聚物杂质的聚合度。如对阿莫西林高聚物的质谱分析 [34]，在其强制降解溶液中分别存

图 7.71   哌拉西林聚合物及其产生途径 [20]

标有分子量的聚合物为文献 [19] 鉴别出的杂质

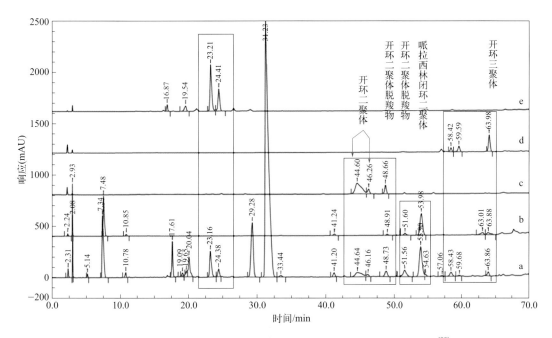

图7.72　HPSEC-RP-HPLC-二维色谱法分析哌拉西林强制聚合样品[20]

a—强制聚合溶液典型色谱图；b—HPSEC-2色谱峰的切换色谱图；c—HPSEC-3色谱峰的切换色谱图；
d—HPSEC-4色谱峰的切换色谱图；e—HPSEC-1色谱峰的切换色谱图

在分子量为1095、1460、1825的杂质峰，推测它们可能是阿莫西林闭环三聚体、四聚体和五聚体；通过对阿莫西林闭环二聚体质谱裂解规律的解析（图7.73），可知其易发生脱四氢噻唑环（丢失分子量159）的反应（b裂解途径），故可以根据脱分子量159的碎片离子数目判断杂质的聚合度。如分子量为1095的杂质，在其二级质谱中存在m/z 937.5、m/z 778.2、m/z 619.2连续3个脱分子量159的碎片离子，提示分子中存在3个分子量159的青霉素母核；m/z 555、m/z 349、m/z 311的碎片与阿莫西林闭环二聚体的碎片相同，故推测其为阿莫西林闭环三聚体（图7.73）。同理，分子量为1460的杂质，在其二级质谱中存在m/z 1302.4、m/z 1143.4、m/z 984.3和m/z 825.4连续4个脱分子量159的碎片离子，提示分子中存在4个分子量159的青霉素母核，推测其为阿莫西林闭环四聚体（图7.73）。

（3）对7-氨噻肟头孢菌素聚合物的确认　7-氨噻肟头孢菌素为7位侧链具有氨噻肟结构的头孢菌素的总称。根据其3位侧链是否易解离可分为两组：第1组主要为口服头孢菌素，其3位的R^2基团不易解离；第2组为注射用头孢菌素，其3位的R^2基团易被解离（详见第3章"β-内酰胺抗生素的理化特性"）。

依据头孢菌素的聚合反应机理，7-氨噻肟头孢菌素中的聚合物主要源于7-氨噻肟结构中自由氨基的反应，其可以通过攻击另一分子的3位侧链（聚合反应Ⅰ）或β-内酰胺环（聚合反应Ⅱ）形成聚合物Ⅰ或聚合物Ⅱ；此外，头孢菌素的羧基也可能攻击另一分子的β-内酰胺环发生聚合反应[35]；由于头孢菌素的3位侧链和6元环结构较青霉素母核更不稳定[36]，聚合物易发生多种降解反应，使得对头孢菌素聚合物结构的分析较青霉素更加困难。

① 对头孢菌素聚合物Ⅰ的确认。不同头孢菌素的聚合物Ⅰ具有相似的共性裂解途径。以二聚体Ⅰ为例，它们均产生m/z 791、m/z 636和m/z 396的碎片离子 [图7.74(a)]，其中b裂解是重要的特征裂解片途径 [图7.74(b)]。由于二聚体Ⅰ分子呈线性构型 [图7.75(a)]，使得其易形成高聚合度的多聚体，如在头孢噻肟钠中已发现三聚体、四聚体[37]，且多聚体具有与二聚体相似的质谱裂解途径 [图7.75(b)]；对二聚体Ⅰ特征裂解途径的认知，对三聚体、四聚体的解析具有重要的意义 [图7.75(c)]。

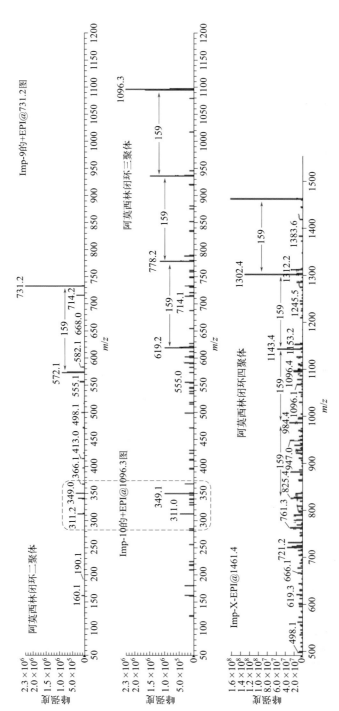

图 7.73　不同聚合度阿莫西林闭环聚合物二级质谱图的比较[20]

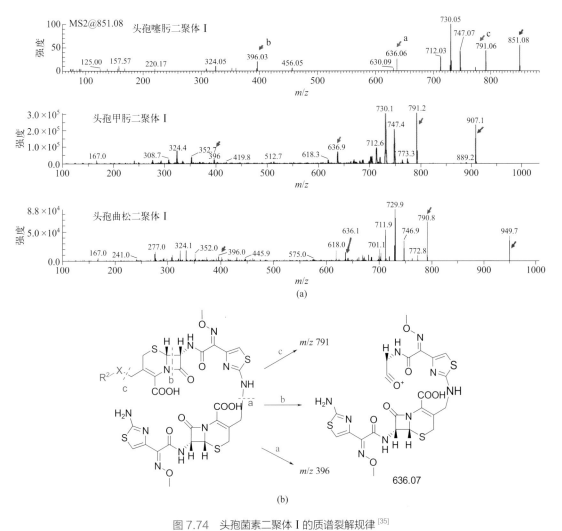

图 7.74　头孢菌素二聚体 I 的质谱裂解规律 [35]

（a）不同头孢菌素二聚物 I 的二级质谱图比较；（b）二聚体 I 的重要共性裂解途径

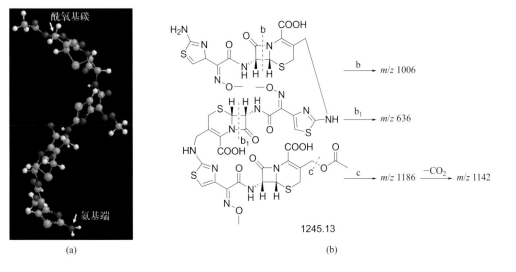

图 7.75

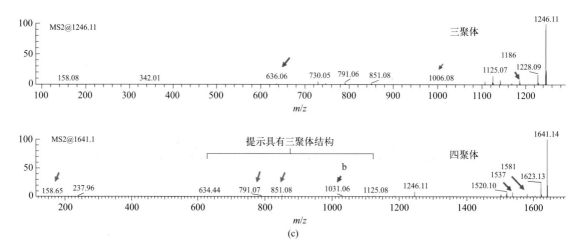

图 7.75 头孢噻肟聚合反应 I 产物的特性[35]

(a)二聚体 I 的分子构型;(b)三聚体的质谱裂解途径;(c)三聚体和四聚体的质谱图比较

② 对头孢菌素聚合物 II 的确认。以头孢唑肟二聚体为例,分析头孢菌素聚合物 II 的质谱裂解特性 [图7.76(a)],其共性裂解途径可产生 m/z 624、m/z 481、m/z 449 和 m/z 383 的特征离子,并易产生脱羟基、羧基等碎片离子,其中 a 裂解产生的头孢唑肟[M+H]⁺碎片是重要的特征裂解反应 [图7.76(b)],可作为判断二聚体 II 水解物的重要依据;脱羧基反应(d 裂解)与脱羟基反应同时存在,是判断二聚体 3 位侧链是否形成内酯结构的重要依据。

③ 对头孢菌素聚合物 II 侧链水解物的确认。对 3 位具有易解离基团的第 2 组头孢菌素,聚合物 II 的侧链易发生水解,理论上二聚体 II 侧链的水解可以形成四种分子量相同的羟基体或内酯结构水解物(详见第 3 章"β- 内酰胺抗生素的理化特性"),如何判断聚合物中侧链的水解位置是推测水解物结构的关键。

质谱裂解途径结合 RP-HPLC 保留值分析是较好的分析策略[35]。二聚体 II 水解形成的羟基体或内酯结构虽然分子量相同,但它们的质谱裂解途径存在差异,如内酯结构(水解物 III 和水解物 IV)和羟基体(水解物 I 和水解物 II)相比较,前者通常仅见脱羧基碎片,未见脱羟基碎片,进而可以彼此区分;而在 RP-HPLC 分析中,水解物 III 和水解物 IV 的空间构型通常较对应的水解物 I 和水解物 II 更松散,使其保留值较水解物 I 和水解物 II 大;水解物 II 和水解物 IV 分别较水解物 I 和水解物 III 的空间构型更紧凑,故水解物 II 和水解物 IV 中至少一个异构体的保留值较水解物 I / 水解物 III 更小。

以对头孢噻肟二聚体 II 水解物的分析为例,说明质谱解析二聚体水解物的过程。头孢噻肟水解物某色谱峰经质谱分析其分子量为 850,与二聚体 II 侧链水解形成的羟基体或内酯结构的分子量相同;结合头孢噻肟钠的质谱裂解规律[38],其二级质谱图中 [图7.77(a)],m/z 396、m/z 353、m/z 324 和 m/z 227 的碎片离子为头孢噻肟分子的特征裂解产物,m/z 456 的碎片离子为头孢噻肟的[M+H]⁺加合离子峰,提示水解物中含有完整的头孢噻肟分子;又由于质谱图中仅能见脱羧基碎片,未见脱羟基碎片,提示其含有内酯结构,可能为头孢噻肟二聚体 II 水解物 IV [图7.77(b)]。

④ 对头孢菌素聚合物 3 位丙烯基异构化产物的确认。3 位具有丙烯基结构的头孢菌素如头孢丙烯、头孢地尼、头孢克肟,主要通过聚合反应 II 形成聚合物,R^1 结构的差异对聚合反应没有明显影响,但聚合过程中 β- 内酰胺环开环易形成 γ- 内酯并发生异构化,使得聚合物呈多种异构体。如头孢地尼的 3 位的丙烯基结构在酸性及中性条件下异构化,理论上可形成 8 种异构体

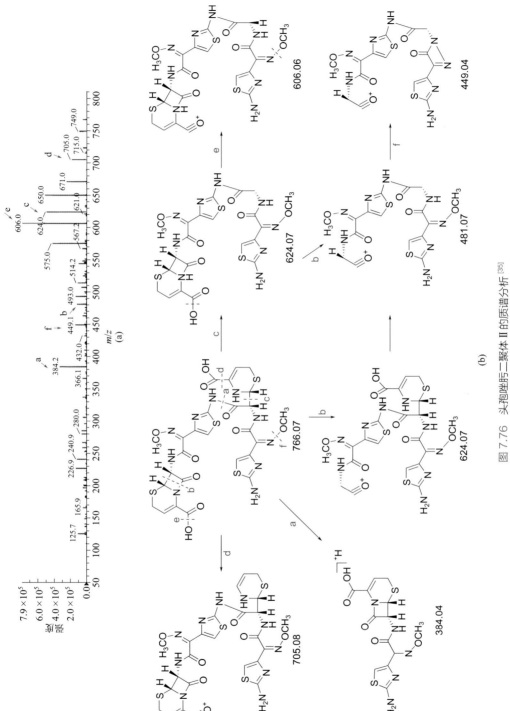

图 7.76　头孢唑肟二聚体 II 的质谱分析[35]

(a) 二级质谱图；(b) 质谱裂解途径

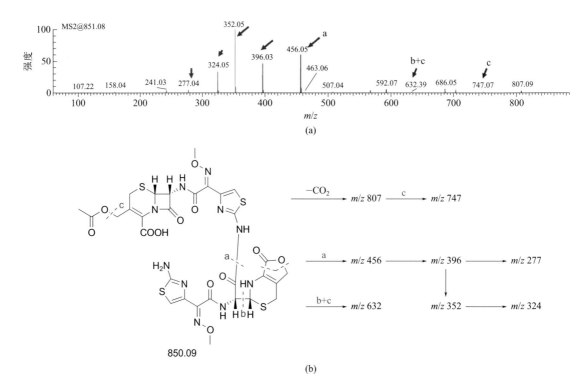

图 7.77　对 7- 氨噻肟头孢菌素 3 位侧链水解物的解析[35]

(a) 头孢噻肟二聚体Ⅱ水解物Ⅳ的二级质谱图；(b) 可能的质谱裂解途径

（具有 3 个手性位点）[39,40]，提示头孢地尼二聚体（二聚体Ⅱ）也可能在聚合中形成多种具有相同分子量的二聚体 γ- 内酯。如在分析头孢地尼聚合物时[41]，杂质 Unk-7-10 四个杂质峰的一级和二级质谱图完全一致，它们的分子量均为 790；分析其可能的裂解途径：二级质谱图中仅发现 m/z 744 的脱羧基碎片，m/z 773 的脱羟基碎片不明显，且发现 m/z 158 的特征碎片，提示 3 位侧链为内酯结构；而特征的 m/z 396 和 m/z 242 离子碎片，提示形成了头孢地尼 [M+H]+ 加合离子峰，进而推测出二聚体 γ- 内酯的异构化位点（图 7.78）。比较头孢地尼、头孢克肟二聚体和其 γ-内酯在 RP-HPLC 中的保留值，二者 γ- 内酯的保留值均大于二聚体，该结果也可用于对其聚合物结构的验证。

　　⑤ 对头孢菌素聚合物 7 位侧链衍生物的确认。采用凝胶色谱 -柱切换 -质谱技术分析头孢他啶中的聚合物[42]，发现两个分子量为 1159 的聚合物杂质（HPSEC-2a 和 HPSEC-2c），比头孢他啶二聚体Ⅰ的分子量多 146，命名为头孢他啶二聚体衍生物Ⅰ；同时，发现 2 个分子量为 692 的杂质（HPSEC-4a 和 HPSEC-4b），比头孢他啶的分子量多 146；此外，还发现两个分子量为 1115 的聚合物杂质（HPSEC-3c 和 HPSEC-3f），比头孢他啶二聚体衍生物Ⅰ的分子量少 44，命名为头孢他啶二聚体衍生物Ⅱ；质谱分析提示它们的取代位点均为 7 位侧链。

　　依据头孢菌素的降解反应机理，头孢他啶二聚体Ⅰ水解可以形成分子量为 692 的头孢他啶降解物，该衍生物为顺反异构体 [图 7.79(a)]，头孢他啶 7 位侧链的氨基与该降解物的 3 位侧链聚合形成头孢他啶二聚体衍生物Ⅰ [图 7.79(b)]。而头孢他啶二聚体衍生物Ⅱ则可能是分子量为 692 的头孢他啶降解物进一步脱羧，形成分子量为 648 的降解物 [图 7.79(a)]，该降解物与另一分子头孢他啶按聚合反应Ⅱ途径聚合，同时 3 位侧链水解形成内酯，形成分子量为 1115 的二聚体衍生物Ⅱ。对其质谱裂解途径的分析支持所推测结构的正确性 [图 7.79(c)][35]。

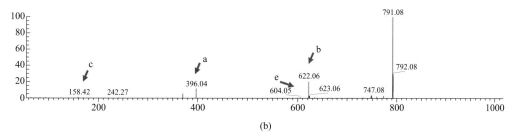

图 7.78　对头孢丙烯二聚体 γ− 内酯质谱结果的解析 [35]

（a）可能的质谱裂解途径；（b）二级质谱图

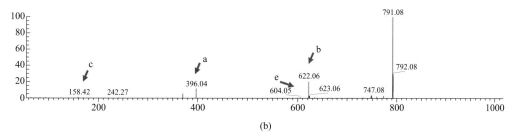

图 7.79

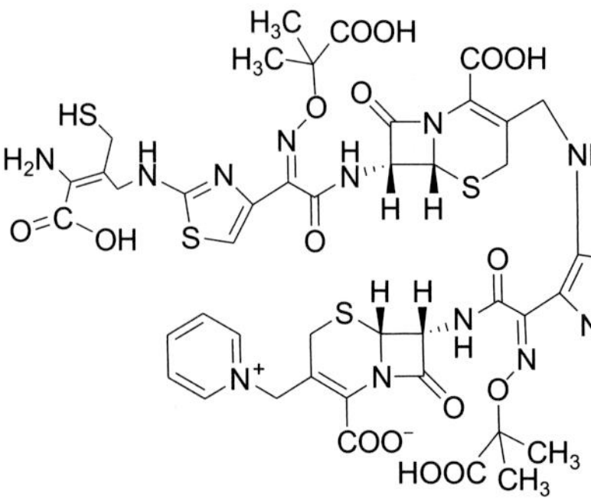

$C_{44}H_{46}N_{12}O_{16}S_5$ 1159.22

(b)

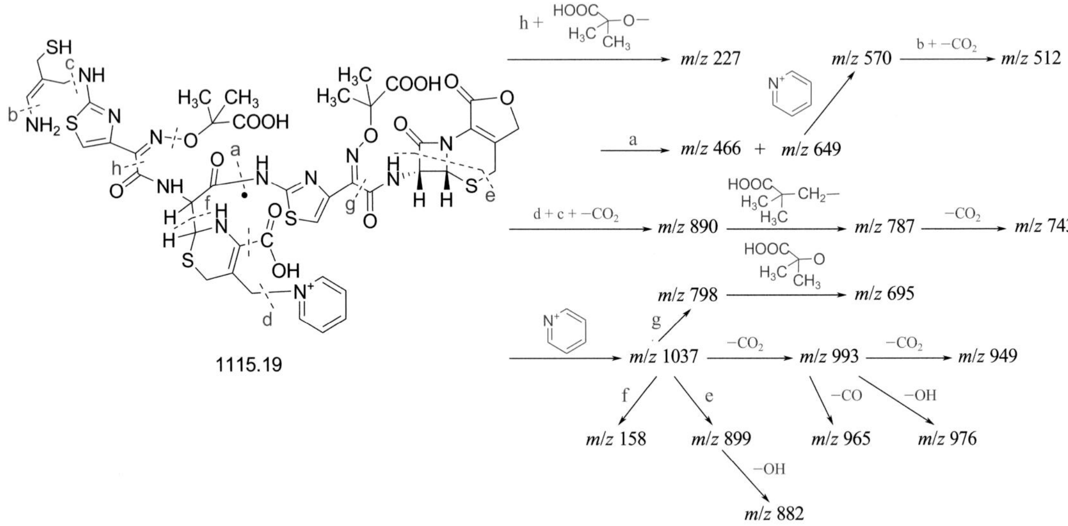

(c)

图 7.79　头孢菌素聚合物 7 位侧链衍生物的产生途径及可能结构[35]

（a）分子量为 692 杂质的产生途径；（b）头孢他啶二聚体衍生物Ⅰ的可能结构；
（c）头孢他啶二聚体衍生物Ⅱ的可能结构及质谱裂解途径

⑥ 对头孢菌素氨基与羧基酰化反应产物的确认。在对头孢噻肟、头孢克肟和头孢他啶的强制聚合溶液分析时，分别发现分子量为 832（HPSEC-4）、分子量为 888（HPSEC-3h）和分子量为 1541（HPSEC-3g、3h）的聚合物杂质，它们均被认为是 7-氨噻肟头孢菌素中的氨基与母核羧基的酰化反应产物。

头孢噻肟二聚体Ⅰ整个分子呈线性构型 [图 7.75(a)]，氨基与羧基在分子的两端，不利于发生分子内的酰化反应；对头孢克肟二聚体差向异构体的空间构型分析同样得出其不利于发生分子内的酰化反应的结论；故认为 7-氨噻肟头孢菌素的氨基与羧基的分子间酰化反应更容易发生[35]。

依据质谱裂解途径分析推测头孢噻肟中 HPSEC-4 杂质（分子量 832）的可能结构，认为其更可能是头孢噻肟分子间脱水形成的二聚体水解物 [图 7.80(a)]。同样，头孢他啶三聚体的空间构型也不利于氨基与羧基发生分子内的酰化反应。HPSEC-3g、3h（分子量为 1541 的头孢他啶三聚体脱水物）的二级质谱图相似，提示它们互为同分异构体，可能为聚合反应Ⅱ的产物；但未发现

特征的 *m/z* 547碎片，提示质谱分析中未产生特征的头孢他啶[M+1]⁺峰；结合已知的头孢菌素质谱裂解规律，对其质谱图中的碎片峰进行归属，认为其最有可能是头孢他啶二聚体Ⅱ的羧基与另一分子头孢他啶氨基形成的分子间酰化产物的水解物［图7.80(b)］。

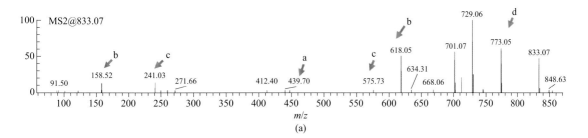

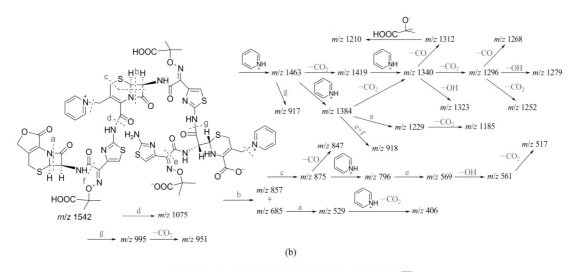

图 7.80　7-氨噻肟头孢菌素酰化反应产物的分析[35]

（a）对头孢噻肟 HPSEC-4 杂质（头孢噻肟分子间脱水二聚体水解物）的质谱解析结果；
（b）头孢他啶中 HPSEC-3g 和 HPSEC-3h 的结构及质谱解析结果

⑦ 对头孢菌素二聚体脱氢物的确认。采用LC-MS法分析头孢克肟中的杂质 Unk-6 和 Unk-7，二者的分子量均为904，较头孢克肟二聚体少2，提示发生了脱氢反应；二者的二级质谱图差异

明显 [图7.81(a)]，在RP-HPLC中的保留值相差也较大，提示二者的结构不同。

由头孢地尼的异构化机理[39,40]可知，β-内酰胺开环可导致3位侧链的双键转移，使得氢化噻嗪环中的电子云分布发生变化，进而发生双键的重排、脱氢反应 [图7.81(b)]。分子量为904的

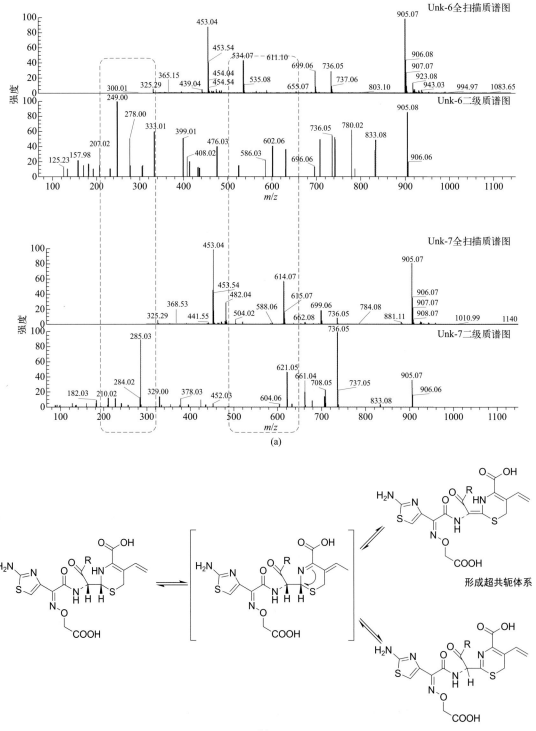

(b)

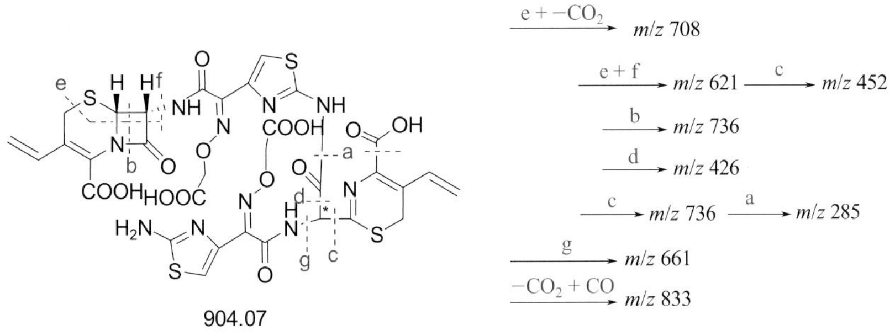

(c)

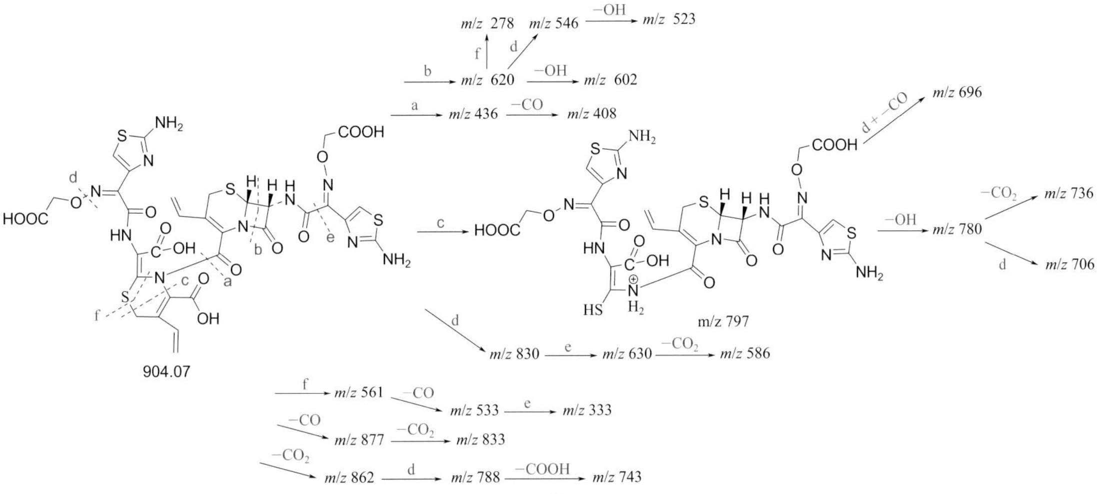

(d)

图 7.81 对头孢克肟二聚体脱氢物的解析

（a）头孢克肟杂质 Unk-6 和 Unk-7 的质谱图比较；（b）头孢地尼异构化过程中可能的双键重排、脱氢反应机理；（c）杂质 Unk-7（脱氢二聚体Ⅰ）的结构及可能的质谱裂解途径；（d）杂质 Unk-6（脱氢二聚体Ⅱ）的结构及可能的质谱裂解途径

头孢克肟脱氢二聚体，可以先按氨基与 β-内酰胺环聚合（聚合反应Ⅱ）途径形成二聚体，再脱氢形成头孢克肟脱氢二聚体Ⅰ［图 7.81(c)］；也可以先按羧基与 β-内酰胺环聚合形成二聚体（不含氨基头孢菌素的常见聚合反应途径），再脱氢形成头孢克肟脱氢二聚体Ⅱ［图 7.81(d)］。从聚合反应机理的角度，脱氢二聚体Ⅰ较脱氢二聚体Ⅱ更易产生；$\lg P$ 值的计算提示脱氢二聚体Ⅱ的极性更大，在 RP-HPLC 中的保留值应较小；强制聚合溶液分析显示，Unk-7 的保留值较 Unk-6 大，其产生量也较 Unk-6 大，因此推测 Unk-7 可能为脱氢二聚体Ⅰ，Unk-6 可能为脱氢二聚体Ⅱ。结合头孢菌素的质谱裂解规律，分别对二者质谱图中的碎片峰进行归属：Unk-7 中 m/z 736 和 m/z 768 的特征裂解碎片，提示分子中存在完整的 β-内酰胺环结构，裂解途径分析支持 Unk-7 可能为脱氢二聚体Ⅰ［图 7.81(c)］；Unk-6 的质谱裂解途径分析支持其可能为脱氢二聚体Ⅱ［图 7.81(d)］。

⑧ 对头孢菌素氢化噻嗪环降解物的确认。按聚合反应Ⅱ等途径形成的头孢菌素聚合物分子中通常含有 β-内酰胺环开环结构，开环分子中的氢化噻嗪环可进一步水解形成巯基，继而再发生重排、水解等降解反应（详见第 3 章"β-内酰胺抗生素的理化特性"）。如头孢克肟强制降解溶液中的杂质 Unk-5（分子量 828）、HPSEC-3i（分子量 797）等。

对头孢克肟杂质 Unk-5 进行解析。虽然分子量为 828 的降解物可能由氨基与 β-内酰胺环形成的二聚体降解产生，也可能由羧基与β-内酰胺环形成的二聚体降解产生，但由于其质谱图中存在 m/z 811、m/z 783、m/z 739 的特征碎片峰，提示分子中存在完整的β-酰胺环；未发现 m/z 454 的头孢克肟 $[M+H]^+$ 峰，仅出现特征的 m/z 545 碎片（β-内酰胺环裂解产生），进而推测其可能为羧基与β-内酰胺环形成的头孢克肟二聚体的降解产物；对其质谱裂解途径的分析支持所推测的结果 ［图7.82(a)］。而对杂质HPSEC-3i的解析，提示其是由氨基与β-内酰胺环形成的头孢克肟二聚体降解产生 ［图7.82(b)］。

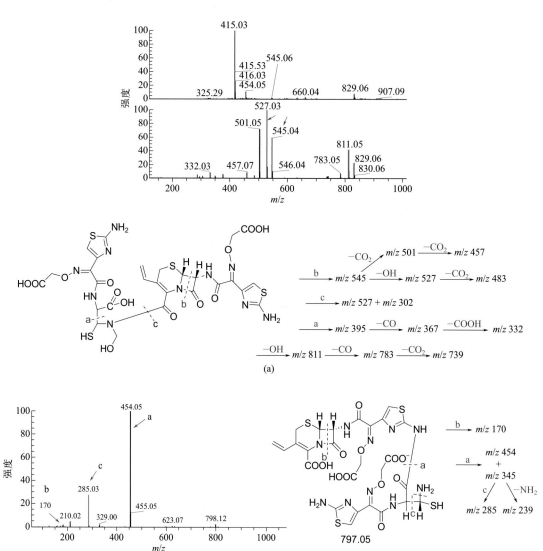

图 7.82　对头孢克肟二聚体氢化噻嗪环降解物的质谱解析

（a）头孢克肟杂质 Unk-5 的二级质谱图、可能结构及质谱裂解途径；
（b）头孢克肟杂质 HPSEC-3i 的二级质谱图、可能结构及质谱裂解途径

　　7-氨噻肟头孢菌素的聚合反应主要与7位侧链的氨基有关。对3位不含易解离基团的第1组头孢菌素，聚合反应主要由氨基攻击另一分子的β-内酰胺环发生，聚合物为一对差向异构体；对3位具有可解离基团的第2组头孢菌素，聚合反应既可通过氨基攻击另一分子的3位侧链（聚合反应Ⅰ）

发生，也可以通过氨基攻击另一分子的β-内酰胺环（聚合反应Ⅱ）发生。

头孢菌素聚合物的结构具有不稳定性，进而导致了聚合物结构的多样性。如第1组具有丙烯基结构的头孢菌素，其易形成γ-内酯并发生差向异构化，理论上二聚体可以形成8种γ-内酯；第2组头孢菌素，其3位侧链易水解形成羟基体、内酯结构，每一种由聚合反应Ⅱ形成的二聚体水解理论上也可形成8种异构体。此外，氨噻肟头孢菌素聚合物中还发现一些偶见的特殊衍生物/降解物，包括：7位氨基衍生物，如头孢他啶、头孢甲肟中发现分子量较二聚体Ⅰ多146的二聚体衍生物等；氢化噻嗪环水降解物，如分子量为828的头孢克肟二聚体降解物等；3位丙烯基结构脱氢物，如头孢克肟脱氢二聚体等。而7-氨噻肟头孢菌素中的偶见聚合反应途径，如侧链的氨基与另一分子母核羧基的酰化反应，母核的羧基攻击另一分子β-内酰胺环的聚合反应，使得7-氨噻肟头孢菌素的聚合物更具有高度的复杂性。

针对头孢菌素聚合物的结构特点，采用LC-MS技术推测聚合物的结构时，首先应根据具体头孢菌素的结构确定其最可能的聚合反应途径；再根据LC-MS给出的分子量信息及对头孢菌素降解反应的认知，推测出各种可能的结构；第三，基于对头孢菌素及聚合物质谱裂解规律的认知，对聚合物二级质谱中的主要碎片峰进行归属，确认最可能的结构；最后利用RP-HPLC的保留值验证所确认结构的正确性。

（4）对其他头孢菌素聚合物的确认　头孢菌素的聚合反应与其3位侧链和7位侧链的结构密切相关，根据头孢菌素7位侧链的特点，将其分为7位侧链含有伯氨基的头孢菌素（7-氨噻肟头孢菌素是其中的一类）和不具有氨基的头孢菌素；根据3位侧链的特点，其还可分为3位侧链为烷基结构和具有易解离基团的头孢菌素（详见第3章"β-内酰胺抗生素的理化特性"）。

① 对7位侧链具有伯氨基的头孢菌素聚合物的确认。除7-氨噻肟头孢菌素外，常见的7位侧链含有伯氨基结构的头孢菌素有头孢氨苄、头孢羟氨苄、头孢克洛、头孢丙烯和头孢拉定。该类头孢菌素的3位侧链较为稳定，不易发生降解反应；7位侧链结构与氨苄西林、阿莫西林的6位侧链结构相似，主要通过氨基攻击β-内酰胺环发生聚合反应，其他可能的聚合反应即使在强制聚合反应中也较难发生；虽然氨基与β-内酰胺环的聚合可以形成多种差向异构体，但在实际产品中通常仅存在一个主要的异构体，其他异构体的含量较低，可以忽略。

案例1　对头孢氨苄二聚体的确认

在《中国药典》（2015年版）头孢氨苄有关物质色谱系统中，通过调整有机相比例使头孢氨苄的保留时间约为5min，主峰后可见5个主要杂质峰；利用柱切换-LC/MS/MS"技术证明其中3个杂质峰（MP-1、IMP-2和IMP-3）的分子量均为694.8，质谱裂解信息也基本相同，提示它们为头孢氨苄二聚体差向异构体；其中MP-1的含量最高，是主要聚合产物。对头孢氨苄二聚体二级质谱图中的主要碎片离子进行解析（图7.83）；并通过高分辨质谱（HRMS）证明其元素组成（$C_{32}H_{35}O_8N_6S_2^+$）化学位移与理论值的误差仅为−1.384ppm，进而可以确认头孢氨苄二聚体[27]。

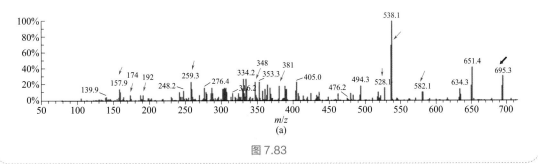

图7.83

图 7.83 对头孢氨苄二聚体的质谱解析[43]

（a）二级质谱图；（b）可能的裂解途径

案例2　对头孢拉定多聚体的确认

　　采用高效凝胶色谱（HPSEC）-柱切换-LC/MS方法，分析头孢拉定在非水溶液强制聚合中形成的聚合物杂质[44]：在HPSEC的HPSEC-2和在HPSEC-3色谱峰中均发现头孢拉定二聚体（分子量698.2）；柱切换分析显示它们在RP-HPLC中呈3个色谱峰，与头孢氨苄二聚体相似；此外，在HPSEC-4和HPSEC-5色谱峰中分别发现头孢拉定三聚体（分子量1047.6）和头孢拉定四聚体（分子量1396.8），但它们在RP-HPLC中均不呈尖锐的色谱峰，提示在HPSEC色谱峰中可能为多个差向异构体的混合物。质谱分析显示，头孢拉定二聚体的质谱裂解途径与头孢氨苄二聚体相似；头孢拉定三聚体在质谱分析中产生的 m/z 699、m/z 655和 m/z 521的特征离子，提示在裂解过程中产生了头孢拉定二聚体；而 m/z 891的特征离子提示结构中存在β-内酰胺环（图7.84）。

　　综上，该类头孢菌素的实际产品中聚合物主要为二聚体，仅在非水溶液中强制聚合才易产生三聚体、四聚体等多聚体。质谱分析时，该类头孢菌素聚合物的聚合位点易断裂，形成药物单体或低聚物；聚合物的主要裂解途径符合单体药物的质谱裂解规律。通过高分辨质谱（HRMS）的精确分子量，得到聚合物的元素组成，可以进一步确证推测的聚合物结构的正确性。

　　② 对侧链没有氨基头孢菌素聚合物的确认。实际产品中该类抗生素的3位侧链多具有易解离的基团，如头孢哌酮、头孢唑林、头孢硫脒等。发生聚合反应时，以母核的羧基作为活性基团与另一分子的β-内酰胺环或3位侧链的反应；与β-内酰胺环的反应通常可形成一对差向异构体，而与3位侧链的反应通常形成单一的聚合物；由于该类头孢菌素的3位侧链易被水解，因而与β-内酰胺环反应形成的二聚体可能存在三种3位侧链水解物，而与3位侧链反应形成的二聚体仅能产生一种水解物（详见第3章"β-内酰胺抗生素的理化特性"）。

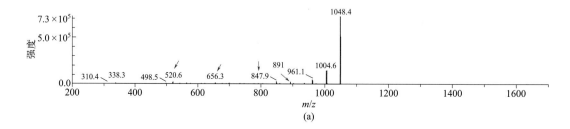

（a）

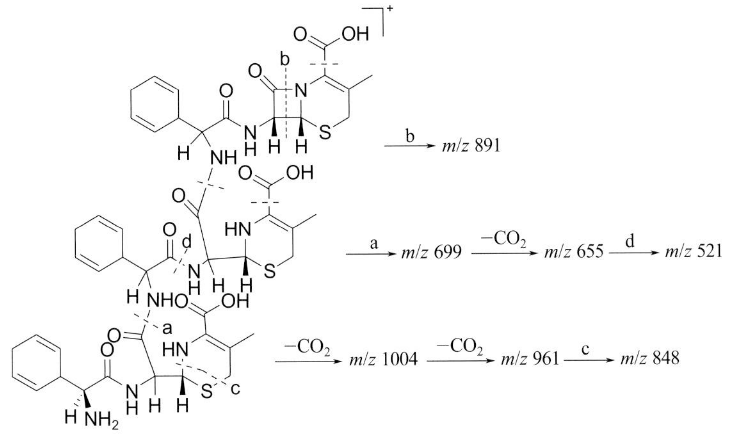

$C_{48}H_{57}N_9O_{12}S_3$　1047.33

(b)

图7.84　对头孢拉定三聚体的质谱分析[43]

（a）头孢拉定三聚体的二级质谱图；（b）头孢拉定三聚体可能的质谱裂解途径

案例1　头孢唑林聚合物的确认

　　LC-MS分析头孢唑林聚合物时，发现了两个分子量均为794的头孢唑林二聚体，分别称为聚合物1和聚合物2[45]；由头孢菌素的聚合反应机理推测分子量为794的头孢唑林二聚体可能有5种结构 [图7.85(a)]。结构C由于不含β-内酰胺结构，在质谱分析中被首先排除。利用上述质谱裂解规律分析聚合物1：其二级质谱图中可见β-内酰胺环的特征裂解碎片（m/z 628），同时存在m/z 455和m/z 473的头孢唑林碎片和头孢唑林开环物特征碎片，故其可能为结构A或D [图7.85(b)]；利用结构已知的头孢唑林二聚体对照品（结构D）进行验证，对照品保留时间与二聚体1相同，即证明头孢唑林二聚体1为结构D[43]。

　　由于聚合物2的质谱图中出现了经典的β-内酰胺环A3特征离子（m/z 635）[图7.85(b)]，故推测其可能结构为B或E（具有可解离的3位侧链）。由于质谱图中未出现特征的头孢唑林碎片（m/z 455），但出现了m/z 473的特征碎片（与头孢唑林开环物特征碎片相同），因此，对m/z 473特征离子的解析成为关键。如果头孢唑林二聚体在3位侧链断裂前发生经典的β-内酰胺环B裂解反应，则能形成m/z 473的特征离子 [图7.85(c)]；据此，可推测出聚合物2的质谱裂解途径 [图7.85(d)]。虽然仅根据质谱裂解途径分析无法判断聚合物2究竟是结构B或E，但由于未发现聚合物2具有同分异

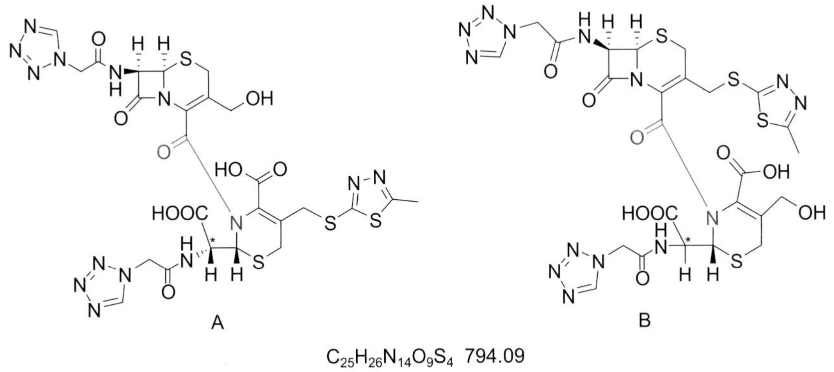

$C_{25}H_{26}N_{14}O_9S_4$　794.09

图7.85

(a)

(b)

(c)

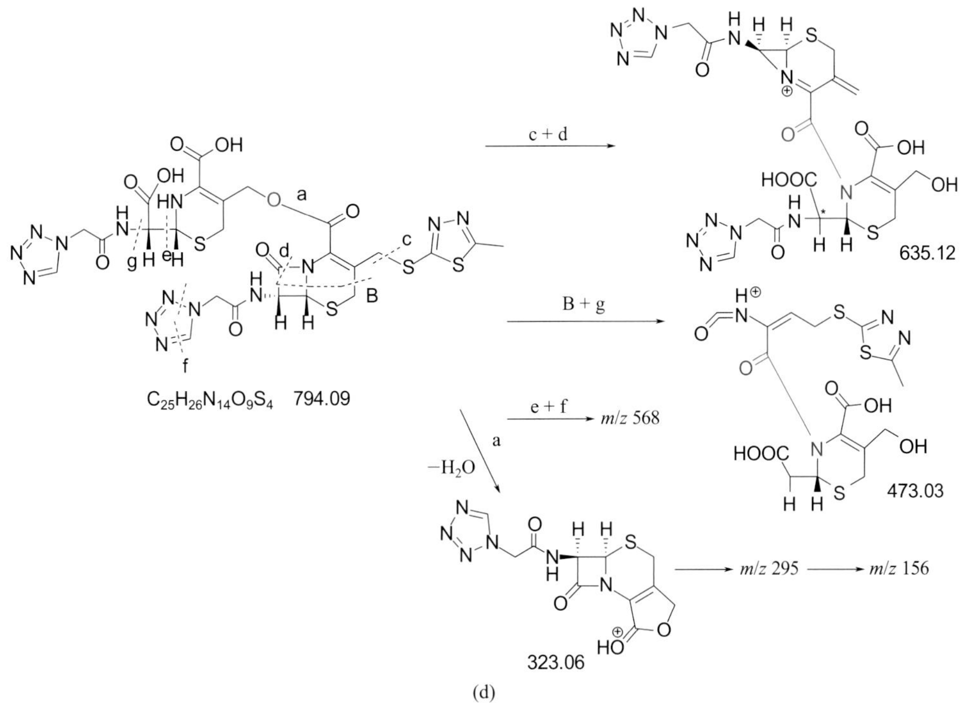

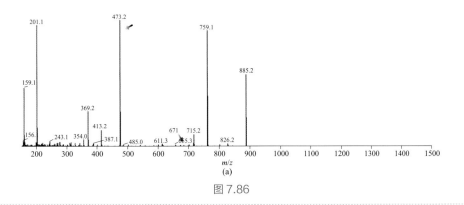

图 7.85　对头孢唑林二聚体的解析[43]

（a）头孢唑林二聚体的可能结构；（b）头孢唑林与头孢唑林二聚体的二级质谱图比较；
（c）*m/z* 473 特征离子的可能形成途径；（d）头孢唑林聚合物 2 的可能质谱裂解途径

构体（提示不存在差向异构体），且通过对头孢唑林、聚合物 1 和聚合物 2 的 UV 光谱比较，认为聚合物 2 母核的共轭结构发生了变化（聚合物 2 通过酯键对具有完整结构的头孢唑林母核的共轭结构影响较大），因此认为聚合物 2 更可能为结构 E[43]。

案例 2　头孢硫脒二聚体的确认

采用 HPSEC-柱切换-LC-MS 技术分析注射用头孢硫脒中的聚合物，发现实际样品中存在分子量为 884 的二聚体［图 7.86(a)］[46]，虽然分子量为 884 的二聚体可能为羧基与 3 位侧链的聚合产物［图 7.86(b)］，也可能由羧基与 β-内酰胺环的反应产生［图 7.86(c)］，但质谱裂解途径分析不支持该结构（无法解释 *m/z* 473 的头孢硫脒特征离子碎片）［图 7.86(d)］，因而支持其为羧基与 3 位侧链的聚合产物。

图 7.86

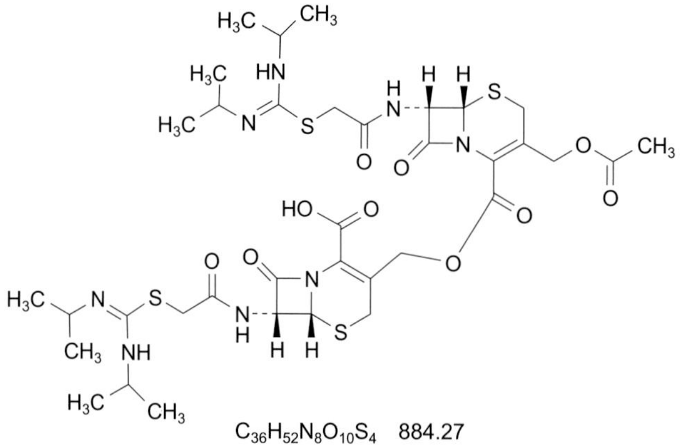

$C_{36}H_{52}N_8O_{10}S_4$ 884.27

(b)

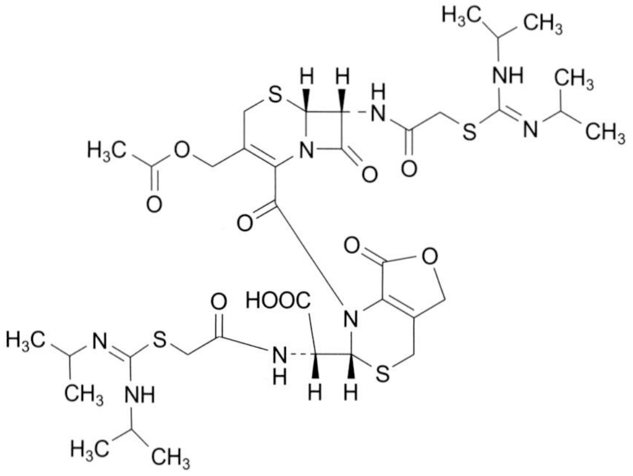

$C_{36}H_{52}N_8O_{10}S_4$ 884.27

(c)

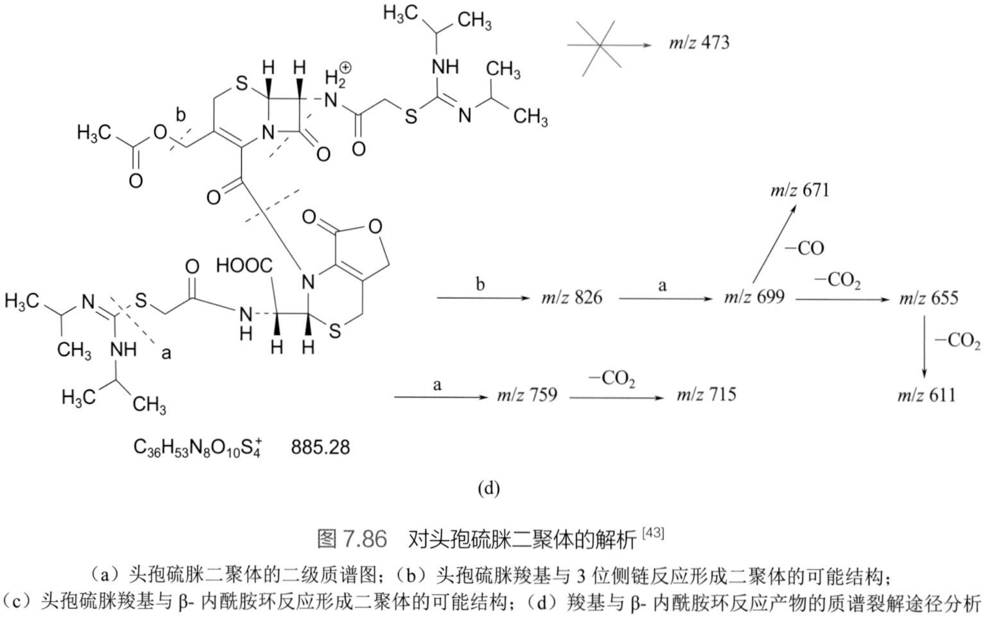

m/z 473

$C_{36}H_{53}N_8O_{10}S_4^+$ 885.28

(d)

b → m/z 826 → a → m/z 699 → −CO → m/z 671

−CO₂ → m/z 655 → −CO₂ → m/z 611

a → m/z 759 → −CO₂ → m/z 715

图 7.86   对头孢硫脒二聚体的解析[43]

（a）头孢硫脒二聚体的二级质谱图；（b）头孢硫脒羧基与 3 位侧链反应形成二聚体的可能结构；
（c）头孢硫脒羧基与 β- 内酰胺环反应形成二聚体的可能结构；（d）羧基与 β- 内酰胺环反应产物的质谱裂解途径分析

案例3 对头孢哌酮二聚体的确认

采用二维RPLC-QTOFMS技术分析头孢哌酮钠舒巴坦钠样品，发现四个头孢哌酮二聚体杂质峰：杂质峰6与峰7的质谱信息相似（MS^1均为m/z 1175.2797，分子式为$C_{48}H_{50}N_{14}O_{16}S_3$），杂质峰8与峰9的质谱信息相似（$MS^1$均为$m/z$ 1291.2926，分子式为$C_{50}H_{54}N_{18}O_{16}S_4$），提示它们互为差向异构体[47]。由于头孢菌素母核的羧基与β-内酰胺环聚合可以产生一对二聚体差向异构体（分子量1290，分子式为$C_{50}H_{54}N_{18}O_{16}S_4$）[图7.87(a)]，且对其质谱裂解途径进行分析可以较好地解释峰8/峰9质谱图中的主要碎片离子，故认为峰8/峰9可能为图7.87(a)的结构。图7.87(a)的二聚体脱去3位侧链形成的内酯结构（分子量1174，分子式为$C_{48}H_{50}N_{14}O_{16}S_3$）[图7.87(b)]与峰6/峰7的质谱信息相似，虽然母核的羧基与3位侧链的反应也可以形成分子量1174的二聚体[图7.87(c)]，但该反应不能产生差向异构体；对其质谱裂解途径进行分析[图7.87(d)]，可以较好地解释其质谱图中的主要碎片离子[图7.87(e)]；因此认为峰6/峰7更可能为图7.87(b)的结构。

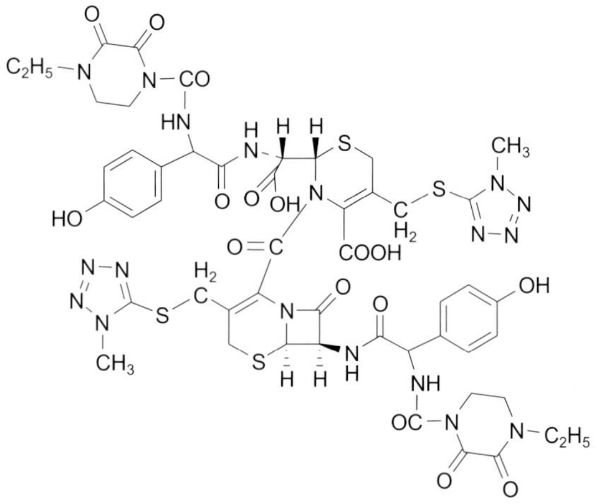

$C_{50}H_{54}N_{18}O_{16}S_4$ 1290.28

(a)

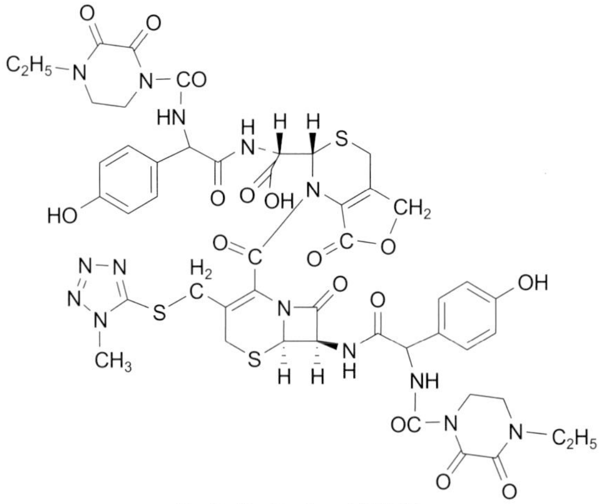

$C_{48}H_{50}N_{14}O_{16}S_3$ 1174.27

(b)

图7.87

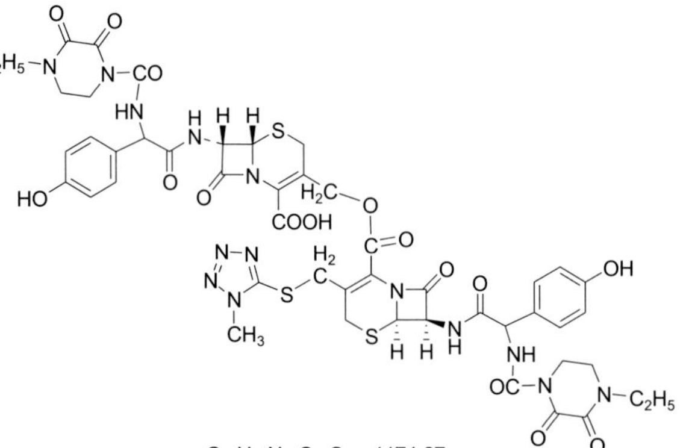

$C_{48}H_{50}N_{14}O_{16}S_3$ 1174.27

(c)

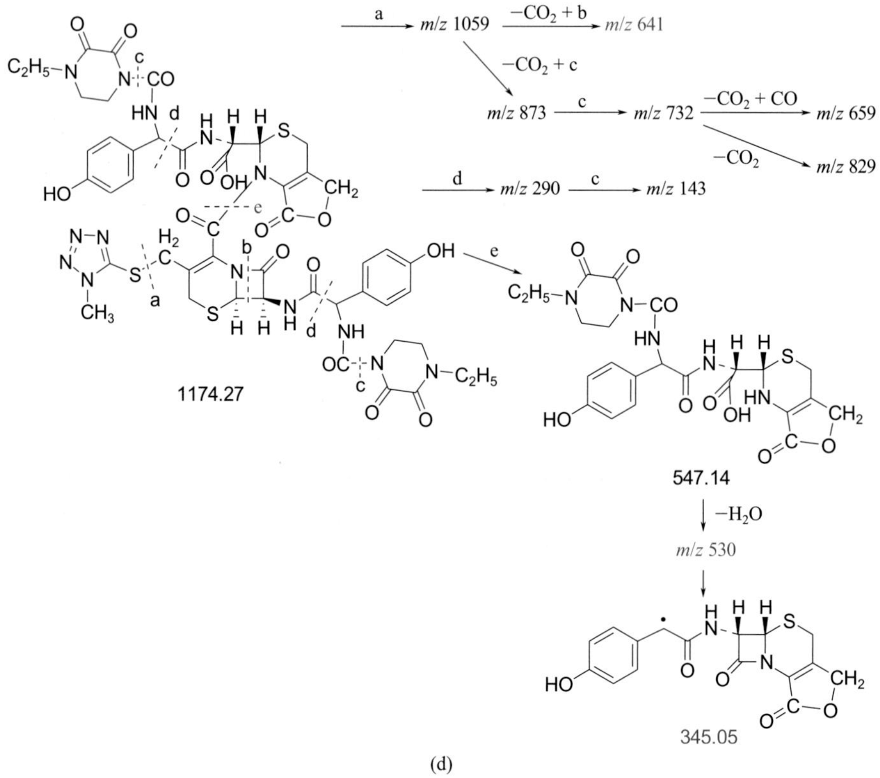

1174.27

547.14

345.05

(d)

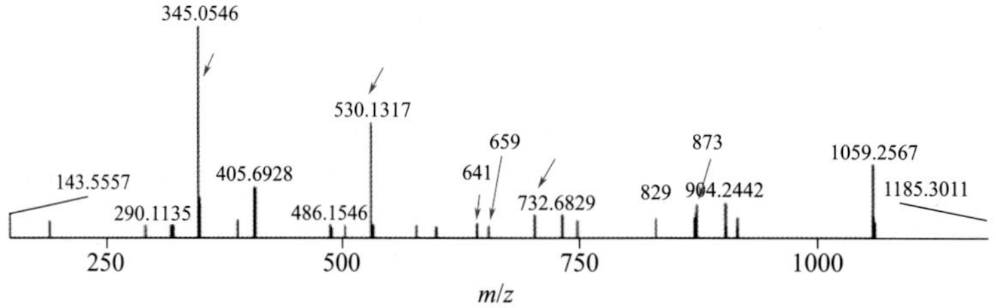

(e)

图 7.87   对头孢哌酮二聚体的解析[43]

（a）母核羧基与β-内酰胺环的聚合产物；（b）二聚体脱去 3 位侧链形成的内酯结构；（c）母核羧基与 3 位侧链的聚合产物；（d）头孢哌酮二聚体内酯水解物的质谱裂解途径；（e）头孢哌酮二聚体内酯水解物的质谱图（引自文献 [47]）

综上，此类头孢菌素主要通过母核羧基攻击另一分子的β-内酰胺环或3位侧链进行聚合，二者的区别在于前者可形成一对差向异构体；由于不同品种究竟易通过何种聚合反应途径进行聚合尚没有较明确的结论，利用质谱裂解规律有时无法判断聚合物的具体聚合位点，因而采用反合成方法获得聚合物对照品是确证该类头孢菌素聚合物结构的理想方法。由于该类头孢菌素的3位侧链易水解，由羧基与β-内酰胺环形成的聚合物理论上可形成3种侧链水解物，羧基与3位侧链环形成的聚合物仅能形成1种水解物，利用该特性也可以判断二类聚合物。

7.3　β-内酰胺抗生素杂质的毒性预测

对药物中杂质毒性的评估是保证药品安全性的重要环节。按ICH要求，被认为可以接受的杂质安全限度可以概括为3种情况：①按照现代评价体系进行了充分临床前和临床安全/有效性研究的新药，在进行安全/有效性研究时样品实际存在的杂质种类和水平；②杂质的结构与动物和/或人体内的重要代谢物结构相同；③杂质的实际含量低于ICH要求的杂质界定阈值（qualified threshold），化学原料药中杂质的界定阈值通常为0.15%。对结构已知但含量大于界定限的杂质，结构未知且含量大于鉴别限的杂质和安全性不确定的其他杂质均需进行毒性评估，特别是与遗传毒性杂质结构类似的杂质。

根据化学药品杂质毒性的性质，通常可将其分为三类：基因毒性杂质、普通毒性杂质和普通杂质。在对药物杂质进行毒性评估时，其最大的难点通常是难以获得足够量的杂质用于毒性评估。因而，当杂质结构确定后，通常采用基于定量结构性质/活性相关（QSPR/QSAR）的分析方法，利用计算机（*in silico*）预测杂质的毒性及与活性成分ADMET特性的差异（图7.88）。

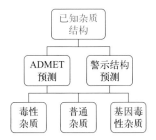

图 7.88　采用定量结构 - 活性关系（QSAR）预测杂质毒性的策略

7.3.1　对药物基因毒性杂质的评估

对于基因毒性杂质，理想的评估方法是使用杂质纯品，利用体外细菌致突变试验（Ames 试验）对其进行评估。但鉴于实际应用中较难得到杂质的纯品，FDA和欧洲药品管理局（EMA）等提出，在对杂质结构进行鉴定的基础上，可利用定量结构-活性关系（QSAR）模型，首先通过计算机预测杂质是否具有"警示结构"；如果计算机预测该杂质不具有"警示结构"，则可判断该杂质不具有基因毒性；如果判断该杂质具有"警示结构"，则可通过Ames试验进行确认，若Ames试验结果为阳性，该杂质按基因毒性杂质控制；若为阴性，则判断其不具有基因毒性[48]。

在进行基因毒性杂质的评估时，应首先判断杂质是否为已知的致癌物或致突变杂质；再判断其是否具有"警示结构"；如具有"警示结构"，则进一步分析"警示结构"在API中是否存在，及杂质与API在体内的代谢途径是否相同；当采用计算毒理学方法对"警示结构"的基因毒性进行预测时，应分别采用基于专家规则和统计学方式建立的QSAR模型，如OECD QSAR Toolbox和Toxtree软件进行预测，如果两个预测模型均认为该杂质不具有基因毒性时，则该杂质可作为普通杂质控制；当预测该杂质可能具有基因毒性时，可采用Ames试验对预测结果进行确证，或按基因毒性杂质对其进行控制（图7.89）。当基于上述两类模型预测均认为该杂质不具有基因毒性时，则该杂质可作为普通杂质控制。

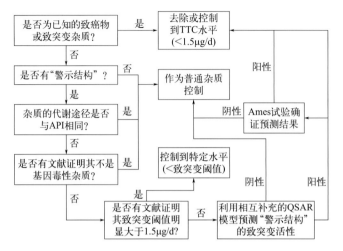

图 7.89　药物基因毒性杂质评估决策树[49]

案例　对头孢他啶及杂质的毒性预测[50]

　　头孢他啶为第三代头孢菌素，其结构及常见的杂质见图7.90。

　　① ADMET预测。分别采用pkCSM算法和Discover Studio 4.0软件计算与ADME相关的参数：化合物的拓扑分子极性表面积（topological polar surface area, TPSA）和脂水分配系数（lgP）；预测它们在人体内的吸收（absorption，A）、分布（distribution，D）、代谢（metabolism，M）和排泄（excretion，E）特性及可能的毒性（toxicity, T）反应（表7.9）。

头孢他啶　　　　　杂质A　　　　　杂质B

杂质C　　　　　杂质D　　　　　杂质E

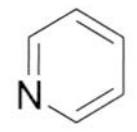

图 7.90　头孢他啶及其常见的杂质结构

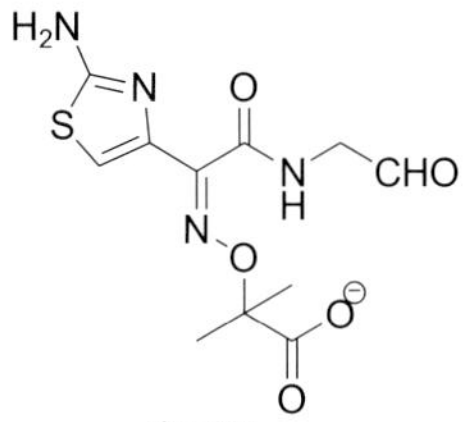

表 7.9　头孢他啶及其杂质的 ADMET 预测结果[50]

参数	头孢他啶	杂质 A	杂质 B	杂质 C	杂质 D	杂质 E	杂质 F	杂质 G	杂质 H	杂质 I
TPSA	191.23	191.23	191.23	89.14	166.24	181.86	79.1	143.98	180.24	116.78
lg$P$	−1.2992	−1.3008	−1.2992	−1.1616	4.7797	−3.7469	1.0816	−0.3757	−1.2108	4.4949
吸收（A）										
水溶性（摩尔浓度的对数）	−2.782	−2.782	−2.892	−1.804	−2.892	−2.902	0.109	−2.602	−3.016	−4.835
Caco-2 膜通透性 lg $[P_{app}/(10^{-6}cm/s)]$	−0.439	−0.439	1.02	0.767	−0.717	0.257	1.642	−0.591	0.287	0.304
人小肠吸收率 /%	8.185	8.178	38.454	80.887	52.084	20.112	100	42.177	35.904	92.37
P- 糖蛋白底物	是	是	否	否	是	是	是	否	是	是
分布（D）										
人分布容积（单位体重分布容积的对数）	−1.839	−1.839	0.011	−0.795	0.011	−1.795	−0.128	−1.251	−1.886	−0.426
血脑屏障通过性 /（lgBB）	−1.752	−1.752	0.668	−0.891	0.541	−1.328	−0.002	−1.436	−1.767	−1.553
代谢（M）										
CYP2D6 底物	否	否	否	是	否	否	否	否	否	否
CYP3A4 底物	否	否	否	否	否	是	否	否	是	是
消除（E）										
总清除率	0.185	0.153	2.301	0.785	−101.101	0.438	0.301	0.09	0.448	−0.283
毒性（T）										
AMES 毒性	否	否	是	否	是	否	否	否	否	否
hERG I 抑制剂	否	否	否	否	否	否	否	否	否	否
肝脏毒性	是	是	否	是	否	是	否	是	是	是
皮肤过敏	否	否	否	否	否	否	否	否	否	否

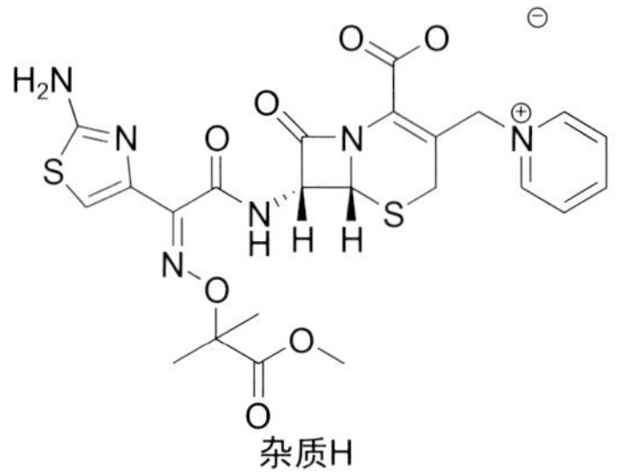

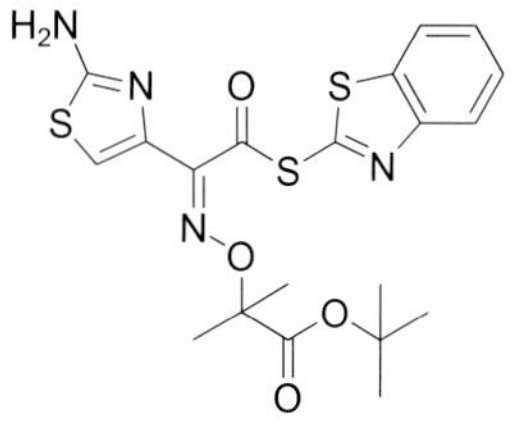

　　TPSA 值表征化合物的极性，TPSA 值大于 140 为强极性化合物，机体不易吸收，TPSA 值小于 140 时易于被吸收。化合物的 lg$P$ 值表征化合物的亲脂 / 亲水特性，lg$P$ 值小于 0 时具有强的亲水性，大于 3 时具有强的亲脂性。头孢他啶、杂质 A、B、D、E、G 和 H 的 TPSA 值均大于 140，C、F 和 I 的 TPSA 值均小于 140；头孢他啶、杂质 A、B、C、E、G 和 H 的 lg$P$ 值提示具有强的亲水性，杂质 D 和 I

具有强的亲脂性。

当化合物对Caco-2膜的表观渗透系数 P_{app}>$8×10^{-6}$，即预测值>0.90时，化合物具有较高渗透性，易于被吸收；当化合物在小肠的吸收率小于30%时，化合物的吸收较差；P-糖蛋白（P-glycoprotein）为ATP结合的跨膜糖蛋白家族（ATP-binding cassette, ABC）成员，可将部分外源性化学物质（P-糖蛋白底物）主动排出细胞外。ADMET预测结果提示，杂质B和F具有较高的渗透性；头孢他啶和杂质A、E的肠道吸收特性较差，而杂质C、D、F和I具有较好的肠道吸收特性；头孢他啶、杂质A、D、E、F、H和I均是P-糖蛋白的底物。

分布容积（VD$_{ss}$）和血脑屏障膜通透性（lgBB）表征化合物在体内的分布情况。当VD$_{ss}$低于0.71L/kg(lg VD$_{ss}$<-0.15)时认为分布容积比较低，当VD$_{ss}$高于2.81L/kg(lg VD$_{ss}$>0.45)时分布容积比较高。头孢他啶及其他杂质的分布容积均较低，仅杂质F的VD$_{ss}$为 -0.128>-0.15。当化合物的lgBB>0.3时，认为其易通过血脑屏障；lgBB<-1时，则认为其不易通过血脑屏障。预测结果提示，头孢他啶和杂质A、E、G、H和I均不易通过血脑屏障，杂质B和D易通过血脑屏障。

人肝细胞色素P450酶系中至少有9种与药物代谢相关的酶，其中CYP2D6和CYP3A4是较重要的两个亚晶型。头孢他啶和杂质A、B、D、F、G均不是它们的底物；杂质C是CYP2D6的底物，杂质E、H和I是CYP3A4的底物。预测结果提示杂质C、E、H和I可能在肝脏代谢。

化合物在体内的清除过程与其分子量和亲水性相关。预测结果提示，杂质B在体内的总清除率最高，依次是杂质C、杂质H、杂质E、杂质F、头孢他啶、杂质A、杂质G、杂质I，杂质D的总清除率最低。

毒性预测结果提示，头孢他啶和杂质A、C、E、G、H和I可能具有肝脏毒性；头孢他啶及所有杂质均不是hERG通道抑制剂，也不具有皮肤致敏性。但3位侧链上的季铵基团为"警示结构"，杂质B和D可能具有AMES毒性，为潜在的基因毒性杂质。

② 遗传毒性（genotoxicity）杂质预测。分别采用OECD QSAR 4.1软件工具包和Toxtree, Version 2.6.13软件进一步识别它们是否具有警示结构，预测其遗传毒性。

OECD QSAR toolbox 4.1软件可以通过预测化合物与DNA和/或蛋白质的结合，从遗传毒性机制角度预测其可能的遗传毒性，也可以通过识别化合物的警示结构预测其是否可能具有致癌性、体外致突变性（Ames试验）和体内致突变性（微核试验）。预测结构提示，头孢他啶及杂质分子中可能与DNA结合的基团包括亚胺离子、正氮离子以及杂质D中的芳烃；能与蛋白质结合的基团有β-内酰胺环和羧基。

Toxtree软件预测结果提示，头孢他啶及杂质分子中具有致癌、体外致突变警示结构的基团均有芳香胺、羟胺及其衍生物；具有体内致突变警示结构的基团除包括芳香胺、羟胺及其衍生物外，杂质C和D结构中的特殊结构（H-acceptor-path3-H-acceptor）也属于此类警示结构（表7.10）。

表 7.10　头孢他啶及杂质分子中的主要警示结构[50]

化合物	警示结构片段	描述
头孢他啶，杂质 A、B、D、E、H		季氮结构（quaternary nitrogen）
杂质 C		季氮结构（quaternary nitrogen）
杂质 F		不同环形的杂芳环（heterocyclic and heteroaromatic）
杂质 G		带有复杂取代基的杂环（a heterocyclic ring with complex substituents）
杂质 I		杂环和带有复杂取代基的杂环（heterocyclic and a heterocyclic ring with complex substituents）

　　综合评价认为杂质B和杂质D是潜在的基因毒性杂质[50]。但由于杂质B是头孢他啶的反式异构体，其和头孢他啶3位侧链的结构相同，且在体内易被清除，故按决策树不认为其是基因毒性杂质。而杂质D为工艺杂质，且具有较强的亲脂性，不容易被机体清除，故应将其按基因毒性杂质进行控制，或进一步试验确证其危害性。

7.3.2　对药物杂质毒性的评估

　　对药物杂质毒性评估的难点是如何在没有足够量的杂质情况下，准确评估出其在体内的可能毒性作用，并将其与药物的临床不良反应相关联，进而使得产品质量与不良反应信息相关联，实现通过药品质量的控制降低药品不良反应发生率。

　　近年来斑马鱼（*Danio rerio*）作为一种新的优秀模式动物已受到愈来愈多的关注。国内利用模式生物斑马鱼已经建立了药物胚胎毒性评价模型、心脏毒性评价模型、肝脏毒性评价模型、神经毒性评价模型、耳毒性评价模型和骨骼毒性评价模型[51]，并形成了药物/杂质毒性预测的整体解决方案（图7.91）。

　　斑马鱼毒性评价模型通过将药物杂质与其活性成分（API）在相同条件下进行比较，可以快速得出二者的相对毒性。由于在药品上市前需对API的毒性作用进行严格的评估，而药物杂质结构通常与API结构相似，利用获得的杂质相对毒性数据，结合杂质与活性成分结构的差异，即可以评估杂质相对于API的危害性，进而作为制定药品杂质限度的依据。

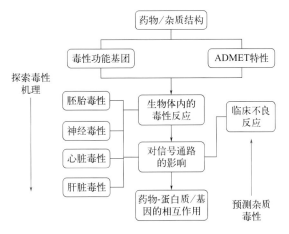

图7.91　药物/杂质毒性预测的整体解决方案

7.3.2.1　斑马鱼毒性评价模型

　　作为一种性情温的淡水硬骨鱼，斑马鱼具有可体外受精，体外发育；性成熟快，繁殖力强；饲养成本低等优势。斑马鱼鱼体透明且体侧具有暗蓝与银色相间的纵向斑马状条纹，成鱼体长3～4cm，寿命大约3～5年；在实验室饲养条件下，斑马鱼性成熟期一般为3个月，繁殖期可持续12月以上。一条雌鱼每次产卵200～400枚，每周均可产卵，因此可获得足够数量的胚胎以满足各种实验需求[52]。由于人类70%的基因可在斑马鱼中找到至少1个显著同源的基因[53-54]，斑马鱼拥有神经系统、心血管系统、肝脏、胰脏、肠道、胆囊，P450酶和核受体在其体内也均有表达[55]，拥有与哺乳动物相似的药物代谢体系，因此可用于药物代谢、药理学、毒理学的研究，使其凸显作为独特理想的脊椎动物模型用于遗传和发育生物学及人类疾病机理与治疗研究的优越性和重要性[52]。比较斑马鱼与人类对药物反应的相关性及可预测性，发现斑马鱼对人类药物反应的预测性高达78%[56]。但斑马鱼在药物的吸收、分布和代谢方面与人类仍有差异。因此利用斑马鱼作为药物/杂质毒性评价模型，应考虑斑马鱼对不同药物的吸收差异性和由此导致的假阴/阳性实验结果。在斑马鱼毒性评价实验中同时监测其体内的药物浓度具有十分重要的意义[57]。

依据斑马鱼的发育特征，通常将斑马鱼受精后发育至第3天的发育时期称为胚胎期，第3天以后称为幼体期[58]。受精后前3天的胚胎发育过程包括：合子期（0～0.75hpf）、卵裂期（0.75～2.25hpf）、囊胚期（2.25～5.25hpf）、原肠期（5.25～10hpf）、分节期（10～24hpf）、咽囊期（24～48hpf）和孵化期（48～72hpf）。斑马鱼组织与器官的形成从原肠期开始，这一时期又分为50%外包期、75%外包期、90%外包期和尾芽期[59]。胚胎毒性试验通常选用发育至50%外包期的原肠期胚胎，即标准条件下斑马鱼受精后6h（6hpf）的胚胎和斑马鱼受精后发育至3天（3dpf）的早期幼鱼为研究对象。

将发育至6hpf斑马鱼胚胎和发育至3dpf的幼体分别置于不同种类、不同浓度的药物溶液中，观测其毒性表型和毒性反应：

① 头孢他啶（lg$P$ 0.4）。斑马鱼6hpf给药组：当给药浓度不大于10mg/mL时，未发现其对胚胎有致畸和致死作用。当浓度达到15mg/mL及更高浓度时，异常胚胎比例明显上升；当浓度达到40mg/mL及更高浓度时，胚胎死亡比例增大，直至胚胎全部死亡。其半数致畸浓度为28.8mg/mL。胚胎畸形主要表现为：腹部发育异常，回心区血池轻度到中度淤血变形，但停药后可恢复正常（图7.92）。斑马鱼3dpf给药组：不同浓度的给药组中均未观测到斑马鱼幼体畸形的发生；头孢他啶的LD$_{50}$为3.2mg/mL。

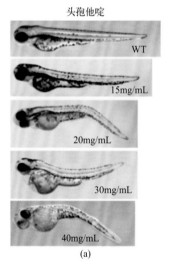
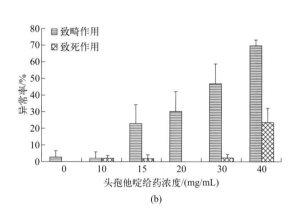

图7.92　头孢他啶6hpf给药组斑马鱼的毒性反应与表型
(a) 毒性表型；(b) 致畸与致死率

② 头孢噻肟（lg$P$−1.4）。斑马鱼6hpf给药组：当给药浓度不大于7mg/mL时，未见其对斑马鱼胚胎的致畸作用；当浓度大于10mg/mL时，畸形率呈明显剂量依赖关系。胚胎畸形主要表现为：围心囊肿大，心脏血色弱；瞳色浅；回心区血池严重水肿扩张。其半数致畸浓度为20mg/mL（图7.93）。斑马鱼3dpf给药组：不同浓度的给药组中均未观测到斑马鱼幼体畸形的发生；头孢噻肟的LD$_{50}$为2.4mg/mL。

上述结果提示，药物的致畸作用主要发生在斑马鱼6hpf给药组，而斑马鱼3dpf给药组主要表现为致死作用[60]。

　　斑马鱼6hpf的胚胎处于原肠化时期的早中期，是诱导未来组织器官发育位置信息形成的关键时期。在位置信息的诱导下，各种组织器官前体细胞开始迅速大范围迁移至未来器官形成的位置，因此原肠期也是胚胎发育的高度敏感期，当受到内源性或外部不良刺激时，极易导致胚胎发育畸形。因此，此时期给药易观测到化合物对斑马鱼器官形成的影响。

　　斑马鱼胚胎在72hpf前有绒毛膜包裹（图7.94），药物的透膜性与药物的结构相关，进而影响胚胎体内的药物浓度。当斑马鱼胚胎发育至72hpf前后，绒毛膜自然脱落，完成孵化后的幼体与水体直接接触，不久开始自由饮水，使得药物可随其呼吸和饮水进入鱼体；当幼体发育至3～6dpf期间时，已逐渐学会吞咽进食，此时，药物可通过透皮吸收、呼吸（鳃）和吞咽进入体内。由于此时斑马鱼幼体的各主要脏器正逐步发育成型，并逐渐具备功能，因此，此时期给药更适于检测化合物对各器官功能和对后期成熟的影响。

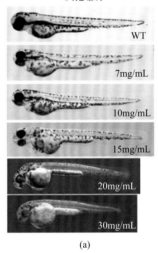

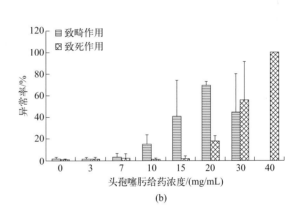

图 7.93　头孢噻肟 6hpf 给药组斑马鱼的毒性反应与表型

（a）毒性表型；（b）致畸与致死率

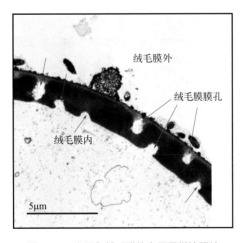

图 7.94　斑马鱼绒毛膜的电子显微镜照片

　　采用LC-MS分别检测给药后6hpf和3dpf斑马鱼体内的药物含量。发现在给药剂量相同时，不同药物在6hpf给药组的体内药物浓度均低于3dpf给药组；当体内药物浓度相同时，6hpf给药组的给药剂量均高于3dpf给药组（图7.95）；提示绒毛膜的脱离使得药物可直接接触斑马鱼幼体，因而斑马鱼在幼体期对药物的吸收能力大于胚胎期，表现为斑马鱼在3dpf时期对药物的吸收能力大于6hpf时期。

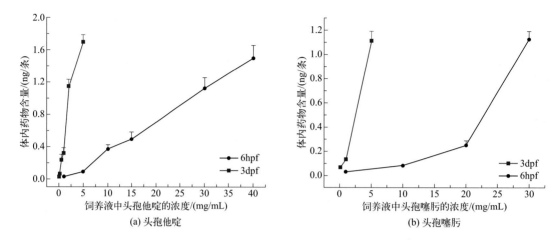

图 7.95　不同极性药物在 6hpf 和 3dpf 斑马鱼体内的药物含量[60]

图中的每一点为 3 次测定的均值，误差线为 SD；●—6hpf 胚胎给药 3 天；■—3dpf 幼鱼给药 3 天

　　药物结构的差异对斑马鱼幼体的吸收同样有影响。采用LC-MS测定3dpf斑马鱼幼体对21种不同结构的头孢菌素的吸收差异[61]，明显可发现侧链结构与吸收的关系（图7.96）；采用线性回归表征给药浓度-药物体内浓度关系曲线，利用斜率（k）表征每一种药物的吸收特性，采用5个分子描述符可建立表征吸收特性的QSAR模型[62]：

$$k = -30.23 - 2.0167 \times \text{HBD\_Count} - 0.03463 \times \text{Jurs\_WPSA\_1} + 1.6392 \tag{7.16}$$
$$\times \text{Num\_Aliphatic Single Bonds} + 0.72925 \times \text{Num Aromatic Bonds} + 18.652 \times \text{QED\_MW}$$

　　模型中的诸分子描述符：HBD_Count为分子中氢键供体的数量；Jurs_WPSA_1为加权表面电荷与总表面积的比；Num_Aliphatic Single Bonds为分子链状结构中的单键数目；Num Aromatic Bonds为分子芳香结构中的键数目；QED_MW为分子量对药物相似度（QED）评定的定量估计得分。可见头孢菌素的吸收特性与化合物的氢键供体、分子形状、电子分布状态和化合物相似性等信息有关。

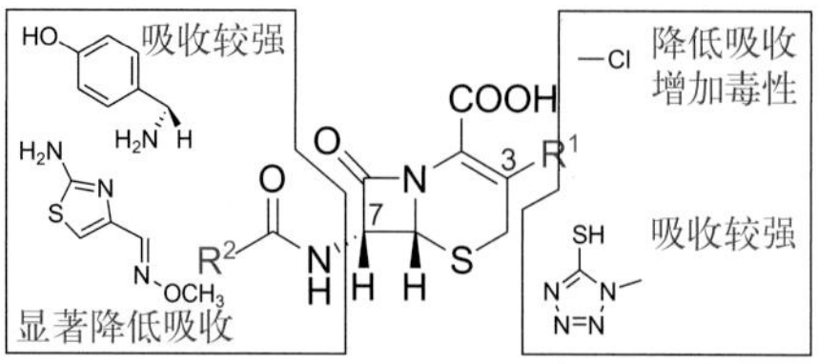

图 7.96　头孢菌素结构与斑马鱼吸收的关系

　　综上，斑马鱼在不同的发育阶段对药物的吸收能力不同，对药物的毒性反应也不相同。受精6h（6hpf）的胚胎适用于评价化学药物对机体胚胎发育的影响，而受精3天（3dpf）的幼鱼更适用于评价化学药物对哺乳类成体的急性毒性反应。胚胎毒性试验中得到的LD_{50}值均为化合物的毒性和其吸收能力的综合效应，也称之为表观毒性效应。如同时测定斑马鱼体内的药物含量，体内药物含量的差异则可体现化合物直接对机体损害能力的差异；表观毒性效应相同时，体内药物的

浓度越低，化合物对机体的损害能力越强。

7.3.2.2 头孢菌素的毒性功能基团

药物分子中直接导致机体毒性反应的化学基团称为毒性功能基团；潜在的毒性功能基团可在生物体内经过代谢等途径转化，生成毒性功能基团。药物分子中可能含有一个或多个毒性功能基团；不同的毒性功能基团在生物体内产生的毒性效应可能不同；而对生物体的毒性效应可能是多个毒性功能基团共同作用的综合结果。因而，毒性功能基团是研究药物结构与毒性关系的基础。

头孢菌素由7-氨基头孢烷酸（7-ACA）母核和不同的3位和7位侧链组成。头孢唑林钠和头孢西酮钠仅7位侧链结构不同，它们的合成途径相似（图7.97），利用斑马鱼胚胎毒性试验，分别测定头孢唑林钠、头孢西酮钠及其合成前体、中间体（7-ACA、DPC、TzAA、MMTD和TDA）对斑马鱼胚胎发育的影响[63]：头孢西酮钠和头孢唑林钠对斑马鱼胚胎发育的影响基本相同，主要表现为致畸作用 ［图7.98(a)］；7-ACA、DPC和TzAA在所有试验组中的致畸率和致死率均不超过10%，提示它们对斑马鱼胚胎发育没有明显的毒性作用；MMTD 10μg/mL给药组的致畸率达98%，提示其对斑马鱼胚胎具有明显的毒性作用；TDA对斑马鱼胚胎的毒性作用弱于MMTD ［图7.98(b)］。

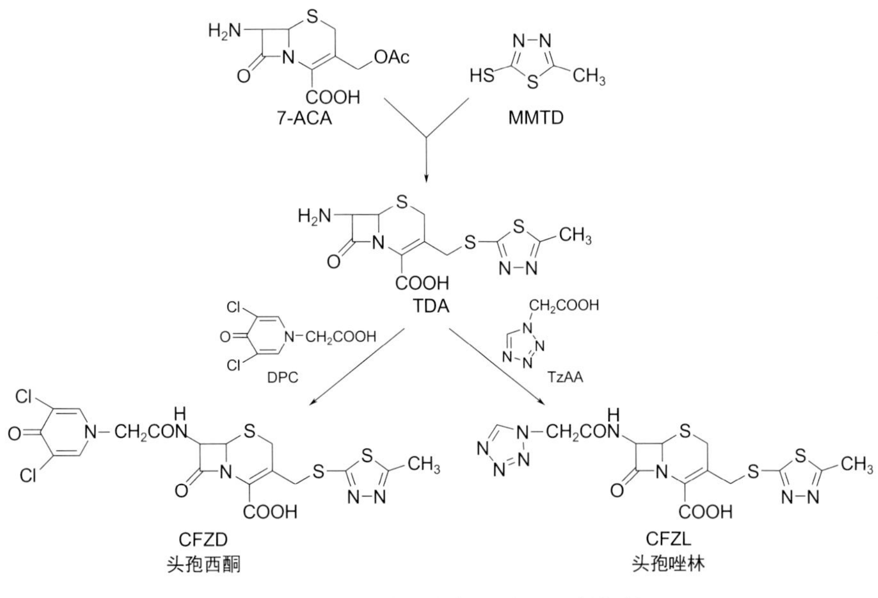

图 7.97　头孢唑林和头孢西酮的化学合成途径

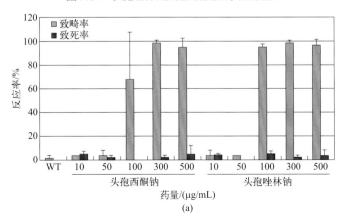

图 7.98

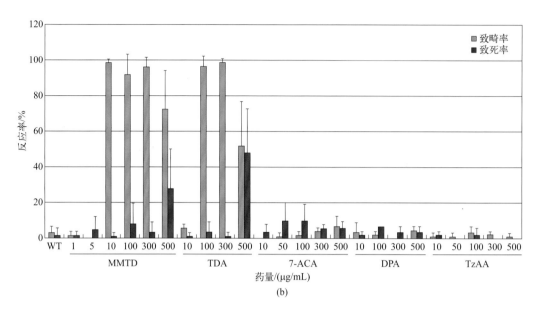

图 7.98　头孢唑林钠、头孢西酮钠及合成前体、中间产物的斑马鱼胚胎毒性比较[63]

（a）头孢唑林钠与头孢西酮钠的比较；（b）合成前体、中间产物的比较

　　CFZL 和 CFZD 的致畸表型与 MMTD 相似，TDA 与 MMTD 的畸形表型也相似。表现为：体表呈透明黄色，无黑色素斑纹；眼无色；胚卵黄囊及其延伸结构不透明；围心囊膨大，心脏无血色，心率缓；体长度变短，前后轴弯曲；触及反应消失，活动度差；并发现胚胎脊索呈严重的 S 形扭曲，致使幼体体轴扭曲，不能正常游动；胚胎发育停滞于 2dpf；幼体在第 4 天全部死亡（图 7.99）。上述结果提示，头孢唑林钠与头孢西酮钠的致畸作用主要与 MMTD 结构有关，即 MMTD 是导致头孢唑林钠与头孢西酮钠致畸作用的毒性功能基团。

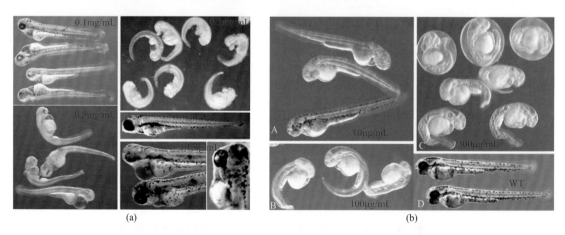

图 7.99　头孢西酮钠和 MMTD 对斑马鱼胚胎发育的影响比较[63]

（a）头孢西酮钠：图中多为畸形幼体的侧面，高剂量给药组胚胎死于头部和卵黄囊溃烂，WT 为正常对照幼体侧面；（b）MMTD：随给药浓度增大，胚卵黄囊及其延伸结构变不透明，体表淡黄色，全身几无黑色素，脊索呈严重 S 形扭曲，眼无色，体轴弯曲；WT 为系统对照组正常胚胎

　　利用头孢唑林钠中的常见 9 种杂质（图 7.100），通过斑马鱼胚胎毒性、神经毒性和心脏毒性模型，进一步评价头孢唑林杂质的毒性功能基团及与不同毒性反应的关系（图 7.101）[64]。将 9 种杂质可分为 3 组：第一组包括头孢唑林钠的基本结构单元；第二组杂质的 7 位侧链均含有

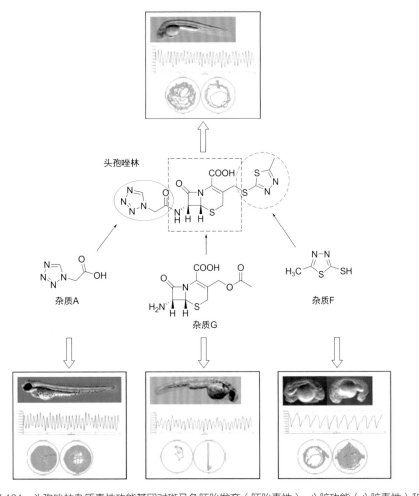

图 7.100　头孢唑林及其常见的杂质结构

图 7.101　头孢唑林杂质毒性功能基团对斑马鱼胚胎发育（胚胎毒性）、心脏功能（心脏毒性）和游动行为（神经毒性）的影响示意[64]

TAA（杂质A）结构，但3位侧链结构不同；第三组杂质的3位侧链均含有MMTD（杂质F）结构，但7位侧链的结构或构型不同。同时，利用LC-MS测定头孢唑林及诸杂质在斑马鱼体内的浓度（表7.11）。结果进一步证明，杂质F（MMTD）结构是引起胚胎畸形（急性毒性反应）的主要毒性功能基团。影响头孢唑林神经毒性的毒性功能基团主要与头孢菌素的母核结构有关；由于杂质J与杂质H（7-ACA母核3位侧链的乙酰氧基被甲基取代）对斑马鱼幼体运动神经系统的影响不同，二者与3位侧链含有MMTD结构的杂质M和杂质N对斑马鱼幼体运动神经系统的影响也不相同，提示7-ACA结构和MMTD结构共同发挥作用影响斑马鱼幼体的运动神经系统。而MMTD结构和7-ACA结构是导致头孢唑林心脏毒性的毒性功能基团（图7.101）。比较50%胚胎出现药物毒性反应（致畸+致死）时体内的药物含量（表7.11），排除了吸收的影响后，杂质G（7-ACA）在体内的毒性效应最强，杂质F（MMTD）的表观毒性效应最强，杂质A最易被机体吸收。因而在对头孢唑林钠的杂质谱控制中，对杂质F和杂质G的控制是关键。

表 7.11   斑马鱼胚胎毒性试验中头孢唑林杂质毒性结果比较[64]

化合物		给药浓度		体内浓度[2]（RSD）/（mmol/L）	体内含量[3]（RSD）/（mmol/条）	特征性致畸表型
		TD_50/（mmol/L）	LD_50/（mmol/L）			
头孢唑林		0.19	—	$2.1×10^{-5}$（17.5）	$6.8×10^{-11}$	体表呈透明黄色，体长变短、体轴弯曲，脊索局部有弯折；围心囊膨大，心脏无血色且常呈索状；腹部由透明变成不透明
第一组杂质	杂质 F	0.03	2.3	$4.5×10^{-4}$（6.3）	$1.5×10^{-9}$	体表呈透明黄色，体长变短、中轴弯曲、胚胎脊索呈严重的S形扭曲；围心囊膨大，心脏无血色，心率缓；无黑色素斑点、眼无色、卵黄囊及其延伸结构不透明
	杂质 G（7-ACA）	9.3	48.7	$1.5×10^{-4}$（2.9）	$5.0×10^{-10}$	头部和眼睛变小，透明度较差，体长变短
	杂质 A（TAA）	34.6	＞75 ～ <100[1]	$2.4×10^{-2}$（2.8）	$8.1×10^{-8}$	围心囊轻度水肿，回心区血池轻度淤血，躯干轻度背向弯曲
第二组杂质	杂质 H	20.6	—	$4.6×10^{-4}$（5.3）	$1.5×10^{-9}$	头部和眼睛略小，体长略短，围心囊轻度水肿，回心区血池轻度淤血
	杂质 I	8.9	—	药物分解	—	头部和眼睛略小，围心囊轻度水肿，回心区血池轻度淤血
	杂质 J	6.1	＞30[1]	$1.3×10^{-4}$（9.7）	$4.3×10^{-10}$	低浓度：头部和眼睛略小，体长略短，围心囊轻度水肿，回心区血池轻度淤血。高浓度：畸形加重，并出现卵黄囊延伸结构粗短，少数幼体躯干弯曲
第三组杂质	杂质 K	0.03 ～ 0.3	1.5[1]	$8.1×10^{-4}$（8.2）	$2.7×10^{-9}$	体表黄色，脊索和神经管呈S形扭曲、尾干弯曲，部分胚胎的回心血池、眼外缘和尾干腹侧有淤血；胚体变短、腹部不透明
	杂质 M	约0.5[1]	8.5	$4.9×10^{-5}$（10.9）	$1.6×10^{-10}$	体长略短、体轴略弯曲，身体透明度较差，黑色素较弱，围心囊轻度水肿，回心区血池轻度淤血
	杂质 N	1 ～ <2[1]	10 ～ 20*	$5.4×10^{-4}$（8.2）	$1.8×10^{-9}$	体表呈黄色、无黑色素或黑色素较弱，围心囊水肿，回心区淤血、内陷，心脏畸形，腹部较小，YE 较粗

① 根据实测数值估测。
② 50% 胚胎出现药物毒性反应（致畸＋致死）。
③ mmol/ 条＝浓度（mmol/L）×100μL/30（斑马鱼数量）×10⁻⁶。
注："—"表示未观察到 LD_50，或未测定体内杂质含量。

7.3.2.3 药物空间构型对毒性功能基团的影响

药物的毒性反应与三维空间（3D）结构密切相关。头孢菌素的3位侧链和7位侧链均是独立的毒性功能基团，根据对33种头孢菌素在水溶液中最稳定构象的计算，头孢菌素3D结构的特点可概括为3类（图7.102）[65]：①整个分子呈较伸展的结构［图7.102(a)］，如头孢唑林、头孢羟氨苄等。前者的3位和7位侧链均呈较伸展状态，并与7-ACA母核成一定角度；后者7位侧链构成的平面与3位甲基与7-ACA构成的平面相互垂直，但二者间不存在相互作用；从空间位阻的角度，推测此类头孢菌素的3位和7位侧链与其他受体分子相互作用时的概率基本相同。②3位或7位侧链具有较伸展的结构，而另一侧链由于与分子中的其他基团形成氢键等相互作用，呈"折叠"结构［图7.102(b)］，如头孢哌酮、头孢曲松反式异构体等。前者3位侧链四氮唑环的氮原子与7位侧链的酚羟基形成氢键作用；后者7位氨噻肟侧链末端氨基氢与头孢菌素母核的2位羧基羰基氧形成氢键；此类头孢菌素处于伸展状态的3位或7位侧链较处于"折叠"结构的侧链更易与其他受体分子发生相互作用。③整个分子呈折叠结构［图7.102(c)］，如头孢地嗪、头孢替安等。由于分子中的3位和7位侧链与分子中的其他基团形成氢键等相互作用，使得该类头孢菌素的分子极性通常较低，推测它们更易透过生物膜而被动吸收，但它们与其他受体分子相互作用时应首先发生构象转变去除分子内的相互作用。

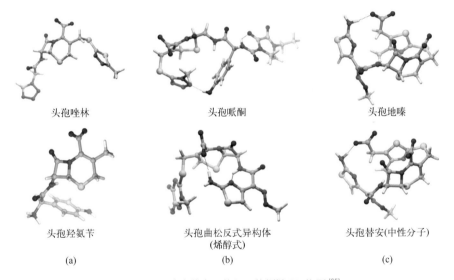

图 7.102 头孢菌素3位和7位侧链 3D 构型[65]

（a）整个分子呈较伸展的结构；（b）3位或7位侧链具有较伸展的结构，另一侧呈"折叠"结构；（c）整个分子呈折叠结构

利用斑马鱼胚胎毒性试验，可以揭示头孢菌素空间构象对其毒性的影响[66]。以头孢哌酮和(6R,7S)-头孢哌酮为例。在斑马鱼胚胎毒性中，头孢哌酮的半数致畸浓度（TD$_{50}$）约为28mmol/L，(6R,7S)-头孢哌酮的TD$_{50}$约为7mmol/L；3dpf时头孢哌酮所有给药组的致死率均小于10%，而(6R,7S)-头孢哌酮7mmol/L时的致死率约为10%，且致死率和剂量呈正相关［图7.103(a)］。头孢哌酮的致畸作用表现为：低浓度时脊索呈S形弯曲，躯干较短，弯曲；高浓度（≥14mmol/L）时出现两类畸形［图7.103(b)］：①脑区和眼睛较小，脊索呈S形弯曲，躯干变短且弯曲，但在4～5dpf时胚体的死亡率较低，多呈静止斜侧位，自主性游动弱；②躯干和腹部组织变不透明，伴有回心区淤血，心脏畸形无血、围心囊较肿大，但脊索无S形弯曲，躯干直，体长正常，4dpf胚胎突然开始死亡，5dpf时几乎全死。头孢哌酮与(6R,7S)-头孢哌酮所致的胚胎畸形表型基本相同［图7.103(c)］。而3位侧链巯甲基四氮唑（MTT）的毒性反应与头孢哌酮的第二

种毒性反应相似，高浓度（60mmol/L）给药组4dpf时出现少数胚胎死亡，5dpf时几乎全部死亡［图7.103(d)］。

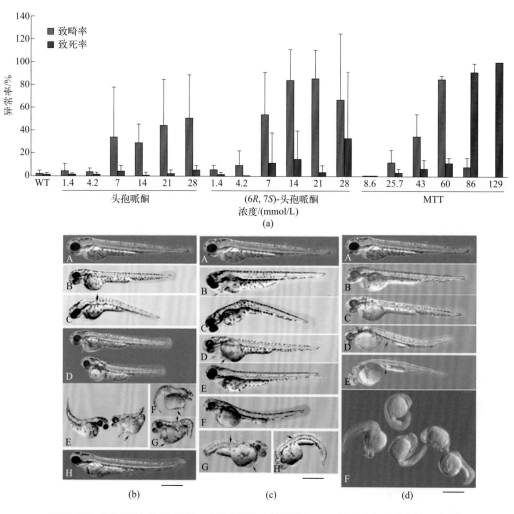

(a)

(b)　(c)　(d)

图 7.103　头孢哌酮、（6R,7S）- 头孢哌酮和 3 位侧链 MTT 对斑马鱼胚胎发育的影响[66]

（a）头孢哌酮、（6R,7S）- 头孢哌酮和巯甲基四氮唑（MTT）的胚胎毒性试验结果。图中数据均为 3dpf 统计数据，其中致畸率不含致死率。WT 表示野生型空白组。（b）头孢哌酮引起的胚胎异常表型。A—空白组；B—4.2mmol/L 头孢哌酮；C—7mmol/L 头孢哌酮；D、E—14mmol/L 头孢哌酮；F、G、H—21mmol/L 头孢哌酮。比例尺为 580μm。(c) (6R,7S)- 头孢哌酮引起的胚胎异常表型。A—空白组；B—4.2mmol/L(6R,7S)- 头孢哌酮；C—7mmol/L(6R,7S)- 头孢哌酮；D、E—14mmol/L(6R,7S)- 头孢哌酮；F—21mmol/L(6R,7S)- 头孢哌酮；G、H—28mmol/L(6R,7S)- 头孢哌酮。比例尺为 570μm。(d) MTT 引起的胚胎异常表型。A—空白组；B—8.6mmol/L MTT；C—25.7mmol/L MTT；D、E—43mmol/L MTT；F—60mmol/L MTT。比例尺为 580μm。橙色箭头表示心包囊膨大。蓝色箭头表示心脏附件淤血。黑色箭头表示脊索 S 形弯曲。紫色箭头表示卵黄囊缺陷

对头孢哌酮和（6R,7S）- 头孢哌酮结构的最稳定构象显示，两个异构体中3位和7位侧链的空间构象除取向不同外，整体十分相似；7位侧链具有较伸展的结构，而3位侧链则呈"折叠"结构（图7.104）。结合上述毒性试验结果，可以认为头孢哌酮中的3位侧链和7位侧链为两种不同的毒性功能基团，并具有不同的毒性反应；由于7位侧链呈伸展结构时的空间位阻更小，故低浓度时就可显现其导致的毒性反应；而3位侧链由于呈"折叠"结构，巯甲基四氮唑的毒性反应只有在较高浓度时才能显现出。

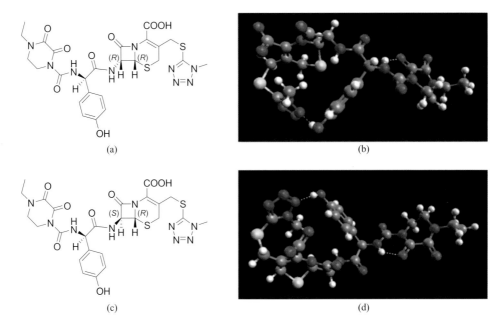

图 7.104　头孢哌酮结构（a）和最稳定构象（b），以及（6R,7S）-头孢哌酮结构（c）和最稳定构象（d）[66]

虚线表示分子内氢键

上述结果提示，头孢菌素的3位和7位侧链均为毒性功能基团，且通过对其空间构象的分析，不仅可以预测发挥毒性反应的主要毒性功能基团，由于分子的极性可以通过影响药物吸收功能化合物的毒性反应强调，通过头孢菌素的最稳定空间构象还可以计算分子的空间极性表面积（topological polar surface area, TPSA），进而表征头孢菌素同分异构体的极性强弱，预测吸收对其毒性反应的影响（图7.105）。

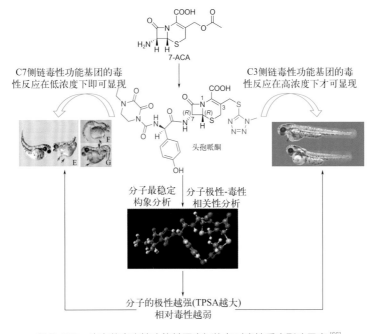

图 7.105　头孢菌素毒性功能基团空间构象对毒性反应影响示意[66]

7.3.2.4　对头孢菌素杂质的毒性评估

通过不同的斑马鱼毒性评价模型对多种头孢菌素毒性功能基团与毒性效应的评估，结合对其毒性作用机制的探讨：①利用基因表达谱芯片和转录组测序技术采集转录组数据，通过生物信息学分析方法，筛选头孢菌素及其杂质（侧链基团）的差异表达基因（DEG）和差异共表达基因（CDEG）；②构建药物-基因、药物-信号通路分子调控网络，探讨特定的靶器官毒性，如神经毒性、心脏毒性等及分子作用机制；③通过分子生物学技术，如qRT-PCR、原位杂交、Western Blot等技术验证差异表达基因及其编码蛋白的表达情况；④构建蛋白质-蛋白质相互作用网络，寻找药物毒性作用的可能靶分子及作用机制；⑤利用同源建模和分子对接技术，预测和模拟杂质与靶分子之间的相互作用，分析作用模式；⑥寻找和确定效应生物学标志（biomarker of effect），用于杂质毒性效应的评价。总结出了对头孢菌素杂质毒性评价的13条规则[67]。

规则1　头孢菌素的毒性反应由其毒性功能基团的结构决定，结构相近的头孢菌素具有相似的毒性反应；头孢菌素3位侧链和7位侧链通常为不同的毒性功能基团，它们可以独立或协同发挥作用。计算头孢菌素的3D结构，可以预测其主要毒性作用。

规则2　分子的毒性反应不仅与毒性功能基团的平面结构有关，且与其3D结构有关；分子中具有2个毒性功能基团的头孢菌素，具有伸展结构的毒性功能基团在低浓度下首先显现其毒性效应，即较易发挥作用。

规则3　头孢菌素降解可以形成新的毒性功能基团，进而产生与药物分子不同的毒性反应。

规则4　药物的毒性反应由毒性功能基团的特性与化合物的吸收特性共同决定；用空间极性表面积（TPSA）可表征药物分子同分异构体的吸收特性，通常TPSA较小的异构体更易被吸收。

规则5　在已上市的头孢菌素中，7位侧链含氨噻肟结构、3位侧链含巯甲基四氮唑结构是较常见的两类药物，相对于其他侧链结构，基于氨噻肟结构和基于巯甲基四氮唑结构形成的毒性功能基团的急性毒性反应通常较弱。

规则6　头孢菌素Δ-异构体之间，毒性功能基团的空间结构通常不发生较大改变，其对TPSA的影响也相对较小，故Δ-异构体与药物分子的毒性反应相似。

规则7　7位侧链为氨噻肟结构的头孢菌素的*E*-异构体（反式异构体），由于7位侧链通常呈折叠状，故更易显现出3位侧链毒性功能基团的毒性反应特性；同时，折叠作用导致分子的TPSA减弱，吸收作用增强，使得*E*-异构体的毒性反应相对更强。

规则8　3位侧链为巯甲基四氮唑结构的头孢菌素，其3位侧链通常呈折叠状，因此通常更易显现出7位毒性功能基团的毒性反应特性。

规则9　3位侧链为简单取代基如甲基、丙烯基、氯等的头孢菌素，3位取代基与7-ACA母核结构共同组成毒性功能基团，发挥毒性效应。

规则10　导致头孢菌素神经毒性和心脏毒性的毒性功能基团通常由7-ACA母核结构与3位侧链共同组成，3位侧链为乙酰氧基结构时，毒性效应相对较强；7位侧链通过影响药物的吸收而影响其毒性效应。

规则11　头孢菌素可能通过与谷氨酸受体代谢型1a（glutamate receptor metabotropic 1a, GRM1A）蛋白和/或谷氨酸脱羧酶2（glutamate decarboxylase 2, GAD2）的相互作用产生神经毒性作用，以GRM1A或GAD2蛋白为受体与头孢菌素进行分子对接（docking），并与7-ACA的对接结果进行比较，可以评估头孢菌素的神经毒性。

规则12　头孢菌素可能通过影响*nppa*、*adra2c*和*tnni1c*基因的表达，产生心脏毒性，以基因的编码蛋白为受体与头孢菌素进行分子对接，并与7-ACA的对接结果进行比较，可以评价头孢菌素的心脏毒性。

规则13 3位侧链为MTT结构的头孢菌素可导致*has1*和*cnnm2a*基因表达的变化；利用该类头孢菌素与HAS1蛋白的对接结果可以评估其急性毒性的强弱。

利用上述规则，当确定杂质不属于遗传毒性杂质后，可快速地评估与API结构相似的头孢菌素杂质的潜在毒性作用，进而在制定药品杂质限度时，判断是将其作为毒性杂质或普通杂质进行控制。

案例1 对头孢他啶杂质毒性作用的预测

　　头孢他啶诸杂质（图7.90）按其结构特点可分为3类：①头孢他啶同分异构体，包括杂质A（Δ-异构体）和杂质B（*E*-异构体）；②合成起始物/中间体等，包括杂质C、杂质F、杂质G和杂质I；③头孢他啶的衍生物，包括杂质D、杂质E和杂质H。

　　比较头孢他啶与杂质D和杂质H在水溶液中的稳定3D构象（图7.106）：头孢他啶7位侧链酰胺氮上的氢与亚胺上的羧基可形成分子内氢键，虽然其可能存在3种稳定的构象，但3位侧链和7位侧链均基本呈伸展结构，即3位侧链和7位侧链可以作为不同的毒性功能基团发挥作用。头孢他啶杂质D为氨噻肟结构中氨基与羧基的双衍生化产物，其可能存在2种稳定的构象；虽然空间构型未发生改变，但头孢他啶氨噻肟结构的消失形成了新的毒性功能基团，且分子的极性显著减弱。头孢他啶杂质H为氨噻肟结构中羧基的甲酯衍生物，其水溶液中的稳定构象与头孢他啶相似，甲酯结构基本未改变其空间构型，提示其毒性功能基团与头孢他啶相似，但分子极性的减弱导致其更易被吸收。

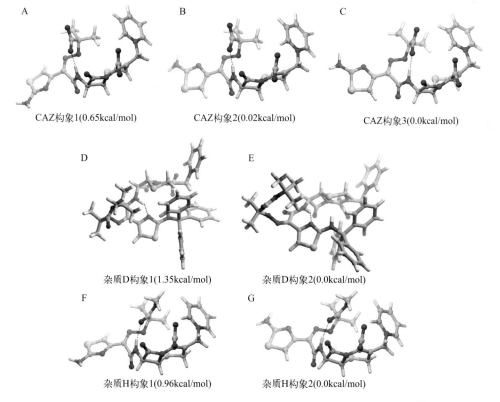

A

CAZ构象1(0.65kcal/mol)

B

CAZ构象2(0.02kcal/mol)

C

CAZ构象3(0.0kcal/mol)

D

杂质D构象1(1.35kcal/mol)

E

杂质D构象2(0.0kcal/mol)

F

杂质H构象1(0.96kcal/mol)

G

杂质H构象2(0.0kcal/mol)

图7.106 头孢他啶（CAZ）、杂质D和杂质H在水溶液中的稳定3D构象[50]

　　头孢他啶的胚胎毒性试验显示，其半数致畸浓度（TD_{50}）为46.6mmol/L；发育异常主要表现为：胚胎腹部异常、回心区血池轻度到中度淤血变形，但停药后可恢复正常；发育至第5天的幼体鱼鳔小或无；多数幼体对尾尖触及反应较迟钝，游动少，多静止斜位，胸干略弯，但游动时可恢复直线体态[68]。虽然头孢他啶3位侧链和7位侧链均可以作为不同的毒性功能基团发挥作用，但基于**规则5**，7位氨噻肟结构的毒性功能基团的急性毒性反应通常较弱，提示头孢他啶的毒性效应主要为基于3位侧链结构的毒性功能基团所致。

根据头孢菌素的毒性预测规则，结合头孢他啶的斑马鱼毒性试验结果，可预测诸杂质与头孢他啶的相对毒性。

杂质F和杂质G分别是与头孢他啶3位和7位结构相似的杂质，也可以看成是头孢他啶的合成前体。杂质F（吡啶）的毒性特性可以在常用化合物毒性数据库中查阅，无须利用斑马鱼毒性试验进行预测。杂质G的毒性功能基团为7-氨噻肟结构，根据**规则5**，其毒性反应较头孢他啶弱。

杂质I为合成中的副产物，虽然其含有完整的头孢他啶7位侧链结构，但与之结合的苯并噻唑结构不仅导致其分子极性的改变，且可以形成新的毒性功能基团，故根据目前的头孢菌素毒性预测规则，无法准确预测其毒性效应。

杂质A是头孢他啶的Δ-异构体，根据**规则6**，头孢菌素Δ-异构体与药物分子的毒性反应相似，故杂质A的毒性反应类型与强度与头孢他啶相似。

杂质B是头孢他啶的E-异构体，根据**规则7**，7位为氨噻肟结构的头孢菌素E-异构体的毒性效应主要由其3位侧链结构的毒性功能基团所致，且更易被吸收，故杂质B的毒性反应类型应与头孢他啶相似，但毒性效应增强。头孢噻肟的TD_{50}为30mmol/L，E-异构体为6mmol/L；头孢曲松的TD_{50}为17mmol/L，E-异构体为3.4mmol/L，头孢吡肟的TD_{50}为18mmol/L，E-异构体为14.4mmol/L[65]；提示E-异构体的毒性增强效应通常不会超过API分子的10倍。

杂质C是7-ACA与头孢他啶3位侧链结合形成的中间体，根据**规则10**，杂质C被认为是最可能导致神经毒性和心脏毒性的杂质。但由于杂质C与头孢他啶的3位侧链结构完全一致，其导致的神经毒性和心脏毒性应与头孢他啶相似[69,70]，可通过分子对接的方法进一步评价其可能的风险。

杂质H为头孢他啶甲酯，3D结构分析揭示，其毒性功能基团与头孢他啶相似，但分子极性减弱导致其更易被吸收。因此，杂质H的毒性反应类型应与头孢他啶相似，但毒性效应更强。文献报道，头孢他啶杂质H的TD_{50}为1.9mmol/L，约是头孢他啶的二十分之一；低浓度时胚胎的异常表型与头孢他啶相似；高浓度时胚胎体长更短且呈弯曲状，胚体发暗，脊索异常，卵黄囊延伸结构变短粗，发育至第3天全部死亡[68]。验证了预测结果的正确性。

杂质E为头孢他啶的叔甲基丁酯衍生物，和杂质H相比，叔甲基丁基结构的疏水性更强，故分子极性更弱，但毒性功能基团应与杂质H相似。因此，杂质E的毒性反应类型应与杂质H相似，但毒性效应更强。

杂质D的3D结构揭示，其7位侧链氨基的衍生化形成了新的毒性功能基团，但3位毒性功能基团与头孢他啶相似。此外，双衍生化导致杂质D的分子极性显著变小，因此，推测其极易被机体吸收。根据目前的头孢菌素毒性预测规则无法准确预测其毒性效应。

根据**规则11**，利用分子对接实验，比较头孢他啶和杂质C与GRM1A蛋白的相互作用，预测杂质C的神经毒性。对接结果提示：头孢他啶母核上的羧基和羧基与GRM1A蛋白残基LYS409和TYR74形成氢键，7位的噻唑基团与ARG323残基形成π键相互作用；杂质C母核羧基上的氢和羧基可分别

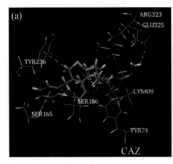
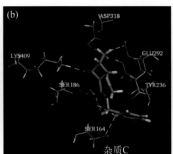
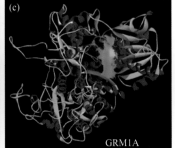

图7.107　分子对接模拟化合物与靶蛋白的相互作用[50]

在GRM1A最优结合位点头孢他啶（a）和杂质C（b）与蛋白残基的相互作用；（c）GRM1A蛋白的活性位点

与残基SER186和LYS409形成氢键，7位上的氨基可与残基TYR236和ASP318形成氢键（图7.107）。对接结果表明，头孢他啶在GRM1A结合腔内-CDOCKER能量（19.041kcal/mol）大于杂质C的能量（6.012kcal/mol），证实了杂质C的神经毒性不应大于头孢他啶的结论。

综上，斑马鱼毒性预测结果提示，头孢他啶诸杂质的毒性反应类型均与头孢他啶相似，但部分杂质因易被吸收而较头孢他啶的毒性更强。杂质D由于形成了新的毒性功能基团，其毒性效应无法预测，因而有必要对其进行严格控制。

案例2 对头孢嗪脒钠及其杂质毒性作用的预测

头孢嗪脒钠（cetirizine amidine sodium）是中国研发的创新药物，在临床前研究中，为更好地评估头孢嗪脒钠及其杂质的潜在毒性作用，利用斑马鱼胚胎毒性试验，通过对头孢嗪脒钠与头孢曲松和头孢硫脒的毒性评估，结合头孢菌素结构-毒性关系，对头孢嗪脒钠中部分已知杂质的毒性进行了预测。

头孢嗪脒钠的7位侧链与头孢硫脒结构相同，3位侧链与头孢曲松钠结构相同。头孢曲松、头孢嗪脒3位侧链的三嗪环具有烯醇式和酮式2种结构。头孢嗪脒和头孢硫脒2位羧基的pK_a约2.8，在水溶液中呈负离子状态；7位侧链亚胺结构上的氮原子pK_a约7.8，在中性水溶液中亚胺上的氮可能为氮正离子，也可能呈中性不带电荷［图7.108(a)］。头孢曲松和头孢嗪脒的3位侧链均可发生酮式-烯醇互变异构，酮式结构时三嗪环结构更易暴露。理论计算显示，头孢曲松的7位侧链在水溶液中存在两种

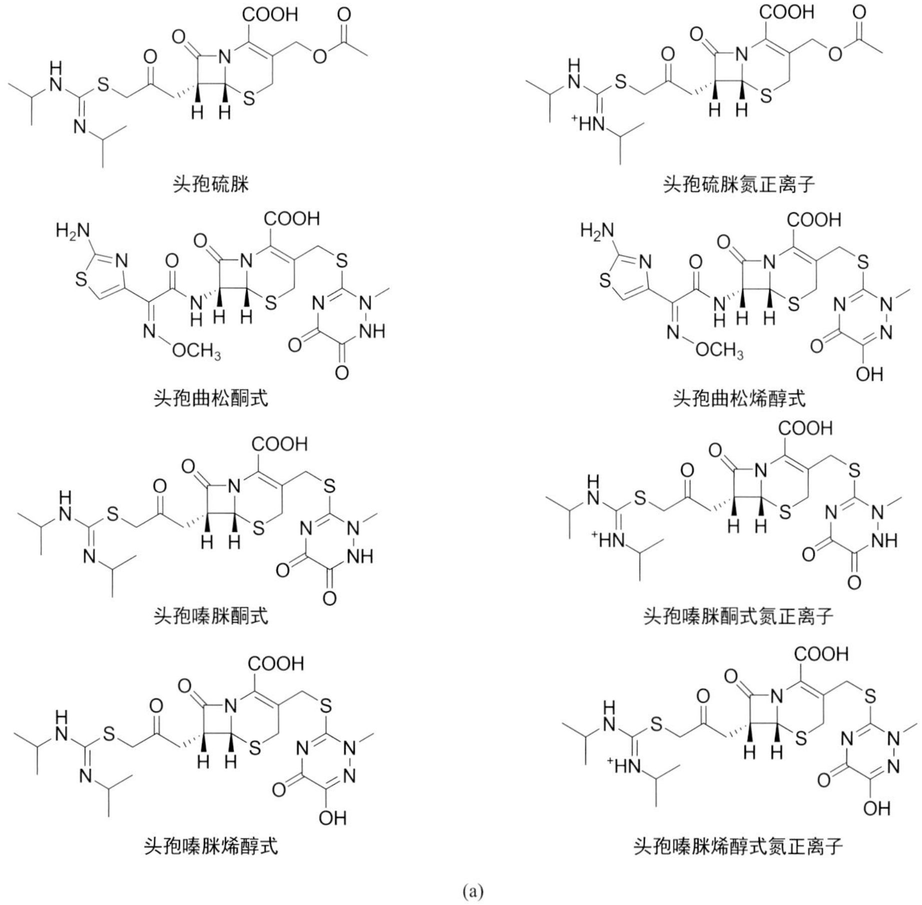

头孢硫脒

头孢硫脒氮正离子

头孢曲松酮式

头孢曲松烯醇式

头孢嗪脒酮式

头孢嗪脒酮式氮正离子

头孢嗪脒烯醇式

头孢嗪脒烯醇式氮正离子

(a)

图7.108

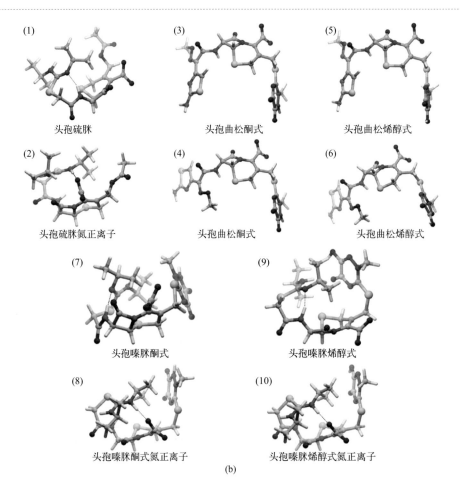

图 7.108　头孢硫脒、头孢曲松和头孢嗪脒的结构（a）及其在水溶液中的稳定构象（b）[65]

相似的稳定构象，二者的能量差值小于0.5kcal/mol［图7.108(b)（3）～（6）］。构象1中，7位侧链酰胺羧基与甲氧基亚胺部分的二面角θ［<(O9′-C2′-C3′-N10′)］约为-105°；构象2中，甲氧基亚胺部分朝向内酰胺母核结构，二面角θ约为86°。头孢硫脒和头孢嗪脒在水溶液中7位侧链均呈折叠状；当7位侧链亚胺氮结合质子带正电荷时，亚胺氮上的氢与母核2位羧基氧形成分子内氢键；当7位侧链亚胺氮原子呈中性时，酰胺氮原子的氢与亚胺氮形成分子内氢键。因此头孢嗪脒可能存在4种稳定的分子构象［图7.108(b)（7）～（10）］。除头孢嗪脒烯醇式3位侧链呈折叠状使得分子整体呈环状外，头孢硫脒和头孢嗪脒的其他3个稳定分子构象的3位侧链均较伸展。

进一步比较头孢硫脒、头孢嗪脒和头孢曲松稳定构象的极性表面积值（TPSA）。头孢嗪脒、头孢曲松烯醇式和酮式的TPSA基本相同；7位亚胺的解离状态对头孢硫脒、头孢嗪脒的TPSA没有很大的影响；头孢曲松的TPSA值最大，头孢嗪脒的TPSA值略大于头孢硫脒（表7.12）。

表 7.12　头孢硫脒、头孢曲松、头孢嗪脒稳定构象的极性表面积值[65]（单位：Å^2）

项目	头孢硫脒	头孢嗪脒烯醇式	头孢嗪脒酮式	头孢曲松烯醇式	头孢曲松酮式
TPSA（1）	109.98	144.95	145.04	217.94	218.10
TPSA（2）	131.61	146.87	160.21	223.08	222.81

注：（1）7位侧链亚胺氮原子呈氮正离子或构象1；（2）7位侧链亚胺氮原子呈中性或构象2。

利用已知的头孢菌素结构-毒性关系，预测头孢嗪脒钠对斑马鱼胚胎发育的影响：①头孢嗪脒钠在水溶液中的最稳定构象基本呈折叠结构，但其3位侧链的三嗪环在多数情况下可以外露；整体构象与头孢硫脒相似，与头孢曲松的伸展结构不同［图7.108(b)］。由于三嗪环在斑马鱼胚胎毒性试验中主要表现为致畸作用[66]，而外露的毒性功能基团更易发挥毒性作用，故头孢嗪脒钠的毒性作用应主要以致畸反应为主，且表型应与头孢曲松（3位侧链的三嗪环）的致畸反应相似，但致畸能力应不大于头孢曲松钠。②分子的极性表面积值（TPSA）与分子的被动吸收呈负相关。头孢嗪脒的TPSA值略大于头孢硫脒，明显小于头孢曲松，提示其在斑马鱼体内的浓度应与头孢硫脒相近。因此，头孢嗪脒钠的毒性作用整体上应不大于头孢硫脒和头孢曲松钠。

利用斑马鱼胚胎毒性试验对上述预测结果进行验证[65]。头孢嗪脒和三嗪环在试验中基本不导致胚胎死亡而主要表现为致畸作用；其致畸表型均主要为胚胎腹部扩大、头和眼睛略小、围心囊肿大、回心区淤血；无触及反应或触及反应弱，与头孢曲松钠低浓度组的主要畸形表型相似；头孢硫脒的致畸表型虽然也与上述表型相似，但心脏畸形更为明显。上述结果验证了头孢嗪脒钠的毒性作用应主要为外露的三嗪环的致畸作用所致。

头孢曲松钠的半数致畸浓度（TD_{50}）为18.3mmol/L，半数致死浓度（LD_{50}）为24.5mmol/L；头孢硫脒在给药浓度范围内的致畸作用较低，LD_{50}为16.3mmol/L；而头孢嗪脒钠的TD_{50}约为21mmol/L，在检测浓度范围未见明显胚胎死亡现象，推测LD_{50}大于40mmol/L。即头孢嗪脒钠在斑马鱼胚胎毒性试验中的致畸作用与头孢曲松相仿，致死作用明显较头孢曲松和头孢硫脒低，综合毒性作用较头孢硫脒和头孢曲松钠低，与预测结果一致。

三种头孢菌素对胚胎发育影响的差异性主要表现在高浓度处理组。头孢曲松和头孢硫脒在高浓度时不仅表现出明显的致死性，且在致畸表型上也存在差异。头孢曲松组表现为幼体胚胎体长略短；虽然体节（肌组织）未见明显异常，但幼体游动不活跃，体位多维持侧位或斜位静止状态，遇刺激反应迟钝。头孢硫脒组，幼体孵化后未见体长明显变短，具有触及反应，但身体透明度明显变差，会出现突然死亡。头孢嗪脒钠组的独特表型为幼体体表和眼睛色素由黑变为黄色，体长明显变短；其他则表现出头孢曲松钠和头孢硫脒的共同表型，如透明度较差，心脏畸形，以及孵化后（5dpf）的幼体对触及反应弱或无，侧卧、无自主性游动；对敲击刺激无反应（图7.109）。上述结果提示，它们的畸形为3位侧链和7位侧链两个独立毒性功能基团的共同作用结果。

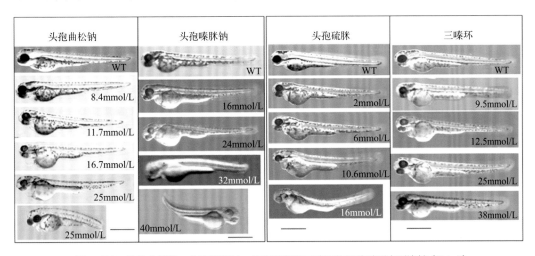

图 7.109　头孢曲松钠、头孢嗪脒钠、头孢硫脒和三嗪环的胚胎畸形表型比较（3dpf）

WT：正常对照

对LC-MS分析推测出的头孢嗪脒钠工艺杂质的毒性进行预测。头孢嗪脒钠工艺杂质的7位侧链均含有二异丙基硫脲类似物结构，3位侧链可主要分为含三嗪环类似物（杂质2、4、5、10、11、20、14）和含简单取代基类似物（杂质13、15、18b、19b）两类（图7.110）。分析诸杂质的稳定构象：7位侧链二异丙基硫脲类似物结构可能旋转、折叠形成分子内氢键，使得整个分子具有不同的构象；而3位侧链为三嗪环或简单取代基结构时，对分子构象的影响不同。选取具有结构特点的杂质4、杂质5和杂质10分别计算其在水溶液中的稳定构象。

$C_{21}H_{29}N_7O_7S_3$
分子量：587.13   杂质2

$C_{22}H_{30}N_6O_6S_3$
分子量：570.14   杂质4

$C_{17}H_{26}N_4O_5S_2$
分子量：430.13   杂质15

$C_{24}H_{34}N_{10}O_7S_3$
分子量：670.18   杂质16

$C_{21}H_{29}N_7O_7S_3$
分子量：587.13   杂质5

$C_{21}H_{29}N_7O_6S_3$
分子量：571.13   杂质10

$C_{19}H_{28}N_4O_6S_2$
分子量：472.15   杂质18b

$C_{21}H_{29}N_7O_6S_3$
分子量：571.13   杂质19a

$C_{21}H_{29}N_7O_6S_3$
分子量：571.13   杂质11

$C_{16}H_{28}N_4O_4S_2$
分子量：404.16   杂质12

$C_{18}H_{26}N_4O_6S_2$
分子量：458.13   杂质19b

$C_{21}H_{31}N_7O_5S_3$
分子量：557.15   杂质20

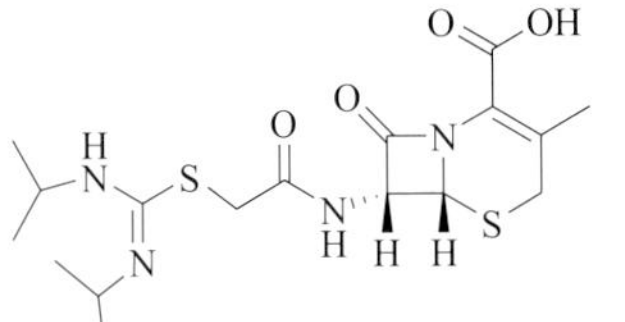

$C_{17}H_{26}N_4O_4S_2$
分子量：414.14　杂质13

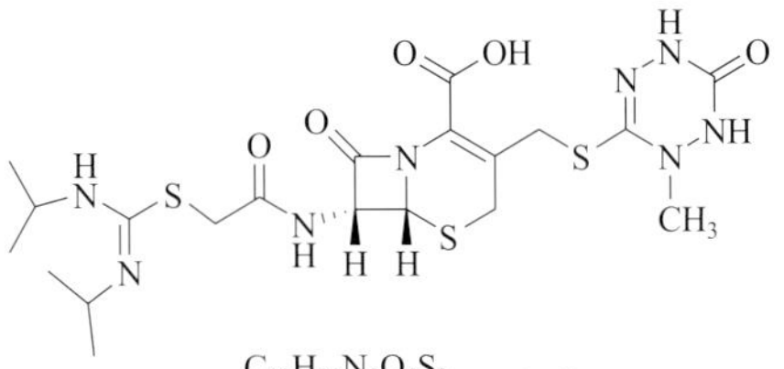

$C_{20}H_{30}N_8O_5S_3$
分子量：558.15　杂质14

图 7.110　头孢嗪脒钠中的可能工艺杂质

　　头孢嗪脒的这三个杂质的3位侧链均存在烯醇式和酮式互变，7位侧链氮原子均存在氮正离子和中性不带电两种情况。

　　① 头孢嗪脒杂质4。头孢嗪脒杂质4为7位侧链上一个氮原子被替换为亚甲基。当7位亚胺氮呈中性时，无论3位侧链是烯醇式还是酮式，杂质4的构象均与头孢嗪脒类似，7位侧链亚胺氮与7位侧链酰胺结构氮上的氢形成分子内氢键，使得7位侧链折叠[图7.111(a)和图7.111(d)]；二者的TPSA值较接近，分别为151.85Å^{2}和153.03Å^2。当7位亚胺氮带正电荷时，3位侧链为烯醇式结构或酮式结构均可能产生2种较稳定的构象，并与头孢嗪脒的包裹状构象明显不同；当3位侧链为烯醇式结构时，杂质4的最稳定构象（相对能量为0.0kcal/mol）虽呈包裹状构象，但较头孢嗪脒更松散[图7.111(b)]；另一个稳定构象（相对能量为0.2kcal/mol）的7位和3位侧链较舒展[图7.111(c)]；TPSA值分别为158.28Å^{2}和161.90Å^2。当3位侧链为酮式结构时，杂质4的最稳定构象（相对能量为0.0kcal/mol）和另一个稳定构象（相对能量为0.6kcal/mol）均与头孢嗪脒较类似[图7.111(e)和图7.111(f)]，但其3位三嗪环结构外露更明显，与头孢曲松的3位侧链构象更相近。

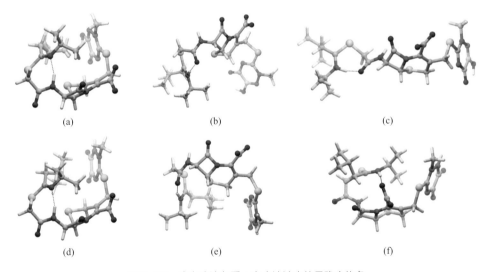

(a)　　　　　　　(b)　　　　　　　(c)

(d)　　　　　　　(e)　　　　　　　(f)

图 7.111　头孢嗪脒杂质 4 在水溶液中的最稳定构象
（a）3位侧链烯醇式，7位亚胺氮呈中性；（b）、（c）3位侧链烯醇式，7位亚胺氮带正电荷；
（d）3位侧链酮式，7位亚胺氮呈中性；（e）、（f）3位侧链酮式，7位亚胺氮带正电荷

　　② 头孢嗪脒杂质5。头孢嗪脒杂质5为头孢嗪脒母核硫原子的氧化产物。当7位亚胺呈中性时，其最稳定构象7位侧链酰胺中氨基上的氢与7位侧链亚胺结构的氮原子形成分子内氢键，整个分子呈与头孢嗪脒类似但更紧密的包裹状结构[图7.112(a)和图7.112(c)]；此时，TPSA值较头孢嗪脒大，分别为174.484Å^2（烯醇式）和161.01Å^2（酮式）。当7位亚胺呈氮正离子时，其最稳定构象7位侧链亚胺中的氮正离子与母核2位羧基负离子形成分子内氢键，整个分子也与头孢嗪脒类似呈包裹状结

构[图7.112(b)和图7.112(d)]；此时，TPSA分别为151.59Å^2（烯醇式）和150.97Å^2（酮式），较头孢嗪脒略大。

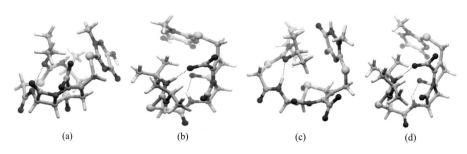

(a)   (b)   (c)   (d)

图7.112   头孢嗪脒杂质5在水溶液中的最稳定构象

（a）3位侧链烯醇式，7位亚胺氮呈中性；（b）3位侧链烯醇式，7位亚胺氮带正电荷；
（c）3位侧链酮式，7位亚胺氮呈中性；（d）3位侧链酮式，7位亚胺氮带正电荷

③头孢嗪脒杂质10。头孢嗪脒杂质10为头孢嗪脒7位的差向异构体。其7位侧链酰胺中氨基上的氢均与7位侧链亚胺结构的氮原子形成分子内氢键，使得可能产生的所有较稳定构象均呈头孢嗪脒类似的包裹状结构（图7.113）。当3位侧链为烯醇式时，7位亚胺结构呈中性，可产生2种较稳定的构象，最稳定构象（相对能量为0.0kcal/mol）[图7.113(a)]的TPSA值为156.31Å^2，另一种稳定构象（相对能量为0.5kcal/mol）[图7.113(b)]的TPSA值为154.37Å^2；而7位亚胺氮呈氮正离子时，最稳定构象的TPSA值为148.38Å^2。当3位侧链为酮式，7位亚胺氮呈中性和呈氮正离子的最稳定构象的TPSA值较接近，分别为147.10Å^{2}和147.21Å^2。

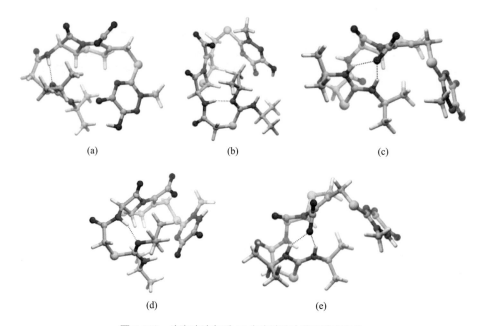

(a)   (b)   (c)

(d)   (e)

图7.113   头孢嗪脒杂质10在水溶液中的最稳定构象

（a）、（b）3位侧链烯醇式，7位亚胺氮呈中性；（c）3位侧链烯醇式，7位亚胺氮带正电荷；
（d）3位侧链酮式，7位亚胺氮呈中性；（e）3位侧链酮式，7位亚胺氮带正电荷

根据构象分析结果，对头孢嗪脒杂质的毒性进行预测。头孢嗪脒7位具有二异丙基硫脲类似物结构，3位具有三嗪环结构的异构体杂质，在水溶液中的最稳定构象多呈与头孢嗪脒类似的包裹状结构，

较易暴露的结构均为3位侧链的三嗪环。它们的TPSA值与头孢嗪脒相近或略大于头孢嗪脒，但均小于头孢曲松。因而，图7.110中头孢嗪脒钠的可能工艺杂质的毒性分别为：

① 7位侧链为二异丙基硫脲类似物，3位侧链为三嗪环类似物的杂质（杂质2、4、5、10、11、20、14），由于稳定构象中3位侧链三嗪环的结构较易暴露，可以推测斑马鱼胚胎毒性试验中的毒性反应以三嗪环导致的致畸反应为主，其反应强度应与头孢嗪脒相似。

② 7位侧链为二异丙基硫脲类似物，3位侧链为简单取代基的杂质（杂质13、15、18b、19b），其毒性反应为7位二异丙基硫脲类似物侧链形成的毒性功能基团与基于7-ADCA结构形成的毒性功能基团的共同作用结果，主要应表现为致死性，反应强度应与头孢硫脒相似。

③ 对杂质12、16和19a，根据目前的结构-毒性关系，尚无法对其毒性进行预测。因此在研发过程中应重点关注其产生的条件，按ICH的相关要求，将其含量尽量控制在界定阈值（0.15%）以下。

案例3 对头孢替安构造异构体毒性的预测

在强制降解试验中发现了盐酸头孢替安两个构造异构体，通过质谱和NMR技术证实了两个构造异构体的结构（图7.114）[30]；根据**规则13**：比较两个杂质和头孢替安与HAS1蛋白的对接结果，进一步评估它们与头孢替安的相对毒性。

C3位含有巯甲基四氮唑结构的头孢菌素在斑马鱼胚胎毒性试验中毒性反应具有浓度依赖性，在低浓度时，主要表现出C7取代基的毒性作用，在较高浓度下，C3取代基的毒性作用才显现；其毒性反应的强弱和其C7位侧链与HAS1蛋白的结合强度有关，与HAS1蛋白的结合越强，毒性作用越弱[71]。对头孢替安及两个构造异构体在水溶液中的稳定构象分析提示，头孢替安C7位侧链噻唑环上的氨基可与3位侧链的氮原子之间形成分子内氢键，使得整个分子呈"折叠"结构 [图7.115(a)A-1]；而两个异构体的C3侧链则相对伸展，因而更易与受体相互作用表现出毒性作用；异构体2的C3侧链较异构体1的空间位阻更小 [图7.115(a)B-1、C-1]。对接实验提示，头孢替安母核中的亚氨基与羧基与HAS1蛋白的ASP230、GLN 368、ARG 371和TRP 372残基可形成5个氢键，C7侧链上的氨基与HAS1蛋白的GLU 357和TYP 278残基形成两个氢键 [图7.115(b)A-2]，其对接能（—CDOCKER）也最高（—20.45kcal/mol）。异构体1母核中的羧基和亚氨基以及C3取代基中的氨基与HAS1蛋白的ARG 371、ASP 232、GLU357和TYP 278残基形成了四个氢键 [图7.115(b)B-2]；异构体2母核中的羟基、羧基和硫原子与HAS1蛋白的TYR 278、GLN 368和TRP 372残基形成了3个氢键，C7侧链上的氨基与HAS1蛋白的ARG 364残基形成一个氢键 [图7.115(b)C-2]；对接能（—CDOCKER）分别约为4.7kcal/mol和18kcal/mol。对接实验提示异构体诱导的毒性作用可能比头孢替安更强[30]。

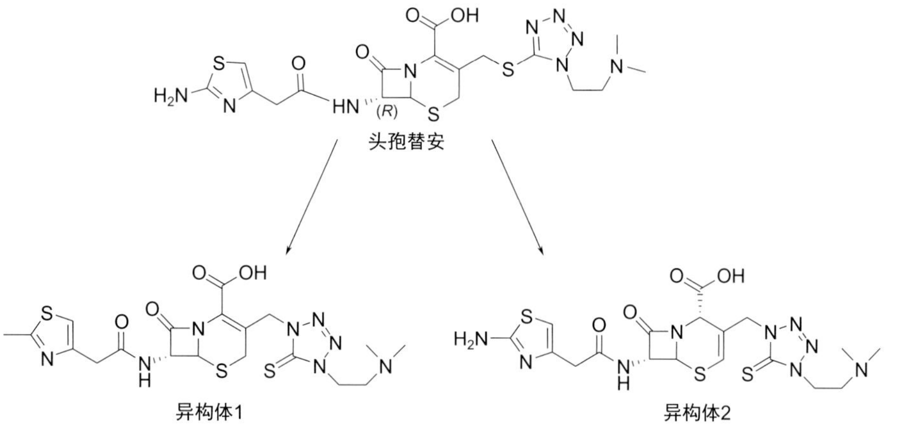

图7.114 头孢替安及两个构造异构体的结构

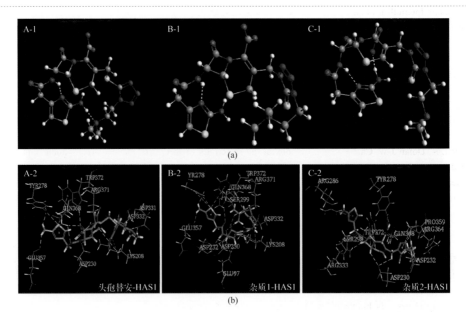

图 7.115　头孢替安及其异构体与 HAS1 蛋白的对接实验结果[30]

（a）头孢替安（A-1）、异构体 1（B-1）和异构体 2（C-1）在水溶液中的稳定构象（分子内氢键用虚线表示）；（b）配体对接模型，三维结构显示对接实验中头孢替安（A-2）、异构体 1（B-2）和异构体 2（C-2）与 HAS1 蛋白活性位点中残基的相互作用

7.3.2.5　小结：β-内酰胺类药物在斑马鱼胚胎毒性试验中的毒性反应

β-内酰胺类药物（青霉素类和头孢菌素类）在斑马鱼胚胎毒性试验中具有相似的毒性反应特性。结构-活性研究表明，β-内酰胺环、四氢噻唑环/二氢噻嗪环、侧链结构和空间构型是影响其毒性反应的主要因素；而β-内酰胺类药物降解形成的新毒性功能基团是引入潜在安全风险的重要因素。综合各类β-内酰胺类药物在斑马鱼胚胎毒性试验中的结果，以TD_{50}或LD_{50}值为基础，可建立QSTR模型：

$$pTD_{50} = -4022 + 0.43423 \times CHI\_V\_3\_C + 0.008703 \times Jurs\_PNSA\_1 - 0.18896 \qquad (7.17)$$
$$\times Num\_H\_Donors - 0.237396 \times SC\_3\_C + 5.2669 \times Shadow\_Yzfrac$$

$$pLD_{50} = 2.6348 - 2.9893 \times CHI\_3\_C + 2.4112 \times CHI\_V\_3\_C - 5.7043 \qquad (7.18)$$
$$\times Jurs\_RASA + 0.44203 \times Kappa\_2$$

式中，pTD_{50}为$\lg(1/TD_{50})$；CHI_V_3_C、Jurs_PNSA_1、Num_H_Donors、SC_3_C、Shadow_Yzfrac和CHI_3_C、Kappa_2分别为表征化合物极性、带电状态、电荷分布等特性的分子描述符。利用上述QSTR模型，可以快速预测β-内酰胺类药物的毒性强弱[72]。

参考文献

[1] 胡昌勤. 化学药品杂质控制的现状与展望 [J]. 中国科学：化学，2010, 40(6):679-687.

[2] 张夏. 杂质谱分析中复杂样品 HPLC 分析体系评价策略的探讨 [D]. 北京：中国食品药品检定研究院，2014.

[3] 张夏，张浩杰，姚尚辰，等. 青霉素杂质谱分析方法的优化与转换 [J]. 中国抗生素杂志，2020, 45(3):274-285.

[4] Zhang X, Hu C Q. Application of quality by design concept to develop a dual gradient elution stability-indicating method for cloxacillin forced degradation studies using combined mixture-process variable models [J]. J Chromatogr A, 2017, 1514:44-53.

[5] Peraman R, Bhadraya K, Reddy Y P. Analytical quality by design: a tool for regulatory flexibility and robust analytics [J]. Int J Anal Chem, 2015, 2015:1-9.

[6] Du J X, ChangY Z, Zhang X, et al. Development of a method of analysis for profiling of the impurities in

phenoxymethylpenicillin potassium based on the analytical quality by design concept combined with the degradation mechanism of penicillins[J]. J Pharm Biomed Anal, 2020, 186: 113309.

[7]　杜佳欣 . 基于质量源于设计理念对青霉素杂质谱分析方法的优化 [D]. 北京：中国食品药品检定研究院 , 2020.

[8]　常祎卓 . 基于分析目标 (Analytic Target Profile) 的理念探讨青霉素杂质谱分析方法的普适性 [D]. 北京：中国食品药品检定研究院 , 2018.

[9]　孙颖 . 基于 AQbD 理念的头孢类抗生素液相方法开发策略探讨 [D]. 北京：中国医学科学院北京协和医学院 , 2019.

[10]　Zhang W Q , Hu Q X , Zhang X , et al. The selection of suitable columns for a reversed-phase liquid chromatographic separation of beta-lactam antibiotics and related substances via chromatographic column parameters[J]. J Chromatogr A, 2014, 1323:87-96.

[11]　Snyder L R, Dolan J W, Carr P W. A new look at the selectivity of RPC columns. The hydrophobic subtraction model evaluates the selectivity of HPLC reversed-phased columns so that researchers can choose a suitable substitute or a sufficiently orthogonal second column[J]. Anal Chem, 2007, 79(9): 3254-3262.

[12]　Tropsha A, Gramatica P, Gombar V K. The importance of being earnest: validation is the absolute essential for successful application and interpretation of QSPR models[J]. QSAR Comb Sci, 2003, 22(1): 69-77.

[13]　刘浩，贾志强 . MEKC 和 HPLC 检测头孢噻吩钠的杂质谱 [J]. 中国抗生素杂志，2013, 38(12):921-927.

[14]　刘浩，秦峰，赵敬丹，等 . MEKC 和 UPLC 检测头孢噻吩钠中的 3- 位置异构体杂质 [J]. 中国抗生素杂志 , 2015, 40(7):516-520.

[15]　Lu L, Li J, Jin S H, et al. Combination of reversed phase liquid chromatography and zwitterions exchange-reversed phase-hydrophilic interaction mixed-mode liquid chromatography coupled with mass spectrometry for the analysis of antibiotics and their impurities[J]. J Chin Pharm Sci, 2014, 23 (2):106-117.

[16]　Tian Y, Lu L, Chang Y, et al. Identification of a new isomer from a reversible isomerization of ceftriaxone in aqueous solution[J]. J Pharm Biomed Anal.2015, 102:326-330.

[17]　Li J, Wang L X, Yao S C, et al. Characterization of impurities in cefdinir bulk material by online column- switching liquid chromatography and tandem mass spectrometry[J]. Curr Pharm Anal, 2013, 9:145-158.

[18]　胡昌勤 . β- 内酰胺类抗生素聚合物杂质控制策略的形成与发展 [J]. 中国新药杂志，2020，29(11):1231-1244.

[19]　李进，张培培，姚尚辰，等 . 注射用哌拉西林钠他唑巴坦钠的聚合物杂质分析 [J]. 药物分析，2019, 39(7):1279-1294.

[20]　胡昌勤，张夏，李进 . 青霉素类抗生素的聚合物分析 [J]. 中国抗生素杂志 , 2022, 47(2):105-113.

[21]　Wang Y D, Gu M. The concept of spectral accuracy for MS[J]. Anal Chem, 2010, 82(17): 7055.

[22]　刘可，马彬，王永东，等 . 一种新软件方法用于单位分辨质谱仪上药物相对分子质量的准确测定 [J]. 药学学报 , 2007, 42(10):1112-1114.

[23]　钱建钦，胡昌勤 . 高效液相色谱 - 单四极杆质谱仪结合同位素峰形校正检索技术快速确定头孢呋辛水溶液降解杂质 [J]. 药物分析杂志 , 2012, 32(9):1589-1596,1605.

[24]　顾鸣，王永东 . 通过精确质量确定元素组成：从四极杆到傅立叶变换离子回旋共振质谱仪 [J]. 分析测试学报，2007, 26(s): 106-108,112.

[25]　TianY, Chang Y, Feng Y C, et al. Isolation, identification and haracterization of related substances in furbenicillin[J]. J Antibiot, 2015, 68(2): 133-136.

[26]　Bhushan R, Brückner H. Marfey's reagent for chiral amino acid analysis: a review[J]. Amino acids, 2004, 27(3): 231-247.

[27]　陈启立 . 头孢菌素类仿制药的杂质谱研究 [D]. 北京：北京协和医学院 , 2016.

[28]　钱建钦 . β- 内酰胺类抗生素及其杂质的质谱裂解规律研究和毒性预测与评价 [D]. 北京：北京协和医学院 , 2014.

[29]　Vilanova B, Muñoz F, Donoso J, et al. HPLC and ^{1}H-NMR studies of alkaline hydrolysis of some 7-(oxyiminoacyl) cephalosporins[J]. Helv Chim Acta, 1993, 76(8): 2789-2802.

[30]　Tian Y, Wang Y N, Han Y, et al. Isolation, identification and in silico toxicity predictions of two isomers from cefotiam hydrochloride[J]. J Pharm Biomed Anal, 2018, 158: 425-430.

[31]　姜俊，冀峰，陈振贺，等 . 阿莫西林胶囊热降解聚合物杂质的 2D-HPLC 分析及质谱裂解机理探讨 [J]. 药物分析，2021, 41(7): 1244-1258.

[32]　Wu Q, Zhang X, Du J, et al. Discussion on the dimerization reaction of penicillin antibiotics[J]. J Pharm Anal, 2022, 12(3):481-488.

[33]　张夏，伍启章，胡昌勤 . 青霉素侧链结构对其聚合反应的影响探讨 [J]. 中国抗生素杂志，2022, 47(2):167-173.

[34]　李进，张培培，崇小萌，等 . 阿莫西林克拉维酸钾复方制剂中聚合物杂质的分析 [J]. 药物分析杂志 , 2017,37(8):1430-1440.

[35]　胡昌勤，李进，张夏 . 7- 氨噻肟头孢菌素的聚合物分析 [J]. 中国抗生素杂志 , 2022, 47(3) :209-220.

[36]　Perez-Inestrosa E, Suau R, Montañez M I, at al. Cephalosporin chemical reactivity and its immunological implications[J]. Curr Opin Allergy Clin Immunol, 2005, 5(4):323-330.

[37]　李进，姚尚辰，尹利辉，等 . 头孢噻肟钠原料的聚合物杂质分析 [J]. 中国抗生素杂志 , 2020, 45(9):883-892.

[38]　Li J, Zhang D S, Chong X M, et al. Influence of substituent groups at the 3-position on the mass spectral fragmentation

pathways of cephalosporins [J]. Rapid Commun Mass Spectrom, 2010, 24:2143-2150.

[39]   Okamoto Y, Kiriyama K, Namiki Y, et al. Degradation kinetics and isomerization of cefdinir, a new oral cephalosporin, in aqueous solution. 1 [J]. J Pham Sci, 1996 85(9): 976-983.

[40]   Okamoto Y, Kiriyama K, Namiki Y, et al. Degradation kinetics and isomerization of cefdinir, a new oral cephalosporin, in aqueous solution, 2. hydrolytic degradation pathway and mechanism for β-lactam ring opened lactones [J]. J Pham Sci, 1996, 85(9): 984-989.

[41]   李进, 姚尚辰, 尹利辉, 等. 头孢地尼原料及制剂的聚合物杂质分析 [J]. 中国抗生素杂志, 2020, 45(10): 1005-1016.

[42]   李进, 姚尚辰, 尹利辉, 等. 头孢他啶原料及制剂的聚合物杂质分析 [J]. 药学学报, 2020, 55(8): 1889-1896.

[43]   胡昌勤, 张夏, 李进. 头孢菌素的聚合物分析 [J]. 中国抗生素杂志, 2022, 47(3) :221-228.

[44]   李进, 张培培, 姚尚辰, 等. 头孢拉定原料及制剂的聚合物杂质分析 [J]. 中国抗生素杂志, 2019, 44(3):362-369.

[45]   张夏, 李进, 王晨, 等. 头孢唑林钠原料及制剂中的聚合物杂质研究 [J]. 药学学报, 2021, 56(6): 1677-1682

[46]   崇小萌, 田冶, 姚尚辰, 等. 注射用头孢硫脒聚合物检测方法比较及聚合物杂质分析 [J]. 中国新药杂志, 2021, 30(14):1334-1339.

[47]   冀峰, 赵辰辰, 高慧, 等. 在线体积排阻色谱-反相液相色谱-飞行时间质谱法鉴定注射用头孢哌酮钠舒巴坦钠中聚合物杂质 [J]. 中国药学杂志, 2021, 56(2):140-146.

[48]   Wichard, J D. In silico prediction of genotoxicity [J]. Food Chem Toxicol, 2017. 106(Pt B): 595-599.

[49]   胡昌勤. 对抗生素注射剂一致性评价 / 再评价的再思考 [J]. 中国抗生素杂志, 2020, 45(3):203-211.

[50]   Han Y, Zhang J P, Hu C Q, et al. In silico ADME and toxicity prediction of ceftazidime and its impurities [J]. Front Pharmacol, 2019, 10:434.

[51]   胡昌勤. 化学药品杂质谱控制的现状与展望 [J]. 中国新药杂志, 2015, 24(15):1727-1734.

[52]   Grunwald D J, Eisen J S. Headwaters of the zebrafish-emergence of a new model vertebrate [J]. Nat Rev Genet, 2002, 3(9): 717-724.

[53]   Klee E W, Schneider H, Clark, et al. Zebrafish: a model for the study of addiction genetics[J]. Hum Genet, 2012, 131(6): 977-1008.

[54]   Howe K, Clark M D, Torroja C F, et al. The zebrafish reference genome sequence and its relationship to the human genome [J]. Nature, 2013, 496: 498-503.

[55]   陈秋霞, 曾苏. 斑马鱼在药物代谢中的研究进展 [J]. 药学学报, 2011, 46 (9): 1026-1031.

[56]   Hopkins A L, Groom C R. The druggable genome[J]. Nat Rev Drug Discov, 2002, 1:727-730.

[57]   Diekmann H, Hill A. ADMETox in zebrafish[J]. Drug Discov Today :Disease Models, 2013, 10(1):e31-e35.

[58]   Engeszer R E, Patterson L B, Rao A A, et al. Zebrafish in the wild: a review of natural history and new notes from the field [J]. Zebrafish, 2007, 4(1):21-40.

[59]   Kimmel C B, Ballard W W, Kimmel S R, et al. Stages of embryonic development of the zebrafish[J]. Dev Dyn, 1995, 203(3):253-310.

[60]   Zhang F, Qin W, Zhang J P, et al. Antibiotic toxicity and absorption in zebrafish using liquid chromatography-tandem mass spectrometry[J]. PLoS One, 2015, 10(5): e0124805.

[61]   Liu Y, Zhang J P, Hu C Q. Validated LC-MS/MS method for simultaneous analysis of 21 cephalosporins in zebrafish for a drug toxicity study[J]. Anal Biochem, 2018, 558: 28-34.

[62]   Liu Y, Zhang X, Zhang J P, et al. Construction of a quantitative structure activity relationship (QSAR) model to predict the absorption of cephalosporins in zebrafish for toxicity study[J]. Front Pharmacol, 2019, 10: 31.

[63]   Zhang J P, Meng J, Li Y P, et al. Investigation of the toxic functional group of cephalosporins by zebrafish embryo toxicity test [J]. Arch Pharm, 2010, 343(10): 553-560.

[64]   Chen B, Gao Z Q, Liu Y, et al. Embryo and developmental toxicity of cefazolin sodium impurities in zebrafish[J]. Front Pharmacol, 2017, 8: 403.

[65]   Qian J Q, Han Y, Li J, et al. Toxic effect prediction of cefatirizine amidine sodium and its impurities by structure-toxicity relationship of cephalosporins[J]. Toxicol In Vitro, 2017, 46: 137-147.

[66]   Zhang J P, Qian J Q, Tong J W, at al. Toxic effects of cephalosporins with specific functional groups as indicated by zebrafish embryo toxicity testing[J]. Chem Res Toxicol, 2013, 26, 1168-1181.

[67]   韩莹, 陈博, 刘颖, 等. 头孢菌素杂质毒性评价的策略与方法 [J]. 中国新药杂志, 2019, 28(19):2353-2359.

[68]   孙雪奇, 张姮婕, 袁军, 等. 头孢他啶杂质 H 研究 [J]. 药物分析杂志, 2014. 34(9): 1605-1610.

[69]   Han Y, Zheng Y M, Zhang J P, et al. Neurobehavioral effects of cephalosporins: assessment of locomotors activity, motor and sensory development in zebrafish[J]. Front Pharmacol, 2018, 9: 160.

[70]   Han Y, Chen B, Zhang J P, et al. Cardiac safety evaluation in zebrafish and in silico ADME prediction of cephalosporins with an aminothiazoyl ring at the C-7 position[J]. Toxicol Appl Pharmacol, 2018, 347: 33-44.

[71]   Han Y, Zhang J P, Hu C Q. A systematic toxicity evaluation of cephalosporins via transcriptomics in zebrafish and in silico ADMET studies[J]. Food Chem Toxicol, 2018, 116 (Pt B): 264-271.

[72]   Han Y, Ma Y Y, Chen B, et al. Hazard assessment of beta-lactams: Integrating in silico and QSTR approaches with in vivo zebrafish embryo toxicity testing[J]. Ecotoxicol Environ Saf, 2022, 229: 113106.

第8章

β-内酰胺抗生素
质量标准

安全、有效、质量可控是药品上市的前提。药品质量标准是保证上市药品质量的最基本要求，一个安全、有效、稳定、经济的药品必须符合药品质量标准的规定。

药品质量标准伴随着新药的研发而产生。在新药研发过程中，新药的安全性、有效性必须通过临床试验加以确定；在新药进入临床试验之前，通过对其各项理化指标的分析，制定出符合产品工艺特点的质量标准，用以表征在受控生产条件下产品应满足的基本质量属性；当临床试验证明新药安全、有效，可以在临床中应用时，按已确定的质量标准对上市药品进行检验，通过比较新产品与临床试验药品理化特性的差异，评价其是否可以满足新药安全有效的基本质量属性；并在后续的生产中保证不同批次产品具有相同的理化特性，进而保证它们在临床中具有相同的疗效。上述分析揭示，新药上市时的质量标准是保证其安全有效的最低（基本）要求；而药品质量的可控性是保障其安全、有效的基础。

虽然在药品的研发、注册、审批等多个环节中，药品生产企业与药品监管部门已经从多方面、多角度对药品的安全、有效及质量可控性进行过评价，但药品上市后仍可能暴露出许多问题，因而，药品上市后需在新药标准的基础上，持续地对其质量标准进行改进，使之可更有效地表征生产工艺的变异，保证新药上市后的可控性。此外，在社会发展的不同阶段，由于各种政治、经济矛盾的焦点不同，导致新药审评/审批标准存在一定的差异，为保证上市药品满足不同时期药品监管的要求，也需要对药品的质量标准进行持续改进。而科学技术的进步，使得监管的对象（新药类型）和分析技术/方法这一对特殊矛盾得到极大发展，分析对象的变化对药品质量控制提出了新要求，药物分析新技术/方法的发展不仅为解决这些新问题提供了手段，也同时改变着药品监管的理念（图8.1）。因而，药品质量标准是时代的产物，并伴随着时代的进步而发展。

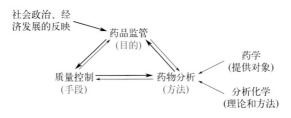

图 8.1　药品监管-质量控制-药物分析的相互促进作用

8.1 药品质量标准的一般属性

药品质量标准是药品监督检验人员、药品生产者和质量管理人员判断药品质量合格与否的法律/法规性文件。通过对药品的安全性、有效性和工艺可控性指标的检验，判断药品是否可以满足其在临床中应用的基本要求。

国家药品标准通常属于强制性标准，同时也是保证上市药品安全、有效的最低标准。企业标准是产品出厂时的最低标准，通常较国家标准更为严格，以保证上市后产品在整个效期均可以符合国家药品标准的规定。伴随着科学技术的发展，也伴随着人们对药品安全、有效理念认识的不断提高，药品质量标准不断趋于合理，但也存在时代的局限性。

药品质量标准一般具有时限性，各国药典通常在实施新版标准的同时，原质量标准自动废止。药品质量标准还具有局限性（地域性），如各国药典包括《美国药典》（USP）、《英国药典》（BP）、《欧洲药典》（EP）、《日本药局方》（JP）和《中国药典》（ChP）均为地区标准，即药品在特定地域使用时必须符合当地药品标准的规定。例如：阿莫西林的比旋度范围与产品的工艺及控制水平有关，ChP 2005中阿莫西林的比旋度规定为"+290°~+310°（溶液浓度：1mg/mL）"，同期，BP/EP中阿莫西林的比旋度规定为"+290°~+315°（溶液浓度：2mg/mL）"，当时进口至中国的阿莫西林，必须符合ChP的规定。

药品质量标准（包括企业标准）不能随意更改，如需修改，必须依照一定的程序，获得批准后方可执行。在新质量标准未获批准前，即使认为现行质量标准有一定的缺陷，也必须执行。

药品标准通过对药品生产过程的控制，保证产品的安全和有效。质量标准中的具体质控项目、分析方法和限度构成了药品质量标准的主体；质控项目、指标的合理性及检验方法的可操作性直接影响着质量标准的可执行性，因而，质量标准的严谨性是建立标准的关键。

8.2 建立药品质量标准的一般要求

为建立严谨的药品质量标准，应对所涉及的品种进行充分的药学研究，做到结构明确、组成已知、理化特性清楚、稳定性可控和标准品/对照品准确。

8.2.1 结构明确

对新药结构的确证是药物注册审批的前提。建立药品标准时强调的结构明确是指对药物水合物和盐结构的确证。如阿莫西林有一水合物、三水合物和阿莫西林钠；青霉素有钠盐与钾盐；他唑巴坦有无水物和半水合物等。药物的水合物和盐特性直接与质量标准中的鉴别项有关，并影响对药品性状、结晶性等的描述与检测。

通常采用以下方法来确定药物水合物和盐的结构：①核对生产工艺，并结合结晶性检查等确定产品否为晶体；②如为药物晶体，则需要利用单晶X射线衍射分析确定晶体的结构，并根据X射线粉末衍射数据确定实际产品与单晶给出的晶体结构是否一致；③利用TG、DSC等综合判断药品中水分子的结合形式；④必要时测定药品碱/酸基与成盐反离子的比例。

案例 头孢替唑钠一水合物的结构确定

① 头孢替唑钠的成盐工艺可概括：头孢替唑酸在水溶液中加入$NaHCO_3$成为头孢替唑钠，再加入有机溶剂如异丙醇形成白色针状结晶。

$$头孢替唑酸 + NaHCO_3 \longrightarrow 头孢替唑钠\downarrow$$

② 头孢替唑钠晶体分析：模拟成盐工艺的结晶条件，得到不同的头孢替唑钠晶体，经X射线粉末衍射分析，样品均呈明显的衍射峰（图8.2），即得到的头孢替唑钠均为晶体；经Karl-Fischer法测定，各晶体的水分含量均在3.9%～4.2%范围；由于头孢替唑钠一水合物的理论含水量约为3.9%，提示它们均是头孢替唑钠一水合物。但8号晶体［在异丙醇-水溶液（1:1）中结晶］和15号晶体［在异丙醇-水溶液（5:3）中结晶］的衍射图谱明显不同；8号晶体在2θ约8°和18°等处具有衍射峰，而15号晶体在2θ约9°和8.6°等处具有衍射峰，提示二者为不同的晶型。将8号晶体称为Ⅰ型晶体，15号晶体称为Ⅱ型晶体，其他晶体（6号、10号和2号）是Ⅰ型和Ⅱ型晶体的混合物。与工业化生产的头孢替唑钠X射线粉末衍射图谱比较，发现工业化生产的头孢替唑钠均为Ⅰ型晶体。

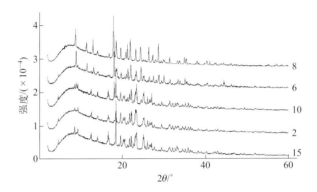

图8.2 不同结晶条件下得到的头孢替唑钠晶体X射线粉末衍射图谱[1]
8—异丙醇-水（1:1）溶液；6—乙醇-水（1:1）溶液；10和2—异丙醇-水（5:4）溶液；
15—异丙醇-水（5:3）溶液

在异丙醇-水（1:1）溶液中制备头孢替唑钠一水合物单晶。单晶X射线衍射分析表明，其为正交晶系，空间群为P2₁2₁2₁；一个晶胞内含有4个头孢替唑钠分子和4个水分子（详见第5章β-内酰胺抗生素的晶体学特征）；钠离子与头孢替唑中的羧基成盐，Na···O₂＝2.3333Å，分子内与分子间均无氢键连接，以范德华力维系分子在晶体下的稳定排列；其化学计量式为$C_{13}H_{11}O_4N_8S_3Na \cdot H_2O$；证明所得到的单晶为头孢替唑钠一水合物。采用计算机模拟方法获得该单晶的X射线粉末衍射图，与工业化生产的头孢替唑钠X射线粉末衍射图谱进行比较，二者基本一致，进而证明了工业化生产的头孢替唑钠Ⅰ型晶体的晶体结构。

③ 采用热重（TG）和DSC技术分析不同批次结晶的头孢替唑钠晶体（图8.3），证明水分子在不

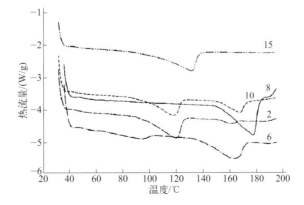

图8.3 不同结晶条件下得到的头孢替唑钠晶体的DSC分析结果[1]
8—异丙醇-水（1:1）溶液；6—乙醇-水（1:1）溶液；10和2—异丙醇-水（5:4）溶液；15—异丙醇-水（5:3）溶液

同头孢替唑钠晶体中的结合形态不同。Ⅰ型晶体中水分子的结合较为松散，在35～117℃附近即可失去；Ⅱ型晶体中水分子的结合较为紧密，在110～160℃附近方可失去（详见第5章β-内酰胺抗生素的晶体学特征）。头孢替唑钠晶体失去结晶水后，继续加热，DSC曲线中才出现明显的吸热峰；提示结晶水失去后，头孢替唑钠晶体仍保留较完整的晶格结构。利用TG或DSC可以鉴别头孢替唑钠一水合物的Ⅰ型晶体和Ⅱ型晶体。

由于头孢替唑钠一水合物Ⅰ型晶体和Ⅱ型晶体的热稳定性不同[1]，且其在结晶过程中易出现混晶，因而，在药品质量标准中有必要采用X射线粉末衍射法或热分析对晶体进行鉴别或检查，以控制结晶工艺的变异。

8.2.2　组成已知

在建立药品质量标准时，组成已知强调的是药品中的各种成分，包括活性成分、非活性成分、杂质成分等均处于受控状态。包括：①活性组分的控制，如呋布西林、磺苄西林中的L-、D-异构体的比例，复方制剂如β-内酰胺抗生素与酶抑制剂复方制剂中不同活性成分的比例等；②非活性添加剂的控制，如注射用头孢拉定、注射用头孢他啶中助溶剂（碳酸钠、精氨酸等）的控制等；③杂质谱的控制；④水分、残留溶剂的控制；⑤灰分、重金属的控制。

案例1　计算阿莫西林钠/克拉维酸钾（5∶1）复方制剂中各组分的理论含量

对于β-内酰胺抗生素与酶抑制剂组成的复方制剂，药品规格中虽然给出了二者的比例如阿莫西林钠/克拉维酸钾（5∶1），但其中5∶1是指活性成分阿莫西林和克拉维酸的比例，而不是阿莫西林钠与克拉维酸钾的质量比，而生产过程中需要按阿莫西林钠和克拉维酸钾的质量比进行投料。为了计算阿莫西林钠与克拉维酸钾的质量比，应先计算两个活性成分在制剂中的理论值：

设每1mg制剂混粉中含x mg的克拉维酸钾，则

$$\frac{\text{克拉维酸}(C_8H_9NO_5)}{\text{阿莫西林}(C_{16}H_{19}N_3O_5S)} = \frac{x \times \dfrac{\text{克拉维酸分子量}}{\text{克拉维酸钾分子量}}}{(1-x) \times \dfrac{\text{阿莫西林分子量}}{\text{阿莫西林钠分子量}}} = \frac{1}{5} \tag{8.1}$$

求解式（8.1），x=183.5μg；则，阿莫西林钠的量（$1-x$）=816.5μg。即按无水物计，1mg制剂混粉中含183.5μg克拉维酸钾和816.5μg阿莫西林钠。如按无水物分别以阿莫西林和克拉维酸计，则1mg制剂混粉中含154μg克拉维酸和770μg阿莫西林。

案例2　头孢曲松钠原料的理论值计算

头孢曲松钠分子中含有2个钠离子和3.5个水分子（图8.4），根据其分子式，头孢曲松钠和水的

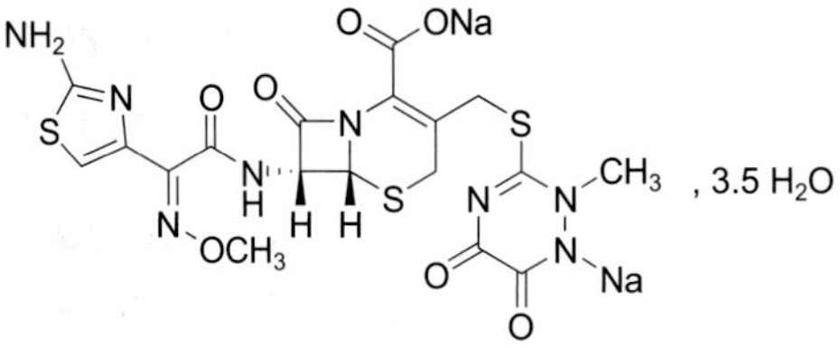

图8.4　头孢曲松钠的结构式

理论含量分别应为83.8%和9.5%；如按无水物以头孢曲松计，其理论含量约为92.7%。因而，对实际产品进行质量控制时，如果按无水物以头孢曲松计，含量大于92.7%，则说明产品成盐不足；如水分含量小于9.5%，则说明结晶水缺失。

8.2.3 理化特性清楚

药品的理化特性包括溶解性、结晶性、比旋度、酸碱度等。虽然它们多数为药物分子的固有特征，但亦受药品生产工艺的影响。药品的理化特性是确定质量标准中质控项目和限度的基础。由药品的理化特性，可以描述出一个具体品种的基本轮廓，如是结晶性粉末（结晶工艺产品）还是冷冻干燥产品；检验/使用过程中的注意事项，如是否易引湿，易在何种溶剂中溶解等；而 E 值、比旋度等特性由于受生产工艺的影响较大，因而还可作为控制生产过程中变异的辅助指标。

案例1 盐酸头孢唑兰比旋度与生产工艺的相关性[2]

盐酸头孢唑兰（cefozopran hydrochloride）是第四代头孢菌素，由日本武田公司研发并首先在日本上市。盐酸头孢唑兰最早收载于《日本药局方》（JP）第十四版中，其比旋度限度为−73°∼−78°。国内仿制时，多数仿制品的比旋度在JP标准的上限（约−73°）附近，与原研产品的比旋度存在差异。

比较国产仿制品和原研产品的杂质谱，发现二者的差异较大：主峰前仿制品中的杂质1和杂质2在原研产品中基本不存在，原研产品中杂质7的含量相对较高；主峰后仿制品中含有杂质10、杂质11和杂质12，原研产品中无杂质11，但含有杂质13和杂质14（图8.5）。

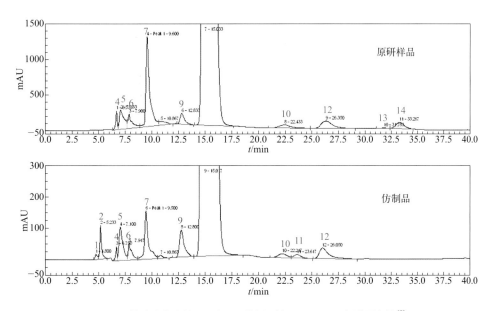

图8.5 盐酸头孢唑兰原研产品和仿制品的HPLC-UV色谱图比较[2]

进一步采用旋光检测器（ORD）比较二者的HPLC-ORD色谱图（图8.6）。在头孢唑兰主峰与溶剂峰之间，原研产品出现杂质7和杂质9两个色谱峰，其他杂质由于浓度较低未能检出，它们对样品旋光性的影响基本可以忽略；杂质9呈正旋光特性，杂质7呈负旋光特性，二者相互抵消，减弱了其单独存在时对样品旋光性的影响。而仿制品中仅出现杂质9，由于杂质9的正旋光特性与主峰的旋光特性相反，因而直接影响样品的比旋度值。此外，虽然原研产品在HPLC-UV分析中RRT=0.34处未显现出杂质峰，但HPLC-ORD分析中RRT=0.34处显现出明显的正旋光性杂质；而仿制品中杂质峰2

（RRT=0.34）呈明显的负旋光性；提示原研产品与仿制品在RRT=0.34处可能存在旋光特性完全不同的杂质。不同产品由于杂质谱的差异可能影响样品的比旋度。

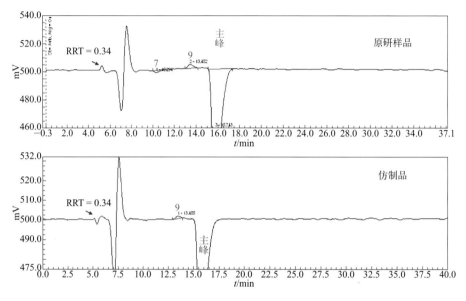

图 8.6　盐酸头孢唑兰原研产品和仿制品的 HPLC-ORD 色谱图比较[2]

为更好地解释头孢唑兰杂质的旋光性对头孢唑兰比旋度的影响，结合强制降解实验，按式（8.2）计算诸降解杂质的旋光校正因子：

$$旋光校正因子(f_{ORD})=\frac{A_i(ORD)/A_i(UV)}{A_R(ORD)/A_R(UV)} \tag{8.2}$$

式中，A_i（ORD）和 A_i（UV）分别代表ORD和UV测定的杂质峰的峰面积；A_R（ORD）和 A_R（UV）分别代表ORD和UV测定的参比物质（头孢唑兰）峰的峰面积。由不同杂质的旋光校正因子可见，不同杂质的旋光特性存在明显差异，对样品比旋度的影响也不相同（表8.1）。假定盐酸头孢唑兰比旋度的理论值为 −75.5°，当样品中仅含有一个杂质，含量分别为0.5%或1%时，如为杂质3（对头孢唑兰比旋度上限影响最大的杂质），头孢唑兰样品的比旋度分别为−212.8°（含量为0.5%）和−350.2°（含量为1.0%）；如为杂质1（对头孢唑兰比旋度下限影响最大的杂质），则比旋度分别为−66.6°（含量为0.5%）和−57.7°（含量为1.0%）；即产品的比旋度与杂质的种类明显相关。

表 8.1　头孢唑兰杂质对比旋度的影响

杂质	RRT	来源	杂质旋光校正因子	杂质理论比旋度	含单一杂质时盐酸头孢唑兰的理论比旋度	
					杂质含量≤0.5%	杂质含量≤1%
1	0.31	酸降解	22.6	1708.2°	≤−66.6°	≤−57.7°
2	0.34	氧化降解	—	—	—	—
3	0.36	酸降解	−364.8	−27540.9°	≤−212.8°	≤−350.2°
4	0.45	酸降解	—	—	—	—
5	0.47	酸、碱降解	—	—	—	—
6	0.53	氧化降解	−3.5	−265.0°	≤−76.4°	≤−77.4°
7	0.63	碱降解	−1.5	−115.0°	≤−75.7°	≤−75.9°

续表

杂质	RRT	来源	杂质旋光校正因子	杂质理论比旋度	含单一杂质时盐酸头孢唑兰的理论比旋度	
					杂质含量≤0.5%	杂质含量≤1%
8	0.67	氧化降解	0.55	41.8°	≤−74.9°	≤−74.3°
9	0.85	酸、碱、氧化降解	12.9	976.1°	≤−70.2°	≤−65.0°
10	1.48	酸、氧化降解	—	—	—	—
11	1.58	碱降解	7.8	592.7°	≤−72.2°	≤−68.8°
12	1.76	碱降解	0.55	41.8°	≤−74.9°	≤−74.3°

注："—"代表不具有旋光性。

为进一步证明仿制品与原研药品的比旋度差异为样品杂质谱的差异所致：

① 采用核磁共振法和质量平衡法确定仿制品（批号060605）的含量为93.6%。

② 以此为对照品，按JP比旋度测定的要求，在0.2～10mg/mL的范围内配制系列溶液，分别测定诸溶液的旋光度和其在HPLC-ORD中头孢唑兰色谱峰的峰面积值，建立旋光度与旋光峰面积之间的定量关系：

$$y = 102.12x - 0.1515$$
$$R^2 = 0.9966$$

（8.3）

式中，y 为旋光峰面积；x 为旋光度。

③ 根据上述线性关系，利用旋光峰面积分别计算仿制品（批号060516）和原研产品（批号HK 798）的比旋度，结果分别为−75.3°和−74.9°，即扣除了杂质的影响，仿制品与原研样品的比旋度基本相同，均在JP比旋度限度（−73°～−78°）的中间值附近。按比旋度测定法测定仿制品（批号060516）的比旋度，实际测定值为−73.2°，接近JP限度的上限，而原研产品比旋度的实测值与按旋光峰面积的计算值基本相同，进一步证明样品杂质谱的差异影响样品的实测比旋度。因而，根据实际生产工艺，结合杂质谱的控制，确定盐酸头孢唑兰比旋度的限值是十分必要的。

案例2　盐酸头孢唑兰的互变异构现象[3]

HPLC分析盐酸头孢唑兰，不同比例的水和乙腈为溶剂时，可以看到头孢唑兰至少存在两种不同的异构体，并呈现出互变异构现象（图8.7）：在100%的水溶液中，头孢唑兰以异构体Ⅰ的形式（保留时间约10min）存在；随着溶剂中乙腈含量的不断增加，头孢唑兰异构体Ⅰ通过一个过渡态

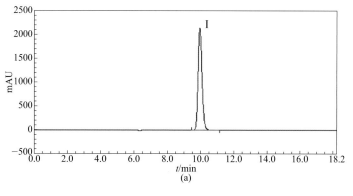

图8.7

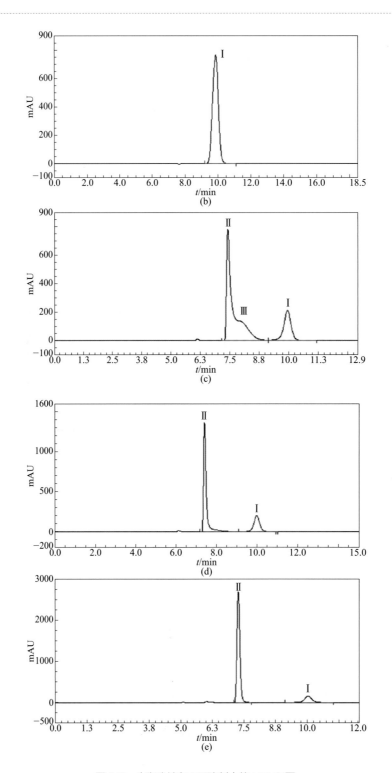

图 8.7   头孢唑兰在不同溶剂中的 HPLC 图

（a）水；（b）水：乙腈（80∶20）；（c）水：乙腈（60∶40）；（d）水：乙腈（40∶60）；（e）水：乙腈（20∶80）
随着溶剂中乙腈含量的增加，构型 Ⅰ 逐渐向构型 Ⅱ 转化

（水：乙腈=60：40时的状态）逐渐向异构体Ⅱ（保留时间约7.5min）转变；当溶剂中乙腈含量达到80%时，头孢唑兰主要以异构体Ⅱ的形式存在。向头孢唑兰异构体Ⅱ溶液（溶剂为水：乙腈=20：80）中逐渐加入水，可以观测到头孢唑兰由异构体Ⅱ向异构体Ⅰ转变的相反过程。

通过LC-MS、LC-NMR、核磁共振和HPLC-ORD分析技术，分析头孢唑兰两种不同构型的空间结构，认为两种构型是由于分子内的p-π共轭作用，使得酰胺基团的碳-氮键旋转受阻，因此产生了顺式（Ⅰ）和反式（Ⅱ）两种异构体（图8.8）。对该现象的认知，有助于在建立质量标准时帮助选择适宜的试验溶剂，避免异构现象对试验的干扰。

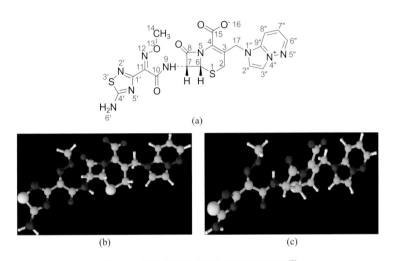

图8.8 头孢唑兰的分子结构和空间构型[3]

（a）分子结构；（b）顺式构型（异构体Ⅰ）；（c）反式构型（异构体Ⅱ）

以盐酸头孢唑兰比旋度测定的溶剂选择为例。由于头孢唑兰顺式（Ⅰ）和反式（Ⅱ）两种异构体的旋光特性不同（采用HPLC-UV-ORD联用技术，用旋光检测器和紫外检测器的峰面积之比表示不同异构体旋光特性的差异，异构体Ⅰ和异构体Ⅱ的比值分别为10.9和155.9[3]），因而，比旋度测定时应保证头孢唑兰以单一的形式存在。JP中采用NaCl（0.1g/mL）：甲醇=3：2为溶剂，测定盐酸头孢唑兰的比旋度。在此条件下头孢唑兰虽然主要以异构体Ⅰ的形式存在，但已经呈前拖尾，开始向异构体Ⅱ转变［图8.9(a)、(b)］；盐酸头孢唑兰在水溶液中虽然以单一的形式（异构体Ⅰ）存

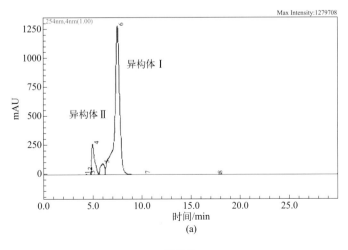

图8.9

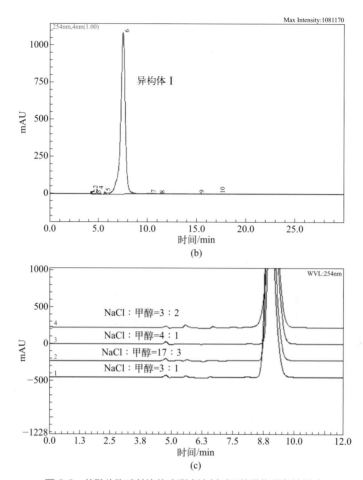

图 8.9　盐酸头孢唑兰比旋度测定溶剂对互补异构现象的影响

（a）NaCl（0.1g/mL）：甲醇=2：3 为溶剂；（b）NaCl（0.1g/mL）：甲醇=3：2 为溶剂；（c）溶剂 NaCl（0.1g/mL）：甲醇在 3：1 ～ 17：3 范围内与 3：2 时的比较

在［图 8.7(a)］，但受其溶解度的影响，当浓度达到 10mg/mL 时（比旋度测定的常用浓度），溶液易变浑浊。改变 NaCl（0.1g/mL）与甲醇的比例，使其对盐酸头孢唑兰既有足够的溶解度，又以单一的形式（异构体Ⅰ）存在：当 NaCl（0.1g/mL）和甲醇的比例为 4：1 时，头孢唑兰呈单一的色谱峰，与 100% NaCl（0.1g/mL）为溶剂的色谱峰相比没有明显区别；考虑到溶剂配制时的误差，比较 NaCl（0.1g/mL）：甲醇=3：1 和 NaCl（0.1g/mL）：甲醇=17：3 时头孢唑兰的存在形式，它们与 NaCl（0.1g/mL）：甲醇=4：1 时头孢唑兰的存在形式没有明显区别［图 8.9(c)］。综合上述结果，认为以 NaCl（0.1g/mL）：甲醇=4：1 为溶剂较 NaCl（0.1g/mL）：甲醇=3：2 为溶剂测定盐酸头孢唑兰的比旋度可更好地排除互变异构现象对测定结果的影响。

8.2.4　稳定性可控

药物在贮存过程中其理化特性逐渐改变。全面了解其稳定性特性对确定药物的贮存条件、包装、有效期及药品质量标准中的限度均有重要意义。对药物稳定性的考察可分为：①化学稳定性；②物理稳定性；③包材相容性。

化学稳定性不仅揭示贮存期药物含量的变化情况，更主要的是揭示药物其可能产生哪些杂质及杂质的变化幅度。药物的化学稳定性与生产工艺有关，如头孢唑林钠的无定型产品可以由结晶-脱水工艺生产，也可以由冷冻干燥生产，但两种工艺的产品在贮存中不仅杂质总量的变化不同，杂质种类也不完全一致；头孢唑林3位侧链的降解可形成杂质F（3位侧链）和杂质I（内酯），但冷冻干燥的产品中通常仅能观测到杂质F，观测不到杂质I，而脱水-结晶工艺的产品中杂质F与杂质I基本呈1：1。因而，应针对不同品种的特点设定不同的杂质质控限度。而不同口服制剂，如阿莫西林克拉维酸钾片[4]、头孢拉定颗粒[5]等，由于处方工艺的差异，不同产品的杂质谱也呈明显差异。

药物原料的物理稳定性通常主要与药物的晶型有关。多晶型药物由于不同的晶型可能具有不同的化学稳定性、溶解性、生物利用度等，因而需通过考察不同晶型间的转化条件，确定贮存期间药物晶型的可能变化，并针对性地进行控制。如头孢唑林钠固体虽然有α-型（五水合物）、β-型（2/3水合物）和无定型等存在形式，但在室温条件下，α-型晶体脱水只能形成无定型粉末，无定型吸水可形成α-型；只有在较高温度、湿度条件下α-型晶体脱水才能形成β-型[6]。由于头孢唑林水合物脱水或无定型产品吸水形成的过渡态较水合物或无定型状态更不稳定，因而，通过对其特定杂质的控制，即可控制产品贮存期间的晶型转变。又如，由于仅无定型头孢呋辛酯可以被机体吸收，因而，不仅要求头孢呋辛酯原料应为无定型粉末，且在其口服制剂中应通过处方优化，防止其在贮存中转化成晶体。

药物与包装材料的相互作用可以影响药物的性质。通过相容性试验可揭示药物包装材料对药物贮存期稳定性的影响。如注射用头孢菌素在贮存期间"溶液的澄清度"检查易出现不符合规定，表现为随贮存时间的增加，样品逐渐变浑浊[7]。其主要原因是药物与胶塞中特定溶出物发生作用，如胶塞中的BHT与头孢曲松钠的相互作用是导致头孢曲松钠浑浊的主要原因[8]。不同结构的头孢菌素可特异吸附不同种类的胶塞溶出物；一种头孢菌素也可以同时吸附多种溶出物，但样品浊度的变化不仅与其吸附的溶出物的量有关，也与二者的结合强度有关[9]；样品的粉体结构也影响对溶出物的吸附，如无定型头孢唑林钠较头孢唑林钠水合物更易吸附硅氧烷类物质导致样品浑浊[10]。因而，在胶塞相容性研究中，首先通过加速试验结合澄清度检查对胶塞进行筛查；再采用GC方法对胶塞溶出物进行分析，分别建立不引起溶液澄清度变化的胶塞挥发物成分谱和引起溶液澄清度变化的胶塞挥发物成分谱，经比较确定可能导致溶液澄清度变化的溶出物成分；经模拟吸附试验验证后，建立胶塞的质控方法，通过控制丁基胶塞中的特定挥发性成分，保证在有效期内胶塞与注射用头孢菌素不发生作用，澄清度在贮存期内不改变（图8.10）。利用上述策略探讨头孢菌素结构-溶液澄清度-胶塞相容性的关系，发现头孢菌素3位侧链的甲硫四氮唑结构对硅氧烷类物质具有特异的吸附作用；头孢地嗪钠3位侧链的硫噻唑结构可特异吸附CS_2，头孢曲松钠3位侧链的三嗪环结构可特异吸附BHT。据此可以快速选择出对不同结构的头孢菌素具有良好相容性的胶塞。

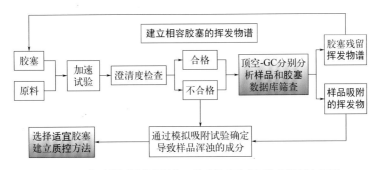

图8.10　相容性试验分析药物-胶塞溶出物相互作用的基本思路

8.2.5 标准品/对照品准确

药品标准物质是指供药品标准中物理和化学测试及生物方法试验用,具有确定特性量值,用于校准设备、评价测量方法或者给供试药品赋值的物质。通常用于在生物学/效价测定方法中定量的标准物质称为标准品,其量值以效价单位表示。用于在化学分析方法中定量的标准物质称为对照品,其量值以百分含量表示。对β-内酰胺类抗生素,《中国药典》从2010年版起已经基本不再采用抗生素微生物检定法通过效价测定其含量,而是采用更为专属的HPLC法分别测定含量与有关物质。因而,制备β-内酰胺抗生素对照品,并保证其量值的准确性是质量控制的关键。当不采用杂质对照品而利用杂质响应因子确定杂质的含量时,杂质对照品亦是获得准确杂质响应因子的关键。

为保证测定结果的准确性,化学药品对照品应具有的基本特征可概括为均匀性、稳定性和可溯源性。对照品的特性量值应溯源至国际单位(SI单位),通常利用质量平衡原理,逐一扣除样品中水分、杂质等(图8.11),通过式(8.4)对主成分进行赋值。

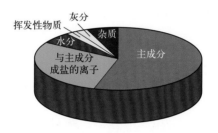

图 8.11 利用质量平衡原理对对照品进行赋值

$$含量 = (1-杂质含量) \times (1-水分含量-挥发性物质含量-灰分含量-成盐离子含量) \times 100\% \quad (8.4)$$

案例 1 首批头孢硫脒国家对照品的建立

头孢硫脒(图8.12)为国内研发上市的抗生素品种,国际上没有标准物质可供参考。

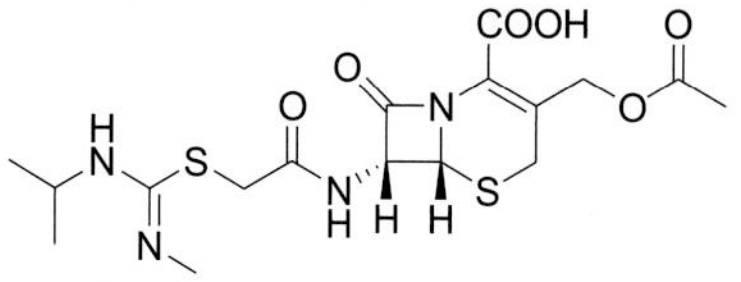

$$C_{19}H_{28}N_4O_6S_2 \quad 472.59$$

图 8.12 头孢硫脒

① 原料来源:广州白云山化学制药厂提供的头孢硫脒精制品,批号:S010420;水分:0.65%;规一化含量:99.2%。

② 分装:本品具引湿性。在温度28℃、相对湿度21%的条件下分装,每支约100mg。

③ 组成分析:采用元素分析法测定头孢硫脒原料中C、H、N、S元素的含量(表8.2);干燥失重法测定其中挥发性物质的总量(3.17%);用炽灼残渣结果(0.12%)表征头孢硫脒原料中无机杂质的含量。

由于S元素的含量约为理论值的100%,提示头孢硫脒精制品中可能存在含硫元素的小分子杂质;H元素的含量为理论值的96.0%,头孢硫脒精制品中水分含量为1.6%,精制品中头孢硫脒中H元素的实际含量应为:

$$含量 = \frac{5.7\% \times \left(1-1.6\% \times \frac{2}{18}\right)}{6.0\%} \times 100\% = 94.8\% \quad (8.5)$$

即精制品原料的H元素含量应在95%左右；由N、C元素的测定结果估计头孢硫脒精制品原料的湿品含量也在95%左右；提示精制原料符合对照品标定的基本要求。

表8.2 头孢硫脒中C、H、N、S元素含量的结果

项目	C	H	N	S
理论值 /%	48.3	6.0	11.8	13.6
测定结果 /%	45.7	5.7	11.4	13.7
测定结果占理论值的百分比 /%	94.6	96.0	96.6	100.7

④ 纯度分析：由质量平衡原理确定对照品的纯度，需首先测定样品中杂质的含量，再通过扣除法获得样品的纯度值。

为保证所有杂质均可被检出，分别采用RP-HPLC系统、反相离子对色谱系统和HPCE系统确定样品中杂质的数目。RP-HPLC系统可检测到9个杂质峰，反相离子对色谱系统可检测到8个杂质峰，而HPCE系统可检测到7个杂质峰；据此认为样品中的杂质数目应不少于9个，可采用RP-HPLC系统测定9个杂质的含量。

RP-HPLC系统：采用Diamonsil™ C18色谱柱（5μm，4.6mm×250mm）；磷酸缓冲液（6.95g $Na_2HPO_4 \cdot 12H_2O$ 和1.29g $C_6H_8O_7 \cdot H_2O$ 用水溶解并稀释至1000mL）:乙腈=80∶20为流动相，流速为1mL/min，进样量为20μL，检测波长为254nm。考虑到样品中杂质的UV响应因子可能存在差异，将上述色谱流动相中的磷酸缓冲液用醋酸溶液（20mL冰醋酸加水至1000mL）替代，即流动相为乙酸溶液:乙腈=80∶20，采用蒸发光散射检测器（ELSD）检测。按信噪比3计，ELSD检测的最低检测限为0.55μg，即供试品中含量大于0.002%的杂质即可被检出。相同头孢硫脒供试液（2mg/mL）采用UV检测可检出9个杂质峰，采用ELSD检测可检出3个杂质峰，提示6个杂质由于含量低于HPLC-ELSD的检出限未被检出。由HPLC-ELSD的检出限可知，未被检出的杂质总量约为0.01%。

采用HPLC-ELSD法确定头孢硫脒的纯度：样品中可检出的杂质总量为0.51%（6个杂质），未被检出的杂质总量约为0.01%，即对照品的纯度为99.48%（100%-0.51%-0.01%=99.48%）。

⑤ 对照品的赋值与验证：根据式（8.4），本批头孢硫脒对照品的含量按 $C_{19}H_{28}N_4O_6S_2$ 计算为：

$$含量 = 纯度 \times (1 - 挥发性物质总量 - 无机杂质含量) \times 100\%$$
$$= 99.48\% \times (1 - 3.71\% - 0.12\%) = 95.7\% \tag{8.6}$$

即本批头孢硫脒对照品的含量为95.7%。

采用不同原理的方法对按质量平衡原理得到的结果进行验证是保证对照品赋值准确性的重要环节（图8.13）。根据标定物质的特性，可选择不同的方法验证标定结果的准确性。

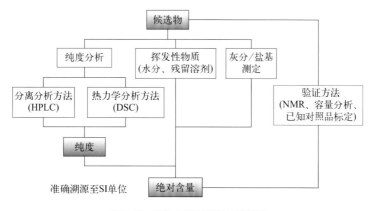

图8.13 首批化学对照品标定策略

利用蒸发光散射检测器对不同物质的响应因子基本一致的原理，分别采用含量已知的头孢氨苄对照品（批号：0408-9908）和头孢拉定对照品（批号：0427-9805），外标法验证头孢硫脒对照品的含量（图8.14），其测定均值为96.8%，与头孢硫脒对照品质量平衡法的赋值含量（95.7%）相差1.1%（差值在β-内酰胺类抗生素化学对照品的不确定度范围内[11]）。因而认为本批头孢硫脒对照品的含量赋值为95.7%是准确的。

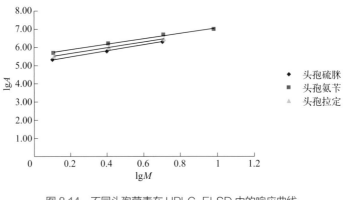

图8.14　不同头孢菌素在HPLC-ELSD中的响应曲线

用于杂质测定的化学对照品，虽然理论上与主成分测定用的化学对照品的要求相同，但从应用的角度，杂质对照品含量的准确度可适当放宽。如USP、EP中的杂质对照品，当含量大于95%时，通常不赋具体的量值，采用HPLC外标法测定杂质的含量时，均按100%计。其原因就是考虑到药品中单个杂质的含量通常不会超过2%，而杂质的含量通常仅需保留2位有效数字，如0.10%、1.0%等；因而，对具体的测量而言，杂质对照品5%的误差对杂质的实际测定结果几乎没有影响。由于β-内酰胺抗生素杂质的稳定性较差，通常较难制备杂质对照品，因而采用加校正因子的主成分对照法是HPLC测定杂质的常用定量方法。

在HPLC分析中如采用加校正因子的主成分对照法定量，则需要利用杂质对照品测定杂质的校正因子或响应因子（校正因子是响应因子的倒数）。由于杂质的校正因子/响应因子属于常数，当采用斜率比值法（杂质对照品和API对照品标准曲线的斜率比）测定校正因子/响应因子时，通常对杂质对照品含量准确度的要求与对主成分对照品的要求相同，因而增加了测定的难度。但可选择[1]H-NMR法测定杂质的校正因子/响应因子：利用处于不同化学环境中的质子，其峰面积仅与质子数有关，根据共振峰的积分值可直接推算出其所代表的自旋核数量的特点，结合对样品HPLC峰面积的测定，即可准确测定杂质的响应因子（RRF）。此时，无须采用专门的杂质对照品，样品纯度也基本不影响测定，因而可大大简化杂质响应因子的测定难度。采用[1]H-NMR法测定响应因子与经典的HPLC斜率比值法相比，两种方法的测定值和不确定度相同，但[1]H-NMR法更为简便。

案例2　头孢唑林杂质响应因子的测定 [12]

采用[1]H-NMR测定法和经典的HPLC斜率比值法分别测定头孢唑林杂质A、F、G、H、I、J、K、L、M和N的（详见第7章"β-内酰胺抗生素的杂质谱及控制策略"图7.24）的响应因子，比较两种方法的测定值和不确定度，验证[1]H-NMR测定法测定响应因子的准确性。

^{1}H-NMR测定响应因子：分别精密称取一种杂质与头孢唑林各约50mg，至5mL量瓶中；杂质G和杂质K与头孢唑林混合物用0.1mol/L的NaOH重水溶解并稀释至刻度，其余用氘代DMSO溶解并稀释

至刻度；精密量取0.5mL进行¹H-NMR测定。同时精密量取0.5mL至50mL容量瓶中，用流动相A稀释至刻度，进样10μL，测定杂质与头孢唑林的HPLC峰面积。按式（8.7）计算杂质的响应因子（RRF）：

$$RRF = \frac{A_1^{uv}}{A_2^{uv}} \times \frac{I_2^{NMR}}{I_1^{NMR}} \times \frac{MW_2}{MW_1} \times \frac{N_1^{H}}{N_2^{H}} \tag{8.7}$$

式中，A^{uv}代表HPLC测定的峰面积；I^{NMR}代表¹H-NMR测定中选定共振峰的积分值；N^{H}代表选定共振峰的质子数；MW代表分子量；下角1、2分别代表杂质和头孢唑林。

由头孢唑林与杂质A、F、G、H、I、J、K、L、M、和N的¹H-NMR叠加谱可见，头孢唑林与每个杂质都有适合定量的共振峰（图8.15）。采用¹H-NMR法测定的头孢唑林杂质响应因子及不确定度见表8.3，不确定度在0.0011～0.0174之间，其中杂质K的不确定度最大，主要是杂质K的定量峰与相邻峰分离不够好，积分带来的不确定度较大。可见，采用¹H-NMR测定杂质的响应因子，无须知道杂质对照品的准确含量，因而可以大大简化杂质响应因子的测定难度。

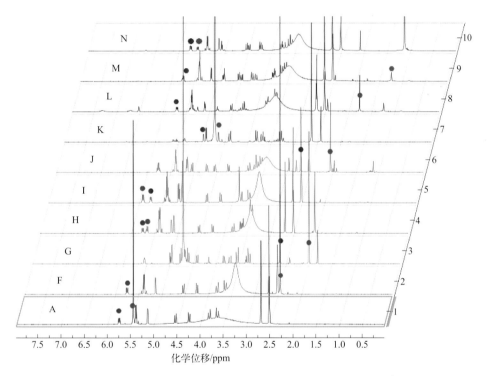

图8.15 头孢唑林分别与杂质A、F、G、H、I、J、K、L、M和N的叠加¹H-NMR图
蓝点代表头孢唑林定量峰，红点代表杂质定量峰

表8.3 ¹H-NMR测定头孢唑林杂质的响应因子及不确定度[12]

样品名称	响应因子	不确定度
杂质 A	0.40	0.0011
杂质 F	0.82	0.0016
杂质 G	1.21	0.0060
杂质 H	0.96	0.0048
杂质 I	0.96	0.0047
杂质 J	0.95	0.0065

续表

样品名称	响应因子	不确定度
杂质 K	1.19	0.0174
Δ3- 异构体	0.57	0.0035
杂质 M	1.32	0.0138
杂质 N	1.17	0.0101

　　HPLC斜率比值法测定响应因子：取系列浓度的头孢唑林与杂质对照品的混合液（0.1mg/mL、0.2mg/mL、0.3mg/mL、0.4mg/mL、0.5mg/mL），采用HPLC法分别测定头孢唑林与杂质色谱峰的峰面积；以峰面积（y）为纵坐标，以对照品浓度（x）为横坐标，计算线性回归方程；杂质与头孢唑林回归方程式的斜率之比即为校正因子（表8.4）。HPLC斜率比值法测定的响应因子和不确定度与^{1}H-NMR法没有明显差异，进一步说明^{1}H-NMR法可以作为测定药物杂质响应因子的简便、可靠方法。

表8.4　HPLC 斜率比值法测定头孢唑林杂质的响应因子及不确定度

样品名称	线性方程	R 值	响应因子	不确定度
杂质 A	$y=3990993x$	1	0.40	0.0027
杂质 F	$y=8550690x$	1	0.86	0.0010
杂质 G	$y=11473694x$	1	1.16	0.0041
杂质 H	$y=9602849x$	1	0.97	0.0010
杂质 I	$y=9658088x$	0.9997	0.98	0.0150
杂质 J	$y=9029319x$	1	0.91	0.0009
杂质 K	$y=12608903x$	1	1.27	0.0057
杂质 L	$y=5979466x$	1	0.60	0.0061
杂质 M	$y=13245243x$	1	1.34	0.0011
杂质 N	$y=11292633x$	1	1.14	0.0012
头孢唑林	$y=9892336x$	1	—	

8.3　β-内酰胺抗生素质量标准

8.3.1　抗生素质控理念的变迁

　　传统的抗生素多为发酵或半合成产品，和一般的化学合成药品相比较，抗生素的结构复杂，同系物较多；杂质引入途径、种类和含量都相对较多，且部分杂质不稳定。因此，传统的抗生素质控理念以生物活性控制为核心，即抗生素的活性用效价表示，通过效价测定控制产品的有效性，通过生物学实验，如异常毒性、热原等控制产品的安全性。《中国药典》在2000年版之前，β- 内酰胺抗生素和其他类抗生素一样，对其质量控制基本遵循以生物活性控制为核心的质控理念。

　　伴随着科学技术的进步与发展，人们不仅对抗生素的结构包括多组分抗生素的结构越来越清楚，对杂质的来源、结构越来越清晰，对产品的质量和毒副反应的关系越来越明确，以活性控制为核心的药品质量控制体系缺陷也逐渐显现。《中国药典》从2005年版起，在抗生素质量标准中逐渐引入理化检验方法，表现为：①化学分析逐步取代生物学分析，一些结构明确、含量和生物活性相一致的单组分抗生素，已逐渐由微生物效价测定法修订为高效液相色谱法，对多组分抗生素采用效价和组分分别控制的策略，在《中国药典》（2005年版）中开始收载了用HPLC法对青霉素和头孢菌素类抗生素进行含量及有关物质的测定；②对相关物质的控制越来越严格；③多指标、多角度综合控制产品质量，且指标与方法越来越细化。这些变化在《中国药典》（2010年版）中进一步得到充分体现。

《中国药典》（2015年版）抗生素质量标准的修订原则基本继承了《中国药典》（2010年版）原则，但更加关注如何根据质量源于设计（QbD）的理念制定药品质量标准。QbD的核心为基于药品生产中的关键工艺参数建立生产工艺（包括原料性属性、辅料属性和工艺参数）和产品质量间的关系。体现在药品标准中，通过强化药物杂质谱的控制对不同来源的杂质设定不同的限度，实现控制制剂原料的质量，鼓励采用先进的生产工艺，并达到对生产过程进行控制的目的。此外，药品标准中通过加大对微量有害残留物（如β-内酰胺抗生素中的聚合物、特定毒性杂质2-萘酚、残留溶剂等）的控制力度，保证药品的安全性；通过开展生物利用度/等效性与药物溶出度的相关性研究，建立合理的溶出度标准，保证药品的有效性；进而实现由可靠的生产工艺持续生产质量一致的安全、有效产品的目标。可以说，《中国药典》（2015年版）抗生素的质控理念已经转变为以化学分析为主，生物学分析为辅（图8.16）。

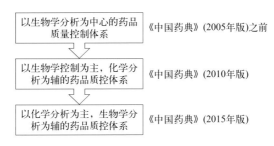

图 8.16 抗生素质控理念的变迁[13]

8.3.2 药品质量标准的基本组成及标准建立中的关注点

药品标准中首先应给出药品的具体名称，包括国际非专有药名（INN）、汉语拼音名称和化学名称。INN名称由原研药品企业提出，英文由WHO审定，中文由国家药典委员会药名专业委员会审定；汉语拼音名称为中文INN名称的拼音拼写；化学名称为根据药品的化学结构，按IUPAC命名原则的命名。由药品名称可以知道该药品是原料药还是制剂，是注射剂、口服制剂还是其他，以及具体的制剂形式，如胶囊、片剂等。

在药品名称之后，通常要明确该品种的含量计算方式和限度。如《中国药典》（2000年版）中要求，头孢曲松钠"含头孢曲松（$C_{18}H_{18}N_8O_7S_3$）按无水物计不得少于84.0%"，注射用头孢曲松钠"按无水物计含$C_{18}H_{18}N_8O_7S_3$不少于84.0%，按平均装量计含$C_{18}H_{18}N_8O_7S_3$应为标示量的90.0%～110.0%"。BP 2001要求，头孢曲松钠"按无水物计含$C_{18}H_{16}N_8Na_2O_7S_3$不少于96.0%，不高于102.0%"；注射用头孢曲松钠"每瓶含$C_{18}H_{18}N_8O_7S_3$为标示量的92.0%～108.0%"。即对注射用头孢曲松钠，二者均采用头孢曲松（$C_{18}H_{18}N_8O_7S_3$）表征其含量，但对头孢曲松钠含量的表征方式，二者明显不同。《中国药典》以头孢曲松表征头孢曲松钠原料的含量，而BP则以钠盐（$C_{18}H_{16}N_8Na_2O_7S_3$）表征头孢曲松钠原料的含量。由BP对头孢曲松钠设定的含量上限可知，该标准允许头孢曲松钠可以不完全成盐，但成盐率应大于98%。《中国药典》对头孢曲松钠仅有下限要求，按当时药典凡例的规定，其上限应为100.5%，即认为头孢曲松钠是成盐完全的化合物。由于多数头孢菌素盐等均属于强碱弱酸盐，很难保证100%成盐，因而，根据生产工艺的特性设定原料的上限可更好地控制生产变异。

药品质量标准的其他基本组成包括【性状】、【鉴别】、【检查】和【含量测定】。其中，质控项目、方法和限度均伴随着时代的发展而变化。从历版《中国药典》的修订中总结近年来质量标准的发展趋势，可概括为：质控项目向着强调安全性、保证有效性和突出科学性方向发展；分析方法则在推广先进方法的同时，鼓励方便性、关注普及性，并向环保性方向变化；而质控限度方面则更强调指标间的互补性，方法与限度的统一性，并鼓励与国外标准的协调一致。

8.3.2.1 性状

药品质量标准的【性状】项中，通常包括"描述""溶解性""比旋度"和"E值"等。

① 描述：通过简练的语言描述药品形状、颜色等与生产工艺相关的特性。对描述项，常采用模糊性语言，如"白色至类白色"等，用于提示其生产工艺是否出现异常。实际检验中，除非与标准中的描述有非常大的差异，通常不作为判断样品是否符合规定的必要条件，而是结合【检查】项中相关项目的结果综合判断，如粉针剂颜色与描述项出现差异，通常结合"溶液的颜色"检查结果综合判断。

② 溶解性：药品标准中通常仅给出药品在常用溶剂中的溶解特性。溶解度不作为药品的常规检查项目，仅帮助理解药品的溶解特性。

③ 比旋度、E值均为与原料纯度相关的特征值，且与所用的溶剂有关，常用以辅助控制原料药的纯度变化，如氨苄西林钠采用辐照灭菌后，比旋度从280°随辐照剂量的增加而降低[14]。在设立其限度范围时，通常需采用成熟工艺的多批样品，在3台不同的仪器上分别进行测定，根据其标准偏差（SD）确定限度范围。消旋体通常不设立比旋度检查项。

8.3.2.2 鉴别

药品质量标准中【鉴别】项，不是对未知物的定性分析，而是采用原理清楚的理化方法证明已知药品的真实性。【性状】项下的物理常数也有助于对药物的鉴别。

根据ICH的要求，通常采用两种或两种以上不同原理的方法进行鉴别；具体要求可概括为：①利用专属性不同的鉴别方法互相补充；②方法应再现性好，简单易操作；③兼顾对药品活性成分和其盐基的鉴别。常用的药物鉴别方法包括：生成物的熔点；反应机理明确地呈色、沉淀或有其他化学反应；色谱法，最常用的有TLC和HPLC法；光谱法包括紫外吸收光谱（UV）法、红外光谱（IR）法和拉曼光谱法等；以及常见盐基或酸根的一般鉴别试验等。从发展趋势上看，鉴别反应的专属性越来越受到关注，表现为对药物制剂的基本鉴别越来越多地采用IR法，《日本药局方》近年来推广采用NMR进行鉴别试验。

从应用角度，显色反应等化学鉴别方法通常是针对药品中特定官能团的反应，而多数情况下官能团反应并非药品的特有反应，因而在一组鉴别试验中多作为辅助鉴别方法。光谱法与色谱法是最常用的鉴别组合；IR法和色谱法可用于对多数原料的鉴别；UV法和色谱法组合由于可有效地避免辅料等的干扰，是最常用的口服制剂鉴别方法；IR法虽然主要用于原料的鉴别，但鉴于其良好专属性，正逐步取代对含有辅料或混合物制剂中的UV鉴别方法；拉曼光谱具有与IR相似的专属性，且可以不经前处理，直接鉴别液体制剂中的活性成分，是注射液鉴别的有效方法。

利用IR进行鉴别时，测定的供试品图谱可通过与药品光谱集中的对照图谱进行比较，或与同时测定的对照品图谱进行比较。对于具有同质异晶现象的药品，应选用有效晶型的图谱比较，如头孢呋辛酯仅无定型原料为有效晶型，对照图谱收载的是无定型样品的图谱，IR鉴别时应更关注供试品与对照光谱指纹区的差异。当供试品与对照品不完全相同，如为不同的盐或晶型不同时，可以通过转化/转晶后再进行比较，如头孢唑林钠IR鉴别需将样品酸化后与头孢唑林对照品（图谱）进行比较，此时应给出转化/转晶条件包括处理方法和重结晶所用溶剂。鉴于基于计算化学的方法，可以较好地揭示出结构相近化合物的IR/拉曼光谱的差异原因，如替比培南（tebipenem）和替比培南酯[15]，因而，特殊情况还可以不通过比较IR全谱，仅通过对IR图谱中特定吸收峰的识别进行鉴别。

8.3.2.3　检查

药品质量标准中设立【检查】项的目的是确定药品是在受控的生产条件下生产的，保证药品的安全有效。具体的检验项目主要依据药品生产工艺特性和药品安全性特性而设立，以保证组成药品的各种成分包括活性成分、非活性成分、杂质等均处于受控状态，保证与安全性相关的指标均低于安全阈值。

常见的化学分析项目包括：组分、盐基测定、有关物质、残留溶剂、溶液的澄清度与颜色、酸碱度、干燥失重/水分、灰分、重金属等。常见的生物学检查项目包括：无菌、微生物限度、热原/细菌内毒素、异常毒性、降压物质等。与制剂有关的检测项目包括：溶出度、崩解度、脆碎度、沉降体积比、渗透压比、装量差异、最低装量等。检验项目与药品的用途有关，如注射剂必须检测无菌、热原/细菌内毒素等；口服制剂通常需控制微生物限度、溶出度等。

（1）相关检验项目的关注点　β-内酰胺抗生素质量标准中的大多数检验项目如酸碱度、干燥失重/水分、灰分、重金属、热原/细菌内毒素、异常毒性、降压物质等与其他化学样品在设立原则、检验关键点等方面基本相同。与β-内酰胺抗生素结构相关的检验项目如有关物质、聚合物等的关注点已经在第7章"β-内酰胺抗生素的杂质谱及控制策略"中进行了介绍。本节主要介绍与β-内酰胺抗生素质量密切相关的检验项目：溶液的澄清度与颜色、水分、无菌、微生物限度检查中的关注点。

① 溶液的澄清度。溶液的澄清度所反映的"药品质量"内涵广泛，不仅包括药品出厂时的质量情况，亦可通过药品在贮藏过程中澄清度的变化掌握药品的稳定性及与包材相互作用等信息。目前认为导致β-内酰胺抗生素粉针剂变浑浊的主要原因是药物与胶塞溶出物的相互作用[9]，通过溶液的澄清度可以综合控制多种未知因素引起的药品质量的变化。

溶液的澄清度（浊度）是指药物溶解后的浑浊程度。浊度是一种光学效应，是光线与溶液中的悬浮颗粒相互作用的结果。固体颗粒悬浮于溶液中，悬浮颗粒对光线可产生散射现象，使得溶液表现为浑浊，浊度表征的是光线透过溶液时受到的阻碍程度。溶液的澄清度检查法包括目视法和仪器法两种，系将药品溶液与规定的浊度标准液进行比较，检查溶液的澄清程度。《中国药典》（2015年版）在原有目视法（第一法）的基础上新增了浊度仪法（第二法），并要求"除另有规定外，应采用第一法进行检测。第一法无法准确判断两者的澄清度差异时，采用第二法进行测定"。由于目视法的敏感度不如仪器法，且存在主观因素，仪器法取代目视法已经成为必然。

各国药典中的溶液澄清度（浊度）检查法虽然略有差异，但由于均采用与浊度标准液比较的方式，因而其可比性与浊度标准液的一致性密切相关。国际标准化组织在ISO 7027标准中对浊度单位的定义为：福尔马肼（formazine）标准溶液，规定在水溶液中1.25mg/L硫酸肼和12.5mg/L六次甲基四胺形成的甲膦聚合物溶液为1FTU/NTU单位（Formazin Turbidity Units/Nephelometric Turbidity Units）。虽然各国药典浊度标准液的配制均参考了此方法，但具体操作不完全相同，导致浊度标准液略有差异[16]；且ChP 2015采用UV 550nm的A值控制浊度标准原液配制的准确性，规定A值应在0.12～0.15范围内，但上限的浊度值约为下限的1.35倍，使得对供试品的判断受原液A值的影响较大。但在限度一致的情况下，ChP 2015的浊度限度严于EP 8.0/BP 2015版的限度[16]。对浊度标准液配制与标定的标准化成为各国药典协调的关键。

② 溶液的颜色。药物颜色的变化与其特定的降解反应有关。β-内酰胺抗生素的颜色变化认

为与其光降解反应有关，但具体的光降解杂质目前仍不十分清楚，（详见第3章"β-内酰胺抗生素的理化特性"），因而，对β-内酰胺抗生素粉针剂溶液颜色的控制是对杂质谱控制的有效补充。

溶液颜色检查指将药物溶液的颜色与规定的标准比色液进行比较，或在规定的波长处测定其吸光度，或比较供试品溶液与水的色差值是否超过标准比色液与水的色差值，以检查药物溶液颜色。比较上述三种检测方法的特点：①目视比色法，人眼感觉无法量化，对观察者的经验有较强的依赖性，同时影响观察者分辨色差的因素也很多；②紫外-可见分光光度法，测定特定波长处的吸光度或发光强度，但无法对颜色进行具体描述，不直观；③色差计法，能够准确、定量地测定颜色和色差，且更客观，检测结果不随时间、地点、人员变化而发生变化。因而色差计法是溶液颜色检查的理想方法。《中国药典》与《欧洲药典》/《英国药典》)均收载有溶液颜色检查法。

目视比色法与色差计法均采用与颜色标准比色液相比较的方法进行结果判断，但《中国药典》与《欧洲药典》/《英国药典》的颜色标准比色液存在明显差异：①基准液，ChP与EP/BP的红色、蓝色基准液基本相同，但黄色基准液EP/BP采用氯化铁配制，ChP采用重铬酸钾配制；重铬酸钾溶液颜色介于红色和黄色之间。②色号，ChP的6个标准色系均有11种色号，随色号的增加，颜色渐变深；而EP/BP仅有5个标准色系，棕色系有9种色号，其他色系（棕黄色、黄色、绿黄色和红色）均各有7种色号，且随色号的增加，颜色渐变浅，与ChP色号变化的规律相反；因而二者的结果不具有可比性。

利用色差计分别测定ChP和EP（5.0）系列颜色标准溶液各色号溶液的色度值，绘制不同色系色度指数曲线分布图（图8.17）。从二者色度指数曲线（a*-b*）的分布情况可见，EP色系涵盖的颜色范围更广，而ChP各色号颜色分布较EP均匀；因而，即使是相同的色系如黄色，二者的

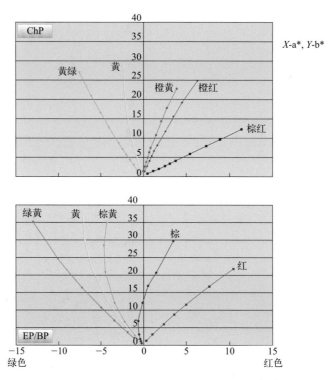

图8.17　不同药典系列颜色标准溶液色度指数曲线（a*-b*）分布图的比较[17]

差异也非常明显。在此基础上，以ChP相邻色系相同色号标准比色液1∶1混合溶液的色度指数曲线为分界线，对ChP的溶液色系进行归属；并将其与EP/BP色度指数分布曲线合并（图8.18），即可以确定ChP颜色标准溶液与EP颜色标准溶液的关系。EP红色系基本位于ChP棕红色系与橙红色系的中间；EP棕色系位于ChP橙黄色系与ChP黄色系之间，大色号接近ChP黄色系，小色号接近ChP橙黄色系；EP棕黄色系和黄色系均位于ChP黄色系与黄绿色系之间，偏向黄绿色系；EP绿黄色系则完全在ChP黄绿色系之外。二者限度的具体比较情况见表8.5。

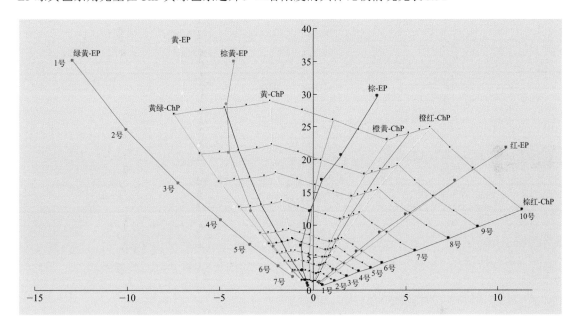

图8.18 合并后的ChP与EP/BP颜色标准溶液色度指数曲线分布图[17]

表8.5 EP/BP颜色标准液与ChP溶液颜色限度的对应关系

EP 色号	ChP 限度	EP 色号	ChP 限度	EP 色号	ChP 限度
红 1	大于棕红 10 号	黄 1	大于黄绿 10 号	棕 1	大于橙黄 10 号
红 2	大于橙红 9 号，小于橙红 10 号	黄 2	大于黄绿 10 号	棕 2	大于橙黄 9 号，小于橙黄 10 号
红 3	大于橙红 7 号，小于橙红 8 号	黄 3	大于黄绿 9 号，小于黄绿 10 号	棕 3	大于橙黄 8 号，小于橙黄 9 号
红 4	大于橙红 6 号，小于橙红 7 号	黄 4	分布于色系模型外，接近黄绿 7 号	棕 4	大于黄 6 号，小于黄 7 号
红 5	大于橙红 5 号，小于橙红 6 号	黄 5	分布于色系模型外，接近黄绿 5 号	棕 5	大于黄 4 号，小于黄 5 号
红 6	大于橙红 2 号，小于橙红 3 号	黄 6	分布于色系模型外，接近黄绿 2 号	棕 6	大于黄 1 号，小于黄 2 号（接近黄 2 色号）
红 7	大于橙红 1 号，小于橙红 2 号	黄 7	分布于色系模型外，接近黄绿 1 号	棕 7	大于黄 1 号，小于黄 2 号（接近黄 1 色号）

EP 色号	ChP 限度	EP 色号	ChP 限度	EP 色号	ChP 限度
棕黄 1	大于黄 10 号	绿黄 1	分布于色系模型外	棕 8	
棕黄 2	大于黄 10 号	绿黄 2	分布于色系模型外	棕 9	
棕黄 3	大于黄 8 号 小于黄 9 号	绿黄 3	分布于色系模型外		
棕黄 4	大于黄绿 6 号， 小于黄 7 号	绿黄 4	分布于色系模型外		
棕黄 5	大于黄绿 4 号， 小于黄绿 5 号	绿黄 5	分布于色系模型外		
棕黄 6	大于黄绿 2 号， 小于黄绿 1 号（接近黄绿 2 色号）	绿黄 6	分布于色系模型外		
棕黄 7	小于黄绿 1 号（接近黄绿 1 色号）	绿黄 7	分布于色系模型外		

③ 水分。药典中常用的水分测定法为费休氏测定法，包括容量滴定法和库仑滴定法，两种测定法均为将供试品溶解后直接进行滴定（直接加样法）。在实际工作由于样品的理化性质、含水量及样品量等因素，不适宜采用直接加样法进行时，尚可以采用以下方法[18]。

• **溶解转移法**：取供试品适量，精密称定（W），加入适量无水甲醇（V_1）使之充分溶解；精密量取适量（V_2）注入滴定杯中测定其水分含量（R）；另取无水甲醇适量（V_3）测定其空白水分值（B）；按式（8.8）计算样品中水分的含量。

$$水分含量 = \frac{\left(R - \frac{V_2}{V_3} \times B\right) \times \frac{V_1}{V_2}}{W} \times 100\% \tag{8.8}$$

本方法适用于对含水量较低、含水量不均匀、样品量少或称量困难的样品进行水分测定；对不适宜直接称量的样品，可采用减重法得到 W。

• **回滴法**：取供试品适量，精密称定（W），置滴定杯中；精密加入经标定的卡尔费休氏滴定液（V_t）；用经标定的水-甲醇标准溶液（含水量约为 0.2％，体积分数）滴定至终点（V_m）；按式（8.9）计算样品中水分的含量。

$$水分含量 = \frac{T_t \times V_t - T_m \times V_m}{W} \times 100\% \tag{8.9}$$

式中，T_m 为经标定的水-甲醇标准溶液的滴定度，mg/mL；T_t 为卡尔费休氏滴定液的滴定度，mg/mL。本方法通过向样品中加入过量的卡尔费休氏滴定液，利用水-甲醇标准溶液中的微量水分对过量部分的卡尔费休氏滴定液进行回滴定，从而增大了滴定体积，使得滴定终点更加容易判断。适用于对含水量较低、仪器响应精度不理想时样品水分的测定。头孢卡品酯颗粒剂和片剂宜采用此方法测定样品中的水分。

• **卡氏炉水分测定法**：取样品适量，精密称定，至进样瓶中，密封，置卡氏炉中加热，并通入恒定流速的干燥空气或氮气，将从样品中释放出的水分导入滴定杯中进行测定；按式（8.10）计算样品中水分的含量。

$$水分含量 = \frac{(V_t - V_b) \times T_t}{W} \times 100\% \tag{8.10}$$

式中，V_t为滴定至终点消耗的滴定液量，mL；V_b为空白样品消耗的滴定液量，mL；T_t为卡尔费休氏滴定液的滴定度，mg/mL；W为样品量，mg。本法测定中，样品本身与滴定杯中的卡尔费休氏滴定液和甲醇不发生接触，可以最大程度避免副反应的发生；同时，由于该系统为密闭体系，实验过程中不需打开滴定杯，可最大限度避免环境对测定结果的影响。本方法可用于测定可与卡尔费休氏滴定液发生副反应，或者在甲醇或其他滴定溶剂中不溶解的物质。

④ 无菌。注射用β-内酰胺抗生素应为无菌制剂。对具有抗菌活性的药品注射剂进行无菌检查，通常要利用薄膜过滤法去除药物的抗菌活性，并通过实验确认抗菌活性被彻底去除，以保证检验结果的有效性。

在建立β-内酰胺抗生素无菌检查方法时，可按建立抗菌药物无菌检查法的一般流程（图8.19），首先针对具体药物抗菌谱的特定，选择敏感菌作为筛选菌株；再利用筛选菌株指示检验条件是否可以有效消除抑菌成分：如筛选菌株生长良好，则说明抑菌作用已经被消除；如筛选菌株生长缓慢或不生长，则说明检验条件需要进行调整。以头孢菌素为例，第一代头孢菌素主要作用于需氧革兰阳性球菌；第二代头孢菌素对革兰阳性球菌与第一代头孢菌素的活性相仿或略差，但对部分革兰阴性杆菌具有抗菌活性；第三代头孢菌素对革兰阴性杆菌如肠杆菌科细菌等具有强大的抗菌作用，部分品种对还对铜绿假单胞菌具有抗菌活性；第四代头孢菌素对革兰阳性球菌、革兰阴性杆菌、厌氧菌显示广谱抗菌活性。结合药典中的常用验证菌株，第一代头孢菌素可选择金黄色葡萄球菌（*Staphylococcus aureus*）[CMCC(B) 26 003]作为筛选菌株，第三代头孢菌素可选择大肠埃希菌（*Escherichia coli*）[CMCC(F) 44102]作为筛选菌株，第二代和第四代头孢菌素可选择金黄色葡萄球菌和/或大肠埃希菌作为筛选菌株，进行实验条件的筛选[19]。

检验中还应关注：a.供试液稀释浓度对实验的影响，如10瓶（1g/瓶）头孢菌素粉针剂样品用生理盐水溶解并稀释后，滤过；当稀释液的体积大于100mL（浓度＜10mg/mL）时，消除抑菌活性所需的冲洗液的量基本与供试液的浓度无关，且使用的量明显低于样品浓度＞10mg/mL时的冲洗量；提示较低的药品浓度可以减弱药物与滤膜的吸附作用[19]。b.在培养体系中加入适量的β-内酰胺酶可以有效消除残留于滤膜上药物的抑菌活性。常见的β-内酰胺酶有青霉素酶和头孢菌素酶，由于它们对不同β-内酰胺抗生素的敏感性不同，因而实验中应根据具体情况选择酶的种类及用量。如在对头孢尼西钠进行无菌检验时，600万单位的青霉素酶与50万单位的头孢菌素酶的活性效果相当[20]。c.由于β-内酰胺抗生素的抗菌谱中不包括厌氧菌和真菌，因而在进行实验条件的筛选时，可省略对生孢梭菌、黑曲霉和白念珠菌的验证。

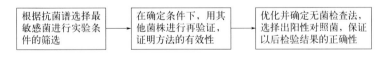

图 8.19　建立抗菌药物无菌检查法的一般流程

国外药典以铜绿假单胞菌作为革兰阴性菌的代表菌，对无菌检查方法进行验证。由于铜绿假单胞菌对多种抗生素为天然多重耐药菌，《中国药典》（2010年版）将铜绿假单胞菌替换为大肠埃希菌作为革兰阴性菌的代表验证菌株。因而，在对β-内酰胺抗生素的无菌方法进行验证时，采用大肠埃希菌作为革兰阴性菌的代表更为合理。

⑤ 微生物限度检查。非无菌药品需要控制产品中的微生物污染状况，包括需氧菌总数、霉菌酵母菌总数和控制菌。在对β-内酰胺抗生素药品进行微生物限度检查时，也应首先消除其抗菌活性。根据建立抗生素药物微生物限度检查法的一般流程（图8.20），其可采用薄膜过滤法进行需氧菌总数检查和控制菌检查，采用培养基稀释法进行霉菌酵母菌总数检查[21]。在建立

多种青霉素、头孢菌素口服制剂微生物限度检查方法时，采用枯草芽孢杆菌（*Bacillus subtilis*）[CMCC(B)63501]作为筛选菌株筛选实验条件均取得满意的结果[22]。

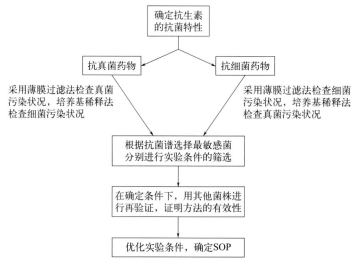

图 8.20   建立抗生素微生物限度检查法的一般流程[21]

检验中的关键点：① "取供试品上清液1mL用0.1%的蛋白胨水（45℃）稀释至100mL；全量通过薄膜后，再用0.1%的蛋白胨水（45℃）的溶液冲洗薄膜次2次，每次100mL"。该过程中控制冲洗液的温度是关键：冲洗液温度较低时，不利于药物及其辅料的溶解，实验中滤膜易堵塞；冲洗液温度大于45℃时，容易伤害药品中的污染菌，影响检出结果。② "洗脱后的滤膜贴至含适量β-内酰胺酶的培养基平板上"，利用β-内酰胺酶消除残留于膜上的药物的活性。应根据酶对抗生素的敏感性选择酶种类，并确定培养皿中的酶活性；且在制备平板培养基时应控制温度不超过40℃，防止β-内酰胺酶的失活。

（2）检验项目质控限度的确定   确定质控项目的限度首先应明确该项目是直接与安全性相关的质控项目，如热原/细菌内毒素、基因毒性杂质等，还是与生产过程控制相关的质控项目。

① 与安全性直接相关的质控项目。对与安全性直接相关的质控项目，应以临床中不出现药物不良反应的阈值作为最高限度，其中，阈值又可分为绝对阈值和相当阈值。

绝对阈值如导致热原反应的细菌内毒素阈值、基因毒性杂质的TTC值等，指已经有明确的认知，当限度超过该阈值时产品在临床中大概率出现明确的不良反应。如导致普通注射剂热原反应的细菌内毒素阈值为"人每千克体重每小时最大可接受的内毒素剂量（K）为5EU［K=5EU/（kg·h）]"，放射药品注射剂为K=2.5EU/（kg·h），鞘内注射剂为K=2.5EU/（kg·h）等。产品的内毒素限值（L）一般按式（8.11）确定：

$$L = K/M \tag{8.11}$$

式中，L为药品中细菌内毒素的限值，以EU/mL或EU/mg表示；中国人M按人均体重60kg计算，注射时间不足1h按1h计算；实际药品中的内毒素含量应小于该限值，否则将使患者在治疗中出现发热等不良反应。

相对阈值通常指已经明确产品中的某种特性与临床中的某种不良反应相关，但二者的量-效反应关系尚不十分明确，如产品中某类杂质的控制，已知其可能导致临床中的某种不良反应，但尚不能确定导致该不良反应的绝对阈值。如临床中β-内酰胺抗生素的速发型过敏反应发生率与产品中的高分子杂质含量明显相关，但尚不能确定保证产品不发生过敏反应的绝对阈值。因而，按ICH Q3C

的要求，确定该类检查项目的限度时，通常以对临床试验中未发生明显不良反应的临床试验样品的量值作为相当阈值，后续产品中不得超过该量值，并持续进行工艺优化逐渐降低该限值。

② 与生产过程控制相关的质控项目。与生产过程控制相关的质控项目如pH、水分等，通常是为了检测成熟生产工艺的异常情况，即在受控生产条件下，产品的各【检查】项指标应按一定的统计规律分布；【检查】项指标超出其固有的分布范围，提示生产过程中出现异常。但按目前QBD的理念，应基于药品生产中的关键工艺参数（包括原料特性、辅料特性和工艺参数）确定产品的质量，即【检查】项的指标范围。样品在有效期内的变化情况、检测方法的误差和测定过程中样品的稳定性情况均影响【检查】项指标范围的合理性。

案例1　注射用亚胺培南－西司他丁钠溶液颜色检查法的制订

注射用亚胺培南-西司他丁钠在中国首次进口时，按《中国药典》的一般要求需制订"溶液的颜色"检查项。考虑到该品种是国外的成熟产品，设立该检查项的目的是保证其生产过程和贮存过程未发生异常，因此，首先对其有效期内的多批样品进行检测，同时考察实验过程中检验结果的变化（图8.21）。由27批样品与水的色差值（ΔE^*）数据可知，溶解后立即测定（0h测定），其均值为1.03（SD为0.33）；2h后再测定，其均值为0.95（SD为0.40）；即2h内检测数据比较稳定；而样品放置3～4h再测定时，色差值明显比2h的数据增大，提示样品发生了部分降解，但最大的ΔE^*值也未超过2.5。同时比较紫外分光光度法（《中国药典》颜色检查第二法）的测定结果，发现样品的吸收

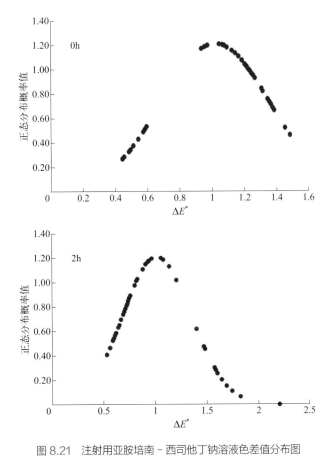

图8.21　注射用亚胺培南－西司他丁钠溶液色差值分布图

值过小，且相同样品在不同时间检测，或同一样品溶解后放置不同时间检测，紫外吸收值均有较大差异，提示方法的稳定性欠佳。故采用《中国药典》溶液颜色检查第一法测定更为理想。

按色差计法测定，《中国药典》黄色1号标准液和黄绿色1号标准液的ΔE^*分别为1.79和1.75，黄色2号标准液和黄绿色2号标准液的ΔE^*分别为3.25和3.26；由于2h内绝大多数样品的ΔE^*均小于黄色1号或黄绿色1号标准液的ΔE^*，而部分颜色大于1号标准液的样品，ΔE^*也小于1号标准液与2号标准液ΔE^*的平均值；因此，采用目视法结合色差计法控制注射用亚胺培南-西司他丁钠的溶液颜色，具体为："如显色，与黄色或黄绿色1号标准比色液（《中国药典》附录ⅨA第一法）比较，均不得更深；若比黄色或黄绿色1号标准液略深且目视法不易判断时，则采用色差计法（《中国药典》附录ⅨA第三法）检查，供试品溶液与水的色差值（ΔE^*）应小于黄色1号或黄绿色1号标准比色液与水的色差值（ΔE^*1）和2号标准比色液与水的色差值（ΔE^*2）的平均值，即$\Delta E^* < (\Delta E^*1 + \Delta E^*2)/2$"。

案例2   克拉维酸钾-二氧化硅（1∶1）、克拉维酸钾-微晶纤维素（1∶1）pH范围合理性的评价

克拉维酸钾为β-内酰胺酶抑制剂，由于本身非常不稳定，且对水分子非常敏感，故通常以克拉维酸钾-二氧化硅（1∶1）或克拉维酸钾-微晶纤维素（1∶1）的形式贮存。该产品的早期进口标准中，克拉维酸钾-二氧化硅（1∶1）与克拉维酸钾-微晶纤维素（1∶1）的pH的控制范围均为4.8～8.0。克拉维酸钾-二氧化硅（1∶1）与克拉维酸钾-微晶纤维素（1∶1）作为制剂中间体通常不在各国药典中收载；同期USP 24中克拉维酸钾的pH控制范围为pH 5.5～8.0，微晶纤维素的pH控制范围为pH 5.0～7.0；二氧化硅的pH控制范围为pH 3.5～5.5；因而需要对其pH控制范围的合理性进行评价。

首先通过实验分析确认克拉维酸钾与微晶纤维素-二氧化硅1∶1混合后，混合物的pH值是否降低。分别制备微晶纤维素、二氧化硅的混悬水溶液，二氧化硅混悬水溶液的初始pH为4.1，微晶纤维素混悬水溶液的pH为6.1；用盐酸分别将混悬液的pH调至2；然后用氢氧化钠溶液滴定，测定滴定曲线，并与水的滴定曲线进行比较。可见，微晶纤维素混悬水溶液的滴定曲线与水基本一致，而二氧化硅混悬水溶液表现出较强的缓冲能力（图8.22）。

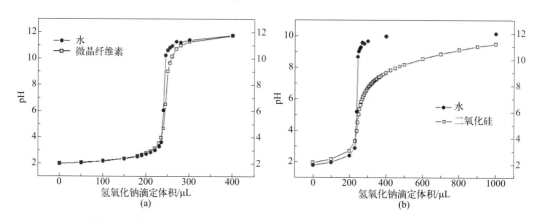

图8.22   微晶纤维素混悬水溶液（a）与二氧化硅混悬水溶液（b）的滴定曲线

由于微晶纤维素混悬水溶液与水的滴定曲线基本相同，因而，对克拉维酸钾-微晶纤维素（1∶1）混合物，其pH下限设定为不应低于微晶纤维素的pH下限（pH 5.0），上限不应高于克拉维酸钾的pH上限（pH 8.0）具有合理性，即认为克拉维酸钾-微晶纤维素（1∶1）的pH限度为5.0～8.0较合理。

由于二氧化硅混悬水溶液表现出较强的缓冲能力，提示克拉维酸钾-二氧化硅（1∶1）的pH限度设

定为5.0～8.0不具有合理性。克拉维酸钾溶液（pH 6.44）加入等量的二氧化硅混悬水溶液（pH 4.1）后，混合溶液的pH为5.01，提示不能依据克拉维酸钾与二氧化硅单独存在时的pH范围确定混合物的pH范围；结合企业全年20批克拉维酸钾-二氧化硅（1∶1）产品的统计数据，其pH分布在5.0～5.7之间；结合实际产品的测定结果，控制克拉维酸钾-二氧化硅（1∶1）的pH范围为4.5～7.0应更能反映企业的实际工艺特点。

案例3　《中国药典》头孢噻肟钠水分限度的修订

根据国内头孢噻肟钠仿制药的特点，《中国药典》在2015年版修订之前，水分限度均为"不得过6.0%"。然而，固体加速稳定性试验揭示，水分＜3.0%的样品更稳定；而水分与水分活度的关系研究表明，当水分＜3.0%时，样品中的水活度为0，即水分对稳定性的影响可以忽略（详见第5章"β-内酰胺抗生素的晶体学特征"）。据此，《中国药典》（2015年版）将头孢噻肟钠的水分限度修订为"不得过3.0%"，与国外药典一致。

（3）检查项中对检测方法的一般要求　药品质量标准中检验项目、方法和限度构成了药品标准的主体。当检验项目确定后，分析方法的可操作性决定了标准的可执行性。8.3.2.3（1）中已经对与β-内酰胺抗生素质量密切相关的检验项目如"溶液的澄清度与颜色""无菌""微生物限度"检查中的关注点进行了介绍。此处，重点从方法的可执行角度介绍对"有关物质"等方法检测的一般要求。

① 杂质谱分析方法的可操作性。《中国药典》从2015年版开始用杂质谱分析理念替代了传统的杂质分析。其最大变化不仅在于检测方法具有更好的专属性，还明确了"特定杂质"与"非特定杂质"，并逐一对"特定杂质"设定了限度。由于β-内酰胺抗生素结构的不稳定性，"有关物质"测定中涉及的"特定杂质"通常多达十余种，如在头孢地尼及其制剂中特定杂质有21个（杂质A～杂质U），头孢泊肟酯中特定杂质有12个。虽然在方法中通常规定了每一个特定杂质的相对保留时间（RRT），但在实际测定中由于不同色谱系统的细微差异，RRT值可在一定的范围内变化，使得检测中对色谱图中特定杂质的定位成为方法的制约因素。采用混合杂质对照品进行系统适用性试验并进行杂质定位可以较好地解决上述问题，但β-内酰胺抗生素杂质难以制备且不稳定。由于β-内酰胺抗生素的特定杂质多为降解杂质，因而通过强制降解实验结合LC-MS法确定各特定杂质在色谱图中的位置，结合计算机技术得到"标准模拟色谱图"；选择特定降解条件的降解溶解进行系统适用性试验；利用标准模拟色谱图评价系统适用性试验结果，是较好的解决方案。

案例1　头孢地尼有关物质方法的系统适用性试验

在对国产头孢地尼及其制剂中杂质进行了系统分析的基础上[23]，通过强制降解实验，结合USP 36提供的杂质结构信息及LC-MS分析，在《中国药典》色谱系统中对头孢地尼的特定杂质进行了定位，得到特定杂质定位色谱图［图8.23(a)］和其相对保留时间（表8.6）；标准定位色谱图在《中国药典》2015版中作为"参考色谱图"收载，在进行系统适用性试验时，通过制备头孢地尼与其降解杂质的混合溶液（取头孢地尼对照品约37.5mg，置25mL量瓶中，加0.1mol/L磷酸盐缓冲液4mL溶解后，用流动相A稀释至刻度，摇匀，在水浴中加热不少于30min，放冷，得每1mL中约含1.5mg的头孢地尼与其降解杂质的混合溶液）作为系统适用性试验溶液；要求系统适用性溶液色谱图中头孢地尼峰保留时间约为22min，头孢地尼峰与其相对保留时间0.95和1.1处杂质峰的分离度均应不小于1.0。典型的系统适用性溶液色谱图见图8.23(b)，通过与"参考色谱图"的比较，即可对色谱系统中的特定杂质进行定位。

多种型号的色谱柱（Symmetry Shield RP18、Cosmosil C18-PAQ、Hypersil ODS-2、Symmetry C18）

均可以用于头孢地尼有关物质的分析，其中色谱柱参数A（氢键酸性）是影响其分离的关键色谱参数，参数A的最适合范围为−0.45 ～ −0.3[24]。

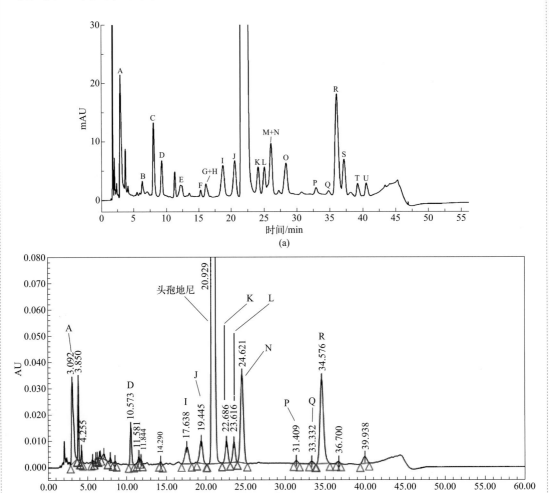

图 8.23 《中国药典》头孢地尼有关物质分析方法色谱图

（a）特定杂质定位色谱图；（b）典型系统适用性溶液色谱图

表 8.6　头孢地尼特定杂质的相对保留时间及限度

杂质	相对保留时间（RRT）	限度 /%	杂质	相对保留时间（RRT）	限度 /%
杂质 A	0.14	0.5	杂质 M	1.19	0.7
杂质 B	0.29	0.2	杂质 N	1.19	
杂质 C	0.37	0.2	杂质 O	1.31	0.2
杂质 D	0.45	0.2	杂质 P	1.51	0.5
杂质 E	0.57	0.5	杂质 Q	1.59	0.5
杂质 F	0.71	0.5	杂质 R	1.65	0.5
杂质 G	0.74	0.7	杂质 S	1.70	0.5
杂质 H	0.74		杂质 T	1.75	0.5

续表

杂质	相对保留时间（RRT）	限度/%	杂质	相对保留时间（RRT）	限度/%
杂质 I	0.86		杂质 U	1.83	0.5
杂质 J	0.95	0.7	单个未知杂质		0.2
杂质 K	1.10				
杂质 L	1.14				

案例2　头孢泊肟酯有关物质方法的系统适用性试验

《中国药典》（2015年版）头孢泊肟酯及其制剂的有关物质分析方法系对《欧洲药典》7.5版（EP 7.5）方法的优化。通过对国产头孢泊肟酯及其制剂中杂质的系统分析，结合强制降解实验及LC-MS分析[25]，参考EP 7.5中提供的杂质结构信息，在《中国药典》色谱系统中对头孢泊肟酯的特定诸杂质进行了定位，得到特定杂质定位色谱图［图8.24(a)］和其相对保留时间（表8.7）。利用特定的降解反应制备头孢泊肟酯系统适用性试验溶液［取约相当于头孢泊肟50mg的头孢泊肟酯对照品，置50mL量瓶

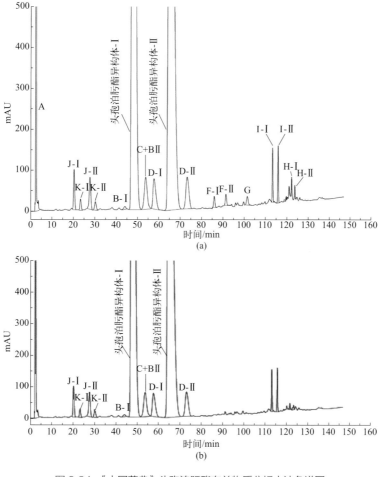

图 8.24　《中国药典》头孢泊肟酯有关物质分析方法色谱图

（a）特定杂质定位参考色谱图；（b）典型系统适用性溶液色谱图

中，加稀释溶剂（水：乙腈：乙酸=99：99：2）适量使溶解，置紫外灯下照射12h后，加30%双氧水3mL，放置60min，用稀释溶剂稀释至刻度，摇匀]，其典型的色谱图见图8.24(b)。《中国药典》（2015年版）中，同时收载头孢泊肟酯特定杂质参考色谱图和系统适用性试验溶液典型色谱图，通过二者的比较，即可对色谱系统中的特定杂质进行定位。

表8.7　头孢泊肟酯特定杂质的相对保留时间及限度

杂质名称	相对保留时间（RRT）	限度 /%
杂质 A	0.07	0.5
杂质 B-I	0.69	1.0
头孢泊肟酯异构体 I	0.76	—
头孢泊肟酯异构体 II	1.00	—
杂质 C+ 杂质 B-II	0.85	2.0
杂质 D-I	0.91	1.0
杂质 D-II	1.14	
杂质 F-I	1.26	0.2
杂质 F-II	1.32	
杂质 G-I	1.29	0.2
杂质 G-II	1.48	
杂质 H-I	1.784	1.0
杂质 H-II	1.78	
其他单个杂质	—	0.1

② 杂质谱分析方法的转换。采用HPLC方法对药物的杂质谱进行控制是各国药典的共性策略，但收载的具体HPLC分析方法通常均为基于普通色谱柱的常规色谱系统。伴随着UPLC/UHPLC分析技术的逐渐普及，其可以在较短的时间内完成对复杂体系的分离分析，使得利用UPLC/UHPLC分析替代常规HPLC分析的优越性愈发显现。如何将药典中收载的HPLC方法快速转换成UPLC/UHPLC方法成为新的挑战。

《中国药典》（2020年版）在通则0512"高效液相色谱法"中对HPLC方法与UPLC/UHPLC方法的转换首次提出了原则性要求：当色谱条件（参数）调整后，系统适用性应符合要求，色谱峰的出峰顺序应不改变。若减小样品的进样体积，应保证检测限和峰面积的重复性；若增加进样体积，应使分离度和线性关系仍满足要求。并规定可通过相关软件计算流速、进样体积和梯度洗脱程序的调整范围，并根据色谱峰分离情况进行微调；若调整超出规定的范围，调整的方法应进行相应的方法学验证。可以看出，对复杂分离体系HPLC分析方法的转换，保证转换后色谱峰的出峰顺序不变是关键。

案例　《中国药典》青霉素有关物质分析方法的转换 [26]

《中国药典》（2015年版）按QbD的理念，完成了对青霉素钠（钾）有关物质分析方法的修订（详见第7章"β-内酰胺抗生素的杂质谱及控制策略"），但分析时间偏长。采用常规色谱柱Capcell Pak C18 MGII（5μm，4.6mm×250mm）分析青霉素混合降解溶液约耗时45min [图8.25(a)]。将该方法转换成相应的UPLC/UHPLC方法。

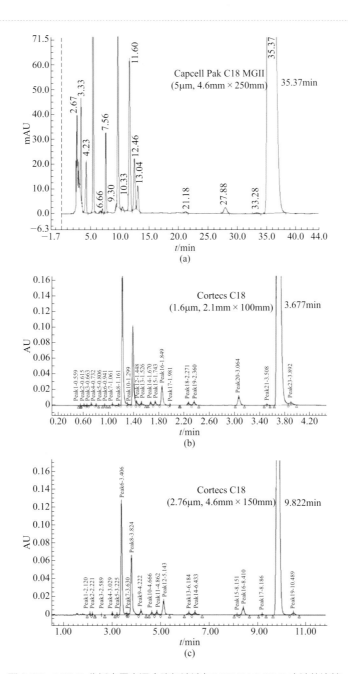

图 8.25　HPLC 分析青霉素混合降解溶液与 UPLC/UHPLC 方法的比较

①　在 UPLC 色谱系统中，利用 Waters Empower 3 软件中的液相方法转换器，对 5 根不同的 UPLC 色谱柱包括 HSS C18（1.8μm，2.1mm×100mm）、HSS T3（1.8μm，2.1mm×100mm）、CSH C18（1.7μm，2.1mm×100mm）、BEH C18（1.7μm，2.1mm×100mm）　和 Cortecs C18（1.6μm，2.1mm×100mm）的流速、进样体积和梯度时间进行几何缩放；转换后通过分析青霉素混合降解溶液筛选适宜的色谱柱。发现 Cortecs C18（1.6μm，2.1mm×100mm）色谱柱与原 HPLC 色谱系统的分离效果（出峰顺序和个数）最接近［图 8.25(b)］，但分析时间缩短至约 4.5min，溶剂消耗量约减少 92%。连续 6 针进样青霉素混合降解溶液，青霉素峰保留时间的 RSD 为 0.11%，峰面积的 RSD 为 0.04%，色谱峰 10 的峰

面积误差最大（RSD为1.47%）；即UPLC方法重现性良好。

　　② 在UHPLC色谱系统中，选择与UPLC色谱柱填料相同的Cortecs C18（2.7μm，4.6mm×100mm）色谱柱进行试验，可得到与UPLC方法相似的色谱图［图8.25(c)］；但分析时间缩短至约12min，溶剂消耗量约减少43%。连续6针进样青霉素混合降解溶液，青霉素峰保留时间的RSD为0.06%，峰面积的RSD为0.36%，色谱峰8的峰面积误差最大（RSD为2.09%）；即UHPLC方法的重现性良好。

　　上述结果提示，利用软件对HPLC方法的流速、进样体积和梯度时间进行几何缩放；通过对适宜色谱柱的筛选，保证色谱峰的出峰顺序不发生改变；成功地将ChP 2015青霉素钠（钾）有关物质常规HPLC分析方法转换为UPLC方法和UHPLC方法。由于转换后的方法与原方法的分离效果、色谱峰的出峰顺序相同，根据通则要求进行简单的验证即可应用。转换过程中，利用复杂的样本系统进行适宜色谱柱的筛选是转换成功的关键。该策略为其他HPLC杂质谱分析方法的转换提供了解决方案。

8.3.2.4　含量测定

　　各国药典对以盐的形式存在的抗生素原料多采用按活性成分计量其含量，如头孢呋辛钠（$C_{15}H_{15}N_4NaO_8S$）按无水物计算，含$C_{15}H_{16}N_4O_8S$不得少于86.5%；少数采用按整个分子计量，主要针对不易成盐完全的药物如头孢曲松钠等，采用整个分子表示原料的含量，同时规定含量的上限控制成盐率。对抗生素前药如头孢呋辛酯、头孢泊肟酯等多采用整个分子表示药物原料的含量。

　　对抗生素制剂，各国药典均采用活性成分表示其标示含量，以消除由于成盐种类不同如青霉素钠与青霉素钾，导致的标示含量的不同；《中国药典》对抗生素制剂的含量分别采用标示含量（通常为90.0%～110.0%）和纯度（与原料含量相匹配）两项控制指标。

　　β-内酰胺抗生素的含量测定方法的变迁可概括为：①由早期的微生物检定法变为经典的容量分析方法，包括碘量法、咪唑法、电位滴定法；②HPLC方法替代经典的容量分析。【含量测定】中的HPLC方法可以与有关物质分析方法相同，也可以不同，但必须满足分析方法验证的一般要求。而常规应用中，针对性地建立良好的HPLC方法操作SOP是保证测量结果可靠性的关键。

　　（1）"目的适用性（fitness-for-purpose）"验证　通过验证的HPLC分析方法，将用于产品的常规检验。然而，从使用者的角度，通常更关注结果的准确性而非方法的准确性，即关注日常的检验结果是否尽可能地接近产品特征值的真值。其原因可概括为：①从检验的角度，通常检验SOP规定采用平行测定，当HPLC平行测定值的相对偏差不超过2%（认为测定中未发生偶然误差）时，采用平均值表示测定结果。②从生产的角度，在药品正常生产条件下，应保证产品的特征值在一定的限度区间内，如制剂的生产，其产品含量（按标示量的100%投料）的内控限度通常为97%～103%或95%～105%，产品实际含量与产品标示量的差异反映了每一次生产过程的总误差（系统误差和随机误差之和）；当产品含量超出了含量的限度区间时，产品将被认为"不符合规定"，对"不符合规定"的产品，应当启动偏差调查，探寻导致产品"不符合规定"的原因。③从结果判断角度，当产品的含量测定结果落在"可接受区间范围"内时，结果的准确性通常并不会引起实验者的特别关注，此时，产品被判定"符合规定"；但当含量测定结果不在"可接受区间范围"时，测定结果的准确性通常成为偏差调查的首选方向。因而，对方法进行"目的适用性"验证就显得尤为重要[27]。通过"目的适用性"验证，选择适宜的模型进行数据处理，可以保证正常产品的含量测定结果均落在"可接受区间范围"内[28]，进而避免不必要的偏差调查。

　　比较经典的方法验证与"目的适用性验证"的差异（图8.26）。经典的方法验证，设真值为X，报告值为Z；通常采用零假设验证结果的正确性。此时，

$$H_0: |X-Z|=0$$

$$C_{obs}=\frac{|X-Z|}{S_Z} \leqslant 2 \qquad (8.12)$$

式中，S_Z 为报告值 Z 的标准差。如果 $C_{obs} \leqslant 2$，则从统计学上认为 $|X-Z| \neq 0$；即报告值与真值不属于相同总体；此时，认为该方法的检验结果与真值具有明显差异，结果不可靠（无效）。如果方法 A 和方法 B 具有相同的准确性，但精密度不同，精密度差的方法通常更容易得出检验结果与真值不具有明显差异的结论，即更容易通过方法验证。而"目的适用性"验证，基于使用者期望的报告值与真值的偏差（λ），通过计算方法置信度为 β 的容许区间（β-expectation tolerance interval），评价未来测定结果是否在 β 概率水平（$\beta=95\%$）均出现在此区间，该容许区间应窄于样品可接受的误差范围（λ）。

$$Pr(|Z-X| < \lambda \geqslant \beta) \qquad (8.13)$$

$$容许区间 = \bar{Z} \pm k_{tol} \times S_P \qquad (8.14)$$

式中，β 为 Z 与 X 的差值在可接受限值内的概率；$\bar{Z}$ 为所有测量值的总平均值；k_{tol} 为容许区间系数；S_P 为方法中间精度的标准差。此评价方法通过计算给定样本的报告值（Z）与真值（X）差值在可接受区间的概率（Pr），评价方法的适用性。

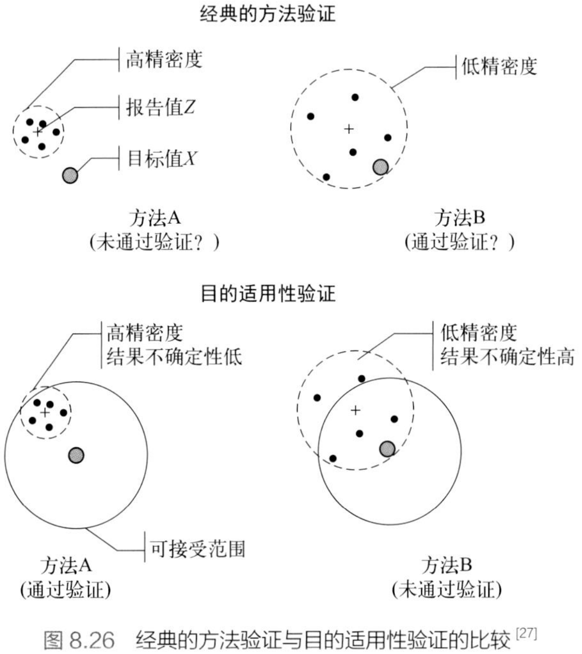

图 8.26 经典的方法验证与目的适用性验证的比较[27]

虚线圆—方法的精密度；实线圆—可接受范围

"目的适用性"验证可以通过对方法线性范围置信区间的计算进行评价[28]。具体方法可概括为：①确定 HPLC 测定的区间范围，利用对照品制备系列标准溶液；②采用 5 点法测量标准曲线，低、中、高 3 个浓度点重复进样 6 次，其他浓度点重复进样 3 次；③采用最小二乘法计算标准曲线回归方程，比较不同回归方程的有效性；④独立进行 3 次标准曲线的测定，评价方法的中间精密度（$\leqslant 3\%$）；⑤利用中间精密度数据，计算标准曲线中每一浓度点的容许区间（$\beta=95\%$）；⑥利用回归方法计算实验中每一个峰面积对应的浓度值，计算与真实浓度的相对偏差（$\leqslant 2\%$），评价方法的准确性。

回归分析中给定x条件下y的置信区间为：

$$\hat{y} \pm tS_{Y(x)}\sqrt{\frac{1}{n}+\frac{(x-\bar{x})^2}{\sum(x-\bar{x})^2}} \tag{8.15}$$

$$S_{Y(x)}=\sqrt{\frac{\sum(y-\bar{y})^2-\beta^2[\sum(x-\bar{x})^2]}{n-2}} \tag{8.16}$$

式中，t为置信水平为P时根据给定的显著性水平和自由度求得的t临界值；β为回归曲线斜率的估计值。

案例　对氯雷他定片、可待因片和乙酰氨基酚泡腾片含量 HPLC 分析方法的评价[28]

① 氯雷他定片。评价结果显示，整个测定范围内各浓度点的容许区间（β=95%）均在可接受的最大误差（5%）以内，提示在整个测定范围内，方法均可以保证测定结果的准确性（应用中产品真实值为100%时测定值95%落在此区间）；同时，分别采用2个线性回归模型进行准确性评价：（a）$y=ax$；（b）$y=ax+b$。2个模型的准确性相同；上述结果提示，氯雷他定片 HPLC 含量测定方法是可满足应用需求的理想方法［图8.27(a)］。

② 可待因片。评价结果显示，采用$y=ax$线性模型时，在标准曲线的高浓度点，可能出现测定值超出可接受最大误差（5%）下限的情况，提示应用中利用该模型时，测定溶液的浓度应不超过标准曲线的中间浓度点；或采用$y=ax+b$线性模型，此时，在整个测定范围内各浓度点的容许区间（β=95%）均在可接受的最大误差（5%）以内，即采用此模型计算结果，可以在整个测定范围保证测定结果的准确性［图8.27(b)］。

③ 乙酰氨基酚泡腾片。评价结果显示，采用$y=ax$线性模型时，标准曲线低浓度范围的置信曲线与产品可接受的最大误差上限相交，提示应用中当测定溶液的浓度较低时，采用此模型计算结果，

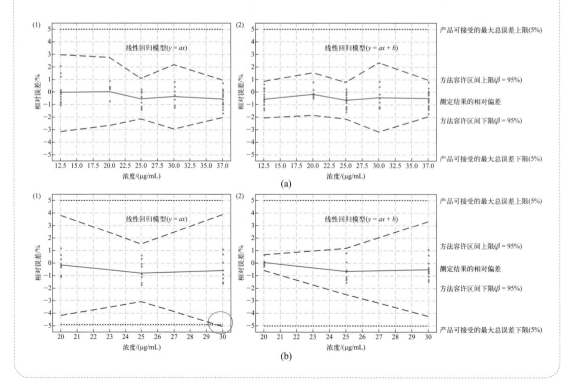

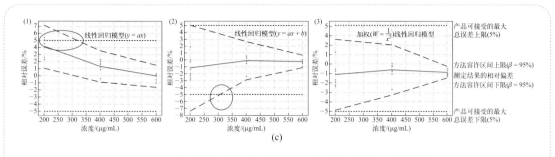

图 8.27　利用线性置信区间评价 HPLC 方法的"目的适用性"[28]

（a）氯雷他定片；（b）可待因片；（c）乙酰氨基酚泡腾片

方法的准确性欠佳；采用 $y=ax+b$ 线性模型时，标准曲线低浓度的置信曲线与产品可接受的最大误差下限相交，提示应用中当测定溶液的浓度较低时，采用此模型计算结果，方法的准确性欠佳。此时，应采用加权线性回归模型，可以在整个测量范围保证测定结果的准确性［图8.27(c)］。

（2）结果不确定区间的估测　　当HPLC分析方法用于判断产品质量是否符合质量标准的规定如药品质量标准中的杂质分析、含量测定等时，当样品中的特征量值与限度值接近时，从应用者的角度，希望依据分析结果能够给出肯定的"符合规定"或"不符合规定"的结论，理想的情况是希望方法的准确性为100%，精密度为0，但实际情况是不可能的。当特征量值如含量无限接近限度值时，理论上任何分析方法都无法提供"保证检验结论100%可靠"的检验结果。因此，使用者在常规检验中应清楚检验结果的"不确定区间"（不能100%得出检验结论的区间），当判断结果落入该区间 $[U_{low}，U_{up}]$ 的产品是否符合规定时，应评估"错判"的风险。

①　当进行药品杂质限度检查时，杂质的限度（λ）为 L_{imp}，方法的线性回归方程（$y=ax$）与限度线（$\lambda=L_{imp}$）相交，计算线性回归曲线的置信区间（$\beta=95\%$），可以预测出杂质含量与限度相同时，95%的检验结果的分布范围，进而得出方法的"不确定区间"［图8.28(a)］。

②　当质量标准中规定产品的特征量值应在一定范围内时，如药品制剂的含量一般要求为"标示量的95.0% ~ 105.0%"，即标准中的限度同时存在上限和下限，此时，应用中存在两个"不确定区间"［图8.28(b)］。

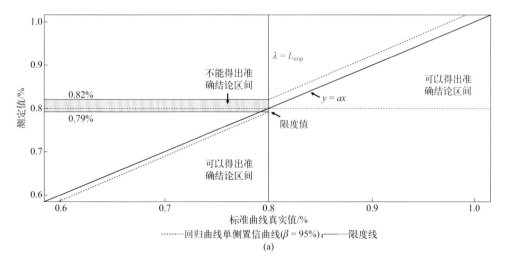

图 8.28

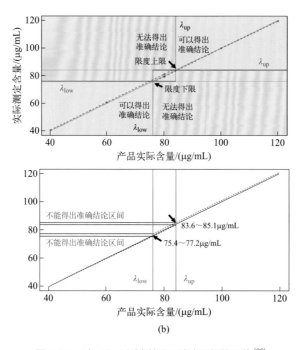

图 8.28　对 HPLC 测定结果不确定区间的评估[29]

（a）药品杂质限度检查时的不确定区间；（b）药物制剂含量测定时的不确定区间

　　方法的不确定区间是其系统误差与随机误差的综合表现，与方法的不确定度有关。实际检验中，应通过合理的检验SOP控制检验的不确定度，进而减小方法的"不确定区域"。此外，应在具有检验方法的SOP中明确方法的"不确定区域"，当常规检验结果落入该区域时，应对实验过程进行偏差调查，并通过"复验"保证检验结论的可靠性。

　　（3）HPLC分析不确定度的评定　测量不确定度是与测量结果相关联的参数，表征被测量值的分散性。不确定性评定系指采用统计学的方法定量给出测量的分散性及可信区间的过程。

　　测量结果的不确定度来源于分析、测量过程的多个方面；方法的测量不确定度大，虽然也可能得到预期的结果（如方法A和方法B或实验室A与实验室B），但结果的"不确定区间"不同（图8.26）。按检测和校准实验室认可准则（ISO/IEC 17025—2005）要求，检测和校准实验室必须建立不确定度评定的程序，通过对测试结果的评定，不断改善实验室的组织管理，提高测试结果的可靠性。对实验者而言，通过不确定度评定，发现实验过程中的最大不确定度来源，可针对性地制订/修订操作SOP，保证实际检测工作能达到预期的目的。

　　测量不确定度的评定方法包括：A类评定，即通过对观测列进行统计分析，用实验标准差（SD）表征不确定度；B类评定，即用经验的概率分布或其他信息的概率分布估计表征不确定度。A和B两类评定方法不等于两类不确定度，其评定方法与产生原因间无对应关系。

　　HPLC外标法分析中的不确定度可分为随机效应导致的不确定度和系统效应导致的不确定度。前者包括：①取样的代表性与取样过程的随机影响；②样品的预处理及制备过程；③环境因素（温度、压力、相对湿度）在给定实验区间内的随机变化；④仪器示值重复性、分辨力、灵敏度的随机变化；⑤仪器参数调整的影响；⑥对模拟式仪器示值的估计读数；⑦其他未知的随机因素。后者包括：①测量仪器如天平、紫外检测器允许误差导致的不确定度；②计量标准器具如容量瓶、移液管校准值的不确定度；③测量或对仪器校准中标准物质的不确定度；④引用值如校正因子的不确定度；⑤所引用的修正值Δ的不确定度。

HPLC外标法的不确定度主要来源于溶液配制过程产生的不确定度和HPLC色谱仪产生的不确定度两个方面[30]。具体评定过程概括为：

① 对实验中溶液配制过程引入的不确定度$u(C_{B1})$的评定。

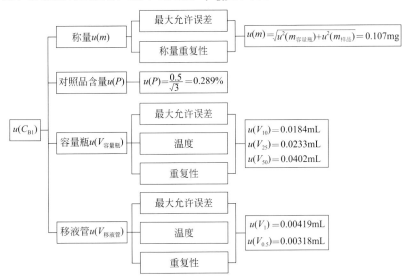

其中，V_{10}、V_{25}、V_{50}分别代表10mL、25mL、50mL容量瓶；V_1、$V_{0.5}$分别代表1mL、0.5mL的移液管。则，

$$u(C_{B1}) = \sqrt{u^2(m) + u^2(P) + u^2(V_{容量瓶}) + u^2(V_{移液管})} \qquad (8.17)$$

② 对液相色谱仪引入的不确定度$u(C_{B2})$的评定。

HPLC定量分析时，峰面积测量值的相对标准偏差应不大于0.5%，故该值可作为峰面积测量值的相对标准不确定度$[u_{rel}(A)]$，并表征液相色谱仪引入的不确定度$u(C_{B2})$。

③ 建立不确定度评定函数：HPLC外标法定量公式为：

$$C_x = C_R \frac{A_x W_R V_x}{A_R W_x V_R} \qquad (8.18)$$

式中，C_x、C_R分别为供试品和对照品的含量，%；W_x、W_R分别为供试品和对照品的质量，mg；V_x、V_R分别为供试品和对照品溶液的配制的体积，mL；A_x、A_R分别为供试品溶液和对照品溶液的峰面积。据此，可得到相对合成标准不确定度评定公式[11]：

$$\frac{uC(c_x)}{C_x} = \sqrt{\left[\frac{uC(V_x)}{V_x}\right]^2 + \left[\frac{uC(V_R)}{V_R}\right]^2 + \left[\frac{uC(A_x)}{A_x}\right]^2 + \left[\frac{uC(A_R)}{A_R}\right]^2 + \left[\frac{uC(W_x)}{W_x}\right]^2 + \left[\frac{uC(W_R)}{W_R}\right]^2 + \left[\frac{uC(C_R)}{C_R}\right]^2} \qquad (8.19)$$

式（8.19）提示，测定结果的相对不确定度主要与实验中样品的称样量、样品配制体积和色谱峰面积的测定有关。

根据不确定度评定结果，总结影响测定准确性的关键实验因素：对测定结果影响最大的实验操作是称量；其次是仪器精密度导致的色谱峰面积的测定误差；此外，对照品量值的准确性也是影响结果准确性的关键因素。因而，①实验中，在可能的情况下采用高精度的天平（减少称量的不确定度），增加称样量（减小称量误差），提高样品溶液浓度（增加进样量，进而减小峰面积测定的不确定度），可以提高测定结果的准确性；②实验室日常管理中，建立称量操作和对照品保存的SOP是关键；③实验室核查中，重点是对仪器精密性的核查。

参考文献

[1] 胡昌勤，成双红，陆璐 . 头孢替唑钠的结晶性研究 [J]. 药学学报，2002，37(4):275-279.

[2] Liu S Y, Li Y P, Hu C Q. Influence of impurities on the specific optical rotation of cefozopran[J]. Die Pharmazie, 2012, 67(7):590-594.

[3] Liu S Y, Zhang D S, Hu C Q. On the isomerisation of cefozopran in solution[J]. Eur J Med Chem, 2010, 45(12):5808-5816.

[4] 崇小萌，李进，王琰，等 . 阿莫西林克拉维酸钾片剂的关键质量属性与控制 [J]. 药学学报 , 2016, 51 (7): 1121-1124.

[5] 崇小萌，王立新，王晨，等 . 头孢拉定颗粒有关物质分析及关键质量控制 [J]. 中国新药杂志 , 2018, 27(22):74-82.

[6] 杨利红，胡昌勤 . 固体状态下头孢唑林钠的晶体转变分析 [J]. 药物分析杂志 , 2005, 25(6):666-669.

[7] 张斗胜，薛晶，王晨，等。注射用头孢菌素的关键质量属性分析 [J]. 中国新药杂志，2016, 25(22):17-24.

[8] Zhao X, Jin S H, Hu C Q. The effect of rubber closures on the haze state of ceftriaxone sodium for injection[J]. Drug Dev Ind Pharm, 2007, 33(1):35-44.

[9] Chong X M, Dong X, Yao S C, et al. Research on the relationship between cephalosporin structure, solution clarity, and rubber closure compatibility using volatile components profile of butyl rubber closures[J]. Drug Dev Ind Pharm, 2019, 45(1):159-167.

[10] 崇小萌，董欣，姚尚辰，等 . 头孢唑林钠与胶塞相容性关系的探讨 [J]. 中国抗生素杂志，2019, 44(8):942-945.

[11] 姚尚辰，常艳，胡昌勤 . HPLC 用 β- 内酰胺类抗生素化学对照品的不确定度分析 [J]. 药物分析杂志，2010, 30(11):2104-2110.

[12] Liu S Y, Yao S C, Zhang H L, et al. Determination of relative response factors of cefazolin impurities by quantitative NMR[J]. AAPS PharmSciTech, 2017, 18(6): 1895-1900.

[13] 胡昌勤 . 2015 年版《中国药典》有关抗生素的增修订及其质量控制方向 [J]. 中国药学杂志，2015, 50(20):1764-1769.

[14] Beteshobabrud R, Nabardi F. The stability studies of penicillin and ampicillin following γ-irradiation in the solid state[J]. Iran J Pharm Res, 2010 (3): 153-157.

[15] Paczkowska M, Mizera M, Dzitko J, et al. Vibrational (FT-IR, Raman) and DFT analysis on the structure of labile drugs. The case of crystalline tebipenem and its ester[J]. J Mol Struct, 2017, 1134: 135-142.

[16] 常艳，余方键，胡昌勤 . 2015 年版《中国药典》澄清度检查法研究 [J]. 中国药学杂志，2017, 52(9):802-808.

[17] 周怡 .“溶液颜色检查法”判定标准色系模型的建立与应用 [D]. 北京：中国协和医科大学 , 2009.

[18] 王晨，许明哲，王立新，等 . 几种卡尔费休氏水分测定法 [J]. 药物分析杂志 , 2008, 28(12):2145-2148.

[19] 戴翚，刘鹏，马仕洪，等 . 简化注射用头孢菌素无菌检查法的探讨 [J]. 药物分析杂志 , 2007, 27(2):208-211.

[20] 肖建光，欧国栋，赖珊，等 . 注射用头孢尼西钠无菌检查方法的优化及关键影响因素 [J]. 中国抗生素杂志，2021, 46(3):287-290.

[21] 刘鹏，马仕洪，戴翚，等 . 加替沙星微生物限度检查方法的建立 [J]. 药物分析杂志，2007, 27(6):881-884.

[22] 刘鹏，戴翚，马仕洪，等 . β- 内酰胺类抗生素口服制剂微生物限度检查方法的建立 [J]. 药物分析杂志 , 2010, 30(4):673-676.

[23] Li J, Wang L X, Yao S C, et al. Characterization of impurities in cefdinir bulk material by online column- switching liquid chromatography and tandem mass spectrometry[J]. Curr Pharm Anal, 2013, 9:145-158.

[24] Zhang W Q, Hu Q X, Zhang X, et al. The selection of suitable columns for a reversed-phase liquid chromatographic separation of beta-lactam antibiotics and related substances via chromatographic column parameters[J]. J Chromatogr A, 2014, 1323: 87-96.

[25] Li J, Zhang D S, Hu C Q. Characterization of impurities in cefpodoxime proxetil using LC-MS^n[J]. Acta Pharma Sinica B, 2014, 4(4):322–332.

[26] 张夏，张浩杰，姚尚辰，等 . 青霉素杂质质谱分析方法的优化与转换 [J]. 中国抗生素杂志，2020,45(3):274-285.

[27] Feinberg M. Validation of analytical methods based on accuracy profiles[J]. J Chromatogr A, 2007, 1158(1/2):174-183.

[28] Bouabidi A, Rozet E, Fillet M, at al. Critical analysis of several analytical method validation strategies in the framework of the fit for purpose concept[J]. J Chromatogr A, 2010, 1217(19):3180-3192.

[29] Rozet E, Ziemons E, Marini R D, et al. Quality by design compliant analytical method validation [J]. Ana Chem, 2011, 84(1):106-112.

[30] 肖亭，王晨，姚尚辰，等 . HPLC 标准曲线法测定杂质校正因子的测量不确定度评定 [J], 中国抗生素杂志，2021, 46(4):271-278.

头孢菌素类抗生素 ESI 质谱分析中的主要碎片离子

编号	化合物	R^1	R^2	R^3	R^4	锥孔电压 /V
1	头孢克洛 367		—Cl	H	H	100
2	头孢羟氨苄 363		—CH₃	H	H	60
3	头孢氨苄 347		—CH₃	H	H	120
4	头孢噻吩钠 418			Na	H	120
5	头孢孟多酯 钠 490			H	H	100

编号	M+H	2M+H	M+CH₃CN+H	M+Na	M−Na+2H	a₂+H	a₁+H	R¹	M−R²′	其他碎片离子
1	368	735	409				178	106		M−NH₂−CO 323；a₂−NH₂−H 174；174−2CO 118；B−NH₂+H 192；M−R¹−COOH−H 215
2	364	727	405				158			M−NH₂ 347；B−NH₂+H 208；158−CO₂ 114
3	348	695	389				158	106		a₂−NH₂−H−2CO 118；B−NH₂+H 192
4	419			441					359	394；146
5	491			513						M−R²−Na+H 375；M−R²−COONa+H−COH−H 301

编号	化合物	R¹	R²	R³	R⁴	锥孔电压/V
6	头孢硫脒 472	(H₃C)₂CH-N=C(-S-CH₂-)-NH-CH(CH₃)₂	H₂C-O-CO-CH₃	H	H	150
7	头孢唑林 454	1-甲基四氮唑基	H₂C-S-(5-甲基-1,3,4-噻二唑-2-基)	H	H	100
8	头孢地尼 395	H₂N-噻唑-C(=N-OH)-	-CH=CH₂	H	H	120
9	头孢妥仑酯 620	H₂N-噻唑-C(=N-OCH₃)-	-CH=CH-(4-甲基噻唑-5-基)	-CH₂-O-CO-C(CH₃)₃	H	150
10	头孢吡肟 481	H₂N-噻唑-C(=N-OCH₃)-	H₂C-N⁺(CH₃)-吡咯烷	H	H	120

编号	M+H	2M+H	M+CH₃CN+H	M+Na	M−Na+2H	a₂+H	a₁+H	R¹	M−R²'	其他碎片离子
6	473								413	R¹−CH₂ 159; R¹' 201; 159−CH(CH₃)₂+H 117; M−CO−COCH₃−127+H 275; 413−CO₂ 369
7	455			477						M−R²'−CO 295; 295−83+H 213; M−R²'−R¹−COOH−CH₂ 153
8	396			418		227				B 243; B−17+H 227; R¹−17+H 126; a₂+H−COH−OH+2H 183
9	621			643			241			M−R³+2H 507; B−H−NH₂ 208
10	481(M)								396	M−R²'−CO 368; M−R¹−R²'−H−CO 211; a₂−CO−CH₃ 197; M−R²'−CO−COOH+H−R¹−H 167; R¹−CH₃−NH₂ 125

编号	化合物	R¹	R²	R³	R⁴	锥孔电压 /V
11	头孢他美酯 511		—CH₃		H	150
12	头孢克肟 453		$-\overset{H}{\underset{}{C}}=CH_2$	H	H	120
13	头孢甲肟 511			H	H	120
14	头孢美唑钠 493	NC—CH₂—S—CH₂—		Na	OCH₃	120
15	头孢米诺钠 563	NaOOC—CH—CH₂SCH₂— / NH₂		Na	OCH₃	120

编号	M+H	2M+H	M+CH₃CN+H	M+Na	M−Na+2H	a₂+H	a₁+H	R¹	M−R²'	其他碎片离子
11	512			534			241			M−R³+2H 398; M− R²'−CO−COOR³+H−R¹−H 167; M−COOR³+H−R⁴−CO+2H 143
12	454			476		285				B 301; B−75+H 227; a₂+H−CO₂ 241
13				534						M−NH₂−CH₃+H 481; 481−CO 453; a₂−CO−CH₃ 197; M−R²'−COOH+H−R¹−H 167; R¹−CH₃−NH₂ 125
14	494			516						M−R²'−CO−CH₃−CO 306
15	564				520 (M-2Na+3H)					M−R²'−CO 420; 420−Na+H 398; 420−COONa+H 354

编号	化合物	R^1	R^2	R^3	R^4	锥孔电压 /V
16	头孢泊肟酯 557	(2-氨基噻唑, =N—OCH$_3$)	—CH$_2$OCH$_3$	(碳酸异丙酯)	H	150
17	头孢哌酮钠 667	(对羟基苯甘氨酸-乙基哌嗪二酮)	H$_2$C—S—(1-甲基四氮唑)	Na	H	120
18	头孢噻肟钠 477	(2-氨基噻唑, =N—OCH$_3$)	H$_2$C—O—C(=O)CH$_3$	Na	H	120
19	头孢替坦钠 619	(H$_2$N—, =C, 二硫环, COONa)	H$_2$C—S—(1-甲基四氮唑)	Na	H	120
20	头孢替胺 525	(2-氨基噻唑-5-基-CH$_2$—)	H$_2$C—S—(四氮唑—CH$_2$CH$_2$N(CH$_3$)$_2$)	H	H	80

编号	M+H	2M+H	M+CH$_3$CN+H	M+Na	M−Na+2H	a$_2$+H	a$_1$+H	R^1	M−R$^{2'}$	其他碎片离子
16	558			580		241				M−R$^{3'}$　410; M−175　382; M−175−OCH$_3$−CO+H　324; a$_2$+H−COH−CH$_3$ 197; R^1−NH$_2$−CH$_3$　125
17	668			646				290	530	141+2H　143; R^1−141−H　148
18	478			456		241			396 (-Na+H)	396−CO　368; 396−CO−COOH+H　324; 324−R^1−H　167; M−Na+H−R^1−CH$_3$+H　285; a$_2$+H−COH−CH$_3$　197; R^1−CH$_3$−NH$_2$　125; B−OCH$_3$+H　227; M−Na+H−R^1−R$^{2'}$−CO−H　211
19	620									R$_1$−COONa+H　146
20	526					198	113		353	M−R$^{2'}$−CO−COOH+H　281; R$^{2'}$+2H　174

编号	化合物	R¹	R²	R³	R⁴	锥孔电压 /V
21	头孢西丁钠 449	（噻吩-乙基结构）	—H₂C—O—C(=O)NH₂	Na	OCH₃	100
22	头孢匹胺钠 634	（H₃C、OH、NH、OH、O 苯环结构）	H₂C—S—（N-甲基四氮唑）CH₃	Na	H	170
23	头孢匹罗 514	H₂N—（噻唑）S、N—C(CH₃)=N—OCH₃	（环戊并吡啶 CH₂⁺ 结构）	H	H	100
24	头孢丙烯 389	HO—（苯环）—CH(NH₂)—	—CH=CH—CH₃	H	H	60
25	头孢拉定 349	（环己二烯）—CH(NH₂)—	CH₃	H	H	120
26	头孢他啶 546	NH₂—（噻唑）S、N—C(CH₃)=N—O—C(CH₃)₂—C(=O)OH	H₂C—N⁺（吡啶）结构	H	H	100

编号	M+H	2M+H	M+CH₃CN+H	M+Na	M−Na+2H	a₂+H	a₁+H	R¹	M−R²ˊ	其他碎片离子
21	450									M−R²ˊ−R¹−Na+H−CO　215
22	635				613			257		M−C₆H₆O−COOH+H　475; R¹−C₇H₆O₂N+H　122; R¹ˊ　285
23	515								396(+H)	M−R²ˊ+H−CO　368; M−R¹−R²ˊ−COOH+H−CO−H　167; a₂−COH−CH₃　197; R²ˊ+H　120
24	390	779	431				184			M−NH₂　373; B−NH₂+H　208
25	350	699	391				158			M−NH₂　333; a₂−NH₂　176; B−NH₂−H　192; 333−CO　305
26	547								(+H)468	468−CO　440; 468−CO₂−CO　396; M−R²ˊ−CO−CO₂−C₄H₇O₃　277; R¹−NH₂+H−COOH−H　167

编号	化合物	R¹	R²	R³	R⁴	锥孔电压 /V
27	头孢特仑酯 593	（2-氨基噻唑-甲氧亚胺基）	H₂C-S-（1-甲基四氮唑）	-CH₂-O-CO-C(CH₃)₃	H	150
28	头孢唑肟钠 383	（2-氨基噻唑-甲氧亚胺基）	-CH₃	H	H	120
29	头孢曲松钠 598	（2-氨基噻唑-甲氧亚胺基）	（3-甲硫基-1-甲基-1-Na-三嗪二酮）	Na	H	150
30	头孢呋辛酯 510	（呋喃-甲氧亚胺基）	-H₂C-O-CO-NH₂	-CH(CH₃)-O-CO-CH₃	H	150
31	头孢呋辛钠 446	（呋喃-甲氧亚胺基）	-H₂C-O-CO-NH₂	Na	H	150
32	氟氧头孢钠 518	F₂CH-S-CH₂-	H₂C-S-（1-CH₂CH₂OH-四氮唑）	Na	OCH₃	150
33	拉氧头孢钠 564	HO-（苯基）-CH(COONa)-	H₂C-S-（1-甲基四氮唑）	Na	OCH₃	100

编号	M+H	2M+H	M+CH₃CN+H	M+Na	M-Na+2H	a₂+H	a₁+H	R¹	M-R²′	其他碎片离子
27	594			616					510	M-R²′-CO 482; M-R²′-CO-COOR³+H-R¹-H 167
28	384						144			M-R¹ 227; a1-CO-CH₃ 197
29				621	577					
30	511			533					450	M-R²′-R³ 364; M-R²′-R³-CO 336; B-OCH₃ 211
31	447								386	a₂-CO-H-CH₃+H 165; B-CH₃+H 211; M-Na-R²′+H 364; 364-CO 336; 336-COOH+H 292
32	519				497					M-R²′-R¹′+H-CO 199; 199-COOH+H 155; a₂-CO-R⁴-H-CO 122
33	565				543					446; 342; 219

青霉素类抗生素 ESI 质谱分析中的主要碎片离子

编号	化合物	R¹	R³	锥孔电压 /V	M+H	M+CH₃CN+H	M+Na
1	阿莫西林 365		H	120	366	407	
2	氨苄西林 349		H	120	350	391	
3	阿洛西林钠 483		Na	150	484		
4	青霉素钾 372		K	120	373		
5	氯唑西林钠 457		Na	120	458		
6	仑氨西林 461			150	462	503	484
7	苯唑西林钠 423		Na	150	424		

续表

编号	化合物	R¹	R³	锥孔电压/V	M+H	M+CH₃CN+H	M+Na
8	青霉素 V 钾 388		K	120	389		
9	哌拉西林 517		H	150	518		
10	舒他西林 594			120	595		
11	替卡西林钠 428		Na	150	429	470	

编号	M−Na+2H	a₂+H	a₁+H	R¹	其他碎片离子
1					M−NH₂　349；M−NH₂−CO　321；321−COOH−H　275；a₁−COOH　114
2			160	106	M−NH₂−CO　305；M−R¹−CO　215；B−NH₂+H　192；a₁−COOH　114
3	462			218	a₂+H−C₃H₅O+H−CO−CO　175
4	335(−K+H)	176	160(−K+H)		M−H+K+H　411；a₁−COOK　114
5	436	277	160(−Na+H)		M−Na+H+H−CO　408；R¹−CH₃+H　178；M−R¹'−CO−COONa+H　143；a₁−COONa　114
6			160(A1−133+2H)	106	M−R³+H−NH₂　333；M−R³+H−R¹−CO　215；a₂−2CO−NH₂　118
7	402	243	160(−Na+H)		M−Na+H−CH₃+H　387；M−Na+H−R¹　243；R¹−CH₃+H　144
8			160(M−K+H)		M+K　427；M−K+H+H　351；M−K+H−CO+H　323；a₁−COOK　114
9			160		M−C₆H₅　440；R¹'　302；M−R¹'−CO−CO₂　143；M+H₂O　535
10			160(A1−246+2H)	106	M−CO+H　567；a₁+H 405；a₁−290　114
11	385(−2Na+3H)				448；342；229

后记

2018年10月，开启了退休生活，也终于可以静下心来思考一些自己职业生涯中希望弄明白但一直没有时间探究的问题。在闲暇的时间里，对自己30余年来从事的抗生素质量控制工作进行了系统的回顾与总结，期间，查阅了不同时期的许多经典论著，使得一些长期困惑的问题豁然开朗，也突感国内缺乏能承前启后，系统地阐述抗生素发展历程、理化特性、质量控制策略与方法的书籍。希望本书能使研究者快速理解伴随着科学技术进步，抗生素质量控制的发展过程，进而把握其发展方向。

在本书的完稿之际，家庭中的新成员胡清然（豆豆）和于清澜（毛毛）一对小公主的降生，使得退休的生活更加丰富精彩，也更激起了对未来生活的向往。愿未来的生活越来越好。

胡昌勤

2022 年 10 月 1 日